U0511737

老年脊柱外科学

Spine Surgery in an Aging Population

主　编　（美）纳撒尼尔·P.布鲁克斯（Nathaniel P. Brooks, MD, FAANS）
Associate Professor
Department of Neurological Surgery
University of Wisconsin School of Medicine and Public Health
Madison, Wisconsin

（美）安德里亚·L.斯特莱尔（Andrea L. Strayer, MS, NP, CNRN）
Neurosurgery Nurse Practitioner, Distinguished
Department of Neurological Surgery
University of Wisconsin School of Medicine and Public Health
Madison, Wisconsin

主　译　梁　德　李危石　宋滇文　江晓兵

副主译　朱卉敏　张文志　刘　洋　芮　钢　姚珍松　任　辉

辽宁科学技术出版社
·沈阳·

Copyright © 2019 of the original English language edition by Thieme Medical Publishers, Inc., New York, USA.
Original title:
Spine Surgery in an Aging Population
by Nathaniel P. Brooks / Andrea L. Strayer

©2022　辽宁科学技术出版社
著作权合同登记号：第06-2020-117号。

版权所有·翻印必究

图书在版编目（ＣＩＰ）数据

老年脊柱外科学/（美）纳撒尼尔·P.布鲁克斯，
（美）安德里亚·L.斯特莱尔主编；梁德等主译. —沈
阳：辽宁科学技术出版社，2022.1
　　ISBN 978-7-5591-2296-4

　　Ⅰ.①老… Ⅱ.①纳… ②安…③梁 Ⅲ.①老年人—
脊柱病—外科学 Ⅳ.①R681.5

　　中国版本图书馆CIP数据核字（2021）第203234号

出版发行：辽宁科学技术出版社
　　　　　（地址：沈阳市和平区十一纬路25号　邮编：110003）
印 刷 者：辽宁新华印务有限公司
经 销 者：各地新华书店
幅面尺寸：210mm×285mm
印　　张：13.25
字　　数：260千字
出版时间：2022 年 1 月第 1 版
印刷时间：2022 年 1 月第 1 次印刷
责任编辑：卢山秀
封面设计：顾　娜
版式设计：袁　舒
责任校对：栗　勇

书　　号：ISBN 978-7-5591-2296-4
定　　价：160.00 元

编辑电话：024-23284354
邮购热线：024-23284502
邮箱：1449110151@qq.com

译者名单

陈　刚	江苏省中医院	孙浩林	北京大学第一医院
陈弘林	广州中医药大学第一附属医院	汤　凯	广州中医药大学第一附属医院
陈　康	深圳平乐骨伤科医院	唐福宇	柳州市中医医院
陈新涌	中山市中医院	唐晶晶	广州中医药大学第一附属医院
崔健超	广州中医药大学第一附属医院	田　凯	柳州市中医医院
方志超	广州中医药大学第一附属医院	王想福	甘肃省中医院
冯皓宇	山西白求恩医院	卫建民	陕西宝鸡中医院
何嘉辉	广州中医药大学第一附属医院	吴　钒	湖北省中西医结合医院
胡江滔	青海省中医院	吴俊哲	中山市中医院
黄学成	广州中医药大学深圳医院（福田）	吴智华	广州中医药大学第一附属医院
江晓兵	广州中医药大学第一附属医院	伍子贤	广州中医药大学第一附属医院
李危石	北京大学第三医院	许岳荣	广州中医药大学第一附属医院白云医院
李　越	四川省骨科医院	杨　群	大连医科大学附属第一医院
李志钢	湖北省中西医结合医院	姚珍松	广州中医药大学第一附属医院
梁　德	广州中医药大学第一附属医院	叶林强	东莞市中医院
梁秋金	广州中医药大学第一附属医院	余佩沅	广州中医药大学惠州医院
梁梓扬	中南大学湘雅二医院	余伟波	广西中医药大学第一附属医院
林宏衡	广州中医院大学第三附属医院	余　翔	广州中医药大学第一附属医院
林少豪	广州中医药大学第一附属医院	张　丹	广州中医药大学第一附属医院
刘向阳	湖南省人民医院	张嘉锐	广州中医药大学第一附属医院
刘　洋	上海长征医院	张　鹏	广州中医药大学第一附属医院
卢国樑	东莞市中医院	张文志	中国科学技术大学附属第一医院
孟志斌	海南医科大学一附院	张玉新	喀什地区第一人民医院
莫　凌	广州中医药大学第三附属医院	张志达	广州中医药大学第一附属医院
权正学	重庆医科大学附属第一医院	张志平	南昌大学第三附属医院
任　辉	广州中医药大学第一附属医院	招文华	广州中医药大学第一附属医院
芮　钢	厦门大学附属第一医院	赵　疆	新疆维吾尔自治区中医医院
尚　奇	广州中医药大学第一附属医院	钟远鸣	广西中医药大学第一附属医院
沈耿杨	广州中医药大学第一附属医院	朱广晔	广州中医药大学第一附属医院
宋滇文	上海市第一人民医院	朱卉敏	河南洛阳正骨医院

声明

医学是一门不断发展的科学。研究和临床经验正在不断扩大我们的知识领域，尤其是我们对适宜治疗和药物治疗的知识。关于本书提到任何剂量或应用，读者都可以放心，编者、编辑和出版商已竭尽全力确保这些参考资料与本书出版时的知识水平相符。

然而，对于书中所述的任何剂量说明和应用形式，出版商方面不牵涉、暗示或提供任何保证或承担责任。请每个用户仔细检查每种药物随附的制造商宣传单，并在必要时与医生或专科医生协商，检查其中提及的用药方案或制造商规定的禁忌证是否与本书中的陈述有所不同。对于很少使用或刚上市的药物，此类检查尤为重要。用户使用的每种用药方案或每种应用形式完全由用户自行承担风险。编者和出版商欢迎每个用户向出版商报告发现的任何差异或不正确之处。

本书中提到的某些产品名称、专利和注册外观设计实际上是注册商标或专利商品名，在本文中不一定总是特别提及。因此，没有指定专利商品名的出现不应被解释为出版商在公共领域中的表示。

这本书，包括其所有部分，均受版权法律保护。未经出版者同意，在版权法规定的狭窄范围之外进行任何使用、开发或商品化，均属违法，可被起诉。这尤其适用于照片复制、文本复制、印刷、缩微胶卷的制备以及电子数据的处理和存储。

序一

随着人类寿命的延长，世界人口出现了老龄化趋势，老年人发生脊柱的退行性疾病的概率进一步提升，遭受疼痛折磨的老年人日常生活常常受到严重影响。因此，越来越多的老年人寻求脊柱退行性疾病的治疗。此外，衰老会增加跌倒的风险，且由于老年人容易合并骨质疏松症、肌少症等基础疾病，从而增加了手术麻醉风险及并发症；同时，老年人的临床护理也存在很多难点，这些因素均给老年脊柱外科的诊疗带来了不少的困难，由此激发了现代脊柱外科医生去寻求和发展更多的临床证据，以面对老年脊柱疾病患者所带来的医疗挑战。

本书通过 21 个章节围绕老年脊柱疾病患者的重点、难点及热点进行了阐述，其中第 1、2 章介绍了老年患者的临床评估及老年脊柱疾病的临床特点，主要阐述了老年脊柱疾病患者的流行病学及衰老对脊柱解剖结构的影响。第 3、4 章介绍了老年骨质疏松症的诊断与治疗及老年脊柱疾病患者的手术决策。第 5、6 章介绍了老年脊柱疾病患者的常见并发症的研究概况及围手术期的护理。第 7~16 章介绍了常见脊柱退行性疾病的病理变化、临床特点及诊断依据，包括颈椎骨折、胸椎及胸腰段骨折、腰椎骨折、脊髓损伤及中央管综合征、颈椎畸形、腰椎管狭窄症、腰椎退行性滑脱症、脊柱退行性侧凸等方面。第 17~21 章介绍了老年脊柱病的手术和非手术治疗选择，主要围绕非手术的疼痛管理、介入性的疼痛治疗、椎体强化术、微创手术、开放内固定等方面进行了阐述。本书将为临床治疗老年脊柱疾病提供参考。书中也配有丰富的插图，以便对这些主题的研究有进一步的了解，使读者一目了然。

本书主译是国内著名的脊柱外科专家，对各种老年脊柱疾病的诊疗有深厚的理论基础及丰富的临床实践经验，重视将临床实践与基础研究相结合。译者团队在骨质疏松、骨质疏松性椎体骨折等方面进行了系统深入的基础与临床研究，所在科室也是椎体强化术治疗骨质疏松性椎体骨折的亚太地区及国家级培训基地，以"骨质疏松相关脊柱疾病"为研究方向，多年来带领团队完成近 30 项脊柱相关基础课题研究，收集了大量的临床数据及病例，并有幸获得包括国家自然科学基金等多项基金的资助，相关研究成果受到国内外学者的认可。在翻译过程中，我们结合自身对老年脊柱疾病的临床经验，不悖原文，力求使译文通顺明白，词语得体，简明优雅。我们衷心希望这本书能对您治疗老年脊柱疾病有所帮助。

由于译者水平有限，又是在临床工作的业余时间进行翻译整理，因此本书翻译可能存在一定的错漏，希望各位专家及广大读者予以批评指正。

党耕町
2021 年 5 月

序二

由于全球预期寿命的增长和生育率的下降，预计全球老年人口将从2017年的14%增长到2050年的20%以上，由此带来的老年脊柱疾病发生率、致残率和致死率也逐年攀升，已成为人类重要的健康问题，带来巨大的经济负担和医疗压力。因此，老年脊柱疾病治疗方式的革新、推广和应用迫在眉睫、刻不容缓。在提供脊柱相关医疗保健时，必须考虑衰老对患者身体机能、心理状态和社会功能的影响。患者功能缺失增加跌倒风险，衰老相关并发症（如骨质疏松症、肌少症等）风险增加，导致生活质量下降，这些都将会影响医疗决策，对脊柱相关的医疗保健提出了更高的要求，因此老年脊柱疾病诊疗的复杂性和难度大大增加。

本书由广州中医药大学第一附属医院梁德教授、江晓兵教授及其团队编译，通过系统查阅文献，对常见老年脊柱疾病的流行病学、病理变化、临床特点、诊断依据、手术和保守治疗方式、围手术期的处理、疼痛管理、并发症、术后康复等进行了精准的翻译，体现了国际化前沿的诊疗模式，渗透着人文的诊疗理念，书中常常结合经典案例和示意图对解剖学要点、手术方式、操作注意事项等进行全面详尽的论述，以期提高临床医生对老年脊柱疾病的理解，指导临床医生为患者提供最适宜的诊疗方式。

该书注重学术性和实用性，图文并茂，配备有高质量的线条图、解剖学彩图、手术示意图以及清晰的术前、术后影像学资料，系统翻译了老年脊柱疾病的诊疗经验。该书翻译具有科学的翻译规范，体现严谨的学术态度，力求做到"信、达、雅"，兼顾学术性和可读性，对于从事老年脊柱疾病诊疗研究的骨科、麻醉科、疼痛科、心理科、康复理疗科的医生和初学者是一本实用价值非常大的参考书。

王拥军　上海中医药大学教授

2020年6月

致谢

我要感谢我亲爱的妻子帮助我"腾出"时间来编写本书。没了你我什么都不是。

对于我的孩子们，"做让你早起的事情。"

我要感谢我的父母支持我的教育，并给了我足够的常识来让我知道我所不知道的东西。

感谢所有从始至终教我照顾患者的导师。

我要感谢我一生中拥有的所有英语和写作老师。尽管本书的编辑们不会相信，但我确实学到了有关标点符号、句子和段落结构的知识。拼写检查会处理剩下的一切。

纳撒尼尔·P. 布鲁克斯（Nathaniel P. Brooks）

感谢我的亲人和导师鼓励我学习和成长，为我提供了难以置信的支持和指导。

谢谢本书的贡献者。你们都很棒，没有你的知识和利他主义，就不可能有这么周到的指导和见解。

最重要的一点，感谢 Thieme 出版商的总编辑 Nikole Connors 和 Timothy Hiscock。在整个过程中，他们都是非凡的。

我希望所有阅读本书的人都可以将他们的学习转化为改善他们所爱的老年人的生活。

安德里亚·L. 斯特莱尔（Andrea L. Strayer）

前言

Brooks 和 Strayer 与 Thieme 合作，就老龄人口的脊柱手术问题收集了大量的学术著作。该书制作精良，图文并茂。所传递的信息是相关的、全面的，并巧妙地呈现。

内容从一章到另一章无缝衔接。这些主题全面地涵盖了该领域，在信息传递方面没有任何空白。

本书是一本很好的"读物"，同时也是外科医生和那些与照顾老年人的外科医生一起工作的人的极有价值的参考资料。

本书的系统性方法和表述方式有利于信息的吸收。数据的获取、技能的提高以及读者知识基础的增强，这明显得益于编者的结构化方法。

请阅读并享受。把这本书作为一本"好书"，同时也作为最高级别的参考书。本书将在多年内保持其相关性。

Edward C. Benzel

名誉主席

克利夫兰神经外科研究所

俄亥俄州克利夫兰市

引言

世界上的老年人口预计将从 2017 年的 14% 增加到 2050 年的 20% 以上（图 1）。这一增长归因于全球预期寿命的延长、生育率的下降以及二战后婴儿潮中出生者的老龄化。

随着长寿的到来，老龄人的活动水平和功能预期也发生了变化。例如，在美国，65 岁的退休年龄被认为是期待已久的退休后活动的新起点。

在提供脊柱护理时，必须考虑到衰老对功能和社会因素的影响。即使在健康的老年人中，老化的表现也是显而易见的。功能的丧失会增加其他疾病的风险，如跌倒，降低生活质量，并减少独立性。此外，衰老与合并症的风险增加有关，如骨质疏松症、肌肉疏松症、虚弱和不良的社会支持，这些都会影响治疗决定。

老年患者不是老小孩。在大多数情况下，老年患者的期望不可能是恢复青春。应该劝告患者和家属，目标是恢复功能。这种功能可以改善独立生活和生活质量。在非常罕见的情况下，干预措施会使你的患者重新感到年轻或完全没有疼痛。

作为医生和医疗提供者，我们的角色是教师和向导。只有在极少数情况下，我们才应该充当"机械师"。我们必须花时间倾听患者的意见，仔细诊断他们的问题，了解他们的目标，最后用通俗易懂的语言告诉他们治疗的风险、选择和期望。不能指望患者拥有我们对各种治疗方法的经验，也不能指望他们了解疾病过程的自然历史。因此，我们的指导作用是至关重要的，这样患者才能走上最安全的治疗道路。

在这本书中，我们汇编了有关老年患者的基本情况、老年脊柱的常见病症、手术和非手术治疗方案的信息。这将为你提供一个知识基础，帮助你为你的老年患者提供最佳治疗。

将这本书作为参考。每一章都强调了额外的读物，以提供对这些主题研究的进一步深入了解。

我们希望这本书能对你照顾的患者有所帮助。

谨启

Nathaniel P. Brooks

Andrea L. Strayer

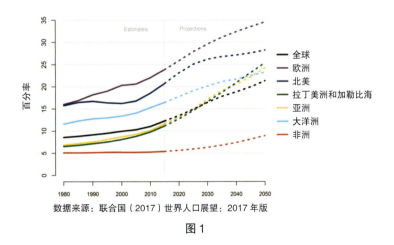

数据来源：联合国（2017）世界人口展望：2017 年版

图 1

参考文献

1. Department of Economic and Social Affairs, Population Division, 2017 Available: http://www.un.org/en/development/desa/population/publications/pdf/ageing/WPA2017_Report.pdf.

编者名录

Ahmed A. AlBayar, MD
Research Scholar
University of Pennsylvania School of Medicine
Philadelphia, Pennsylvania

Paul A. Anderson, MD
Professor
Department of Orthopedic Surgery and Rehabilitation
University of Wisconsin
Madison, Wisconsin

Mohammad M. Alshardan, MD
Neurosurgery Resident
Faculty of Medicine
University of Ottawa
Ottawa, Ontario, Canada

Angela A. Auriat, PhD
Research Associate
Neurosciences
Ottawa Hospital Research Institute
Ottawa, Ontario, Canada

Steven Barczi, MD, FAASM
Program Director, Geriatric Medicine and VA Advanced
Geriatrics Fellowships
Director, Geri-PACT and GRECC Connect, Wm S. Middleton
VA Hospital
Director for Education & Eval & Clinical, Madison VA
Geriatric Research, Education & Clinical Ctr
        Professor of Medicine （Geriatrics and Sleep
Medicine）
University of Wisconsin School of Medicine and Public
Health
Madison, Wisconsin

Edward C. Benzel, MD
Emeritus Chairman of Neurosurgery
Neurological Institute
Cleveland Clinic
Cleveland, Ohio

Sigurd Berven, MD
Professor in Residence
Chief, Spine Service
Department of Orthopaedic Surgery
UC San Francisco
San Francisco, California

Neil Binkley, MD
Professor of Medicine
Divisions of Geriatrics and Endocrinology
Department of Medicine
University of Wisconsin School of Medicine and Public

Health
Madison, Wisconsin
Nathaniel P. Brooks, MD, FAANS
Associate Professor
Department of Neurological Surgery
University of Wisconsin School of Medicine and Public
Health
Madison, Wisconsin

Bjoern Buehring, MD
Division of Geriatrics and Gerontology
Department of Medicine
University of Wisconsin School of Medicine and
Public Health
Madison, Wisconsin
Rheumazentrum Ruhrgebiet
Ruhr-Universität Bochum
Herne, Germany

Carli Bullis, MD
Resident
Department of Neurosurgery
Oregon Health and Science University
Portland Oregon

Daniel Burkett, MD
Resident
Department of Neurological Surgery
University of Wisconsin School of Medicine and
Public Health
Madison, Wisconsin

Sigita Burneikiene, MD
Clinical Research Director
Neurosurgery
Justin Parker Neurological Institute
Boulder, Colorado

Suzan Chen, MD
Research Associate
Neurosciences
Ottawa Hospital Research Institute
Ottawa, Ontario, Canada

Darryl John DiRisio, MD
Professor
Department of Neurosurgery
Albany Medical Center
Albany, New York

Alexander B. Dru, MD
Resident Physician
Department of Neurosurgery
University of Florida
Gainesville, Florida

Daniel Eddelman, MD
Resident
Department of Neurosurgery
Rush University Medical Center
Chicago, Illinois

Bradley B. Gale, MD
Department of Physical Medicine and Rehabilitation
University of Colorado
Aurora, Colorado

Clayton L. Haldeman, MD, MHS
Resident
Department of Neurosurgery
University of Wisconsin Hospitals and Clinics
Madison, Wisconsin

Julie A. Hastings, MD
Clinical Instructor
Creighton University School of Medicine – Phoenix Campus
Phoenix, Arizona
Assistant Professor
University of Arizona College of Medicine
Tuscon, Arizona

Daniel J. Hoh, MD
Associate Professor
Lillian S. Wells Department of Neurosurgery
University of Florida
Gainesville, Florida

Lee S. Hwang, MD
Resident Physician
Department of Neurosurgery
The Center for Spine Health
The Cleveland Clinic
Cleveland, Ohio
John Paul G. Kolcun, BS
Medical Student
Miller School of Medicine
University of Miami
Miami, Florida

Ajit A. Krishnaney, MD, FAANS
Vice Chair
Department of Neurosurgery
Cleveland Clinic
Cleveland, Ohio

Jay Kumar, MD
Resident
Department of Neurosurgery and Brain Repair
University of South Florida
Tampa, Florida

Bryan S. Lee, MD
Chief Resident
Department of Neurosurgery
Cleveland Clinic
Cleveland, Ohio

Jason I. Liounakos, MD
Resident
Department of Neurological Surgery
University of Miami Miller School of Medicine
Miami, Florida

Eric A. K. Mayer, MD
Staff Physician
Seton Spine & Scoliosis
Austin, Texas

Vincent J. Miele, MD
Clinical Associate Professor
Department of Neurological Surgery
University of Pittsburgh
Pittsburgh, Pennsylvania

Thomas E. Mroz, MD
Director, Center for Spine Health
Director, Clinical Research
Neurological Institute
Departments of Orthopaedic and Neurological Surgery
Cleveland Clinic
Cleveland, Ohio

Adeolu Olasunkanmi, MS, MD
Assistant Professor
Virginia Tech Carilion Neurosurgery
Virginia Tech Carilion School of Medicine
Roanoke, Virginia

John E. O'Toole, MD, MS
Professor
Department of Neurosurgery
Rush University Medical Center
Chicago, Illinois

Samuel Overley, MD
Assistant Professor
Department of Orthopaedic Surgery
University of Arkansas for Medical Sciences
Little Rock, Arkansas

Paul Page, MD
Resident
Department of Neurosurgery
University of Wisconsin
Madison, Wisconsin

Matthew Pease, MD
Resident
Department of Neurosurgery
University of Pittsburgh Medical Center
Pittsburgh, Pennsylvania

Dominic W. Pelle, MD
Center for Spine Health
Cleveland Clinic
Cleveland, Ohio

Karen A. Petronis, ACNPc MS
Nurse Practitioner – Assistant Professor
Department of Neurosurgery
Albany Medical Center
Albany, New York

Ken Porche, MD
Resident Physician
Department of Neurosurgery
University of Florida
Gainesville, Florida

Sharad Rajpal, MD, FAACS
Boulder Neurosurgical & Spine Associates
Boulder, Colorado

Daniel K. Resnick, MD, MS
Professor and Vice Chairman
Department of Neurological Surgery
University of Wisconsin School of Medicine and
Public Health
Madison, Wisconsin
Jianning Shao, BA
Medical Student
Cleveland Clinic Lerner College of Medicine at
Case Western University
Cleveland, Ohio

John H. Shin, MD
Director, Spinal Deformity & Spine Oncology Surgery
Department of Neurosurgery
Massachusetts General Hospital
Boston, Massachusetts

Lauren N. Simpson, MD, MPH
Resident Physician
Department of Neurological Surgery
Oregon Health & Science University
Portland, Oregon

Casey A. Slattery, BS
Medical Student
Department of Orthopedics and Sports Medicine
University of Washington
Seattle, Washington

Samantha Sokol, PA-C
Surgical First Assist
CHI Franciscan Health
Tacoma, Washington

Michael P. Steinmetz, MD
William P. and Amanda C. Madar Endowed Professor
and Chair

Department of Neurological Surgery
Cleveland Clinic Lerner College of Medicine
Neurologic Institute
Cleveland, Ohio

Andrea L. Strayer, MS, NP, CNRN
Neurosurgery Nurse Practitioner, Distinguished
Department of Neurological Surgery
University of Wisconsin School of Medicine and
Public Health
Madison, Wisconsin

William Sullivan, MD
Associate Professor
Department of Physical Medicine and Rehabilitation
University of Colorado School of Medicine

Swetha J. Sundar, MD
Resident
Department of Neurological Surgery
Cleveland Clinic
Cleveland, Ohio

Khoi D. Than, MD
Assistant Professor
Department of Neurological Surgery
Oregon Health & Science University
Portland, Oregon

Eve C. Tsai, MD, PhD
Suruchi Bhargava Chair in Spinal Cord and
Brain Regeneration
Assistant Professor
Department of Surgery
The Ottawa Hospital
Ottawa, Ontario, Canada

Kushagra Verma, MD, MS
Adult and Pediatric Scoliosis and Spine Deformity Surgeon
Volunteer, Global Spine Outreach
Member, Scoliosis Research Society
Department of Orthopaedic Surgery
Long Beach Memorial and Miller Children's Hospital
Long Beach, California

Michael Y. Wang, MD
Chief of Neurosurgery
University of Miami Hospital
Professor
Departments of Neurological Surgery and Rehabilitation
Medicine
Miami, Florida

Ryan Zate, DO
Physician Southwest Sports and Spine, Clinical Preceptor
PM&R
Burrell College of Osteopathic Medicine
Tucson, Arizona

目录

第1章　老年患者评估

Bjoern Buehring, Steven Barczi

　　摘要：随着当前人口的增长，越来越多的老年人将寻求脊柱相关疾病的治疗。本章强调了重要的老年医学的概念和方法，这些将让脊柱医生更好地为这些老年人提供最佳治疗，这些方法不仅能使患者的治疗有侧重点，减少并发症，还能保证治疗有效的实施。首先，我们回顾了流行病学数据和病理生理模型，并概述了老年综合征。然后，老年评估系统作为一种系统评估老年人的方法受到高度重视，并举例说明了如何进行评估。最后，我们对老年综合征围手术期处理的循证实例和社会指南进行了讨论，强调了支持和应用这种方法的优点。

　　关键词：老年人；护理目标；老年生理学；老年综合征；发病率；衰弱；谵妄；规范化老年评估；围手术期结果；多学科协作

关键点

- 人口老龄化将导致越来越多的人寻求脊柱疾病及其相关疾病的治疗。
- 老年人有不同的治疗诉求和治疗目的，比起寿命可能更加关注功能。
- 与年龄相关的生理变化会导致健康和功能上更多的衰退和失代偿的可能。
- 老年综合征可能有多种促发因素或致病因素，需要采用多方面的干预措施进行管理。
- 对病情复杂或年老体弱患者围手术期相关的风险和健康情况进行规范系统的老年医学评估是有效的方法。
- 老年护理最好由跨学科团队合作完成。

1.1　背景

　　根据联合国2017年世界人口老龄化报告，从1980年到2017年，60岁及以上的人数增加了一倍多。目前这个年龄段人数达到9.62亿，预计到2050年将增加到21亿。到2050年，老年人口数量将超过10~24岁的人口数量。这些人口变化常见于欧洲和北美，但现在在世界其他地区也能看到。人口老龄化带来许多社会经济、政治和卫生保健方面的问题。例如，随着人们年龄的增长，包括脊柱退行性疾病在内的退行性肌肉骨骼疾病患者在不断增加。另外，65岁及以上的老年人发生跌倒、骨质疏松的概率和由此导致的骨折率上升。值得注意的是，随着寿命的延长，一个人对生活质量的期望会改变。在欧洲和北美，成年人可能更关注"健康老龄化"，而不是"尽可能地长寿"。老年人生活质量的一个重要组成部分是没有痛苦、可以活动，并能够生活自理。因此，预计寻求脊柱疾病治疗以维持或改善其生活质量的老年人将显著增加。因此，懂得如何评估、询问和治疗老年患者对治疗脊柱疾病的医生至关重要。

　　老年人不只是"老人"。老年人生物学功能和生理学功能有很大的差异。因此，不能用实际年龄而应从生物学、生理学或社会心理学的角度来评估老年人的功能。一个75岁的人可能仍然会跑马拉松，每周工作60 h或在管弦乐队演奏。但也可能住在养老院，需要他人帮助完成一些相对简单的工作，比如打电话、做饭，甚至清洁个人卫生。此外，同一机体内的器官系统功能常存在差异。例如，一个老年人可能患有心力衰竭、糖尿病和抑郁症，但不会患骨关节炎或痴呆，而另一个人可能患有肾功能不全、皮肤癌和痴呆。鉴于寻求脊柱疾病治疗的老年人数量和异质性显著增加，医生必须考虑到整体健康（生物、身体、认知和心理）、支持网络，以及在制订治疗计划时照顾每个特定的老年人的目标。

　　本章的目的是：①总结当前的老年流行病学和老年生理变化的知识；②描述可能对治疗脊柱疾病患者特别重要的老年综合征；③介绍结构化老年评估的概念。

1.2　老龄化改变

　　对老年生物学和生理学的基本理解是评估、询问和充分治疗老年脊柱疾病患者的必要条件。本章重点介绍一些关于老年生理学的重要概念。首先，认识到并不是所有人都以同样的方式变老是很重要的。这决定了老年人生物、生理和认知功能的多样性。这些衰老因素可能会导致生理缓冲或体内平衡储备的丧失，进而导致疾病的早期表现，或压力出现时更迅速地决定健康状况或功能。Lopez-Otin 团队在一篇关于衰老特征的综述中提出了一个框架，将 9 种衰老因素分为 3 类。这 3 个类别是：损伤的原因（如基因组不稳定）、对损伤的反应（如线粒体功能障碍），以及这两个过程的整合（如细胞内信号改变）。在临床上，这被观察为表型（表现），它是在不同的细胞系统、组织和器官中所表现出不同的对损伤原因和反应的复杂多变的组合结果。这种衰老表型可以分为 4 个不同的类别：身体组成、能量学、体内平衡调节和神经变性。这些衰老表型是有用的，因为它们可以在临床上进行评估和量化（图 1.1，表 1-1）。

　　总而言之，通过衰老特征描述的生物学变化模式和特定个体的相应衰老表型导致了某些常见年龄相关疾病的易感性，这些疾病被称为老年综合征。图 1.1 最终解释了为什么老年人的生物学、身体和认知功能存在如此多的变化，以及为什么不能使用实际年龄来量化老年患者的整体健康状况。取而代之的是，全面的老年评估已发展起来，以系统地评估衰老表型、老年综合征的出现和身体衰弱的程度。

1.3　老年综合征及疾病

　　在了解老年健康问题时，重要的是要了解老年综合征的概念。尽管该术语相对笼统，但在一些关键方面，专家们的认识是一致的。与老年患者常见的疾病（如癌症、糖尿病或心脏病）不同，老年综合征不是在病理生理上与单个器官或单个系统相关。相反，它们具有多种病因。通常在衰弱的个体中，一个器官系统的变化

（如髋部手术）会造成其他部位的多个过度变化（如肾上腺素功能亢进、体液转移、疼痛和新药治疗），从而导致完全不同的器官系统的病变（如谵妄的发生）。因此，临床表现的症状（在我们的谵妄例子中可能是意识错乱、激动或冷漠）不容易追溯到导致该症状发生的一种诱因。由于老年综合征的多因素特征，很难通过运用"一因一果"的思维模式来解释这个难题。医生必须寻找多种因素的相互作用。我们的手术患者可能曾经有过外伤，曾服用过如阿片类等精神药物和 / 或患有痴呆等并发症，这些均可单独导致谵妄。

1.4　基本的老年综合征

　　基本的老年综合征分为"身体"（衰弱、肌少症、恶病质、跌倒）、"心理"（认知障碍、谵妄、抑郁症）和"其他"（多重用药、支持网络），以帮助将这一多因素构架概念化。

1.4.1　身体衰弱

　　衰弱是全球化普遍存在的，但老年综合征及其特征是很难确定的。衰弱被定义为多个增量因素，这些因素导致功能储备的丧失，对内外刺激无法产生回应，导致生理或医学危机后难以恢复稳态。身体衰弱与不良健康结局的风险增加有关，如功能障碍、跌倒、谵妄、发病率和死亡率等。常见的外部影响是手术干预。术前鉴别体弱的老年患者是很重要的，这样可以减少术后并发症的风险，如谵妄、伤口延迟愈合、丧失日常生活或独立生活的能力。术前对这样的老年患者进行健康优化，可以降低术后并发症的风险。意识到不可改变的危险因素将有助于对手术进行风险分层，并

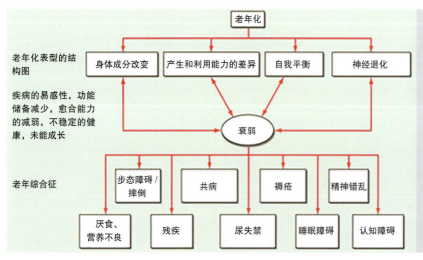

图 1.1　衰老、衰弱和老年综合征的统一模型（改编自 Kasper DL, et al. Harrison's Principles of Internal Medicine, 19th edition. McGraw-Hill Education）

表 1.1　衰老表型的 4 个领域评估的例子（改编自 Kasper DL, et al. Harrison's Principles of Internal Medicine, 19th edition. McGraw-Hill Education）

评估的方法	身体成分	能量	自我平衡的调节	神经退化
自我报告		自我报告问卷调查体育活动，疲劳感 / 精疲力竭，运动耐力		
体格检查	肌肉强度测试（等距和等速测量），人体测量学（体重、身高、BMI、腰围、臂和腿围、皮肤褶皱）	基于性能的物理功能测试		目的评估步态、平衡、反应时间、协调标准神经学检查，包括整体认知评估 a
实验室检查	生物标志物（24 h 肌酐尿或 3- 甲基组氨酸）		营养生物标记物(如维生素、抗氧化剂）基线水平的生物标志物及激素水平炎症标记物（例如，ESR、CRP、il - 6、TNF-α N）	
影像	CT、MR、DEXA		核磁共振光谱学	MRI、fMRI、PET 等动态成像技术
其他	静水重	静息代谢率跑步机测试步行时耗氧量	应激反应对刺激性试验的反应，如口服葡萄糖耐量试验、地塞米松试验等	诱发电位、神经电图和肌电图

a：迷你精神状态；蒙特利尔认知评估

缩写：BMI，身体质量指数；CRP，c- 反应蛋白；DEXA，双能 X 线吸收仪；ESR，血沉；fMRI，功能磁共振成像、核磁共振；il - 6，白介素 6；PET，正电子发射断层扫描；TNFα，肿瘤坏死因子 α

尽早认识和治疗并发症。

衰弱通常被认为是最重要的老年综合征，因为它是最基础的变化，并导致许多其他老年综合征，例如，谵妄、跌倒和尿失禁。有两种常见的方法来对衰弱进行分类和诊断：一种是表型模型，其假设衰弱是基于不同的特征（表型）；另一种累积性的疾病模型，认为衰弱是基于许多异常健康状况的积累。至于应该使用哪种方法，尤其是临床上，还没有达成一致意见。尽管目前存在科学争论，许多临床医生已经使用表型定义来评估衰弱，通常是因为在繁忙的临床工作中更容易操作。文本框为 Linda Fried 提出的如何定义衰弱的相关标准。

回顾这 5 个标准，我们可以很容易地看到，根据这个定义，身体组成（体重减轻）和肌肉功能（衰弱和行走速度）是衰弱的关键组成部分。因此，恶病质和骨骼肌减少症往往共存，可相互作用导致衰弱，但也可以单独存在（图 1.2）。

- 符合 3 条或 3 条以上下面的标准可诊断为衰弱
  - 体重下降（≥前一年体重的 5%）
  - 疲惫（积极解决问题的能力，特别是在日常中活动）
  - 乏力（握力下降）
  - 步行速度慢［步行 15 ft（约 4.57m）需 >7s］
  - 体力活动减少（kcal / 周：男性消耗 <383 kcal，女性消耗 <270 kcal）

1.4.2　肌少症和恶病质

肌少症，也称为骨骼肌减少症，是一种与年龄有关的肌肉萎缩。大多数定义包括肌肉质量的测量（四

---

1 英尺（ft）= 0.3048 米（m）

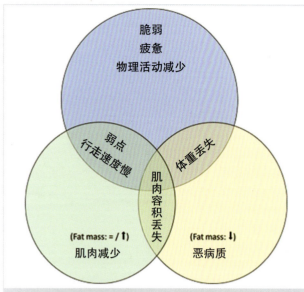

图 1.2　衰弱、骨骼肌减少症和恶病质重叠定义。疲劳和体力活动减少只是包括在弗里德的脆弱定义中的特征。衰弱和肌少症的定义都包含了身体衰弱、行走速度缓慢这些因素。体重减轻包括恶病质和衰弱，而肌肉质量的丧失则包括恶病质，衰弱包括在所有 3 个症状中。虽然脂肪量不是包含在定义中（因此在括号中列出），但它是肌少症和恶病质的区别特征。在恶病质中，脂肪的减少伴随着肌肉的减少，而脂肪量可以稳定甚至增加骨骼肌，通常导致体重没有明显变化

表 1.2　跌倒的重要个体危险因素：16 例总结研究。衰弱是最重要的风险因素

风险因素	相对风险	范围
衰弱	4.9	1.9~10.3
平衡受损	3.2	1.6~5.4
步态受损	3.0	1.7~4.8
视觉受损	2.8	1.1~7.4
活动效率	2.5	1.0~5.3
认知障碍	2.4	2.0~4.7
功能受损状态	2.0	1.0~3.1
体位性低血压	1.9	1.0~3.4

改编自 Rubenstein LZ. Falls in older people: epidemiology,risk factors and strategies for prevention. Age Ageing 2006;35 Suppl 2:ii37–ii41

肢的肌肉）和身体功能的测量（步态速度），肌肉功能（握力）或两者兼而有之。恶病质被定义为炎症相关的体重减轻，见于许多慢性疾病，如恶性肿瘤、慢性肾病、充血性心力衰竭、慢性阻塞性肺病或类风湿关节炎。一些学者还提出一种特发性的老年性恶病质。通常情况下，肌肉量的减少要大于脂肪量的减少。

　　由于定义上的重叠，肌少症和恶病质同时与衰弱而导致的不良健康检查结果有关，这一点也不奇怪。然而，应该指出的是，身体功能和肌肉功能测试本身可以预测健康结果，如跌倒、骨折和死亡。事实上，研究表明，与四肢的肌肉质量相比，肌肉功能可以更好地预测健康结果。

1.4.3　跌倒

　　老年人跌倒和骨折往往会导致脊柱和骨骼系统的损伤，因此他们特别依赖脊柱医生。65 岁以上的老年人中，大约 1/3 的人每年跌倒一次或更多。这一数字在老年群体中显著增加，在 90 岁以上的老年人中增加到 50% 以上。60%~70% 跌倒的老年人在接下来的 12 个月内还会跌倒。10%~20% 的跌倒会导致受伤，其中大

约 5% 是骨折。但即使是没有严重受伤的跌倒也会导致生活质量下降和独立生活能力丧失，70% 的跌倒者会产生对跌倒的恐惧，从而导致行动能力下降和社会孤立感增强。如表 1.2 所示，相对风险最高的因素与肌肉骨骼系统有关。其他危险因素包括视力、认知和心血管系统。考虑到跌倒的多因素性质，该表还强调跌倒符合老年综合征的表现。这点至关重要，因为跌倒需要一个多学科交叉的管理，最好由有老年医学经验的医生进行协调。

1.4.4　精神抑郁

　　抑郁症在普通人群中很常见，在老年人中更多见。在许多研究中，当前抑郁症的患病率在 5%~15% 之间，最终抑郁症的患病率明显更高。亚临床抑郁症（只有部分但并非全部符合抑郁症的标准）在老年人中的发病率是正常人的 2~3 倍，值得注意的是老年人的自杀率高于年轻人，而男性的自杀率高于女性。与其他年龄段相比，老年患者也可能表现不同的症候群，其躯体表现较多，心理表现较少。具体来说，可能会有更多的疼痛、神经认知障碍或睡眠障碍的抱怨，而对负罪感、无价值感和无望感的认可较少。评估老年人抑郁的常用工具是由 15 个问题组成的老年抑郁量表（GDS）。5~9 分表明轻度或中度抑郁，10 分或 10 分以上表明重度抑郁。老年人的抑郁症是需要重视的疾病，这不仅因为其自杀率高，还与手术效果差、术后

并发症多和康复能力低下有关。

1.4.5 谵妄

谵妄是最常见的术后并发症之一，尤其在伴有痴呆、抑郁或服用多种药物的患者中更为常见。治疗它需要巨大的经济成本和医疗负担，因为谵妄患者更长的住院时间，易有医源性并发症，出院后再住院率更高，以及更高的30天死亡率。它的特征是注意力问题和典型的认知障碍（如记忆、定向、感知觉或语言），这些认知障碍时好时坏。大多数照顾老年患者的医护人员都遇到过躁动不安、神志不清的谵妄患者，但也有同等数量的淡漠谵妄患者可能未被辨识，二者有同样的负面结果。极度活跃的谵妄患者能迅速被识别出，而淡漠的谵妄患者则需要花费很长的时间才能做出诊断。诊断谵妄的方法是混淆评定法（CAM）。这种筛查工具也适用于那些不能进行交流的患者，例如，在重症监护病房接受医治的患者（CAM-ICU）。与跌倒（或任何其他老年综合征）一样，发现潜在谵妄患者并制订治疗计划通常需要由多个学科的、有老年疾病治疗经验的医生指导。

1.4.6 痴呆

痴呆是另一种认知障碍，它会影响老年人的自理能力以及交际能力。随着美国人口老龄化和更安全的手术和麻醉方法的发展，包括痴呆患者在内的老龄和衰弱的患者现在亦可接受脊柱手术。由于痴呆患者交流能力或依从性有限，围手术期病情和并发症的管理更具挑战性。虽然与死亡率无关，但术前诊断为痴呆与出院率以及住院时间增加之间已经建立了联系。痴呆的定义是一种持续的认知障碍，至少涉及两个认知领域（记忆力下降是一个突出的领域），认知障碍是指相对以前的认知能力下降。认知障碍必须严重到足以导致自理能力下降或丧失。如果存在认知障碍但不影响自理能力，则该患者被归类为轻度认知障碍（MCI）。在诊断痴呆之前，需要排除其他可能导致类似症状的原因，其中重要的鉴别点是抑郁和谵妄。不同类型的痴呆有不同的病理生理原因、不同的临床表现（如不同的认知领域受到影响）和不同的时间线。阿尔茨海默病是最常见的痴呆类型，血管性痴呆、额颞叶痴呆和路易体痴呆是其他常见类型。现有几种筛查痴呆的工具，它们在完成的时间和敏感性/特异性上有所不同，

而且不是所有的都是免费的。两个常用的免费且有效的工具是圣路易斯大学的精神状态（SLUMS）和Mini-Cog。最终，评估痴呆的医生应该使用其最熟悉的工具，并且该工具在医生工作的卫生系统中被广泛使用。鉴别痴呆患者与其他老年综合征（如衰弱或抑郁）具有同样的重要性，因为痴呆也会增加术后谵妄和跌倒的风险，并可导致更频繁的再住院和更长的住院时间。如前所述，虽然对个人进行痴呆筛查是相当简单的，但需要大量的时间和经验来诊断痴呆。因此，应该由有经验的医生进行痴呆的筛查。

1.4.7 多重用药

多重并发健康问题的存在，称为多重病症，需要复方治疗。合并多种疾病通常需要多重用药，患有多种老年综合征和其他疾病的老年患者通常服用5种及以上的处方药。对一些服用超过10种甚至20种药物的病患来说，5种可能已经是一个非常低的数字了。多重用药与某些健康问题有关，如消化道出血、低血压、肝脏和肾脏疾病，也与一些老年综合征有关，如跌倒和谵妄。对某些病症和综合征的治疗会产生新的病症或通过药物的副作用使已有的病症恶化，这很快会陷入一个恶性循环。发病率的增加导致生活质量下降、住院次数增多、住院时间延长、再入院率和死亡率增加。某些药物组如抗胆碱能药物和精神类药物引起的不良事件风险特别高。管理多重用药治疗既需要停止使用某些潜在的不合适药物（PIMS），称为弃药，也要确保使用与年龄相符的药物。有几种工具和方法可以协助多重用药治疗，包括美国老年医学会的比尔斯标准或START/STOPP工具。再次强调，移除PIMS的决定最好由多学科的老年医学团队（特别是药剂师）来完成。

1.4.8 支持网络

即使在处理和优化上述许多健康因素后，老年患者仍然可能有残留的生理和心理缺陷。在这种情况下，患者能否获得社会支持网络、家庭资源和护理管理是个人安全返回和独立生活成功与否的决定因素。因此，脊柱医生需要了解被照顾的患者能得到多少帮助。只有在老年患者有必要的支持下再来遵循这些建议时，出院后护理计划（如药物管理、伤口护理、物理治疗）和护理协调（就诊预约等）才能成功。然而，许多老年患者被社会孤立，没有基本的社会支持网络。在这

种情况下，无法通过患者自己的社交网络提供支持。评估和优化社会支持网络常通过综合出院计划和护理项目的过渡来完成，或作为住院患者以及门诊患者的综合老年评估的一部分来完成。

1.5　结构化的老年评估

老年患者会表现出衰老和由此产生的老年疾病、综合征，同时还伴有社会和心理复杂性。如果在患者的评估中没有采用系统的方法，就很容易漏掉重要的

问题。老年综合评估（CGA）是由一个跨学科团队开发的一种结构化方法，有足够的时间来正确定义和检查这些健康问题的存在和严重程度。特别强调处理与年龄相关的常见疾病、功能和患者护理偏好。大量对照试验表明，术前老年综合评估在减少并发症和改善择期手术老年患者预后具有一定价值。然而，期望在一个繁忙的脊柱诊所能进行全面的老年医学评估是不现实的。因此，重要的是在自己的卫生系统内建立一个网络，使老年医学的专家和其他卫生保健学科如社

表 1.3　护理有脊柱问题的老年人应考虑的老年综合征和要点

老年综合征	潜在影响
日常活动	ADLs 和 IADLs 可以提供患者日常生活功能运行情况的"全貌"
视觉	视力不佳可能会影响患者阅读说明书、同意书等的能力，也是混乱和谵妄的危险因素
听力	听力差还可能影响患者理解指令、同意谈话等的能力，也是混乱和谵妄的危险因素
摔倒	经常跌倒是身体虚弱的一种表现，也是骨折和颅内出血等严重受伤的危险因素
尿失禁	尿失禁会导致社交孤立，也是压疮的一个危险因素
疫苗	初级保健提供者比脊柱专家更有关。然而，最新的破伤风、肺炎球菌性肺炎和流感免疫接种可以保护患者在创伤或住院期间避免感染
郁抑症	抑郁是影响生活质量、生活目标和社会孤立的重要因素。此外，它还影响认知、疼痛以及对治疗和康复的坚持
社会环境	生活状况和社会支持网络在大多数老年综合征中起着关键作用。由于良好的社会环境，患有衰弱和许多其他老年综合征的老年人可能仍然能够独立生活。相反，如果健康的老年人缺乏良好的支持网络，他们可能仍然无法独立生活
认知力	认知障碍，无论是轻微的还是痴呆，都会影响患者理解指令、同意谈话等的能力，也是混乱和谵妄的危险因素。重要的是要认识到，视力差、听力差、失眠和抑郁都会使一个人看起来好像有认知障碍。解决这些问题通常会显著提高患者理解和遵循指示和建议的能力
疼痛	在大多数遭遇中，疼痛已经被例行评估。这在老年人中是一种很常见的抱怨，也是患者来找脊柱专家的原因。疼痛和止痛药都会引起精神错乱和谵妄
眩晕	老年人的眩晕通常是多因素造成的，而不是单一器官系统引起的（如良性阵发性位置性眩晕）。然而，它会导致害怕摔倒和自己摔倒
活动能力及肌少症	肌少症是一种与年龄有关的肌肉质量和肌肉功能的丧失，越来越多地被认为是虚弱、行动能力丧失和独立性丧失的主要原因，以及发病率、住院率、手术并发症和死亡率增加等不良健康结果的主要原因
无意识的体重丢失	恶病质、食欲不振和营养不良在老年人中很常见，也是虚弱的主要原因。恶病质包括脂肪和肌肉组织的减少，而肌少症也可能与肥胖有关。营养不良，特别是蛋白质摄入不足，会对手术结果和康复过程产生负面影响
药物	多药治疗（通常被描述为 5 种或更多的处方药）也与不良的健康结果相关，例如增加住院的风险。此外，某些种类的药物（如抗胆碱能药物或苯二氮䓬类药物）会显著增加跌倒和谵妄的风险

会工作、护理、药学和康复治疗师参与进来，以完成这项任务。理想情况下，这些信息应该以规范化的格式轻松地存储在电子健康记录中。

然而，我们不可能快速创建这样一个系统或无法轻松地建立老年护理团队，因此脊柱医生和其团队应该了解此类评估的核心要素。最后，脊柱医生应该对患者的功能状态、活动能力和独立程度有一个大致的了解。认知障碍和抑郁的基本筛查及患者社会支持网络的质量可以预测患者坚持术后护理计划的能力。有了这些信息，就可以更容易地评估某项干预措施是否有可能改善特定患者的活动性、独立性和生活质量，患者是否能够理解此类干预的风险和益处并同意此类干预，潜在并发症的风险有多高，以及患者从干预中恢复的速度有多快。

有很多图书与指南介绍关于如何进行老年评估以及应该关注哪些因素。在实践中，关注一些非常常见的、临床上很重要的老年问题是有帮助的。首先，确认患者独立生活能力。有几种经过验证的工具可以用来评估日常生活活动（ADLs）与工具日常生活活动（IADLs）。在表 1.3 中列举了一些关于 ADLs 和 IADLs 的例子。根据这张表可以大致了解一个患者的机能状态以及所需要的帮助，包括老年综合征和疾病在内的一些因素将影响 ADLs 和 IADLs。

有许多算法描述了如何执行全面的老年评估，并系统地评估老年综合征的存在和严重程度。有几种常见的方法值得简要说明。第一种方法是为低年资医生开发的 MAGIC（可管理的老年评估）方法，它包括从一个更大的集合中选择的 9 个因素。德国的一个指导委员会增加了另外 5 个要点，这些要点也与医生治疗有脊柱问题的老年人有关。所有 14 点都列举在表 1.3 中。

这个表格还列出了解决这个问题可能会改善脊柱健康的原因。完成这 14 个问题也需要一些时间，根据患者的情况可能需要 10~30min。因此，医护卫生人员可能只选择在治疗中完成少数问题，或者让患者在治疗前与临床团队一起完成这些问题。理想情况下，这些信息已经存在于医疗记录中，并且备注了存在老年综合征，同时很容易被每个卫生保健人员获得。为了构建和加速评估，John Morley 和他的同事开发了圣路易斯大学老年快速评估法，重点关注衰弱、肌少症、厌食症、认知障碍、便秘、大小便失禁和前沿的医疗指导。他们提供了简便的筛选工具和有利于记忆的方法，以识别有风险的老年人以及厌食症和认知障碍的

潜在原因。不管卫生保健人员如何获得这些信息，都应该使用以患者为中心的护理方式针对特定的患者制定干预措施。这意味着有些综合征确定需要术前干预，如营养或术前物理治疗。有些综合征确定需要术后出现的问题，如熟练使用护理设施，家庭健康，或有计划地帮助家庭成员康复。这可能要求患者准备眼镜和助听器去门诊看病或住院，并要求家人一起参与医生谈话，以帮助理解和做出决定。

此外，它强调整体策略，以确保良好的营养摄入和适当的康复干预措施，住院期间标记患者有高跌倒风险。如果患者大小便失禁，确保定期检查压疮。老年或内科咨询服务可以在入院时进行，以尽量减少谵妄的风险，更换潜在的有害药物，并帮助解决如抑郁症和疼痛之类的问题。这些有针对性的干预措施可以带来更好的结果、更少的并发症、更短的住院时间和更好的患者满意度，许多评论和指导方针为如何最好地实施这些措施提供了指导。

1.6 个体化：老年综合征患者围手术期的情况

如前所述，许多老年综合征会对术后结果产生不良影响（如衰弱、抑郁、痴呆、多重用药等）。在本节中，我们介绍了一些可降低这些影响的策略。以术后谵妄需要再次手术作为例子。一些研究表明，老年综合征如衰弱、抑郁、认知障碍和术后谵妄与再次手术有关。Brown 及其同事报告说，脊柱外科手术后发生谵妄的概率为 40%。Esamadicy 发现，患有抑郁症的患者进行脊柱手术后的谵妄发生率是无抑郁症患者的 2 倍。Flexman 和同事报告说，在接受手术治疗的所有 65 岁以上脊柱退变患者中，术后衰弱的发生率为 8%。当所有 65 岁以上的患者分别入组时，在较高年龄的组中该频率更高。在他们的研究中，同时诊断出身体衰弱会导致因手术感染而再次手术的风险增加 30%，并将住院时间延长 30%。它将 30 天死亡率增加了近 50%（比值为 1 : 48）。总而言之，有几项研究表明，老年综合征的存在导致老年脊柱手术患者术后不良临床结果发生率更高。

关于老年综合征干预措施降低术后并发症风险的有效性的数据较少。老年医学质量联盟于 2018 年发布了一份报告，其中介绍了促进老年患者最佳手术护理的医院标准，该小组建议，如果筛查结果对这些诊

断中的任何一项呈阳性，则 CGA 或从具有老年医学专业知识的多学科服务机构获得帮助是最有效的干预措施。此外，他们主张与高风险患者和 / 或患者的家人进行多学科会议交流。2018 年，Eamer 及其同事发表了 Cochrane 综述，对接受手术治疗的老年患者进行了全面的老年医学评估。在这项系统综述中，作者调查了多项术后结果，包括谵妄、再入院、住院时间和死亡率。分析中包括 8 项研究，其中 7 项针对髋部骨折患者。作者得出的结论是，老年综合评估的不同结果对再入院率和谵妄几乎没有变化，但确实导致死亡率降低（相对危险度 0.85）和住院时间略有缩短。相反，一项未包括在该分析中的研究（可能是由于试验设计和结果）显示了术后临床结果显著改善。具体而言，作者报告了 54 例患者在进行干预前的谵妄发生率为 18.5%，实施干预后，54 例患者的发生率为 5.6%。再入院率没有差异。一项系统性的综述探讨了一种专注于改善术前功能状态的干预措施，即康复锻炼。但未发现康复锻炼对术后功能、生活质量或疼痛等结果有积极影响。

总而言之，我们必须得出这样的结论：虽然已经建立了确定术后并发症危险因素的工具，但缺乏以证据为基础的干预措施来预防这些老年综合征的发生，这需要开发和 / 或验证。最后，美国外科医师学会和美国老年医学协会在其最佳实践指南和 Oresanya 及同事的循证回顾可以指导出现或发展老年综合征患者干预措施的选择。

1.7 结论

照顾老年患者是有收获的，但由于与年龄相关的生理和护理偏好方面的重要差异，往往需要不同于年轻患者的方法。许多老年患者的病理生理（多重病症、老年综合征、多重用药）和心理社会（抑郁、谵妄、痴呆、缺乏社会支持）的复杂性很容易使医生不知所措。结构化老年评估可以以系统且可管理的方式帮助识别重大问题和风险。尽管每个患者都会表现出自己独特的问题状况，但衰弱、营养缺乏、抑郁、痴呆和多重用药治疗在脊柱医生治疗中尤为重要。认识并处理这些常见的诊断问题有助于做出更好的决定，以决定采用哪种干预措施以取得最佳的手术效果。没有人能够独自完成此任务。通过创建或联合具有老年专科知识的多学科团队来管理这些因素，脊柱专家可以有效地减少术后并发症。然而，需要更多的研究来探讨和验

证循证医学的方法，这些方法可以保证老年患者在必要的脊柱干预措施中快速和成功的康复。

参考文献

[1] World Population Ageing 2017 – Highlights. 2017. at http://www.un.org/en/development/desa/population/publications/pdf/ageing/WPA2017_Highlights.pdf

[2] O'Lynnger TM, Zuckerman SL, Morone PJ, Dewan MC, Vasquez-Castellanos RA, Cheng JS. Trends for Spine Surgery for the Elderly: Implications for Access to Healthcare in North America. Neurosurgery. 2015; 77 Suppl 4:S136 – S141

[3] Hurwitz EL, Randhawa K, Yu H, Côté P, Haldeman S. The Global Spine Care Initiative: a summary of the global burden of low back and neck pain studies.Eur Spine J. 2018; 27 Suppl 6:796 – 801

[4] Fehlings MG, Tetreault L, Nater A, et al. The Aging of the Global Population:The Changing Epidemiology of Disease and Spinal Disorders. Neurosurgery.2015; 77 Suppl 4:S1 – S5

[5] Waldrop R, Cheng J, Devin C, McGirt M, Fehlings M, Berven S. The Burden of Spinal Disorders in the Elderly. Neurosurgery. 2015; 77 Suppl 4:S46 – S50

[6] Costa AG, Wyman A, Siris ES, et al. When, where and how osteoporosis-associated fractures occur: an analysis from the Global Longitudinal Study of Osteoporosis in Women (GLOW). PLoS One. 2013; 8(12):e83306

[7] Odén A, McCloskey EV, Kanis JA, Harvey NC, Johansson H. Burden of high fracture probability worldwide: secular increases 2010 – 2040. Osteoporos Int.2015; 26(9):2243 – 2248

[8] Nosraty L, Jylhä M, Raittila T, Lumme-Sandt K. Perceptions by the oldest old of successful aging, Vitality 90 + Study. J Aging Stud. 2015; 32:50 – 58

[9] López-Otín C, Blasco MA, Partridge L, Serrano M, Kroemer G. The hallmarks of aging. Cell. 2013; 153(6):1194 – 1217

[10] Kasper D, Fauci A, Hauser S, Longo D, Jameson JL, Loscalzo J. Harrison's Principles of Internal Medicine, 19e. New York: McGraw-Hill Education LLC

[11] Inouye SK, Studenski S, Tinetti ME, Kuchel GA. Geriatric syndromes: clinical,research, and policy implications of a core geriatric concept. J Am Geriatr Soc.2007; 55(5):780 – 791

[12] Cooper C, Dere W, Evans W, et al. Frailty and sarcopenia: definitions and outcome parameters. Osteoporos Int. 2012; 23(7):1839 – 1848

[13] Partridge JS, Harari D, Dhesi JK. Frailty in the older surgical patient: a review.Age Ageing. 2012; 41(2):142 – 147

[14] Robinson TN, Walston JD, Brummel NE, et al. Frailty for Surgeons: Review of a National Institute on Aging Conference on Frailty for Specialists. J Am Coll Surg. 2015; 221(6):1083 – 1092

[15] Clegg A, Young J, Iliffe S, Rikkert MO, Rockwood K. Frailty in elderly people.Lancet. 2013; 381(9868):752 – 762

[16] Lin HS, Watts JN, Peel NM, Hubbard RE. Frailty and post-operative outcomes in older surgical patients: a systematic review. BMC Geriatr. 2016; 16(1):157

[17] Leven DM, Lee NJ, Kothari P, et al. Frailty Index Is a Significant Predictor of Complications and Mortality After Surgery for Adult Spinal Deformity. Spine.2016; 41(23):E1394 – E1401

[18] Flexman AM, Charest-Morin R, Stobart L, Street J, Ryerson CJ. Frailty and postoperative outcomes in patients undergoing surgery for degenerative spine disease. Spine J. 2016; 16(11):1315 – 1323

[19] Fried LP, Tangen CM, Walston J, et al. Cardiovascular Health Study Collaborative Research Group. Frailty in older adults: evidence for a phenotype. J Gerontol A Biol Sci Med Sci. 2001; 56(3):M146 – M156

[20] Edwards MH, Buehring B. Novel Approaches to the Diagnosis of Sarcopenia. J Clin Densitom. 2015; 18(4):472 – 477

[21] Jeejeebhoy KN. Malnutrition, fatigue, frailty, vulnerability, sarcopenia and cachexia: overlap of clinical features. Curr Opin Clin Nutr Metab Care. 2012;15(3):213 – 219

[22] Ali S, Garcia JM. Sarcopenia, cachexia and aging: diagnosis, mechanisms and therapeutic options – a mini-review. Gerontology. 2014; 60(4):294 – 305

[23] Studenski S, Perera S, Patel K, et al. Gait speed and survival in

older adults.JAMA. 2011; 305(1):50 - 58

[24] Rubenstein LZ. Falls in older people: epidemiology, risk factors and strategies for prevention. Age Ageing. 2006; 35 Suppl 2:ii37 - ii41

[25] Cawthon PM, Fox KM, Gandra SR, et al. Health, Aging and Body Composition Study. Do muscle mass, muscle density, strength, and physical function similarly influence risk of hospitalization in older adults? J Am Geriatr Soc. 2009;57(8):1411 - 1419

[26] Cawthon PM, Fullman RL, Marshall L, et al. Osteoporotic Fractures in Men (MrOS) Research Group. Physical performance and risk of hip fractures in older men. J Bone Miner Res. 2008; 23(7):1037 - 1044

[27] Panel on Prevention of Falls in Older Persons, American Geriatrics Society and British Geriatrics Society. Summary of the Updated American Geriatrics Society/British Geriatrics Society clinical practice guideline for prevention of falls in older persons. J Am Geriatr Soc. 2011; 59(1):148 - 157

[28] Busch MA, Maske UE, Ryl L, Schlack R, Hapke U. [Prevalence of depressive symptoms and diagnosed depression among adults in Germany: results of the German Health Interview and Examination Survey for Adults (DEGS1)]. Bundesgesundheitsblatt Gesundheitsforschung Gesundheitsschutz. 2013; 56(5 - 6):733 - 739

[29] Taylor WD. Clinical practice. Depression in the elderly. N Engl J Med. 2014;371(13):1228 - 1236

[30] Kok RM, Reynolds CF, III. Management of Depression in Older Adults: A Review. JAMA. 2017; 317(20):2114 - 2122

[31] Elsamadicy AA, Adogwa O, Lydon E, et al. Depression as an independent predictor of postoperative delirium in spine deformity patients undergoing elective spine surgery. J Neurosurg Spine. 2017; 27(2):209 - 214

[32] Wadhwa RK, Ohya J, Vogel TD, et al. Risk factors for 30-day reoperation and 3-month readmission: analysis from the Quality and Outcomes Database lumbar spine registry. J Neurosurg Spine. 2017; 27(2):131 - 136

[33] Inouye SK, Westendorp RG, Saczynski JS. Delirium in elderly people. Lancet.2014; 383(9920):911 - 922

[34] Marcantonio ER. Delirium in Hospitalized Older Adults. N Engl J Med. 2017;377(15):1456 - 1466

[35] Brown CH, IV, LaFlam A, Max L, et al. Delirium After Spine Surgery in Older Adults: Incidence, Risk Factors, and Outcomes. J Am Geriatr Soc. 2016; 64(10):2101 - 2108

[36] Nazemi AK, Gowd AK, Carmouche JJ, Kates SL, Albert TJ, Behrend CJ. Prevention and Management of Postoperative Delirium in Elderly Patients Following Elective Spinal Surgery. Clin Spine Surg. 2017; 30(3):112 - 119

[37] Bekelis K, Missios S, Shu J, MacKenzie TA, Mayerson B. Surgical outcomes for patients diagnosed with dementia: A coarsened exact matching study. J Clin Neurosci. 2018; 53:160 - 164

[38] Sachdev PS, Blacker D, Blazer DG, et al. Classifying neurocognitive disorders:the DSM-5 approach. Nat Rev Neurol. 2014; 10(11):634 - 642

[39] Gale, S.A., Acar, D., Daffner, K.R. (2018). Dementia. The American Journal of Medicine, 131(10), 1161–1169

[40] Elahi FM, Miller BL. A clinicopathological approach to the diagnosis of dementia. Nat Rev Neurol. 2017; 13(8):457 - 476

[41] Livingston G, Sommerlad A, Orgeta V, et al. Dementia prevention, intervention, and care. Lancet. 2017; 390(10113):2673 - 2734

[42] Lin JS, O'Connor E, Rossom RC, et al. U.S. Preventive Services Task Force Evidence Syntheses, formerly Systematic Evidence Reviews. Screening for Cognitive Impairment in Older Adults: An Evidence Update for the US Preventive Services Task Force. Rockville (MD): Agency for Healthcare Research and Quality (US); 2013

[43] Long LS, Shapiro WA, Leung JM. A brief review of practical preoperative cognitive screening tools. Can J Anaesth. 2012; 59(8):798 - 804

[44] Culley DJ, Flaherty D, Fahey MC, et al. Poor Performance on a Preoperative Cognitive Screening Test Predicts Postoperative Complications in Older Orthopedic Surgical Patients. Anesthesiology. 2017; 127(5):765 - 774

[45] Levinoff E, Try A, Chabot J, Lee L, Zukor D, Beauchet O. Precipitants of Delirium in Older Inpatients Admitted in Surgery for Post-Fall Hip Fracture: An Observational Study. J Frailty Aging. 2018; 7(1):34 - 39

[46] Lu WH, Wen YW, Chen LK, Hsiao FY. Effect of polypharmacy, potentially inappropriate medications and anticholinergic burden on clinical outcomes: a retrospective cohort study. CMAJ. 2015; 187(4):E130 - E137

[47] Hayes BD, Klein-Schwartz W, Barrueto F, Jr. Polypharmacy and the geriatric patient. Clin Geriatr Med. 2007; 23(2):371 - 390, vii

[48] Salahudeen MS, Duffull SB, Nishtala PS. Anticholinergic burden quantified by anticholinergic risk scales and adverse outcomes in older people: a systematic review. BMC Geriatr. 2015; 15:31

[49] Cooper JA, Cadogan CA, Patterson SM, et al. Interventions to improve the appropriate use of polypharmacy in older people: a Cochrane systematic review. BMJ Open. 2015; 5(12):e009235

[50] Garfinkel D, Ilhan B, Bahat G. Routine deprescribing of chronic medications to combat polypharmacy. Ther Adv Drug Saf. 2015; 6(6):212 - 233

[51] Lavan AH, Gallagher PF, O'Mahony D. Methods to reduce prescribing errors in elderly patients with multimorbidity. Clin Interv Aging. 2016; 11:857 - 866

[52] By the American Geriatrics Society 2015 Beers Criteria Update Expert Panel.American Geriatrics Society 2015 Updated Beers Criteria for Potentially Inappropriate Medication Use in Older Adults. J Am Geriatr Soc. 2015; 63(11):2227 - 2246

[53] Tay L, Tan K, Diener E, Gonzalez E. Social relations, health behaviors, and health outcomes: a survey and synthesis. Appl Psychol Health Well-Being.2013; 5(1):28 - 78

[54] Holt-Lunstad J, Smith TB, Layton JB. Social relationships and mortality risk: a meta-analytic review. PLoS Med. 2010; 7(7):e1000316

[55] Seeman TE, Crimmins E. Social environment effects on health and aging: integrating epidemiologic and demographic approaches and perspectives. Ann NY Acad Sci. 2001; 954:88 - 117

[56] Courtin E, Knapp M. Social isolation, loneliness and health in old age: a scoping review. Health Soc Care Community. 2017; 25(3):799 - 812

[57] Mabire C, Dwyer A, Garnier A, Pellet J. Meta-analysis of the effectiveness of nursing discharge planning interventions for older inpatients discharged home. J Adv Nurs. 2018; 74(4):788 - 799

[58] Gonçalves-Bradley DC, Lannin NA, Clemson LM, Cameron ID, Shepperd S. Discharge planning from hospital. Cochrane Database Syst Rev. 2016(1):CD000313

[59] Eamer G, Taheri A, Chen SS, et al. Comprehensive geriatric assessment for older people admitted to a surgical service. Cochrane Database Syst Rev.2018; 1:CD012485

[60] Partridge JS, Harari D, Martin FC, Dhesi JK. The impact of pre-operative comprehensive geriatric assessment on postoperative outcomes in older patients undergoing scheduled surgery: a systematic review. Anaesthesia. 2014; 69 Suppl 1:8 - 16

[61] Chow WB, Rosenthal RA, Merkow RP, Ko CY, Esnaola NF, American College of Surgeons National Surgical Quality Improvement Program, American Geriatrics Society. Optimal preoperative assessment of the geriatric surgical patient: a best practices guideline from the American College of Surgeons National Surgical Quality Improvement Program and the American Geriatrics Society. J Am Coll Surg. 2012; 215(4):453 - 466

[62] Morley JE. Rapid Geriatric Assessment: Secondary Prevention to Stop AgeAssociated Disability. Clin Geriatr Med. 2017; 33(3):431 - 440

[63] Elsawy B, Higgins KE. The geriatric assessment. Am Fam Physician. 2011; 83(1):48 - 56

[64] Ellis G, Gardner M, Tsiachristas A, et al. Comprehensive geriatric assessment for older adults admitted to hospital. Cochrane Database Syst Rev. 2017; 9:CD006211

[65] Rosen SL, Reuben DB. Geriatric assessment tools. Mt Sinai J Med. 2011; 78(4):489 - 497

[66] Kruschinski C, Wiese B, Dierks ML, Hummers-Pradier E, Schneider N,Junius-Walker U. A geriatric assessment in general practice: prevalence,location, impact and doctor-patient perceptions of pain. BMC Fam Pract.2016; 17:8

[67] Barkhausen T, Junius-Walker U, Hummers-Pradier E, Mueller CA, Theile G. "It's MAGIC" - development of a manageable geriatric assessment for general practice use. BMC Fam Pract.

2015; 16:4

[68] Oresanya LB, Lyons WL, Finlayson E. Preoperative assessment of the older patient: a narrative review. JAMA. 2014; 311(20):2110 – 2120

[69] Bergert FW, Braun M, Feßler J, et al. Geriatrisches Assessment in der Hausarztpraxis. DEGAM Hausärztliche Leitlinie: Deutsches Gesellschaft f ü r. Allgemein– und Familienmedizin (DEGAM); 2017

[70] Harari D, Hopper A, Dhesi J, Babic–Illman G, Lockwood L, Martin F.Proactive care of older people undergoing surgery ('POPS'): designing,embedding, evaluating and funding a comprehensive geriatric assessment service for older elective surgical patients.

Age Ageing. 2007; 36(2):190 – 196

[71] Berian JR, Rosenthal RA, Baker TL, et al. Hospital Standards to Promote Optimal Surgical Care of the Older Adult: A Report From the Coalition for Quality in Geriatric Surgery. Ann Surg. 2018; 267(2):280 – 290

[72] Nielsen PR, Jørgensen LD, Dahl B, Pedersen T, Tønnesen H. Prehabilitation and early rehabilitation after spinal surgery: randomized clinical trial. Clin Rehabil. 2010; 24(2):137 – 148

[73] Cabilan CJ, Hines S, Munday J. The Impact of Prehabilitation on Postoperative Functional Status, Healthcare Utilization, Pain, and Quality of Life: A Systematic Review. Orthop Nurs. 2016; 35(4):224 – 237

第2章 年龄相关脊柱改变

Lee S. Hwang, Edward C. Benzel

摘要：与衰老相关的退行性改变逐渐影响脊柱的所有组成部分及其相关结构。椎间盘的退变过程早在十几岁就开始了。这个过程涉及了微观的椎间盘生物化学改变，继而发生宏观的变化，包括椎间盘的撕裂和裂纹改变。最终，这可能导致椎间盘高度的丢失和椎间盘突出，往往伴随小关节肥大和松弛。其他伴随的改变包括椎体骨质疏松、黄韧带肥厚和椎旁肌肉组织减少。这些与年龄相关的变化的累积引起椎管变窄和不同程度的椎体塌陷。脊柱对日常活动所需力量的动态适应也导致了退变。有时过度的代偿会导致病理改变，例如，胸椎过度后凸畸形导致整体矢状面失衡和畸形。此外，随着年龄的增长，颈椎和腰椎的灵活性和活动范围也会减小。脊柱的退变是正常衰老过程的特征。本章是让读者理解这些与年龄有关的变化，以了解脊柱退变的自然史，从而指导疾病的诊断和确定治疗策略。

关键词：脊柱衰老；退行性改变；狭窄；椎间关节强硬；脊椎骨关节炎

关键点

- 与衰老相关的进展的退行性改变逐渐影响脊柱功能单元的所有组成部分和邻近结构。
- 椎间盘丢失水分，小关节发生关节炎性改变，脊柱韧带肥厚，椎旁肌肉弱化，最终导致椎管狭窄。
- 过度的胸椎后凸畸形可能会变成病理性改变（过度后凸畸形），导致矢状面失衡和畸形。
- 随着年龄的增长，颈椎和腰椎的灵活性和活动范围会逐渐减小。
- 了解与年龄相关的脊柱变化可能指导疾病诊断和治疗策略。

2.1 背景

随着自然衰老并承受与日常生活活动相关的身体压力，脊柱的强度和运动的范围逐渐减小。在细胞层面上，由于基质蛋白的转译后修饰的堆积，以及活性氧的产生导致氧化应激的增加，肌肉骨骼系统发生衰老、凋亡，细胞外基质从而发生改变。系统地说，人体内促激素水平降低，器官功能下降以及运动能力普遍受损。这些多因素变化可能会影响肌肉骨骼系统的任何部分，尤其是脊柱。在与年龄相关的脊柱病理过程中，最常见的是退变性脊柱疾病或椎骨关节炎。此类病变与影像学椎间隙变窄、椎体边缘的骨赘或骨刺相关。尸体解剖研究已显示在49岁前，有60%的女性和80%的男性患有椎间关节强硬，而到70岁时，两种性别均为95%。

2.2 脊柱功能单元

脊柱的中轴骨骼由多个节段和每个节段的椎体组成,提供结构稳定性以及功能活动,保护神经根和脊髓。脊柱功能单元是指最小的解剖单元,包括整个脊柱的所有基本功能特征,最早由Schmorl和Junghanns提出。每个节段由两个相邻的椎骨组成,两个相邻的椎骨在背侧被椎间关节分开,在腹侧由椎间盘分开。这些成分共同构成了脊柱功能单元（图2.1）。椎体也由韧带、关节囊和椎旁肌肉组织支撑。脊椎韧带包括棘间韧带和棘上韧带,黄韧带以及前、后纵韧带。横跨两个椎体的肌肉包括夹肌、竖脊肌、半棘肌和节段内肌肉群。脊柱的稳定和活动主要是通过上述结构与强大的屈肌和伸肌群之间的相互拮抗来实现的。正常的脊柱功能还取决于三关节复合体的协调作用,该复合体由椎间盘和两个小关节（脊柱功能单元）组成。这些组成的任何重大变化都可能导致功能障碍,最终导致疼痛、畸形和神经功能受损。

2.3 椎间盘

椎间盘在椎体之间,传递来自体重和肌肉活动的负荷,同时还能促进活动。这种活动包括弯曲、扭转和缓冲（轴向载荷的相关形变）。椎间盘（图2.2）由胶状核（髓核）和成纤维细胞样细胞基质组成,其平行胶原纤维排列在称为板层（纤维环）的同心圆环中。弹性蛋白纤维（也位于板层内）有助于脊柱运动后椎间盘形态的恢复。髓核通过在纤维环上施加静水压力来消散椎间盘受到的压力。髓核包含胶原纤维、弹性

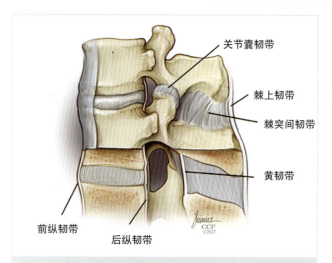

图2.1 脊柱功能单元由两个相邻的椎体和相应的小关节、椎间盘和其中的韧带组成，它们共同作为运动节段（经许可转载，克利夫兰医学艺术与摄影临床中心© 2017，保留所有权利）

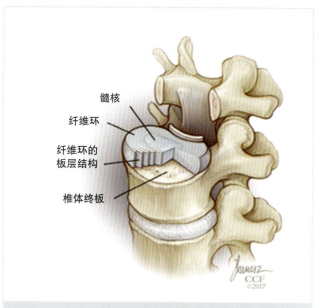

图2.2 椎间盘由称为髓核的胶状核和具有平行胶原纤维的基质组成，这些胶原纤维排列在称为板层（纤维环）的同心环中。终板形成物理屏障，以防止髓核向椎体隆起，并部分吸收在负荷下髓核消散的静水压力（经许可转载，克利夫兰医学艺术与摄影临床中心© 2017，保留所有权利）

纤维和含聚集蛋白聚糖的蛋白聚糖凝胶以及散布的软骨样细胞。胶原蛋白占纤维环高达70%，但仅占髓核的20%。髓核含有多达50%的蛋白聚糖，而纤维环仅含有20%。最后，由于椎间盘细胞产生的酶，例如，基质金属蛋白酶和蛋白聚糖酶催化的持续转换，椎间盘基质的含量发生变化。

退变可发生在十几岁的年纪，髓核有细微的裂痕，局部的椎间盘细胞增殖和颗粒状基质转化，伴随椎间盘基质中酸性黏多糖的增加。这些变化一直持续到成年后，并且到30岁，髓核开始失去其凝胶状稠性，并出现数个大的裂隙，基质中出现明显的颗粒变性。在分子水平上，蛋白聚糖和水含量也会减少，胶原蛋白也会增加。年龄在30~50岁之间的成年人椎间盘，髓核和纤维环之间的界限已不太明显。到50岁时，髓核已经干燥，具有坚实的橡胶状稠度，与内层纤维环融合，并且含有更多的胶原蛋白和更少的细胞。在年龄超过70岁的人中，椎间盘变得更为瘢痕化，具有较大的组织缺损。基质成分的逐渐改变通常会导致椎间盘高度降低，继而增加小关节的负荷，并使骨性结构容易发生关节炎性改变，黄韧带增生肥大，最终导致椎管狭窄。

衰老和退变还与椎间盘的血管化和神经分布的动态变化有关。健康的成人椎间盘无血管。在变性和突出的情况下，由于血管生长因子、金属蛋白酶和各种细胞因子的刺激，血管长入椎间隙。此外，在椎间盘髓核中发现了疼痛神经纤维表达P物质，它与慢性疼痛有关。

2.4 软骨终板

薄的透明软骨终板将椎间盘与相邻椎体的骨界面分开，从而提供了生物力学完整性和椎间盘营养。出生时，软骨终板约占椎间隙的50%，而成年人约占5%。随着时间的流逝，血管通道逐渐被细胞外基质所取代。终板充当相邻椎体的生长板，类似于长骨的骨生长板。在成年期，终板厚约0.6mm，钙化，占椎间盘与椎体交界面中心的90%。终板形成物理屏障，以防止髓核膨出进入椎体松质骨，它充当椎间盘和椎体之间的过滤器，在负荷条件下吸收部分髓核释放的静水压力（图2.2）。终板也是营养物质从椎体血供扩散到达无血管髓核的主要途径。

到30岁时，终板继续各种退变，包括裂缝和裂隙形成、微骨折、软骨细胞减少，以及过度钙化。血管减少导致椎间盘营养物质供应减少和相邻椎体的骨化。

2.5 小关节

相邻椎体后面附件之间的骨关节称为小关节或关节突关节。这些脊柱滑膜关节包含覆盖软骨下骨的透明软骨。它们可防止脊柱过度活动并散布轴向载荷到

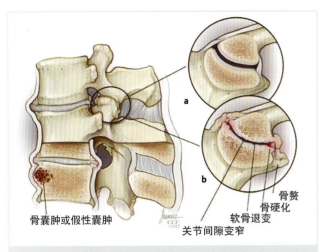

图2.3　（a）腰椎的正常小关节。（b）随着年龄的增长，小关节发生关节炎改变，包括关节软骨完全丢失、椎体骨囊肿和假性囊肿、致密性骨硬化和骨赘形成（经许可转载，克利夫兰医学艺术与摄影临床中心© 2017，保留所有权利）

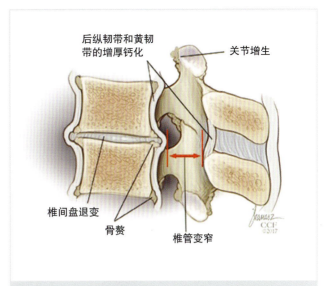

图2.4　脊柱韧带增生和钙化，以及椎间盘高度的丢失，导致椎管逐渐变窄（经许可转载，克利夫兰诊所中心用于医学艺术和摄影© 2017，保留所有权利）

更广泛的部位，抵抗大部分椎间剪切力。此外，后外侧纤维囊由多层纤维组织和滑膜组成，受丰富的小C型疼痛纤维神经支配。与椎间滑膜关节相似，关节方向欠佳和小关节错位会增加关节炎性改变风险，包括关节软骨完全丧失、骨囊肿和假性囊肿、致密性骨硬化和大的骨赘形成（图2.3）。在后期，终板骨折可能会发生，类似软骨下骨板的破裂，关节软骨部分突出到关节下骨。这些渐进的退变通常伴有椎间盘高度的丧失和节段的失稳，导致负荷增加以及随后的小关节半脱位，然后最终发生多发性脊柱椎间关节强硬和狭窄。

2.6　椎体

椎体提供了脊柱绝大部分静态稳定，年龄相关退变减弱了结构的力量。椎骨随着时间进行细胞结构、密度的改变，重建和修复的过程。然后脆性逐渐增加的骨组织更容易骨折，最终导致椎间盘突出到椎体以及脊柱畸形。

2.7　脊柱韧带

围绕脊柱的韧带复合体提供了结构支撑，限制各个平面的过度活动。除了黄韧带（富含弹性蛋白），丰富的、排列良好的胶原纤维提供所有韧带的抗拉强度。脊柱韧带发生各种年龄相关的变化，包括胶原和水分的减少、可还原胶原交联的减少、胶原纤维排列紊乱。弹性蛋白也随着年龄增加而增加，导致张力下降，

影响纵向韧带的稳定功能。黄韧带肥厚以及椎间盘高度丢失，导致椎管逐渐狭窄（图2.4）。

2.8　脊柱肌肉

躯干和骨盆肌肉对于维持姿势和运动功能至关重要。在运动过程中，平衡和稳定性控制通过伸肌、背肌和腹部屈肌群的拮抗运动来维持。肌肉的存在减轻了椎体、椎间盘内和脊柱其他组织的载荷和压力。

衰老导致肌肉质量下降、脂肪浸润和结缔组织沉积。从25岁开始，肌肉质量每10年减少3%~8%，到50岁退变率增加至每10年10%。在与年龄有关的骨骼肌衰老中，肌细胞数量的减少和大小的减小导致肌纤维强度下降。在女性中，骨骼肌衰老受雌激素、维生素D和IL-6水平的影响。然而，在男性中，睾酮、身体机能和TNF-α是最重要的影响因素。肌肉含量的丢失损害了脊柱的稳定性，由此导致的失衡可能导致进行性结构紊乱以及退变性脊柱侧凸的进展。

2.9　脊柱平衡的改变

脊柱的退变逐渐累积，并随着年龄的增长而导致进行性后凸畸形的进展。在儿童时期到30岁之间，胸椎后凸畸形的角度为20°~29°。年龄在60~74岁之间的人平均胸椎后凸角度增加到53°，而年龄超过75岁的人则达到66°。在后凸角度随年龄增长而增加的速率方面，女性比男性快。与年龄相关的胸椎后凸可能

难以与病理状态（大于 40° 的后凸角，即正常成年人的95%，被定义为过度后凸）区分开来。在成年人中，男性和女性的过度后凸的发生率在 20%~40% 之间。多方面的影响因素包括慢性的椎体压缩骨折、骨质疏松和退行性椎间盘疾病，以及肌肉力量和姿势的功能改变。整个脊柱序列取决于各个脊柱节段和骨盆的区域性生理曲度。

各种退变（包括胸椎过度后凸和腰椎前凸丢失）的综合作用会导致整体矢状面失衡。脊柱两侧力量的不平衡最终可导致畸形以及骨盆、下肢和脊柱整体姿势的适应性改变。

2.10 脊柱柔韧性的改变

脊柱的柔韧性和活动范围（ROM）取决于关节、肌腱、韧带和肌肉这些软组织，并且因不同的关节和脊柱节段而异。ROM 在 20~30 岁区间的中后期达到最大，30~70 岁，随着年龄的增长而逐渐减小 20% ~30%。颈椎的整体 ROM 每 10 年减少 4° ~6° ，后伸受限是最明显的。40 岁以后的男性和女性的腰椎前屈、后伸和侧屈度数也显著减小。ROM 不足和整个脊柱缺乏柔韧性，可能严重影响功能、日常生活活动和一般活动。这些活动的限制也可能导致步态异常并增加跌倒的风险。

2.11 结论

在老龄化人群中，脊柱退行性狭窄和畸形很普遍。年龄相关的脊柱功能单元以及周围韧带和肌肉组织的变化通常导致进行性的微观和宏观功能紊乱和失衡。而脊柱动态适应日常活动中的机械力量也会出现退变。过度的代偿有时会导致病理状况，例如，胸椎过度后凸，导致整体矢状面失衡和畸形。此外，随着年龄的增长，颈椎和腰椎的灵活性和活动范围也会减小。脊柱的退变是正常衰老过程的特征，生命的每一时间点都在发生着退变，而每个人的严重程度各不相同。了解这些特定的变化可能会指导疾病诊断和治疗策略。

重要参考文献

[1] Ailon T, Shaffrey CI, Lenke LG, Harrop JS, Smith JS. Progressive spinal kyphosis in the aging population. Neurosurgery. 2015; 77 Suppl 4:S164－S172

[2] Boos N, Weissbach S, Rohrbach H, Weiler C, Spratt KF, Nerlich AG. Classification of age-related changes in lumbar intervertebral discs: 2002 Volvo Award in basic science. Spine. 2002;
27(23):2631－2644

[3] Dreischarf M, Albiol L, Rohlmann A, et al. Age-related loss of lumbar spinal lordosis and mobility－a study of 323 asymptomatic volunteers. PLoS One. 2014; 9(12):e116186

[4] Hukins DW, Kirby MC, Sikoryn TA, Aspden RM, Cox AJ. Comparison of structure, mechanical properties, and functions of lumbar spinal ligaments. Spine. 1990; 15(8):787－795

参考文献

[1] Junghanns SA. The human spine in health and disease. New York, NY: Grune and Stratton; 1971

[2] Postacchini F, Bellocci M, Massobrio M. Morphologic changes in annulus fibrosus during aging. An ultrastructural study in rats. Spine. 1984; 9(6):596－603

[3] Roberts S. Disc morphology in health and disease. Biochem Soc Trans. 2002; 30(Pt 6):864－869

[4] Yu J, Winlove PC, Roberts S, Urban JP. Elastic fibre organization in the intervertebral discs of the bovine tail. J Anat. 2002; 201(6):465－475

[5] Marchand F, Ahmed AM. Investigation of the laminate structure of lumbar disc anulus fibrosus. Spine. 1990; 15(5):402－410

[6] Eyre DR, Muir H. Quantitative analysis of types I and II collagens in human intervertebral discs at various ages. Biochim Biophys Acta. 1977; 492(1):29－42

[7] Doita M, Kanatani T, Ozaki T, Matsui N, Kurosaka M, Yoshiya S. Influence of macrophage infiltration of herniated disc tissue on the production of matrix metalloproteinases leading to disc resorption. Spine. 2001; 26(14):1522－1527

[8] Roberts S, Caterson B, Menage J, Evans EH, Jaffray DC, Eisenstein SM. Matrix metalloproteinases and aggrecanase: their role in disorders of the human intervertebral disc. Spine. 2000; 25(23):3005－3013

[9] Boos N, Weissbach S, Rohrbach H, Weiler C, Spratt KF, Nerlich AG. Classification of age-related changes in lumbar intervertebral discs: 2002 Volvo Award in basic science. Spine. 2002; 27(23):2631－2644

[10] Bibby S, Jones DA, Lee RB, Jing YU, Urban J. Biochimie. Biologie et physiologie du disque intervertebral. Rev Rhum. 2001; 68:903－908

[11] Goupille P, Zerkak D, Lemaire V, et al. Role des deteriorations discales dans la survenue d'une lombalgie. Rev Rhum. 2000; 67(Suppl 4):253－260

[12] Rannou F, Corvol M, Revel M, Poiraudeau S. Degenerescence discale et hernie discale: role des metalloproteases et cytokines. Rev Rhum. 2001; 68:913－920

[13] Freemont AJ, Peacock TE, Goupille P, Hoyland JA, O'Brien J, Jayson MI. Nerve ingrowth into diseased intervertebral disc in chronic back pain. Lancet. 1997; 350(9072):178－181

[14] Broberg KB. On the mechanical behaviour of intervertebral discs. Spine. 1983; 8(2):151－165

[15] Roberts S, Urban JPG, Evans H, Eisenstein SM. Transport properties of the human cartilage endplate in relation to its composition and calcification. Spine. 1996; 21(4):415－420

[16] Adams MA, Hutton WC. The effect of posture on the role of the apophyseal joints in resisting intervertebral compressive forces. J Bone Joint Surg Br. 1980; 62(3):358－362

[17] Bogduk N. The innervation of the lumbar spine. Spine. 1983; 8(3):286－293

[18] Hukins DW, Kirby MC, Sikoryn TA, Aspden RM, Cox AJ. Comparison of structure, mechanical properties, and functions of lumbar spinal ligaments. Spine. 1990; 15(8):787－795

[19] Okuda T, Baba I, Fujimoto Y, et al. The pathology of ligamentum flavum in degenerative lumbar disease. Spine. 2004; 29(15):1689－1697

[20] Beamer YB, Garner JT, Shelden CH. Hypertrophied ligamentum flavum. Clinical and surgical significance. Arch Surg. 1973; 106(3):289－292

[21] Fukuyama S, Nakamura T, Ikeda T, Takagi K. The effect of mechanical stress on hypertrophy of the lumbar ligamentum flavum. J Spinal Disord. 1995; 8(2):126－130

[22] Melton LJ, III, Khosla S, Crowson CS, O'Connor MK, O'Fallon

WM, Riggs BL. Epidemiology of sarcopenia. J Am Geriatr Soc. 2000; 48(6):625 - 630

[23] Iannuzzi-Sucich M, Prestwood KM, Kenny AM. Prevalence of sarcopenia and predictors of skeletal muscle mass in healthy, older men and women. J Gerontol A Biol Sci Med Sci. 2002; 57(12):M772 - M777

[24] Fon GT, Pitt MJ, Thies AC, Jr. Thoracic kyphosis: range in normal subjects. AJR Am J Roentgenol. 1980; 134(5):979 - 983

[25] Boyle JJ, Milne N, Singer KP. Influence of age on cervicothoracic spinal curvature: an ex vivo radiographic survey. Clin Biomech (Bristol, Avon). 2002; 17(5):361 - 367

[26] Ensrud KE, Black DM, Harris F, Ettinger B, Cummings SR, The Fracture Intervention Trial Research Group. Correlates of kyphosis in older women. J Am Geriatr Soc. 1997; 45(6):682 - 687

[27] Kado DM, Prenovost K, Crandall C. Narrative review: hyperkyphosis in older persons. Ann Intern Med. 2007; 147(5):330 - 338

[28] Ailon T, Shaffrey CI, Lenke LG, Harrop JS, Smith JS. Progressive spinal kyphosis in the aging population. Neurosurgery. 2015; 77 Suppl 4:S164 - S172

[29] Ames CP, Smith JS, Scheer JK, et al. Impact of spinopelvic alignment on decision making in deformity surgery in adults: A review. J Neurosurg Spine. 2012; 16(6):547 - 564

[30] Dreischarf M, Albiol L, Rohlmann A, et al. Age-related loss of lumbar spinal lordosis and mobility - a study of 323 asymptomatic volunteers. PLoS One. 2014; 9(12):e116186

[31] Berthonnaud E, Dimnet J, Roussouly P, Labelle H. Analysis of the sagittal balance of the spine and pelvis using shape and orientation parameters. J Spinal Disord Tech. 2005; 18(1):40 - 47

[32] Farcy JP, Schwab FJ. Management of flatback and related kyphotic decompensation syndromes. Spine. 1997; 22(20):2452 - 2457

[33] Glassman SD, Bridwell K, Dimar JR, Horton W, Berven S, Schwab F. The impact of positive sagittal balance in adult spinal deformity. Spine. 2005; 30(18):2024 - 2029

[34] Bello-Haas VD. Chapter 6: Neuromusculoskeletal and Movement Function. In: Bonder BR, Bello-Haas VD, eds. Functional Performance in Older Adults. 3rd ed. Philadelphia, PA: F.A. Davis Company; 2009:130 - 167

[35] Chen J, Solinger AB, Poncet JF, Lantz CA. Meta-analysis of normative cervical motion. Spine. 1999; 24(15):1571 - 1578

[36] Peolsson A, Hedlund R, Ertzgaard S, Oberg B. Intra- and inter-tester reliability and range of motion of the neck. Physiother Can. 2000; 52:233 - 242

[37] Salo P, Ylinen J, Kautiainen H, Häkkinen K, Häkkinen A. Neck muscle strength and mobility of the cervical spine as predictors of neck pain: a prospective 6-year study. Spine. 2012; 37(12):1036 - 1040

[38] Simpson AK, Biswas D, Emerson JW, Lawrence BD, Grauer JN. Quantifying the effects of age, gender, degeneration, and adjacent level degeneration on cervical spine range of motion using multivariate analyses. Spine. 2008; 33(2):183 - 186

[39] Intolo P, Milosavljevic S, Baxter DG, Carman AB, Pal P, Munn J. The effect of age on lumbar range of motion: a systematic review. Man Ther. 2009; 14(6):596 - 604

[40] Kado DM, Huang MH, Barrett-Connor E, Greendale GA. Hyperkyphotic posture and poor physical functional ability in older community-dwelling men and women: the Rancho Bernardo study. J Gerontol A Biol Sci Med Sci. 2005; 60(5):633 - 63

第 3 章　老年脊柱疾病患者骨质疏松症的诊断和治疗

Paul A. Anderson, Neil Binkley

　　摘要：低骨量（骨质减少和骨质疏松）是在我们当前医疗保健系统中管理欠完善的常见疾病。骨健康状况不佳会使骨脆性和骨折风险增加，并对脊柱术后产生不利影响。脊柱医生可以通过维持骨健康来帮助患者。预防二次骨折旨在通过诊治不良的骨状况并进行干预以降低跌倒的风险，使第一次骨折成为最后一次骨折。不幸的是，在骨质疏松相关的骨折患者中，只有不到 20% 的患者得到骨质疏松症的治疗。骨折联络服务应用得越来越广泛，并提供了一种全面的方法来降低后续骨折的风险。这些流程可将继发性骨折减少 40%。术前骨健康优化是一种旨在优化术前骨健康状况的新方法。最近研究表明，手术疗效不佳与维生素 D 的缺乏及骨质疏松相关。同时，如预期的那样，用双膦酸盐或骨合成药物治疗可改善手术效果。这些计划的关键组成部分包括评估骨健康不良的风险，识别和纠正维生素 D 缺乏症，消除对骨产生不利影响的因素（如吸烟和过量饮酒），建议根据需要预防跌倒，进行负重锻炼并保持适当的营养。双能 X 线骨密度仪（DXA）是评估的重要组成部分，因为它可以对骨状态进行分类，并且所有脊柱医生可以开出检查并解释结果。DXA 测试的进展包括椎骨骨折评估和松质骨评分，这可能有助于识别隐匿性骨折和骨质量较差的患者。由于骨是脊柱功能的基础，因此从业者评估脊柱疾病患者时，应包括骨健康的诊断和治疗。

　　关键词：二次骨折预防；骨质疏松症；术前骨健康优化；骨质疏松相关性骨折；维生素 D

关键点

- 低骨量是流行病，但在我们当前的医疗保健系统中管理不完善，对生活质量和独立性产生负面影响。
- 即使在脆性骨折后，也只有 20% 的患者接受骨质疏松的治疗。
- 所有脊柱医生都可以评估骨健康。
- 二次骨折预防计划有效，并将二次骨折风险降低了约 40%。

关键点

- 脊柱术后，低骨量及相关代谢异常的患者通常预后较差。
- 良好的骨健康评估和管理原则包括：
  1. 所有 50 岁以上的骨折患者都需要评估，包括基础实验室检查和骨密度测量。
  2. 该评估包括：
  ① 实验室测定钙、肌酐、碱性磷酸酶、25（OH）D、CBC。
  ② 个体化 DXA 扫描图像评估分析。
  ③ 对跌倒、家庭安全、视力以及可能存在的衰弱或平衡失调问题，应进行内科治疗评估。
  3. 钙的摄入量为每日 1000~1200mg，维生素 D 的每日摄入量至少为 1000IU，老年人应考虑补充蛋白质。
  4. 如果骨折风险高，如最近骨折、跌倒、严重骨折的 FRAX 风险 ≥ 20%，则用药物治疗 3~5 年。

3.1　背景

　　低骨量（骨质减少和骨质疏松）是一种未被充分认识的健康危机，它增加了老年人骨折的风险，从而导致生活质量下降、发病率（包括丧失独立性）和死亡率增加。由于骨折和畸形，脊柱是骨质疏松症最常见的症状部位。此外，许多低骨量患者会经常寻求相关或不相关的脊柱疾病治疗。脊柱外科医生需要意识到不良的骨状况可能会对手术结果产生不利影响，并增加并发症和翻修手术的可能性（图 3.1）。本章的目的是回顾骨质疏松症的流行病学，聚焦脊柱骨折相关的发病率、死亡率以及骨质疏松对脊柱手术结果的影响。此外，我们也将回顾总结当前基于指南的诊断和整体管理的方法，强调二次骨折护理和脊柱手术患者的术前优化。

　　老年患者低骨量骨折的发生是一个预警事件，也是一次教学和管理的时机。我们的目的是使这次骨折成为最后一次骨折。这是通过系统的方法完成的，包

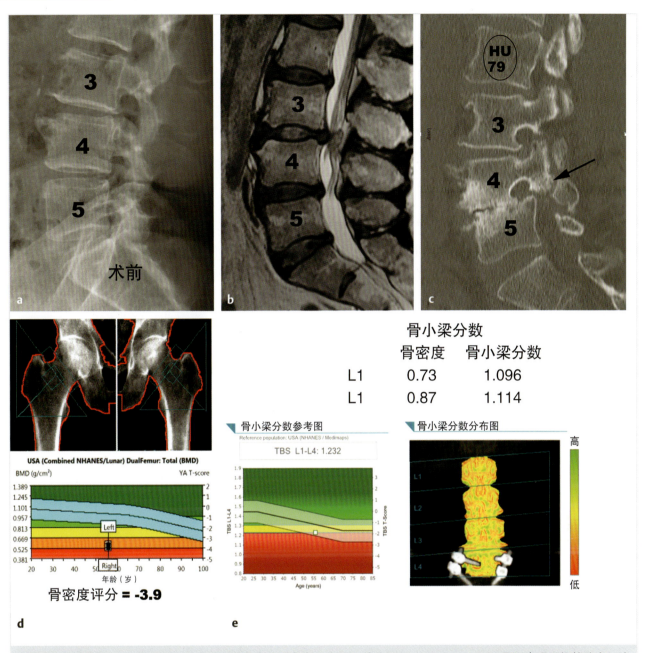

图3.1 患者为51岁男性，既往有癫痫病和多次跌倒病史。（a）X线片显示：L3~L4、L4~L5层面出现腰椎管狭窄。该患者药物治疗无明显疗效后行"L3~L4、L4~L5椎板切除减压术"。（b）MRI T2加权像提示：L3~L4、L4~L5椎管狭窄，脊柱序列正常。（c）术后6月X线侧位片。患者术后6个月背部及腿部疼痛复发，L4~L5层面发现进行性的椎间盘退变及医源性峡部骨折继发的椎体滑脱（箭头所示）。L2椎体测量值为79HU，提示可能出现骨质疏松，这是长期服用抗癫痫药物出现的副作用。（d）髋部的骨密度T值＝-3.9，提示为严重骨质疏松症。（e）骨小梁评分（TBS）是在L4~L5后路内固定翻修术后获得的。L1和L2的TBS分别为1.096和1.114，表明出现了严重的质性骨缺损

括教育、评估、纠正代谢异常、治疗、康复和随访。2004年，美国外科医生报告说："我们所知道的和应用之间存在差距，我们已知的许多并不总是在实践中应用，初级保健和骨科医生很少讨论骨折患者的骨质疏松问题。"不幸的是，现在骨折后接受治疗的患者比2004年还要少。事实上，骨质疏松医学团体的领导人已经把这种失败称为"危机"。这促使人们努力改善二次骨折护理，以预防进一步骨折。

3.2 流行病学

低骨密度（骨质减少和骨质疏松）很普遍，2010年估计有5300万美国人存在这种情况。至2020年，这一数字增加至6500万，2030年将超过7100万。其中20%患者的双能X线骨密度仪（DXA）T值低于-2.5，

提示骨质疏松症。每年有 210 万老年人发生骨折，高于中风、心脏病和乳腺癌人数的总和。据估计，这些骨折每年造成的损失超过 200 亿美元，预计未来损失将大大增加。2011 年，超过 325000 例患者因髋部骨折而住院，260000 例患者因脊柱骨折住院。然而，只有 1/3 的脊柱骨折得到了临床观察，且许多患者不需要住院治疗。随着人口老龄化，骨折患者的住院治疗将会增加。50 多岁的患者中约有 1% 因脆性骨折而入院，而 80 岁以上的患者中，约 5.5% 的患者被诊断为脆性骨折。女性的这一比例高于男性。Burge 估计，在 2005—2025 年之间，患有脆性骨折的女性人数将增加 76%，男性增加 24%。治疗女性骨质疏松性骨折患者的花费将相应增加 73%，男性则增加 27%。Schousboe 的研究表明，65 岁以上临床脊柱骨折的发生率显著增加，且美国比北欧更为常见。例如，在美国，年龄在 70~80 岁之间的女性每 10 万人年脊柱骨折的发病率增加了 3 倍。

3.3 老年人骨折的发病率和死亡率

老年人的骨折是改变人生的事件。骨折对生活质量和独立性的不利影响尚未得到医学界的充分重视，而患者可能也没有重视。老年人骨折后独立性丧失、死亡率上升、慢性疼痛、功能丧失以及生活质量降低的概率大大增加。Tajeu 对随访了 1 年的 43000 例髋部骨折患者与同年龄的对照组进行比较，发现随访 1 年后髋部骨折患者的死亡率为 28.6%，而对照组为 12%，其风险比为 2.2。从社区生活转移到长期护理的患者被定义为衰弱患者，其中 20% 的髋部骨折患者和 5.5% 的对照组患者发生了身体衰弱。获得医疗补助或医疗保险的患者被定义为贫困，髋部骨折后的贫困发生率是对照组的 2 倍（6.6%：3.1%）。椎骨骨折后的近期死亡率与髋部骨折相近。Lau 使用了医疗保险数据库中的 97300 名脊柱骨折患者，并将死亡率与对照组进行了比较。与非骨折的对照组患者相比，骨折组患者的危险比在 2.2~3 之间，这取决于初次骨折发生时的年龄。Kaplan Meier 的分析显示，椎体骨折后，死亡率随时间显著增加。例如，在骨折发生 5 年后，只有 30% 的骨质疏松性骨折患者存活下来，而对照组为 70%。Chen 指出，椎骨骨折后患者的独立性明显改变。在骨折后 2 年，有 24% 的患者住在家里，15% 的患者需要家庭保健服务，41% 的患者被转移到专业护理机构，19% 的患者被转移到其他长期护理机构。尽管只有 1/3 的椎体骨折因为明显疼痛而在临床被诊断出来，Chen 报告说，VAS 评分平均为 7.8，保守治疗的患者在 6 个月内改善为 3.4~6。

这种高疼痛水平是值得注意的，因为它明显高于那些参与椎管狭窄运动试验的患者。Tosteson 报告了 215 例髋和脊柱骨折患者（对照组为 200 例）的 5 年随访 SF-36 生活质量量表评分。自述日常生活活动（ADLs）受限情况在 25% 的脊柱和 58% 的髋部骨折患者中普遍存在。如果患者合并髋部和脊柱骨折，则 2/3 以上的患者存在 ADLs 受限。SF-36 生理部分评分在脊柱骨折患者中为 40 分，在髋部骨折患者中为 34 分，在髋部和脊柱合并骨折患者中为 30 分，而正常年龄匹配的对照组为 50 分。有趣的是，尽管有骨折，心理健康部分得分并没有变化。Svensson 运用结构叙述分析法报告了 10 例 80 岁以上社区椎体压缩骨折社区患者的感受。对于这些患者，恐惧占据了主导地位，他们觉得不再相信自己的身体，因此他们在行动和活动上变得更加谨慎。他们表达了一种被身体背叛的感觉和爆发性疼痛，并且诉说这种感觉表现为孤独、依赖以及对未来的不确定。

3.4 继发性骨折的风险

众所周知，"骨折会导致骨折"。例如，Hodsman 计算了 65 岁以上患者 10 年内发生继发性骨折的风险。2 年后，11% 的髋部骨折患者和 12% 的脊柱骨折患者出现继发性骨折。5 年后增加到 15% 和 16%，10 年后增加到 25%。该中心在 16 年的随访中回顾了 2245 名患者。女性每 1000 名患者中有 80 人患病，而男性的患病概率更高，为 101 人。与没有骨折的患者相比，女性的相对风险为 2.5，男性为 6.2。Kanis 进行了一项纳入 60121 名患者的药物试验荟萃分析，其中 26% 既往发生过骨折。已经发生骨折的患者未来发生骨折的风险增加了 1 倍，男性和年龄更小的患者发生骨折的风险更大。Anderson 对 9 个随机对照试验的椎体成形术与非手术治疗进行了荟萃分析，在接受非手术治疗的患者中，19% 的患者在 12 个月内发生继发性骨折，而接受椎体成形术的患者在 12 个月内发生继发性骨折的比例与非手术组无差异。Lindsay 指出，每出现 1 例新的骨折，发生骨折的风险将会显著增加。初次骨折的患者发生二次骨折的风险为 12%，而 2 次或 2 次以上骨折的患者发生再骨折的风险为 25%。因此，对低能量损伤引起显著或不显著临床症状的老年骨折患者应及时进行筛查，并为相关的骨质疏松制订治疗方案。

3.5 骨质疏松症的诊断

3.5.1 双能 X 线

双能 X 线骨密度仪（DXA）是测定体内骨密度的金标准。该技术利用具有不同非线性衰减的高能 X 线和低能 X 线。因此，这两种 X 线能量通过组织的密度可以确定。DXA 计算感兴趣区域的骨密度 BMD 面积（g/cm²）。典型的感兴趣区域是股骨近端、腰椎和桡骨远端，这 3 个部位都是常见的骨折部位。然后将骨密度（BMD）与参考标准进行比较，特别是 20~30 岁女性的 BMD。T 值等于患者的 BMD 减去参考标准除以参考标准的标准差。

T 值 =［BMD（受试者）–BMD（参考标准）］/ SD（标准差）

Z 值的计算使用年龄和性别匹配的对照组作为参考标准。Z 值用于男性和绝经前女性。DXA 的一个优点是较大且较坚硬的骨具有较高的区域 BMD，因此，DXA 是预测未来骨折风险的良好工具。然而，DXA 有很多局限性，例如，关节炎或退行性改变、畸形和外科植入物的存在影响了 BMD 的准确性。DXA 仅测量平面骨矿密度，包括皮质骨及松质骨。在脊柱中，松质骨在预防骨折方面比皮质骨更重要。此外，不同扫描仪和不同的技术人员也会产生不同的结果。最近的调查显示，超过 25% 的扫描报告是错误的。

3.5.2 骨质疏松症的分类

世界卫生组织（WHO）根据 DXA T 值对骨状态进行了分类（表 3.1）。然而，WHO 分类对骨折的预测较差，有 50% 以上的骨折发生在低骨量或 T 值正常的人群中。此外，该系统对治疗提供的指导意义有限。国家骨质疏松基金会和国家骨健康联盟（NBHA）认识到，WHO 定义的骨密度不能解释一半病例骨折的风险。因此，他们最近提议将骨质疏松的定义扩大到包括以下任何一项：① T 值 <–2.5；脆性脊柱或髋部骨折；② 骨量低（–2.5~–1.0）加上脆性骨折；③ 低骨量和高骨折风险评估工具（FRAX）（表 3.2）。FRAX 是一种预测工具，可预测 10 年髋部和 10 年主要骨质疏松部位（脊柱、髋部、腕部和肱骨）的骨折风险。FRAX 已在许多国家得到标准化运用，并基于 12 个标准，包括以下方面：人口统计资料、身高和体重、既往骨折史、父母骨折史、吸烟史、糖皮质激素使用史、类风湿性关节炎或继发性骨质疏松症病史、每天饮用超过 3 种酒类，以及基于 g/cm² 或 T 值的股骨颈骨密度（表 3.3）。无

表 3.3 骨折风险评估工具（FRAX）

标准		结果
年龄	近期吸烟	10 年主要骨折风险（%）
性别	激素使用	
身高	类风湿性关节炎	10 年髋部骨折风险（%）
体重	继发性骨质疏松症	
既往骨折	每天饮酒 ≥ 3 种酒类	
父母骨折史	股骨颈 BMD（g/cm²）可能使用 T 值	

表 3.1 骨量减少和骨质疏松的 WHO 诊断标准

分类	T 值*
骨量正常	≥ –1.0
骨量减少	> –2.5 且 < –1.0
骨质疏松	≤ –2.5

*：股骨颈处的 T 值

表 3.2 国家骨健康联盟（NBHA）对骨质疏松症诊断的建议

髋部、腰椎或桡骨远端三者中有一处 T 值 <–2.5

低能量脊柱或髋部骨折（与骨密度无关）

低骨量（T 值在 –2.5~–1.0 之间）伴肱骨近端、腕部、骨盆脆性骨折

低骨量（T 值在 –2.5~–1.0 之间）和高 FRAX* 风险概率

*：骨折风险评估工具

表 3.4 DXA 适应证

女性年龄 >65 岁

男性年龄 >70 岁

女性年龄在 50~64 岁之间且 FRAX 评价主要骨折 >9.3

男性年龄在 50~69 岁之间，且有既往骨折史或激素使用史或患者类风湿关节炎

近期脆性骨折史

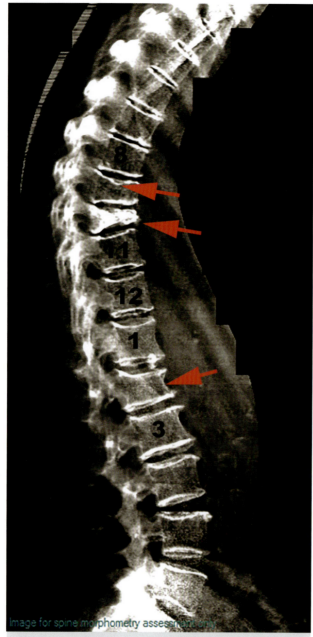

图 3.2　T9、T10、T12 3 处隐匿性骨折患者常规 DXA 椎体骨折评估（VFA）

须使用 DXA，也可以计算 FRAX 风险。可以从以下网址 访问 FRAX 工 具：https://www.sheffield.ac.uk/FRAX/index.aspx。许多指南建议使用 FRAX 估计的骨折风险来确定最佳的治疗方法，包括基于骨折风险的治疗干预阈值。最常用的高风险 FRAX 阈值是 10 年严重骨折风险为 20%，10 年髋部骨折风险为 3%，提示患者应考虑药物治疗。

3.5.3　DXA 适应证

DXA 检测的适应证为：① 65 岁以上女性和 70 岁

以上男性；年龄在 50~64 岁之间的女性，FRAX 得分高于 9.3%；② 美国预防服务工作组（USPSTF）提供的主要骨质疏松相关骨折风险；③ 年龄在 50~69 岁之间的男性，有以下一种或多种情况：骨折、使用糖皮质激素、患有类风湿关节炎、有新近骨折（表 3.4）。

3.5.4　骨质疏松症诊断的最新进展

两项最新进展表明在一些 DXA 扫描仪中改进了骨折风险的预测能力。椎体骨折评估（VFA）使用理想的整个胸腰段脊柱的侧位 X 线片（图 3.2）。Genant 视觉半定量（VSQ）量表通常用于识别个体轻度、中度或重度椎体骨折。运用这种方法，可以测量每一节段的前、中、后椎体高度，并与对照组进行比较。VSQ 系统将骨折分为轻度（20%~25% 高度丢失）、中度（25%~40% 高度丢失）和重度（> 40% 高度丢失）。VFA 可鉴别隐匿性骨折，并与 BMD 功能缺陷相关。例如，Muszkat 报道，17% 的常规 DXA 患者存在基于 VFA 的中、重度椎体骨折，其中 88% 为隐匿性骨折。骨小梁评分（TBS）作为骨微结构的替代物，提供了骨质量的评价指标。TBS 使用特殊的软件来评估骨结构，可以应用于现有的腰椎 DXA 数据。选择与 DXA 相同的感兴趣区域，并根据骨阈值为二维图像上的每个像素赋值。TBS 的计算是基于像素之间的变化，这些像素在疏松的骨质中比在正常的骨小梁中更大。骨小梁评分可以独立于 BMD，并且具有比 T 评分更高的预测价值（图 3.1e）。TBS 可用于改善 FRAX 中的骨折风险评估，而 TBS 得分越高，风险越小，反之亦然。TBS 值 >1.31 与完整的骨微结构一致，<1.23 与退化的骨微结构一致，这些值之间的分数（1.23~1.31）与部分退化的骨微结构一致。

3.5.5　使用 CT 进行机会性筛选

计算机断层扫描（CT）是一种广泛使用的诊断工具。在 2015 年，美国每 1000 名患者进行 240 次 CT 检查。2013 年，超过 3100 万患者进行了腹部或骨盆 CT 检查，同时也包含了腰椎和股骨近端，这可提供有关骨密度的有用信息。其他适应证获得的 CTs 可用于定量评估骨状态。这被称为"机会性骨质疏松症筛查"。

CT 扫描使用旋转 X 线发射器和探测器，可以计算每个组织的三维块（立体像素）的能量衰减。将 X 线衰减归一化，计算为线性衰减系数，称为亨斯菲尔德单位（HU）。每个扫描器为每个体素计算一个HU，并使用灰度显示在平面图像上。X线的衰减与组织中原子质量的立方和每个体素中原子的数目成正比。因此，一般来说，HU与骨密度成正比。

目前已经开发出几种使用CT评估骨状态的方法。最简单的方法是使用标准PACS软件（图3.1c）确定椭圆形感兴趣区域（ROI）中的平均HU。通常，对于脊柱，将在椎体的前2/3位置绘制轴向或矢状切面。选择一个通过椎体中部或椎弓根的代表性区域，并绘制一个仅包括松质骨的感兴趣区域。避免任何骨缺损、骨折或骨岛很重要。L1的HU值作为标准阈值来判断患者是否患有骨质疏松的可能，胸部和腹部CT都可以进行测量，若这方法可行，L1将是最理想的椎体。作者建议绘制尽可能大的椭圆，可靠性研究表明，平均多个小椭圆和绘制一个大的感兴趣区域之间没有区别。

通过同时扫描患者和包含各种浓度的羟磷灰石钙的体模，我们可以获得更精确的定量CT扫描，之后这些骨密度结果可以添加到任何感兴趣区域，这就是同步定量CT（qCT）。这是一种出色的研究工具，但在临床上并未广泛使用。异步qCT利用每天在CT扫描仪上获得的校准数据，不需要同时扫描患者和体模。该方法与标准同步qCT一样可靠，可用于计算骨标准以计算骨矿物质密度。目前，这主要用作一种研究工具。

影响X线衰减并影响HU的因素很多。CT生产厂商和日常波动很小，静脉造影可使脊柱HU增加约11，而最重要的因素是CT扫描仪的电压管能量。大多数CT扫描使用120kV，但较新的扫描仪允许双能CT扫描，并且存在显著的负相关性。

根据Hounsfield单元，确定阈值来评估骨质疏松症的存在与否。Pickard建议L1椎体的HU阈值为135，这优化了灵敏度和特异性。HU大于160的排除骨质疏松症，HU小于110则很可能提示骨质疏松症。Schreiber将HU与DXA和T值进行了比较。他发现正常骨（T值>-1.0）平均HU值为133，骨质疏松症患者（T值为-2.5~-1.0）平均HU值为101，骨质疏松症患者（T值<-2.5）平均HU值为78。

HU已被证明有助于管理脊柱患者。尽管阈值尚未确定，但弹性模量、表观屈服应变和拉拔力与HU之间存在显著的线性相关。此外，Weiser还发现同步CT和椎弓根螺钉周期所获得的骨密度与失败和载荷与失败之间存在线性关系。

脊柱患者已经进行了机会性CT扫描的评估。Meredith报道，由于骨折患者合并脊柱畸形，术前HU降低与近端交界性后凸畸形之间存在显著相关性。骨折患者的平均HU为146，而非骨折组为199。Du报道，HU较低的患者偶发的硬膜切开术的发生率是后者的2倍，尽管尚未报道这种现象的原因。融合的成功受到HU诊断为骨质疏松症的负面影响。Schreiber对140例患者进行了评估，腰椎行融合患者的平均HU为203，而不融合患者的平均HU只有140。Okuyama同样报道了融合成功与更高的骨密度密切相关。Nguyen进行了一项配对队列研究发现，不融合患者的HU值显著低于融合患者（167 vs 201）。Wagner发现接受腰椎融合的患者CT HU与DXA之间有很强的相关性，12%的人是骨质疏松症，其中2/3从未被诊断或治疗过。Mi等人发现，后路椎间融合后融合器下沉患者的HU低于未下沉患者，且随访时骨融合更少，他们计算得出，L4的HU阈值为132，可以识别出存在下沉风险的患者。

CT扫描的一个重要应用是鉴别隐匿性骨折。在进行腹部CT扫描的患者中，Graffy确定有8.2%的患者发生了隐匿性椎体骨折，这与HU的降低密切相关。Lee指出，DXA对接受腹部CT扫描的患者的骨折预测不佳。97%的隐匿性骨折患者的HU值<145，而所有患者的DXA T值均>-2.5。有82%的CT隐匿骨折在放射学报告中未被提及。

Emohar将非骨折对照组的HU与颈椎、胸腰椎和骨盆骨折的患者HU进行了比较，与对照组相比，骨折患者与HU值较低具有较强的相关性。一项类似的研究发现强直性脊柱炎患者的松质骨HU明显降低，提示骨质疏松症。

3.5.6　继发性骨质疏松症

原发性骨质疏松症是由于年龄的增长和女性绝经后雌激素的减少而引起的。继发性骨质疏松症经常发生是由于其他医疗条件和药物的应用。对于已知诊断为骨质疏松症或先前脆性骨折的患者，进行实验室检测以确定骨量丢失的继发性原因尤为重要。在一项研究中，大约40%的患者为继发性骨质疏松症。简单的实验室检测包括完整的血球计数、生化全套、25（OH）D、完整的甲状旁腺激素、磷酸盐和24h的尿液钙、钠和肌酐的检测。根据病史和体格检查提示是否需要行其他检查。对于可疑的脊柱骨折患者，应考虑多发性骨髓瘤，并通过血清和尿蛋白电泳进行评估。

3.5.7 骨转换标志物

骨转换标志物（BTM）是用来评估骨形成和骨吸收动态细胞活动的蛋白质和多肽分子。这些标志物可用于监测治疗的有效性，但不能用于骨质疏松症的诊断。目前美国临床内分泌医师协会（AACE）的指南推荐使用血清 c 末端肽（s-CTX）来评估骨吸收，使用血清 n 末端肽Ⅰ型胶原合成（PINP）来评估骨形成。抗骨吸收治疗有效的患者应具有较低的骨转换，因此BTM 应降低。s-CTX 升高表示持续的高骨转换率，提示治疗依从性差、吸收不良或骨质疏松的继发性原因。相反，骨合成代谢治疗可增加骨形成和骨吸收相关的 BTM。

3.6 骨质疏松症的治疗

3.6.1 一般方法

治疗骨质疏松症患者的普遍建议是确保摄入足够的钙和维生素 D，高蛋白饮食，治疗任何维生素 D 缺乏症，定期负重锻炼，预防跌倒，戒烟和减少过量饮酒（表 3.5）。在许多国家中，使用药物的干预阈值基于骨折风险，这是使用 FRAX 计算得出的。通过这种方法，将处于高风险（切入点因国家/地区而异）的患者视为药物治疗的候选人。在世界其他地区，尤其是美国，采用了一种综合性疗法，即建议 T 值低于 –2.5和骨折风险较高的患者（> 20 个与骨质疏松症相关的骨折风险因子或 > 3% 的髋部骨折）使用该综合疗法。具有严重脆性骨折的患者可以选择抑制骨吸收或促进骨形成。

3.6.2 补充方法

维生素 D 对于正常的骨生理是必不可少的，因为它促进钙吸收、成骨分化、成骨细胞介导的矿化和钙调节，以及它与胶原的交联。临床上，低维生素 D 与骨骼肌减少症和增加跌倒风险有关。维生素 D 与许多其他疾病状态有关，如心血管疾病、糖尿病、高血压和癌症。

维生素 D 是在皮肤暴露于紫外线辐射时形成的，在紫外线辐射中，7- 脱氢胆固醇转化为胆骨化醇（维生素 D_3）。胆骨化醇需要两个羟基化才能激活。第一

表 3.5 骨质疏松症诊疗的一般方法	
1. 认识到骨健康不佳是一个脊柱科医生能够应对的问题	
2. 所有 50 岁以上的骨折患者应进行基础实验室和 DXA 检测	基础代谢指标 完整的血细胞计数 25（OH）D 个体 DXA
3. 考虑跌倒	家庭安全 身体平衡问题 视力不佳 身体乏力
4. 药物补充	钙 1000~2000mg/d 维生素 D_3 1000~2000U/d 考虑老年人是否需要补充蛋白质
5. 骨折高危患者的药物治疗（3~5 年）	FRAX>20% 10 年主要骨质疏松性骨折风险 近期有骨折 跌倒 伴有骨量减少或骨质疏松且计划行融合手术

种发生在肝脏，在那里维生素 D_3 转化为 25- 羟基维生素 D [25（OH）D]。随后肾脏将 25（OH）D 羟基化为活性形式 1–25（OH）2d。

测定血清 25（OH）D 被认为是确定个体维生素 D 状况的最佳方法。之所以选择这种代谢物，是因为它的循环浓度相对较高，半衰期较长（约 3 周），反映了长期的贮藏状况。确定 25（OH）D 的最佳水平被证明是困难的，因为 25（OH）D 的测定存在差异，这阻碍了合理的荟萃分析的执行。美国国立卫生研究院的维生素 D 标准化项目（VDSP）已经开发出使用 25（OH）D 数据的方法，因此在这方面可能会取得进展。此外，重要的是，几乎所有以前和正在进行的维生素 D 补充的随机试验都没有要求志愿者在研究开始前维持低维生素 D 水平。不言而喻，向个人提供更多的任何营养素，在这种情况下是维生素 D，如果这些营养素很丰富，就不可能有好处，只可能造成潜在的危害。

总而言之，使用各种测定方法对 25（OH）D 水平进行系统评价以及方法学有缺陷的大型随机对照试验（RCT）都无法确定维生素 D 缺乏症。在这种情况下，判断维生素 D 是否充足的常规方法是：假定皮肤长时间暴露在赤道气候的狩猎部落代表着"正常"维生素 D 水

平。在坦桑尼亚，狩猎部落的平均25（OH）D水平为46ng/mL。同样，夏威夷的冲浪者平均25（OH）D水平（使用VDSP推荐的回顾性分析标准）约为36 ng/mL。

重要的是，在开始对个体进行每日补充维生素D后，25（OH）D的增加中存在大量的个体间反应。一般来说，建议选择更大的剂量，以便尽可能多的患者达到正常水平。可以理解的是，基于上述问题，预计专家对25（OH）D的最佳水平意见不一。2011医学研究所的报告认为25（OH）D水平≥ 20 ng/mL是足够的，而最近AACE（美国临床内分泌医师协会）指南建议 > 30 ng/mL充足而调用水平 20~30 ng/mL 不足和缺乏 < 20 ng/mL（表3.6）。

尽管存在争议，但许多专家认为，维生素D的3种可用形式（D₃- 胆钙化醇和D₂- 麦角钙化醇）的效力各不相同。虽然不是全部，但有些研究发现补充维生素D₃对增加循环25（OH）D更有效，因此，它通常是首选的治疗方法。胆钙化醇作为一种可以广泛获得的单独使用的补充剂，剂量分别为1000、2000和5000国际单位。此外，还有50000 IU D₃补充剂可供选择。维生素D₂也有类似的剂量，是美国唯一的处方药。AACE指南建议普通人群每天摄入1000~2000个单位。维生素D缺乏（不足20 ng/mL）的患者需每周服用50000单位的维生素D₂或D₃，持续8周或每天服用5000 IU的维生素D₃。12周时，检查25（OH）D水平

表3.6　血清25（OH）D水平和维生素D补充方法

	25（OH）D（ng/mL）	补充量
正常	> 30	1~2000单位维生素D₃
不足	20~30	每周50000 U维生素D₂或D₃，8~12周 或每天50000单位维生素D₂或D₃，10~12周 复查确定是否补足25-羟维生素D
缺乏	< 20	每周50000 U维生素D₂或D₃，8~12周 或每天50000单位维生素D₂或D₃，10~12周 复查确定是否补足25-羟维生素D

注意：25（OH）D值低的人通常需要长期每日补充，而不是一次性纠正维生素D缺乏

以确保其 > 30ng/mL。

注意，重要的是要等待至少12周才能达到新的25（OH）D稳定状态，因为25（OH）D的半衰期约为3周。在达到最佳的25（OH）D水平和一个与正常人群相似的水平后，建议每日服用1000~2000单位的维生素D₃作为维持剂量。对于肥胖、吸收不良或正在服用影响维生素D代谢药物的患者，可能需要使用替代剂量。事实上，鉴于上述25（OH）D反应的差异，准确估计一个人的摄入量是不可能。因此，对于持续骨折的个体，在开始每日维持剂量后，最好重新检查25（OH）D水平。

与维生素D相关文献中的大多数问题一样，对毒性的定义也存在争议。尽管如此，25（OH）D水平达到150 ng/mL时，一般耐受良好，没有毒性的证据。维生素D的急性毒性是血清钙升高。大量服用维生素D是不明智的，因为一项对500000国际单位的研究发现，这将增加跌倒和骨折的风险。这些意外发现的机制尚不清楚。

最后，尽管存在争议，但人们普遍认为缺乏维生素D会导致肌肉无力，从而增加跌倒的风险。因此，美国老年医学会和USPSTF推荐，对于有老年人跌倒史或者存在跌倒风险的老年人需要补充维生素D；如果缺乏维生素D会导致肌肉无力，它可能会导致肌少症的发生，减少与年龄相关的肌肉和力量。肌少症由于跌倒风险的增加，越来越多被认为是"骨质疏松相关"骨折的重要因素。

3.6.3　补充钙

最佳的骨健康需要高钙饮食或补充。对于19~50岁的成年人，AACE推荐的钙摄入量是1000mg，对于超过50岁的女性则增加到每天1200mg。然而，这种潜在的关系仍然存在争议。事实上，最近的一项荟萃分析并不支持这种联系。考虑到之前提到的随机试验的局限性，补钙与非骨疾病之间的潜在关系是有争议的。然而，钙摄入量的增加可能与肾结石有关，因此对于有高钙血症或肾结石病史的患者应慎用。有不同种类钙补充剂：碳酸钙成本低，需要的药片较少；然而，它可能会引起更多的胃肠道症状。柠檬酸钙更贵，需要更多的药片来达到相同的钙含量。此外，柠檬酸钙不需要酸来吸收，因此，它是胃肠道疾病患者的首选，但可能难以吞咽。其他的补充剂如镁、锶、维生素A

和维生素K还没有被证明对骨质疏松症的治疗有好处。

3.6.4　营养

肥胖流行、营养不良在老年人骨折中很常见，因此需要提供足够的总热量，重要的是，蛋白质是骨健康的重要组成部分。保持肌肉质量将增加骨负荷，有助于保持骨密度，并减轻随着年龄的增长而导致的肌肉损失（肌肉萎缩、肌少症）。因此，摄入足够的蛋白质对减少骨折风险至关重要。根据髋部骨折后的结果，AACE 推荐 0.8 g/（kg·d）。其他组织建议每天摄入 1.0~1.2g/kg 的蛋白质。

3.6.5　排除毒素

过量的酒精摄入是已知的危险因素，因为这将导致骨密度下降和增加跌倒的风险。酒精摄入与骨折之间存在多种多样的相关性，因此建议骨量低的患者每天饮酒不超过两杯。同样，吸烟是骨质疏松症的重要危险因素，也会增加骨折的风险。应劝告所有吸烟者戒烟。咖啡因应该被限制在每天 1~2 份，因为它可能增加尿钙排泄和减少钙吸收。

3.6.6　运动与理疗

运动是保持和恢复骨健康和预防骨折的重要组成部分。懒惰、不活动和卧床休息都会加速骨质流失，增加骨折的风险。骨折后患者应进行常规调理，包括骨折愈合后的负重锻炼。负重是必要的，包括上肢患者也需要做负重的训练。

跌倒在老年人群中较为常见，是多种机制共同作用的结果。不幸的是，跌倒往往是医源性的。有跌倒史的患者应该仔细检查和调整药物。老年人服用苯二氮䓬类药物和阿片类药物时跌倒的可能性是正常人的 10 倍以上。老年医学科医生在调整药物以减少跌倒风险方面可能是有帮助的。可治疗的神经系统疾病，如颈椎和腰椎管狭窄症，应根据需要及时诊断并得到治疗。此外，未诊断的帕金森病在老年男性髋关节骨折患者中很常见。

其他有用的干预措施包括跌倒预防、评估安全性的家访、使用助行器的指导和平衡训练。此外，脆性骨折后的早期物理治疗可以帮助患者进行日常生活活动和适当的身体力学活动。最后，其他的治疗方法，如太极，对骨质疏松症患者有显著的好处，包括增加

骨量。虽然太极有很多种形式，但似乎都能有效降低跌倒的风险和控制骨质疏松症。

3.6.7　药物治疗

骨质疏松症是骨吸收和骨形成之间最终的不平衡造成的。通过破骨细胞对破骨细胞的活化，骨不断被重塑，破骨细胞再吸收骨，形成骨吸收坑。这些吸收坑随后被成骨细胞填入新骨。随着绝经期雌激素的减少，出现不平衡，破骨细胞骨吸收超过成骨细胞新骨形成。此外，这种破骨过度活动会导致骨小梁穿孔，从而导致骨强度下降。目前用于治疗骨质疏松症的药物有两大类：抗骨吸收药物和合成代谢药物。抗骨吸收剂包括双膦酸盐、降钙素、迪诺单抗和雌激素。目前有两种批准的合成代谢药物：特立帕肽和阿伯帕肽。

抗骨吸收药物

双膦酸盐是应用最广泛的抗骨吸收剂。它们与骨吸收表面的羟基磷灰石结合，阻止破骨细胞骨吸收，诱导破骨细胞凋亡。目前美国批准了 4 种药物：阿仑膦酸钠 70 mg/ 周、依班膦酸钠 150 mg/ 月、利塞膦酸钠 35 mg/ 周和佐来膦酸钠 5 mg/a。多项研究表明，使用双膦酸盐可使绝经后骨质疏松的女性骨折减少约 50%。

地诺单抗是一种单克隆抗体，可抑制 rank 配体以阻止破骨细胞的活化和活性。地诺单抗（60 mg）每 6 个月皮下注射 1 次，骨折可减少 40%~68%。然而，双膦酸盐也有类似的并发症（见下文）。

降钙素是一种广泛应用的抗骨吸收剂。它偶尔也会减轻与骨质疏松症相关的压缩性骨折的疼痛。然而，在荟萃分析中，降钙素与癌症风险的增加有关（尽管缺乏这方面的生理学基础），同时它对骨密度的影响很小，而且缺乏减少非椎体骨折风险的证据，这使得降钙素如今很少被用作一线药物。

雌激素和雌激素类似物仍有争议。由于考虑到癌症、心脏病和静脉血栓栓塞性疾病的风险增加，绝经后女性的雌激素使用显著下降。因此，目前存在一大批女性在绝经后没有服用任何雌激素；这几乎肯定会在未来几年导致更高的骨质疏松率。事实上，最近的数据表明，美国髋部骨折风险的历史性下降现在已经趋于平稳，尤其是在年轻的绝经后女性中。一个可能的解释是绝经后很少使用雌激素。雌激素的使用似乎在不久的将来会增加；事实上，北美更年期协会最近

发表的一份共识声明就雌激素的安全性和有效性提出了强烈建议。因此，绝经后使用雌激素的可能会增加，但这种使用需要个体化。它们在代谢疾病管理中的确切作用目前还在不断变化中。

合成代谢药物

目前美国 FDA 批准了两种合成代谢药物：特立帕肽，重组 PTH（134）和阿伯帕肽，一种 PTHrP 类似物。在一项开创性的 RCT 研究中，对 1637 例绝经后女性进行了特立帕肽与安慰剂对照的比较，平均随访时间为 21 个月的研究中，腰椎骨密度增加 9%，脊柱骨折风险降低 65%，非脊柱骨折风险降低 53%。最近，阿伯帕肽被批准用于原发性和继发性骨质疏松症的治疗。它的性质与特立帕肽相似，尽管它不太可能产生高钙血症。最近的一项随机对照试验表明，与安慰剂对照相比，使用阿伯帕肽可显著减少骨折并增加骨量。

3.6.8 药物并发症

双膦酸盐和地诺单抗的两种并发症被广泛报道：非典型股骨骨折（AFF）和颌骨缺血性坏死（ONJ）。这些并发症会造成恐惧和困惑，从而妨碍这些药物的广泛合理使用。AFF 是股骨近端应力性骨折，通常在小转子处或以下。一开始，非特异性的腿 / 髋 / 臀部疼痛常伴有外侧股皮质增厚，随后，完全骨折可能发展为轻微或无创伤。AFF 可能发生在没有双膦酸盐暴露的个体中，但总体上它们与双膦酸盐治疗的持续时间密切相关。例如，应用 2 年时每 1000 例 AFF 发病率为 0.2%，5 年为 0.5%，10 年为 1.2%。据估计，双膦酸盐可以预防 15~100 个与使用它有关的骨质疏松性骨折。因此，至少在短期内，如 3~5 年，风险 / 获益关系强烈支持双膦酸盐治疗。与使用双膦酸盐相关的 ONJ 发生率低于 AFF，且与剂量密切相关，特别是与使用唑来膦酸Ⅳ治疗癌症患者相关。对于癌症患者，给予的剂量比用于治疗骨质疏松症的剂量要更高。

合成代谢药物可增加尿量和钙，并可导致肾结石。这些合成代谢药物需要每天注射，再加上高昂的成本，给它们的使用造成了障碍。由于在动物模型中发现的骨肉瘤风险增加，对于进行中的恶性肿瘤或接受过放疗的患者，禁忌合成代谢药物。迄今为止，尚无证据表明人类合成代谢治疗与骨肉瘤风险增加有关。

3.6.9 药物假期

为了减少这些并发症的发生风险，医生通常会在药物假期暂停用药（尽管没有可靠的证据）。众所周知，双膦酸盐使用 7 年会持续降低骨折风险，停用双膦酸盐会降低骨密度。然而，停用双膦酸盐对降低骨折风险仍有积极作用。因此，药物假期是合理的，双膦酸盐治疗 3~5 年后的中、低骨折风险患者推荐进入药物假期。药物假期应该持续多长时间以及如何最好地监控尚无证据。合理的方法是建议在双膦酸盐药物假期定期进行 DXA 扫描，以确保骨量得到维持。在高危人群中，某些机构建议持续使用双膦酸盐，避免药物假期。

3.7 继发性骨折的预防

3.7.1 脆性骨折的教育时刻

骨折对老年患者来说是一个重大事件，这是一个通过预防继发性骨折来帮助患者保持独立性的机会。因此，当我们得到患者的注意后（在他们刚刚骨折后），我们必须把它看作是一个教育的时刻，以传达预防继发性骨折的必要性。虽然老年人常说"如果像我一样摔倒了，任何人都会骨折"，但事实并非如此；这些人的风险大大增加，需要综合评估和治疗，以降低他们继发性骨折的风险。与低骨量相关的椎体骨折与另一脆性骨折的风险增加 5 倍和髋部骨折的风险增加 2.5 倍。

通过一项综合计划来预防继发性骨折，该计划旨在评估骨丢失的继发性原因，进行骨密度检测，并在适当的时候进行有效的治疗。Bawa 回顾了医疗保险数据库中的 3.1 万名脆性骨折患者，其中只有 10% 的患者接受过骨质疏松治疗。因此，人们普遍认识到骨质疏松症的治疗正处于危机之中，需要不同的方法来优化骨折后的护理。值得注意的是，在骨折后接受治疗的 10% 患者中，继发性骨折减少了 40%。2005 年，英国制订了一项计划，要求在髋部骨折后进行继发性骨折预防。在该项目实施后的几年里，继发性骨折和髋部骨折的发生率降低了 30%。在 11 项关于阿仑膦酸盐对骨质疏松性骨折的一级或二级预防作用的荟萃分析中，使用阿仑膦酸盐治疗脊柱和髋部骨折患者的风险分别降低为 45% 和 53%。预防一次骨折所需治疗的患者人数分别为脊柱 31 名、髋部 48 名。

骨盆和骶骨功能不全性骨折常伴有臀部和骶骨疼痛和 / 或神经根病变。在一项随机对照试验中，65 例骨盆功能不全性骨折患者接受了特立帕肽或安慰剂治疗，并通过 CT 扫描、疼痛程度和功能测试（如"起床"测试）进行了评估。由于治疗组的患者在 4 周内比安慰剂组有了显著改善，所以该研究提前终止。在所有病例中，特立帕肽组疼痛较轻、功能较好、愈合较好。同样，在骶骨骨折和骶骨充分性骨折的随机对照试验中，特立帕肽组与对照组相比，步行时间明显缩短。因此，有高质量的证据表明药物治疗可以减少继发性骨折。

3.7.2 继发性骨折预防方法

有多种预防继发性骨折的方法，或称为骨折联络服务（FLS）。这些程序应该易于实施，并灵活根据当地情况，考虑将骨折作为一个对患者的可教时刻，需要在骨科专家和初级护理提供者（PCP）之间开展教育和协调护理。Ganda 回顾了 4 种类型的继发性骨折预防的效果。A 型模型有一个内嵌的 FLS 协调员，他通常是创伤团队的护士或医生助理。这个人承担所有的骨科护理工作，包括诊断和开药，并与其他医生协调。在 B 型模型中，协调器再次嵌入创伤团队；然而，未来骨健康的护理工作将委托给 PCP。C 型模型不包括护理协调员，因此成本较低。医生最初照顾患者提供有关骨质疏松症的教育，然后把患者转到初级护理以进一步管理。在 D 型模型中，只进行教育，由患者从 PCP 寻求进一步的护理。在系统回顾中，Ganda 发现在 A 型项目中，80% 的患者接受了 DXA，半数以上的患者接受了骨质疏松症治疗。其他方案的结果较差，B 类方案 59 分，40%；C 类方案 43 分，23%；只有 8% 的 D 类患者接受了药物治疗。因此，初期治疗的强度，尤其是在初期护理团队中安排一名协调员，对这些项目的成功至关重要。不仅可以减少继发性骨折，还可以降低死亡风险。在 Cochrane 关于双膦酸盐的综述中，使用阿仑膦酸盐治疗脆性骨折患者的死亡风险降低了 55%。考虑到过去 20 年骨质疏松症治疗方法的次优结果，FLS 方法显然是一种改进，应该被广泛应用。

3.7.3 美国骨科协会"Own the Bone"项目

针对美国脊柱科医生的报告指出骨质疏松症的护理存在危机，美国骨科协会（AOA）创建了自己的骨项目。"Own the Bone"专注于低能量损伤后继发性骨折的预防。该项目通过 AOA 进行协调，为从业人员和患者提供教育，建立健全的数据库，评估 10 项绩效指标，召开多学科会议，并提供其他认可服务。该计划目前有超过 150 个地点登记患者，并可在所有 50 个州和华盛顿特区使用。该计划的成功需要一个被指定为"冠军"的当地医生。"最成功的项目是 A 类或 B 类项目，在这些项目中，护理团队中有一个中层护理人员，承担骨病的护理工作。自己的骨数据库有超过 55000 次的接触，有 40000 个新患者登记，其中约 1/3 的人进行了随访。最初，它开始于住院患者，因此包括髋部骨折的优势，但越来越多的脊柱骨折和其他门诊骨折被包括在内。不足为奇的是，参与"Own the Bone"项目的患者中，约有 1/3 的人之前曾有过骨折，只有 10% 的人曾接受过骨质疏松治疗。"Own the Bone"有一个名义的启动成本。

3.8 术前骨健康优化

3.8.1 骨健康优化介绍

最近，随着人们对安全性的日益重视，术前患者的整体健康状况正在得以优化。有效的措施包括糖尿病控制、维持正常血压、心脏风险分层、适当使用 β-受体阻滞剂和阿司匹林，以及戒烟。鉴于脊柱手术的不良结果与骨状态不佳有关，骨健康优化正日益普及。骨健康优化的目标是纠正维生素 D 缺乏，确保足够的钙摄入，评估骨密度，并在必要时服用抗骨吸收和促骨形成药物改善骨健康（表 3.7）。使用促骨形成药物具有快速增加骨量和提高成骨活性以促进融合的优点。目前正在拟订各种协议，但尚未达成一致意见。许多中心修改了现有的指南，直到患者骨量恢复并可预防骨折相关并发症后进行手术。

3.8.2 维生素 D 缺乏

维生素 D 缺乏在接受脊柱手术的患者中很常见。Stoker 回顾了 260 名脊柱融合术患者，发现只有 16% 的患者的 25（OH）D 水平正常，而 27% 的患者存在不足，57% 的患者存在缺陷。Oswestry 功能障碍指数（ODI）和维生素 D 缺乏症之间有明显的相关性。Ravindra 在 235 例脊柱手术患者中证实了这一观察结果。30% 的人维生素 D 缺乏，39% 的存在维生素 D 不足。维生素 D

表 3.7　术前骨健康优化

1. 诊断	标准
25（OH）D	> 30 ng/mL
骨密度	T 值 > −1.0
术前 CT	HU > 135
营养情况	1.0~1.2 g/（kg·d^{-1}）

2. 术前治疗	
所有患者 >50 岁	纠正维生素 D 缺乏
	钙补充
	高 FRAX 风险：抗再吸收治疗或合成代谢
1~2 个节段融合	正常骨密度不需要治疗
	高 FRAX 或 T<−1.0 需要 3 个月抗再吸收或合成代谢治疗
	T<−2.5 需要 3~6 个月治疗
多节段融合	正常骨密度不需要治疗
	高 FRAX 或 T<−1.0 需要 3 个月合成代谢治疗
	高 FRAX 或 T<−2.5 需要 6~12 个月治疗

缺乏的预测因子是年龄、女性、较高的 BMI 和糖尿病，而服用维生素 D 补充剂的患者则有较高的 25（OH）D 水平。然而，缺乏维生素 D 对脊柱疾病和手术结果的影响研究较少。Kim 回顾了 350 例骨科患者，他们都被诊断为腰椎管狭窄症。维生素 D 缺乏的患者严重背部和腿部疼痛的发生率是正常人的 3~4 倍。因此，尽管尚未有确切的机制解释，但维生素 D 缺乏和疼痛之间存在明显的负相关关系。

Ravindra 通过对 133 例腰椎融合术后的患者研究得出，手术疗效与术前 25（OH）D 水平相关。维生素 D 缺乏的患者发生融合失败的可能性是血清水平正常患者的 3.5 倍。此外，融合时间依赖于 25（OH）D 水平。Kim 将术后 ODI 和 25（OH）D 进行了相关性分析，发现术前没有患者的 25（OH）D 水平高于 30 ng/mL，而 2/3 的患者的 ODI 水平低于 20 ng/mL。术后 ODI 与 25（OH）D 呈显著负相关。不幸的是，目前还不清楚推迟手术和纠正维生素 D 缺乏是否会改变任何观察到的

临床或影像学结果。尽管如此，由于维生素 D 价格便宜且基本无副作用，因此在可行的情况下，在脊柱外科手术之前优化维生素 D 的水平是合适的。

3.8.3　双膦酸盐

抗骨吸收治疗是骨质疏松症治疗的主要方法，因此许多接受脊柱手术的患者可能正在使用这些药物。使用双膦酸盐和狄诺塞麦对骨愈合的影响引起了关注。在人体中，双膦酸盐对四肢骨折愈合无影响或有促进作用。脊柱融合的动物模型证实了这些临床观察结果，表明使用双膦酸盐对融合无影响或有促进作用。在人类腰椎椎体间融合术中，Nagahama 进行了一项随机对照实验（RCT），与对照组比较，术后每周服用 35mg 阿仑膦酸钠的患者在 12 个月内 ODI 明显改善。在接受阿仑膦酸钠治疗的患者中，脊柱融合似乎发生得更早、更一致。在另一组 RCT 中，我们对 79 例后路融合治疗退行性脊柱滑脱的患者进行了静脉注射唑来膦酸的比较。与阿仑膦酸钠相似，12 个月时 ODI 有统计学上更大的改善。然而，基于 CT 扫描结果，尽管唑来膦酸组融合似乎发生得更早（分别在 3、6 和 9 个月），但 12 个月的融合成功率并没有差异。Ding 进行了一项配对队列研究，比较了 94 例进行腰椎融合的骨质疏松症患者使用 5mg 唑来膦酸与对照组的治疗效果，发现与对照组相比，治疗组愈合速度更快，临床结果更佳，无内固定松动或相邻节段骨折。

3.8.4　合成治疗

在动物研究中始终显示，使用合成代谢药物辅助脊柱融合与融合成功有很强的相关性。研究证实成骨前细胞活化增加和愈伤组织形成增加。此时，除非患者患有骨质疏松症（如 T 值 ≤ −2.5 或有脆性骨折史），否则术前使用促骨形成药物进行脊柱优化是超说明书使用。接受腰椎椎间融合术的 75 例患者每周注射 N1−84 特立帕肽（在欧洲可用），尽管在临床结果上没有差异，但是在 4、6 个月时，骨融合显著改善。Inoue 对术前接受特立帕肽治疗的患者的椎弓根螺钉的骨质疏松插入扭矩进行了检查，结果发现未接受特立帕肽治疗的患者的椎弓根螺钉插入扭矩为 1.28 N·m，而特立帕肽治疗组为 1.08 nm。120 天后螺钉插入扭矩与特立帕肽的使用时间密切相关。

3.8.5 当前脊椎患者骨健康优化的建议

诊断

患者应根据以上讨论的适应证和 AACE 指南进行 DXA 扫描评估。如果已获得 CT 扫描或有 CT 扫描，则应在手术部位和 L1 处对 HU 进行评估。平均椎体 HU<135 表明骨质疏松症的可能性大，提示应行 DXA 扫描和潜在的融合前治疗。使用 DXA 时，考虑使用 VFA 诊断隐匿性骨折，使用 TBS 提高对骨微结构的理解。

补充

建议术前通过饮食优化维生素 D 和钙的摄入，或必要时通过饮食和补充剂来保障每天 1000~1200mg 的摄入量。测定血清 25（OH）D 有助于滴定补充剂量，并可重复测定以确保达到优化剂量。另外，可以推荐每天服用 2000~5000 U 的维生素 D_3，但应认识到任何口服剂量对 25（OH）D 的反应有显著差异。

建议治疗

骨量正常的患者（除了优化钙和维生素 D 外），不需要进一步治疗。低骨量患者需要进行骨健康优化。纠正骨量不足作为手术一部分，取决于手术计划。如有需要，减压可能与骨质疏松症的治疗同时进行。术者应该认识到，骨质疏松患者在椎板减压术后更有可能发生椎体／椎弓根骨折，因此需要更多的治疗来保持骨的完整性。

短节段融合的患者可能受益于骨健康的改善，这可能加快融合和改善结果。我们目前建议在手术前对低骨量患者进行 3 个月的治疗。

接受多节段融合或截骨术的患者在术前骨健康优化中获益最大。除补充维生素 D 和钙外，患有骨质疏松症的患者在手术前至少要用合成代谢药物治疗 6 个月。进一步关注衰竭患者的营养改善可能会带来额外的好处。戒烟和减少酒精摄入也很重要。

3.9 结论

骨质疏松症很常见，它未被充分认识和治疗，并与老年人骨折风险增加有关。骨质疏松症和维生素 D 缺乏症会对脊柱手术预后（包括融合）产生不利影响，并且可能发生严重的并发症（如内固定失效、近端交界性后凸、近端骨折）。然而，骨质疏松症和骨折的风险是可以改变的，需要新的流程来评估术前优化的效果。既往有脆性骨折病史的患者应预防再次骨折。

参考文献

[1] American Orthopaedic Association. Leadership in orthopaedics: taking a stand to own the bone. American Orthopaedic Association position paper. J Bone Joint Surg Am. 2005; 87(6):1389－1391

[2] Balasubramanian A, Tosi LL, Lane JM, Dirschl DR, Ho PR, O'Malley CD. Declining rates of osteoporosis management following fragility fractures in the U.S.2000 through 2009. J Bone Joint Surg Am. 2014; 96(7):e52

[3] Binkley N, Blank RD, Leslie WD, Lewiecki EM, Eisman JA, Bilezikian JP. Osteoporosis in Crisis: It's Time to Focus on Fracture. J Bone Miner Res. 2017; 32(7):1391－1394

[4] Wright NC, Looker AC, Saag KG, et al. The recent prevalence of osteoporosis and low bone mass in the United States based on bone mineral density at the femoral neck or lumbar spine. J Bone Miner Res. 2014; 29(11):2520－2526

[5] Burge R, Dawson-Hughes B, Solomon DH, Wong JB, King A, Tosteson A. Incidence and economic burden of osteoporosis-related fractures in the UnitedStates, 2005－2025. J Bone Miner Res. 2007; 22(3):465－475

[6] Watkins-Castillo S, Wright N. Prevalence of Fragility Fractures 2014 Available from:http://www.boneandjointburden.org/2014-report/vb1/prevalence-fragility-fractures

[7] Schousboe JT. Epidemiology of Vertebral Fractures. J Clin Densitom. 2016; 19(1):8－22

[8] Tajeu GS, Delzell E, Smith W, et al. Death, debility, and destitution following hip fracture. J Gerontol A Biol Sci Med Sci. 2014; 69(3):346－353

[9] Lau E, Ong K, Kurtz S, Schmier J, Edidin A. Mortality following the diagnosis of a vertebral compression fracture in the Medicare population. J Bone Joint Surg Am. 2008; 90(7):1479－1486

[10] Chen AT, Cohen DB, Skolasky RL. Impact of nonoperative treatment, vertebroplasty, and kyphoplasty on survival and morbidity after vertebral compression fracture in the medicare population. J Bone Joint Surg Am. 2013; 95(19):1729－1736

[11] Tosteson AN, Gabriel SE, Grove MR, Moncur MM, Kneeland TS, Melton LJ, III.Impact of hip and vertebral fractures on quality-adjusted life years. Osteoporos Int. 2001; 12(12):1042－1049

[12] Svensson HK, Olofsson EH, Karlsson J, Hansson T, Olsson LE. A painful, never ending story: older women's experiences of living with an osteoporotic vertebral compression fracture. Osteoporos Int. 2016; 27(5):1729－1736

[13] Hodsman AB, Leslie WD, Tsang JF, Gamble GD. 10-year probability of recurrent fractures following wrist and other osteoporotic fractures in a large clinical cohort: an analysis from the Manitoba Bone Density Program. Arch Intern Med. 2008; 168(20):2261－2267

[14] Center JR, Bliuc D, Nguyen TV, Eisman JA. Risk of subsequent fracture after low-trauma fracture in men and women. JAMA. 2007; 297(4):387－394

[15] Kanis JA, Johnell O, De Laet C, et al. A meta-analysis of previous fracture and subsequent fracture risk. Bone. 2004; 35(2):375－382

[16] Anderson PA, Froyshteter AB, Tontz WL, Jr. Meta-analysis of vertebral augmentation compared with conservative treatment for osteoporotic spinal fractures. J Bone Miner Res. 2013; 28(2):372－382

[17] Lindsay R, Silverman SL, Cooper C, et al. Risk of new vertebral fracture in the year following a fracture. JAMA. 2001; 285(3):320－323

[18] Lewiecki EM, Binkley N, Morgan SL, et al. International Society for Clinical Densitometry. Best Practices for Dual-Energy X-ray Absorptiometry Measurement and Reporting: International Society for Clinical Densitometry Guid?ance. J Clin Densitom. 2016; 19(2):127－140

[19] Camacho PM, Petak SM, Binkley N, et al. AMERICAN ASSOCIATION OF CLINI?CAL ENDOCRINOLOGISTS AND AMERICAN COLLEGE OF ENDOCRINOLOGY Diagnosis and Treatment of Osteoporosis in the Aging Spine Patient 26 © 2019 Thieme Medical Publishers, Inc. Spine Surgery in an Aging Population | 09.08.19 – 11:05 CLINICAL PRACTICE GUIDELINES FOR THE DIAGNOSIS AND TREATMENT OF POSTMENOPAUSAL OSTEOPOROSIS – 2016. Endocr Pract. 2016; 22 Suppl 4:1 – 42

[20] Cosman F, de Beur SJ, LeBoff MS, et al. National Osteoporosis Foundation. Clinician's Guide to Prevention and Treatment of Osteoporosis. Osteoporos Int. 2014; 25(10):2359 – 2381

[21] Cauley JA, El-Hajj Fuleihan G, Luckey MM, FRAX® Position Development Conference Members. FRAX® International Task Force of the 2010 Joint International Society for Clinical Densitometry & International Osteoporosis Foundation Position Development Conference. J Clin Densitom. 2011; 14(3):237 – 239

[22] Donaldson MG, Palermo L, Schousboe JT, Ensrud KE, Hochberg MC, Cummings SR. FRAX and risk of vertebral fractures: the fracture intervention trial.J Bone Miner Res. 2009; 24(11):1793 – 1799

[23] U.S. Preventive Services Task Force. Screening for osteoporosis: U.S. preventive services task force recommendation statement. Ann Intern Med. 2011;154(5):356 – 364

[24] Fuerst T, Wu C, Genant HK, et al. Evaluation of vertebral fracture assessment by dual X-ray absorptiometry in a multicenter setting. Osteoporos Int. 2009; 20(7):1199 – 1205

[25] Muszkat P, Camargo MB, Peters BS, Kunii LS, Lazaretti-Castro M. Digital vertebral morphometry performed by DXA: a valuable opportunity for identifying fractures during bone mass assessment. Arch Endocrinol Metab. 2015; 59(2):98 – 104

[26] Harvey NC, Glüer CC, Binkley N, et al. Trabecular bone score (TBS) as a new complementary approach for osteoporosis evaluation in clinical practice.Bone. 2015; 78:216 – 224

[27] Lee SJ, Binkley N, Lubner MG, Bruce RJ, Ziemlewicz TJ, Pickhardt PJ. Opportunistic screening for osteoporosis using the sagittal reconstruction from routine abdominal CT for combined assessment of vertebral fractures and density. Osteoporos Int. 2016; 27(3):1131 – 1136

[28] Pickhardt PJ, Lee LJ, del Rio AM, et al. Simultaneous screening for osteoporosis at CT colonography: bone mineral density assessment using MDCT attenuation techniques compared with the DXA reference standard. J Bone Miner Res. 2011; 26(9):2194 – 2203

[29] Schreiber JJ, Anderson PA, Rosas HG, Buchholz AL, Au AG. Hounsfield units for assessing bone mineral density and strength: a tool for osteoporosis management. J Bone Joint Surg Am. 2011; 93(11):1057 – 1063

[30] Pickhardt PJ, Bodeen G, Brett A, Brown JK, Binkley N. Comparison of femoral neck BMD evaluation obtained using Lunar DXA and QCT with asynchronous calibration from CT colonography. J Clin Densitom. 2015; 18(1):5 – 12

[31] Pickhardt PJ, Lauder T, Pooler BD, et al. Effect of IV contrast on lumbar trabecular attenuation at routine abdominal CT: correlation with DXA and implications for opportunistic osteoporosis screening. Osteoporos Int. 2016; 27(1): 147 – 152

[32] Garner HW, Paturzo MM, Gaudier G, Pickhardt PJ, Wessell DE. Variation in Attenuation in L1 Trabecular Bone at Different Tube Voltages: Caution Is Warranted When Screening for Osteoporosis With the Use of Opportunistic CT. AJR Am J Roentgenol. 2017; 208(1):165 – 170

[33] Aiyangar AK, Vivanco J, Au AG, Anderson PA, Smith EL, Ploeg HL. Dependence of anisotropy of human lumbar vertebral trabecular bone on quantitative computed tomography-based apparent density. J Biomech Eng. 2014; 136(9):091003

[34] Weiser L, Huber G, Sellenschloh K, et al. Insufficient stability of pedicle screws in osteoporotic vertebrae: biomechanical correlation of bone mineral density and pedicle screw fixation strength. Eur Spine J. 2017; 26(11):2891 – 2897

[35] Meredith DS, Schreiber JJ, Taher F, Cammisa FP, Jr, Girardi FP. Lower preoperative Hounsfield unit measurements are associated with adjacent segment fracture after spinal fusion. Spine. 2013; 38(5):415 – 418

[36] Du JY, Aichmair A, Ueda H, Girardi FP, Cammisa FP, Lebl DR.

Vertebral body Hounsfield units as a predictor of incidental durotomy in primary lumbar spinal surgery. Spine. 2014; 39(9):E593 – E598

[37] Schreiber JJ, Hughes AP, Taher F, Girardi FP. An association can be found between hounsfield units and success of lumbar spine fusion. HSS J. 2014; 10(1):25 – 29

[38] Okuyama K, Abe E, Suzuki T, Tamura Y, Chiba M, Sato K. Influence of bone mineral density on pedicle screw fixation: a study of pedicle screw fixation augmenting posterior lumbar interbody fusion in elderly patients. Spine J.2001; 1(6):402 – 407

[39] Nguyen HS, Shabani S, Patel M, Maiman D. Posterolateral lumbar fusion: Relationship between computed tomography Hounsfield units and symptomatic pseudoarthrosis. Surg Neurol Int. 2015; 6 Suppl 24:S611 – S614

[40] Wagner SC, Formby PM, Helgeson MD, Kang DG. Diagnosing the Undiag?nosed: Osteoporosis in Patients Undergoing Lumbar Fusion. Spine. 2016; 41(21):E1279 – E1283

[41] Mi J, Li K, Zhao X, Zhao CQ, Li H, Zhao J. Vertebral Body Hounsfield Units are Associated With Cage Subsidence After Transforaminal Lumbar Interbody Fusion With Unilateral Pedicle Screw Fixation. Clin Spine Surg. 2017; 30(8): E1130 – E1136

[42] Graffy PM, Lee SJ, Ziemlewicz TJ, Pickhardt PJ. Prevalence of Vertebral Compression Fractures on Routine CT Scans According to L1 Trabecular Attenuation: Determining Relevant Thresholds for Opportunistic Osteoporosis Screening. AJR Am J Roentgenol. 2017; 209(3):491 – 496

[43] Emohare O, Cagan A, Polly DW, Jr, Gertner E. Opportunistic computed tomography screening shows a high incidence of osteoporosis in ankylosing spondylitis patients with acute vertebral fractures. J Clin Densitom. 2015; 18(1):17 – 21

[44] Barzel US. Recommended testing in patients with low bone density. J Clin Endocrinol Metab. 2003; 88(3):1404 – 1405, author reply 1405

[45] Institute of Medicine Committee to Review Dietary Reference Intakes for Vitamin D. Calcium. The National Academies Collection: Reports funded by National Institutes of Health. In: Ross AC, Taylor CL, Yaktine AL, Del Valle HB, eds. Dietary Reference Intakes for Calcium and Vitamin D. Washington (DC): National Academies Press (US) National Academy of Sciences; 2011

[46] American Geriatrics Society Workgroup on Vitamin D Supplementation for Older Adults. Recommendations abstracted from the American Geriatrics Society Consensus Statement on vitamin D for Prevention of Falls and Their Consequences. J Am Geriatr Soc. 2014; 62(1):147 – 152

[47] Kopecky SL, Bauer DC, Gulati M, et al. Lack of Evidence Linking Calcium With or Without Vitamin D Supplementation to Cardiovascular Disease in Generally Healthy Adults: A Clinical Guideline From the National Osteoporosis Foundation and the American Society for Preventive Cardiology. Ann Intern Med. 2016; 165(12):867 – 868

[48] The NAMS 2017 Hormone Therapy Position Statement Advisory Panel. The 2017 hormone therapy position statement of The North American Menopause Society. Menopause. 2017; 24(7):728 – 753

[49] Neer RM, Arnaud CD, Zanchetta JR, et al. Effect of parathyroid hormone (1 – 34) on fractures and bone mineral density in postmenopausal women with osteoporosis. N Engl J Med. 2001; 344(19):1434 – 1441

[50] Miller PD, Hattersley G, Riis BJ, et al. ACTIVE Study Investigators. Effect of Abaloparatide vs Placebo on New Vertebral Fractures in Postmenopausal Women With Osteoporosis: A Randomized Clinical Trial. JAMA. 2016; 316(7): 722 – 733

[51] Shane E, Burr D, Abrahamsen B, et al. Atypical subtrochanteric and diaphyseal femoral fractures: second report of a task force of the American Society for Bone and Mineral Research. J Bone Miner Res. 2014; 29(1):1 – 23

[52] Bawa HS, Weick J, Dirschl DR. Anti-Osteoporotic Therapy After Fragility Fracture Lowers Rate of Subsequent Fracture: Analysis of a Large Population Sample. J Bone Joint Surg Am. 2015; 97(19):1555 – 1562

[53] Hawley S, Leal J, Delmestri A, et al. REFReSH Study Group. Anti-Osteoporosis Medication Prescriptions and Incidence of Subsequent Fracture Among Primary Hip Fracture Patients in

England and Wales: An Interrupted Time-Series Analysis. J Bone Miner Res. 2016; 31(11):2008 - 2015

[54] Wells GA, Cranney A, Peterson J, et al. Alendronate for the primary and secondary prevention of osteoporotic fractures in postmenopausal women. Cochrane Database Syst Rev. 2008(1):CD001155

[55] Peichl P, Holzer LA, Maier R, Holzer G. Parathyroid hormone 1 - 84 accelerates fracture-healing in pubic bones of elderly osteoporotic women. J Bone Joint Surg Am. 2011; 93(17):1583 - 1587

[56] Yoo JI, Ha YC, Ryu HJ, et al. Teriparatide Treatment in Elderly Patients With Sacral Insufficiency Fracture. J Clin Endocrinol Metab. 2017; 102(2):560 - 565

[57] Ganda K, Puech M, Chen JS, et al. Models of care for the secondary prevention of osteoporotic fractures: a systematic review and meta-analysis. Osteoporos Int. 2013; 24(2):393 - 406

[58] Bunta AD, Edwards BJ, Macaulay WB, Jr, et al. Own the Bone, a System-Based Intervention, Improves Osteoporosis Care After Fragility Fractures. J Bone Joint Surg Am. 2016; 98(24):e109

[59] Stoker GE, Buchowski JM, Bridwell KH, Lenke LG, Riew KD, Zebala LP. Preoperative vitamin D status of adults undergoing surgical spinal fusion. Spine. 2013; 38(6):507 - 515

[60] Ravindra VM, Godzik J, Guan J, et al. Prevalence of Vitamin D Deficiency in Patients Undergoing Elective Spine Surgery: A Cross-Sectional Analysis.World Neurosurg. 2015; 83(6):1114 - 1119 Diagnosis and Treatment of Osteoporosis in the Aging Spine Patient 27 ⓒ 2019 Thieme Medical Publishers, Inc. Spine Surgery in an Aging Population | 09.08.19 - 11:05

[61] Kim TH, Lee BH, Lee HM, et al. Prevalence of vitamin D deficiency in patients with lumbar spinal stenosis and its relationship with pain. Pain Physician. 2013; 16(2):165 - 176

[62] Ravindra VM, Godzik J, Dailey AT, et al. Vitamin D Levels and 1-Year Fusion Outcomes in Elective Spine Surgery: A Prospective Observational Study.Spine. 2015; 40(19):1536 - 1541

[63] Kim TH, Yoon JY, Lee BH, et al. Changes in vitamin D status after surgery in female patients with lumbar spinal stenosis and its clinical significance. Spine. 2012; 37(21):E1326 - E1330

[64] Hirsch BP, Unnanuntana A, Cunningham ME, Lane JM. The effect of therapies for osteoporosis on spine fusion: a systematic review. Spine J. 2013; 13(2):190 - 199

[65] Nagahama K, Kanayama M, Togawa D, Hashimoto T, Minami A. Does alendronate disturb the healing process of posterior lumbar interbody fusion? A prospective randomized trial. J Neurosurg Spine. 2011; 14(4):500 - 507

[66] Chen F, Dai Z, Kang Y, Lv G, Keller ET, Jiang Y. Effects of zoledronic acid on bone fusion in osteoporotic patients after lumbar fusion. Osteoporos Int. 2016; 27(4):1469 - 1476

[67] Ding Q, Chen J, Fan J, Li Q, Yin G, Yu L. Effect of zoledronic acid on lumbar spinal fusion in osteoporotic patients. Eur Spine J. 2017; 26(11): 2969 - 2977

[68] Lubelski D, Choma TJ, Steinmetz MP, Harrop JS, Mroz TE. Perioperative Medical Management of Spine Surgery Patients With Osteoporosis. Neurosurgery. 2015; 77 Suppl 4:S92 - S97

[69] Ebata S, Takahashi J, Hasegawa T, et al. Role of Weekly Teriparatide Administration in Osseous Union Enhancement within Six Months After Posterior or Transforaminal Lumbar Interbody Fusion for Osteoporosis-Associated Lumbar Degenerative Disorders: A Multicenter, Prospective Randomized Study. J Bone Joint Surg Am. 2017; 99(5):365 - 372

第4章　老年患者的手术决策

Jenny (Jianning) Shao, Thomas E. Mroz, Samuel C. Overley

摘要：在过去的 10 年中，需要行脊柱手术的老年患者的数量显著上升。随着老年患者数量的增加，伴随的并发症和脊柱整体结构的退变也随之增加，从而要求医生们在手术方式、可能发生的并发症以及术前检查上做出特别的考虑。这一章综合回顾了老年患者手术的重要影响因素、老年患者所必需的术前系列检查，并且讨论了如何根据老年患者的整体健康状况和术前危险因素制订脊柱手术方案。本章节将具体讨论老年患者颈椎和腰椎个体化手术的时机和方式的选择，也将讨论危险因素、不良反应、术后并发症以及如何优化手术方案以使这些并发症降到最低。尽管所有行脊柱手术的患者都需要进行术前检查，但是老年患者因其存在潜在并发症的独特因素，而需要一个更加全面的评估。在这一章中，我们将讨论一些重要的术前考虑因素，例如，体质衰弱、精神状态、社会支持，并倡导在重大脊柱手术前对这些因素进行标准化评估。

关键词：术前检查；老年患者的手术并发症；年龄相关的并发症

关键点

- 进行重大脊柱手术的老年患者具有一系列独特的危险因素、并发症以及潜在并发症等，这些都是必须要考虑的。
- 老年患者在患脊髓型颈椎病后会出现病情快速恶化，因此有必要及时进行手术干预以获得最理想的结果。如果不进行脊柱手术可能会因为疾病的迅速扩展而增加发病率。
- 吞咽困难是老年患者行颈椎前路手术后的一个主要并发症。
- 对于将行腰椎手术的老年患者来讲，微创脊柱手术可能是一个更加安全的选择。
- 老年患者的术前检查应该包括对患者心血管、肾脏和肺脏功能的全面评估，以及对患者的衰弱体质、营养状况、社会支持和精神状态进行综合评估。

4.1　引言：一直在变化的脊柱外科前景

在过去的 20 年中，脊柱外科患者的数量发生了显著的变化，随着美国 62 岁以上人口比例的增加（从 2000 年到 2010 年增长了 21.1%），脊柱疾病的患病率也在上升。在最近几十年当中，从退行性椎管狭窄到脊柱畸形，需要脊柱外科手术治疗的疾病也在增多。而接受腰椎手术的患者里，老年患者的数量增长最快。在颈椎手术中也是有相似的增长趋势。例如，从 1992 年到 2005 年，接受颈椎融合术的老年患者数量增长了 206%。随着老年患者对脊柱手术需求的增加，我们需要了解年龄相关的脊柱改变，及其对患者术后反应与制订手术方案的影响。为此我们将探讨老年患者颈椎和腰椎手术相关的并发症，并对这些患者的术前检查提出建议。最后，为准备脊柱融合，我们将进行骨密度检查，并探讨择期手术前的最佳治疗策略。随着这一章节的深入，我们将发现老年患者做手术可能会经历一些重要的变化，其手术反应也可能与年轻患者不同。因此，在老年患者的脊柱手术中，有必要仔细考虑手术策略。

4.2　手术并发症与衰老

与年轻患者相比，老年患者（65 岁以上）的脊柱手术预后往往较差，并发症的发生率也更高。因此，脊柱手术中，老年患者的死亡率最高也就不足为奇了。并且，由于老年患者并发症发生率的增加，这一情况变得更加复杂，这可能会使年龄对手术后并发症的影响变得不确定。此外，有报告指出，老年患者采取非手术治疗实际上会导致症状的加重。因此，必须在术前对患者的手术相对风险和获益进行综合评估。所以我们有必要探讨年龄与颈椎和腰椎手术后并发症的关系。

4.2.1　颈椎

颈椎病随着年龄增长而越来越普遍，它可以导致颈脊髓的病变，表现为行走困难以及双手的麻木和 / 或乏力。未经治疗的脊髓型颈椎病的自然病程差，严重影响行走功能和生活质量。尽管手术减压被证实可以改善患者的症状，但几项研究表明，老年患者（一般在65岁以上）的并发症发生率更高。一项2008年的研究对比了因脊髓型颈椎病而接受手术的老年患者和年轻患者的术后结果，表明老年患者组有高达38%的并发症发生率，而年轻患者组只有6%。相似地，最近的一项研究分析了5154例老年患者和30808例非老年患者，发现老年患者在前路颈椎椎间盘切除椎间融合术（ACDF）和后路融合术治疗脊髓型颈椎病术后发生并发症的风险更高。老年组在ACDF术后并发症的发生率达到22.26%（非老年组为14.66%，P值<0.001），后路减压术后的发生率为32.34%（非老年组是28.85%，P值=0.0084）。

常见并发症主要包括吞咽困难、神经损伤、椎旁肌牵拉伤导致的术后疼痛、硬膜外血肿和呼吸窘迫。据报道，因脊髓型颈椎病接受手术治疗的老年患者出现的严重并发症包括谵妄、痴呆和神经损伤。然而，值得注意的是，年龄并不是增加并发症风险的唯一因素，内科并发症包括糖尿病和肥胖也会增加不良后果。由于老年患者往往比年轻患者有更多的并发症，因此并发症本身可能是并发症发生率增加的原因，并成为年龄与术后并发症之间相互关系的混杂因素。虽然有争议，但文献似乎支持对老年患者手术干预，其中一些报道发现在调整日本骨科学会（JOA）评分后，年龄对手术治疗CSM的并发症并没有影响。一项包含2868例患者的荟萃分析显示，老年患者和非老年患者之间CSM术后并发症的发生率没有显著差异。其他研究也报道了类似的结果，其中一项显示，在减压手术后耄耋老人的并发症发生率与年轻人相似。

然而，值得注意的是，老年组CSM发病后，病情迅速恶化，需要及时手术干预以获得最佳结果。因此，由于担心潜在的并发症而不为老年患者实施手术，实际上可能会增加致残率。虽然任何手术的相对风险和并发症必须在手术前进行权衡，但手术干预对于减轻CSM症状和改善老年患者的生活质量显然更重要。然而，重要的是，要认识到可能的并发症，并在围手术期采取措施以最大限度地减少其风险，这将在后面的章节中进行讨论。

4.2.2 老年患者吞咽困难及其对颈椎手术的影响

吞咽困难是颈椎手术的另一个并发症，特别在老

年患者中发病率更高。老年患者本身并发症（如胃食管反流症）更多，因此更加容易发生吞咽困难。值得注意的是，在美国中西部，疗养院里50岁以上的老年人吞咽困难的患病率估计为40%~60%。除了胃食管反流症，其他容易导致吞咽困难的并发症包括心脑血管意外、帕金森病和肌萎缩侧索硬化症（ALS）等在老年人中更加普遍。由于功能性吞咽困难的发生取决于口咽完整性，任何损害口咽部完整性或相关支配神经的因素都可能导致吞咽困难。因此，吞咽困难是颈椎前路手术公认的并发症之一。特别是在近期的一项研究中，发现某些风险因素，比如女性、颈椎前路钢板的使用、多个手术节段、C3/C4节段手术和人骨形成蛋白rhBMP-2的使用等因素都与颈椎术后吞咽困难发生率的增加有一定关系。虽然还需要更多的研究来确定导致术后吞咽困难的综合危险因素，但可以证实的是颈椎前路手术是导致术后吞咽困难发生的重要原因。因此，确立吞咽困难相关危险因素的指南，以更好地指导老年患者颈椎手术的操作和方法具有重要意义。

4.2.3 腰椎

腰椎管狭窄症是老年患者最常见的脊柱退行性疾病，常伴有神经源性跛行症状。手术干预包括腰椎管减压术、腰椎融合固定术和微创手术等，已被证实能显著提高患者的生活质量。然而，与颈椎减压手术一样，老年患者的腰椎管减压手术也会因相关并发症存在争议而变得复杂。具体来说，年龄的增加与并发症的增加、更差的手术疗效是否显著相关，目前是存在争议的。虽然有研究报道退行性腰椎管狭窄症（DLSS）术后并发症增加，但绝大多数文献表明，手术时间、失血量等混杂因素实际上比年龄更能影响手术疗效。在对88例接受DLSS手术的老年患者的回顾性研究中发现，这两种因素确实可影响全身和术后并发症。这一研究结果也被另一项纳入1764例老年DLSS手术患者的大型欧洲脊柱统计结果所证实。在这组病例中，阿司匹林的使用和术中失血量是术后并发症发生率的预测因素。值得注意的是，2010年在瑞士进行的一项多中心队列研究表明，通过EQ-5D生活质量问卷调查发现，80岁或80岁以上的患者可通过减压手术获得有临床意义的结果，生活质量有显著改善。

此外，年龄较大的患者和年龄较小的患者在并发症方面无统计学差异。

甚至 90 岁或更高龄的患者 DLSS 术后结果或并发症发生率与年龄并未发现有关联性。

相反，本队列并发症的优势比为 9.20（$P = 0.040$）。术后并发症与失血量、手术时间和在重症监护室的住院时间有密切关系。类似的结果已经被大量报道，均表明高龄本身与 DLSS 手术的主要并发症无关。据报道，鉴于手术时间和失血量对老年患者手术结果和并发症发生率有明显影响，微创手术（MIS）可能是老年患者的理想选择。MIS 减少术中失血，最低限度地干扰解剖结构，减少手术相关疼痛，使其成为老年患者传统减压手术的可行替代方案。最近一项对 57 例年龄在 75 岁以上的 DLSS 患者实施 MIS 手术的研究，证实了 MIS 在 DLSS 治疗中的有效性。通过 ODI 评分和 SF-36 评分，证实了患者的功能和生活质量有显著改善。此外，本研究未发现重大并发症。这些结果表明，对于老年 DLSS，MIS 是一项能替代传统开放减压手术的安全、有效的选择。

4.3 老年患者术前检查建议

老年患者脊柱手术的术前检查必须包括系统全面回顾并辨别任何可能增加围手术期并发症风险的危险因素。我们将在此探讨老年患者心血管、肺脏和肾脏系统检查的主要内容。此外，我们还将探讨骨密度对脊柱融合手术结果的影响。对于所有接受脊柱手术的患者来讲，细致的术前检查是必要的，对老年患者来说，还需要特殊的考虑。具体来说，可能会影响老年人术后疗效的重要因素包括体质衰弱、营养状况、社会支持和精神状态。

4.3.1 心血管系统

考虑到超过 50% 的 70 岁以上的患者在尸检时患有心血管疾病，在进行任何手术之前，应考虑到心血管并发症和采取降低其风险的措施。因此，老年患者术前检查应包括完整的病史、手术史、心脏查体和基本心电图检查，以评估患者的心血管健康状况，并预测可能的心血管危险因素。尤其是患者既往有呼吸困难或晕厥的病史时，外科医生更应该警惕是否可能有漏诊的心肌梗死或心律失常，并应该在术前检查清楚。为了确定患者围手术期心血管并发症的风险，外科医生可以使用修订后的心脏风险指数表，该指数表发表于 1999 年，由 2893 例患者的研究数据整合而成，并

在 1422 例接受过大型非心脏手术的患者中验证了其有效性。特别要注意的是，缺血性心脏病、充血性心力衰竭、脑血管疾病、糖尿病胰岛素治疗、慢性肾脏疾病（术前肌酐值 ≥ 2mg/dL）和高风险手术等这 6 个危险因素已被证明与术后发生心血管并发症有显著相关性。通过仔细审查检验结果所提示的主要心血管并发症的风险，可以有效评估这些危险因素的预测效力。没有这 6 种危险因素的患者罹患心血管并发症的风险仅为 0.4%，而有 3 种及 3 种以上危险因素的患者罹患严重心血管并发症的风险超过 11%。

4.3.2 呼吸系统

衰老常常伴随呼吸功能和储备功能的下降，这往往会导致慢性阻塞性肺病。事实上，在老年患者的复杂脊柱手术中，气道阻塞已经被关注到。在一组由 100 名 70 岁以上高龄患者组成的病例中，近 40% 的患者肺功能异常。因此，作为老年患者术前检查中的一部分，肺功能检查，如每秒呼气试验等是不可或缺的。此外，还应检测动脉血气浓度，以测定可能丢失的肺贮备容量。术前血二氧化碳浓度 >45mmHg，会导致术后肺部并发症发生率增加。如果计划采用腹侧手术入路，或者患者表现出肺功能损害的症状，如呼吸困难、端坐呼吸或运动耐受力差，检测动脉血气浓度尤其重要。然而，如果存在明显的肺损伤，应避免实施开胸手术。虽然目前还没有能明确制定出脊柱术前理想肺功能的指导原则，但普遍认为，较好的术前呼吸功能与更好的患者预后和降低术后并发症的发生率有关。

4.3.3 肾脏系统

与年轻患者相比，老年患者的肾功能下降。事实上，老年患者肾脏功能的衰退比其他任何器官系统都更明显。因此，老年患者的术前检查应包括对肾功能完整性的全面检查。血清肌酐数值的检测，是检验肾功能的金标准。特别是如果患者已存在慢性肾脏衰竭方面的症状时。此外，评估肾功能时，还应考虑患者的药物服用史，因为像非甾体抗炎药之类的药物可能减少肾血流量，摄入过量甚至还会引起肾缺血。再加上已经与年龄相关的肾小球滤过率下降的原因，术前继续使用非甾体抗炎药可能导致危险的肾脏并发症。因此，外科医生应该让准备进行脊柱手术的老年患者停止服用非甾体抗炎药。

4.3.4 骨密度

骨质疏松症是在老年患者中的一个重要的医疗问题，65 岁以上的女性中有 26% 受到骨质疏松症的影响，而 85 岁以上的女性中有 50% 受其影响。这在临床上与脊柱手术关系密切，因为骨质疏松导致骨密度下降及较差的骨重建。因此，椎弓根螺钉的抗拔出力会降低，并可能对融合率和融合时间产生不良影响。所以，对于骨密度下降的老年患者，术前应采取相应的措施来增加骨密度，增加螺钉的把持力，促进骨重建和骨愈合。这通常是通过药物来实现的。

4.3.5 衰弱

要了解体质衰弱对患者预后的影响，确定什么是衰弱是至关重要的。人们普遍认为，衰弱的特征是多个器官系统的生理功能下降和储备减少，并有相应的临床症状和体征，虽然这个定义带有一定的主观性，但人们已经提出了几个可以量化衰弱程度的指标，包括改良衰弱指数（mFI）和加拿大健康与衰老衰弱指数（CSHA-FI）。运用这些指标，多项研究表明在重大脊柱手术中，在预测患者预后和术后并发症方面，衰弱程度是一个重要的指标。更重要的是，最近的一项研究报告指出，衰弱与再手术率有直接相关性，同时与高死亡率、术后并发症（包括肺炎、深静脉血栓、休克、心脏骤停、肺栓塞等）的增加有统计学联系。mFI 的增加与术后前 30 天的死亡率也有直接的关系。在前面研究中有提到，当 mFI 从 0 增加到 0.27 时，对应的死亡率从 0.3% 增加到 10%。因此，在重大脊柱手术中，衰弱显然是影响患者预后和并发症的重要因素。因此，术前评估患者的衰弱程度时，应参考 mFI 等指标，同时与患者进行适当的沟通，明确地向患者解释衰弱指数与手术的相关风险，这对于脊柱外科手术患者获得最佳的预后至关重要。

4.3.6 营养状况

患者的营养状况也被认为是术后并发症、死亡率、患者预后的重要预测因素。虽然对所有年龄的患者都是如此，但对老年患者尤其重要。最近一项关于腰椎融合手术患者营养状况和预后影响的研究表明，营养不良与术后 1 年内的死亡率增加有显著相关性，校正比值比（OR）为 6.16，90 天内主要并发症的增加率比值比（OR）为 4.24，术后感染（OR）为 2.27，伤口裂开（OR）为 2.52。此外，与营养良好的患者相比，营养不良患者的住院时间也有所增加，从而增加了他们发生院内感染的风险。一些报告表明，营养不良是老年患者发生并发症的一个重要因素，还导致术后身体恢复力和抵抗力下降。鉴于营养状况对患者预后和并发症的重要性，营养评估应作为术前常规检查的一部分，其结果应告知患者，包括围手术期的治疗过程。例如，最近的一项研究表明，严重营养不良的患者可以在术前给予肠外营养，以改善他们的营养状况。特别是通过调整术前营养方案，尽量减少高血糖和减少胰岛素抵抗，因为这样可以促进术后愈合，同时加快胃肠功能恢复。

此外，由精氨酸、ω-3 脂肪酸等其他营养物质组成的免疫调节配方已经被证明可以改善患者的预后。因为这些成分是参与伤口愈合和免疫功能代谢途径的重要组成部分。因此，我们建议营养评估应作为老年患者脊柱外科手术术前评估的一部分，同时应在围手术期进行适当的营养支持。

4.3.7 社会支持

社会支持的存在对老年患者的最佳康复至关重要，几份关于社会支持（或缺乏社会支持）对患者死亡率影响的报告证明了这一点。从广义上讲，社会孤立的特征是独自生活、身边的朋友和家人很少。的确，英国老龄化纵向研究发现孤独和社会孤立是老年患者术后死亡的主要危险因素。此外，本研究发现，缺乏社会支持也与衰弱程度的增加相关，其不利影响在本节前面已经讨论过。具体地说，高度孤独感的患者在 4 年内出现身体衰弱的风险增加，相对风险比值比为 1.74（CI：95%）。然后，需要重点指出的是，这种身体衰弱的增加与衰弱指数的变化无关。因此，虽然有关社会支持在患者手术预后中的重要程度的证据仍较少，但是在行重大脊柱手术之前，确定患者的社会支持水平仍然重要。

如果术前评估显示患者是社会孤立的，那么为患者安排一个社会工作者或外部支持系统来确保调整术后的最佳状态是很重要的。

4.3.8 精神状态

随着老年人精神障碍的患病率增加，相应地，他们术后并发症发生率和死亡率同样也会增加。老年人常见的精神障碍大致可分为认知障碍和情绪变化，最显著的是抑郁症。

在 2002 年，大约有 13.9% 的老年人患有痴呆症，22.3% 的老年人有某种认知障碍。考虑到老年人群中有相当比例的认知障碍患病率，因此术前心理状态对术后疗效的影响至关重要。多项研究表明，认知功能障碍与术后并发症有很强的相关性，最明显的是术后谵妄，其在老年患者中发病率为 32%~42%。更令人不安的是，术后谵妄的存在与增加住院时间和死亡率增加等不良结果有关。具体来说，研究表明，术前认知障碍是预测术后肺部并发症发生的指标。在一项特定的队列研究中，轻度认知障碍或蒙特利尔认知评估（MoCA）的测试分数为 19~25 分的患者，肺功能测定显示呼吸功能明显恶化，肺不张发生率以及需要机械通气的概率也增加了。考虑到认知功能对术后结果和并发症的显著影响，在脊柱大手术前进行认知测试是术前评估的重要部分。这可以通过认知测试来实现，比如 MoCA 和迷你精神状态测试（MMSE），这两种方法都在基线认知功能的评估中得到了很好的验证。

除认知功能外，患者术前情绪也是患者预后的重要预测因素。15%~20% 的老年人患有抑郁症，在术前，这一数据甚至会更高。不幸的是，术前抑郁和焦虑与较差的术后结果息息相关。事实上，即使在控制了性别、既往的心肌梗死和并发症（如糖尿病）等相关因素之后，伴抑郁症患者在术后 6 个月后的死亡率也更高。此外，伴有抑郁症也与术后主要并发症相关。因此，考虑到抑郁症对患者预后的不利影响，在脊柱手术前进行情绪评估，并在术前采取适当的措施至关重要。这些措施包括确保对抑郁症的适当治疗、定期的治疗、最大限度地为患者提供社会支持。

4.4 医患同冀

能够同时满足患者和外科医生的期望是获得脊柱外科手术成功的必要条件。对于老年患者的脊柱手术，这变得更加重要（和复杂）。老龄化期望（ERA）在临床上被定义为老年患者维持身体和认知健康的期望能力。ERA 通常基于术前的机体活动水平和认知功能，以帮助更好地确定手术的目标，并帮助患者更好地了解其预期的康复过程和任何计划干预后的最终结果。许多研究都在帮助预测老年患者手术疗效的优劣。积极的 ERA 似乎是患者良好预后的重要因素。在用于确定 ERA 的许多因素中，机体活动水平仍然是影响最大的变量之一。术前活动水平越高的患者，ERA 越高，预后越好。

此外，大量文献表明，作为一个独立变量，较高的机体活动水平与显著降低慢性衰弱疾病（如心血管疾病、糖尿病、癌症、高血压、肥胖、抑郁症和骨质疏松症）的发病率相关。然而，最重要的相关因素是，个人的预期值对实际生理活动产生影响，这反过来又增加了脊柱手术成功的概率。因此，在评估老年患者脊柱外科手术时，ERA 可能是最重要的术前可变因素。作为外科医生，我们有责任告知患者所有可能的治疗方案，并根据患者的目标需求共同选择治疗方案。当与一位上了年纪的患者讨论脊柱手术时，这一点尤为重要。此外，作为沟通过程的一部分，确定老年患者的老龄化期望（ERA）是至关重要的。ERA 作为一种全世界认可的用于评价患者积极或消极态度的标准，使外科医生能够更准确、更有效地教育患者并提高手术成功率。简单地说，消极的 ERA 的患者，无论脊髓病变与否，获得良好结果所需时间更长，反之亦然。然而，ERA 是一个变量，这意味着并不总有必要拒绝给那些有消极 ERA 的人手术。外科医生可以教导他们的患者改变他们的期望，鼓励体育活动和积极的认知前景来改善 ERA。这与术前完善的医学评估和优化相结合，为老年患者脊柱手术后获得成功提供了最好的机会。

4.5 个体化手术治疗

对于任何有脊柱病变的患者，个体化的手术方案（一旦手术，通过共同决定的决策过程）对满意的疗效至关重要。在老年患者中，有几个因素可能不仅受到患者年龄的影响，而且也受到他们的生理年龄、功能水平和老龄化期望（ERA，如前所述）的影响。生理年龄是指患者的整体健康状况和机体活动水平。例如，一个 85 岁的人每周打 5 天网球达到竞技水平，可能会被视为一个 65 岁的人来治疗。然而，一个 65 岁的人，同时患有多种疾病，久坐不动的生活方式和一个消极的 ERA，更可能被视为一个生理上的 85 岁。除了患者目前和预期的功能水平和目标外，这种描述还常常影响手术治疗策略。对有脊柱病变的老年患者的评估，首先从详细的病史和体格检查开始。确定患者疼痛的确切位置是必要的，疼痛是否与神经性跛行、单侧特异性皮节神经根病、矢状面不平衡引起的腰痛、机械性轴性腰痛或上述任何一种症状相一致？与有这些主诉的老年患者进行访视的次要目标是确定他们的机体活动水平及损害的程度。在做了这些评估之后，外科医生应该仔细地评估影像学资料，这是外科医生在治疗老年脊柱疾病患者时必须转变的观念。这一人群的目标通常是做损伤最小的手术，以外科医生力所能及最微创的方式最大限度地解决疼痛。退行性脊柱滑脱和腰椎管狭窄导致的矢状面不平衡，是少见但又常常被外科医生过度治疗的病变。最近的文献支持对于轻度脊柱滑脱患者可行单纯减压手术。虽然这一观点在外科医生中仍然是有争议的，但告知患有轻度脊柱滑脱的老年患者这个选择仍然是有必要的。这与年轻患者的告知大相径庭，因为年轻患者滑脱有可能继续发展，如果发生这种情况，可能需要额外的手术。然而，对于患有严重骨质增生和稳定性较好的老年患者，这种风险可能较小。此外，许多患有中度至重度中央椎管狭窄、侧隐窝和椎间孔狭窄的老年患者可通过减少腰椎前凸和前屈来缓解神经压迫，这可能表现为明显的矢状面不平衡；这种不平衡可能误导外科医生以手术来矫正畸形，而实际上患者可能只需要减压来解决他们的疾病。这种情况是（经孔）硬膜外类固醇注射（ESI）在病理鉴别中最重要的。高年资的外科医生会优先选择阻滞最狭窄节段的神经根并评估患者症状改善的程度来鉴别患者的腰痛是来源于为了缓解狭窄压迫而采取的代偿性前屈姿势，还是真正的非僵硬性畸形所造成的病理上的矢状面失衡。如果患者在注药后腰痛能在短期内得到缓解，他们可能从单纯的减压手术中获益。相反，如果注药后症状没有缓解，随后可以进一步讨论更大范围的畸形矫正手术方案。然而，这些讨论方案必须针对患者的整体健康状况和老龄化期望进行调整，这些讨论的最终结果不一定是实施这样的矫正手术。对于有退行性脊柱侧凸的老年患者，必须采取同样的观点。通常情况下，需要冠状面和矢状面都保持平衡。外科医生必须结合患者的整体健康状况、功能水平和年龄来仔细检查X线片和之前讨论过的ERA。在这组患者中，轻微的矢状面失衡通常是可以接受的，当需要矫正时，几乎不建议将其矫正为零，因为文献表明这可能会导致近端交界性后凸。对前后位X线片的仔细检查，对于评估椎体旋转半脱位和侧方半脱位是至关重要的，而这在矢状位片

中通常不明显。这些病变往往是单侧神经根症状的罪魁祸首，可能出现在滑脱侧（压迫性神经根病变）或对侧（牵张性神经根病变）。此外，节段性侧凸，通常指L4/L5或L5/S1，是另一个经常在影像学上不显著的表现，这可能是疼痛产生的真正原因。此外，有针对性的ESI有助于梳理出患者疼痛的来源。一旦得到证实，尽管有多节段退行性脊柱侧凸，有限的局灶性减压/融合通常是成功的。

4.6　结论

老年患者的手术决策可能比较困难，但是通过适当地辨识和控制合并症，可以考虑手术。如果存在无法改变的合并症，应认真告知患者及其家属潜在的危险。如有可能，应采取损伤最小的手术干预，以处理患者的主要症状及恢复功能。应该与患者，必要时与其家属一起商讨手术的选择和可能的结果，从而便于医患双方充分沟通，共同决定治疗方案。最重要的是，应尽一切努力以达到医患同冀。

重要参考文献

[1] Deyo RA, Mirza SK, Martin BI, Kreuter W, Goodman DC, Jarvik JG. Trends,major medical complications, and charges associated with surgery for lumbar spinal stenosis in older adults. JAMA. 2010; 303(13):1259 - 1265

[2] Kim S, Brooks AK, Groban L. Preoperative assessment of the older surgical patient:honing in on geriatric syndromes. Clin Interv Aging. 2014; 10:13 - 27

[3] Sobottke R, Aghayev E, Röder C, Eysel P, Delank SK, Zweig T. Predictors of surgical,general and follow-up complications in lumbar spinal stenosis relative to patient age as emerged from the Spine Tango Registry. Eur Spine J. 2012;21(3):411 - 417

[4] Wang MC, Chan L, Maiman DJ, Kreuter W, Deyo RA. Complications and mortality associated with cervical spine surgery for degenerative disease in the United States. Spine. 2007; 32(3):342 - 347

[5] Madhavan K, Chieng LO, Foong H, Wang MY. Surgical outcomes of elderly patients with cervical spondylotic myelopathy: a meta-analysis of studies reporting on 2868 patients. Neurosurg Focus. 2016; 40(6):E13

参考文献

[1] O'Lynnger TM, Zuckerman SL, Morone PJ, Dewan MC, Vasquez-Castellanos RA, Cheng JS. Trends for spine surgery for the elderly: implications for access to healthcare in North America. Neurosurgery. 2015; 77 Suppl 4:S136 - S141

[2] Baird EO, Egorova NN, McAnany SJ, Qureshi SA, Hecht AC, Cho SK. National trends in outpatient surgical treatment of degenerative cervical spine disease.Global Spine J. 2014; 4(3):143 - 150

[3] Ciol MA, Deyo RA, Howell E, Kreif S. An assessment of surgery for spinal stenosis: time trends, geographic variations, complications, and reoperations. J Am Geriatr Soc. 1996; 44(3):285 - 290

[4] Deyo RA, Mirza SK, Martin BI, Kreuter W, Goodman DC, Jarvik JG. Trends,major medical complications, and charges associated with surgery for lumbar spinal stenosis in older adults. JAMA. 2010; 303(13):1259 - 1265

[5] Galbraith JG, Butler JS, Dolan AM, O'Byrne JM. Operative

outcomes for cervical myelopathy and radiculopathy. Adv Orthop. 2011; ⋯:2012

[6] Goldman L. Cardiac risks and complications of noncardiac surgery. Ann Intern Med. 1983; 98(4):504 – 513

[7] Harbrecht PJ, Garrison RN, Fry DE. Surgery in elderly patients. South Med J. 1981; 74(5):594 – 598

[8] Holly LT, Moftakhar P, Khoo LT, Shamie AN, Wang JC. Surgical outcomes of elderly patients with cervical spondylotic myelopathy. Surg Neurol. 2008; 69 (3):233 – 240

[9] Madhavan K, Chieng LO, Foong H, Wang MY. Surgical outcomes of elderly patients with cervical spondylotic myelopathy: a meta-analysis of studies reporting on 2868 patients. Neurosurg Focus. 2016; 40(6):E13

[10] Nagashima H, Dokai T, Hashiguchi H, et al. Clinical features and surgical outcomes of cervical spondylotic myelopathy in patients aged 80 years or older: a multi-center retrospective study. Eur Spine J. 2011; 20(2): 240 – 246

[11] Steinmetz MP, Benzel EC. Benzel's Spine Surgery E-Book: Techniques, Complication Avoidance, and Management. Elsevier Health Sciences; 2016

[12] Ulrich NH, Kleinstück F, Woernle CM, et al. LumbSten Research Collaboration. Clinical outcome in lumbar decompression surgery for spinal canal stenosis in the aged population: a prospective Swiss multicenter cohort study. Spine. 2015; 40(6):415 – 422

[13] Wang MY, Green BA, Shah S, Vanni S, Levi AD. Complications associated with lumbar stenosis surgery in patients older than 75 years of age. Neurosurg Focus. 2003; 14(2):e7

[14] Veeravagu A, Connolly ID, Lamsam L, et al. Surgical outcomes of cervical spondylotic myelopathy: an analysis of a national, administrative, longitudinal database. Neurosurg Focus. 2016; 40(6):E11

[15] Wang MC, Chan L, Maiman DJ, Kreuter W, Deyo RA. Complications and mortality associated with cervical spine surgery for degenerative disease in the United States. Spine. 2007; 32(3):342 – 347

[16] Wang MC, Kreuter W, Wolfla CE, Maiman DJ, Deyo RA. Trends and variations in cervical spine surgery in the United States: Medicare beneficiaries, 1992 to 2005. Spine. 2009; 34(9):955 – 961, discussion 962 – 963

[17] Raffo CS, Lauerman WC. Predicting morbidity and mortality of lumbar spine arthrodesis in patients in their ninth decade. Spine. 2006; 31(1): 99 – 103

[18] Aslam M, Vaezi MF. Dysphagia in the elderly. Gastroenterol Hepatol (N Y). 2013; 9(12):784 – 795

[19] Liu F-Y, Yang D-L, Huang W-Z, et al. Risk factors for dysphagia

after anterior cervical spine surgery: A meta-analysis. Medicine (Baltimore). 2017; 96(10):e6267

[20] Anderson KK, Arnold PM. Oropharyngeal Dysphagia after anterior cervical spine surgery: a review. Global Spine J. 2013; 3(4):273 – 286

[21] Ragab AA, Fye MA, Bohlman HH.Surgery of the lumbar spine for spinal stenosis in 118 patients 70 years of age or older. Spine. 2003; 28(4):348 – 353

[22] Sobottke R, Aghayev E, Röder C, Eysel P, Delank SK, Zweig T. Predictors of surgical, general and follow-up complications in lumbar spinal stenosis relative to patient age as emerged from the Spine Tango Registry. Eur Spine J. 2012; 21(3):411 – 417

[23] Avila MJ, Walter CM, Baaj AA. Outcomes and Complications of Minimally Invasive Surgery of the Lumbar Spine in the Elderly. Muacevic A, Adler JR, eds. Cureus. 2016;8(3):e519. doi:10.7759/cureus.519

[24] Wang MC, Shivakoti M, Sparapani RA, Guo C, Laud PW, Nattinger AB. Thirtyday readmissions after elective spine surgery for degenerative conditions among US Medicare beneficiaries. Spine J. 2012; 12(10):902 – 911

[25] Lee TH, Marcantonio ER, Mangione CM, et al. Derivation and prospective validation of a simple index for prediction of cardiac risk of major noncardiac surgery. Circulation. 1999; 100(10):1043 – 1049

[26] Thomsen K, Christiensen FB, Eiskjasr SP, et al. The effect of pedicle screw instrumentation on functional outcome and fusion rates in posterolateral lumbar spine fusion: a prospective, randomized clinical study. Spine. 1997; 22:2813 – 2822

[27] Leven DM, Lee NJ, Kothari P, et al. Frailty index is a significant predictor of complications and mortality after surgery for adult spinal deformity. Spine. 2016; 41(23):E1394 – E1401

[28] Flexman AM, Charest-Morin R, Stobart L, Street J, Ryerson CJ. Frailty and postoperative outcomes in patients undergoing surgery for degenerative spine disease. Spine J. 2016; 16(11):1315 – 1323

[29] Puvanesarajah V, Jain A, Kebaish K, et al. Poor nutrition status and lumbar spine fusion surgery in the elderly: readmissions, complications, and mortality. Spine. 2017; 42(13):979 – 983

[30] Evans DC, Martindale RG, Kiraly LN, Jones CM. Nutrition optimization prior to surgery. Nutr Clin Pract. 2014; 29(1):10 – 21

[31] Gale CR, Westbury L, Cooper C. Social isolation and loneliness as risk factors for the progression of frailty: the English Longitudinal Study of Ageing. Age Ageing. 2017

[32] Kim S, Brooks AK, Groban L. Preoperative assessment of the older surgical patient: honing in on geriatric syndromes. Clin Interv Aging. 2014; 10:13 – 27

第5章　老年患者围手术期的优化管理

Ade Olasunkanmi

摘要：老年患者更可能有更高的基础疾病及多器官系统疾病的负担，因此在获得治疗和干预之间的平衡以及维持功能的独立性方面面临着独特的挑战。老年患者占有医疗卫生资源比例日益增加，这对医疗卫生资源分配体制是一大挑战。尽管老年患者的发病率较高，但在术后死亡率或长期生存率方面，老年患者与其他手术组并无显著差异。新的管理方法显得更为重要，如全面的术前评估和优化管理。这可以使老年患者维持正常功能状态（减少丧失功能自理的可能性），提高生活质量（减少住院时间），减少内科和外科手术并发症。

关键词：老年患者；围手术期优化方式；并发症；脊柱手术；提高恢复率

> **关键点**
>
> - 老年患者可以安全地进行手术。
> - 全面的术前评估对于研究发病率和死亡率是很重要的。
> - 尽管在老年患者中衰弱很常见，但衰弱不等同于年老。
> - 年老并非手术的绝对禁忌证。
> - 预见并解决围手术期可变危险因素可减少围手术期并发症的发生。

5.1　背景

由于预期寿命的延长和出生率的下降，65岁以上的老年患者是人口增长最快的群体，在这一群体中，外科手术的数量也相应增加。在美国，外科手术中老年患者的数量占了其中的40%以上，在医疗保健支出中占比较高。尽管在外科水平、麻醉技术以及药物治疗方面取得了进展，但由于衰老本身所带来的影响，将会使老年患者面临术后疗效不佳和康复期延长的风险。并发症高发、生理储备减少和预后不佳息息相关。因此，在老龄人口数量增长和老龄化问题复杂性加剧的情况下，其医疗保健已然成为一个突出的问题。老龄化与生理储备的整体下降有关，使恢复变得更加困难。衰老使生理储备全面下降，令患者难以从应激反应中恢复过来。手术虽然成功，但术后功能恢复不佳，对老年患者的损害可能更大。老年手术群体并发症较多以及手术量的持续增加，在这个趋势下，它们共同提醒我们应当更加重视围手术期对已存在的并发症和其他危险因素加以关注。

由于老年患者面临着更重的基础疾病负担以及多器官、多系统的疾病，在治疗方式与干预措施之间取得平衡，维护各自器官功能是一个具有挑战性的难题。假设高死亡率和致残率与高龄相关，那在临床实践中年龄偏倚是十分明显的。然而，几项研究表明，伴随年龄增长而普遍存在的基础疾病，是围手术期发生并发症的主要原因。此外，尽管老年患者的发病率较高，但与其他手术组相比，在术后死亡率或长期生存率方面没有显著差异。越来越多的新发数据支持了术前综合评估和围手术期优化管理，可以减少老年患者内科及手术的并发症，如缩短住院时间和维持生活自理能力。本章将讨论老年患者围手术期综合评估的要点，并提供优化的诊断标准和干预措施。

5.2　衰弱

衰弱是指生理储备的减少，导致复原能力降低，适应能力丧失，受应激反应时更脆弱。衰弱是不同生理系统积累的过程，而且与年龄增大所致的功能障碍相关。衰弱的概念指的是身体、精神及活力的逐渐丧失。在不同的外科人群中，它已被确定为和增加死亡率、发病率、住院时间和术后康复时间的一个独立的危险因素。老年患者中衰弱的发生率约为9.9%，衰弱前期的发生率约为44.2%。与男性相比，女性更容易出现衰弱，而且随着年龄的增长，这种情况也会增多。在接受手术的老年患者中，衰弱的发生率更高，达到25%~56%。

虽然目前有关于衰弱的预测模型，但其仅被认为是术后不良事件的预测因素之一。衰弱的两种最常见的模型是衰弱表型和衰弱指数（FI）（表5.1）。在衰弱表型模型中，衰弱是通过5个标准或域来测量的；无意识的体重下降（过去1年的体重丢失超过

表5.1　根据衰弱的标准（改编自 Alvarez–Nebreda 等人）进行衰弱度测量

衰弱表现	测量方法
体重减少	过去1年的非故意性地体重丢失 >10lb
衰弱	握力：最低20% 根据性别/BMI，使用手测功器
疲惫	自我报告上周的疲惫状态由 CES–D 量表中的两个问题确定
运动迟缓	15ft 的步行时间：最低20% 根据性别/身高
活动下降	kcal/周：最低20% 性别：男性 < 383 kcal/周；女性 < 270 kcal/周，使用明尼苏达休闲时间身体活动测量问卷
BMI：身体质量指数 CES–D：流行病学研究中心 – 抑郁量表 评分：≥ 3项标准 = 衰弱表型；1~2项标准 = 中等体质或衰弱前期	
疲劳	你疲劳吗？（是 =1分）
抵抗重力	你能走上一段楼梯吗？（否 =1分）
有氧运动	你能走超过一个街区吗？（否 =1分）
疾病	你有5种以上的疾病吗？（是 =1分）
体重下降	在过去的6个月里，你的体重减少了超过5%吗？（是 =1分）
评分 > 3分 = 衰弱，1~2分 = 衰弱前期，0分 = 健壮	

10lb）、自我感觉疲惫、步态速度减小、体力活动水平下降和握力下降。每满足一项标准，就给1分，然后计算总分。确认为衰弱（3分或3分以上）的患者应考虑进行可能的老年治疗咨询，以进一步评估和确定所需的干预措施。FI 或缺陷积累模型为基于患者在多个不同领域积累的缺陷数量：当前疾病/并发症、认知障碍持续状态、情感状态、积极性、沟通能力、力量、移动能力、平衡力、消除、营养状态、日常生活活动、睡眠和社交。该指数是缺陷数量与被测变量数值之比。推导出的指标可以与衰弱表型分类相比较来确定衰弱程度：FI ≤ 0.10 为非衰弱，0.10 < FI ≤ 0.20 为脆弱，

---

1 磅（lb）= 0.4536 千克（kg）

0.20 < FI ≤ 0.45 为衰弱，FI > 0.45 为非常衰弱。虽然衰弱指数允许在围手术期确定需要干预的领域，但这一过程可能非常耗时，常常需要老年医学专家会诊。

只有在会影响患者治疗的情况下，才应进行衰弱评估，其目标是术前风险分层，并确定术前可优化的潜在可变因素。目前，有几种软件可用于评估衰弱程度。由国际营养与老龄化学会老年咨询小组提出的衰弱量表，用于对衰弱的筛查；它基于衰弱表型模型，包括5个特征，每符合1个特征值加1分（如上所述）。其他工具包括基于风险分析指数（RAI）、埃德蒙顿脆弱量表、改良衰弱指数和临床衰弱量表，均来源于 FI 模型。筛选工具的选择应考虑临床/卫生保健环境、机构的需求和限制、多学科团队的组成、接触患者人数和干预的目标。

5.3　糖尿病

糖尿病（DM）是一种非常常见的慢性疾病，其病程长，影响全身健康。糖尿病的发病率一直持续快速增加，据估计，超过2900万美国人确诊为糖尿病。导致这一疾病的流行病学因素有很多，包括肥胖、饮食不健康、久坐不动的生活方式、诊断标准的更新以及老年患者寿命延长。糖尿病是导致肺炎、手术切口感染、术后1月的死亡率和发病率、心血管不良事件、出院时间延长及再次入院等术后并发症的重要危险因素。糖尿病患者的死亡率、手术切口感染和心血管不良事件的高发病率给医疗卫生系统和社会带来了越来越大的医疗和社会负担。糖尿病患者的术后结果不良往往与合并较多的基础疾病相关，如隐匿性冠心病、肾功能损害和高血压。糖尿病患者的死亡风险与患者患糖尿病的时间长短、入院时的最佳血糖控制以及糖化血红蛋白（HbA1c）有关。血糖控制不佳和糖化血红蛋白升高可能会带来更多的不良围手术期事件。

糖尿病血糖控制不佳的不良后果是产生了糖基化终产物（AGEs），这是由于蛋白质糖基化引起的。随着年龄的增长，由于血管壁中糖化蛋白的积累，动脉粥样硬化进展迅速，导致心血管疾病的发生。血糖代谢异常与术后疗效不佳有关，包括了低血糖、高血糖、应激性高血糖和过度血糖波动。与此同时，多项研究发现血糖控制不佳与淋巴细胞功能受损、细胞吞噬功能下降、杀菌功能受损和趋化能力受损有关，从而增加了糖尿病患者手术切口感染的风险。此外，手术和

麻醉药已被证实对患者的血糖水平有重要影响，在血糖控制不佳的情况下，将导致糖尿病患者术后并发症。手术和麻醉药会导致许多激素的释放，如胰高血糖素、生长激素、肾上腺素和去甲肾上腺素。释放的细胞因子和增多的反向调节激素的结合提高了血糖水平，增加了胰岛素抵抗。而这种结合可能导致血糖控制不佳的糖尿病患者发生危险的高血糖症状，从而引发不良的术后结果。

长期的血糖控制监测可选用糖化血红蛋白（HbA1c）测定。HbA1c 反映了患者过去 2~3 个月的平均血糖水平，代表了黏附在红细胞上的葡萄糖量。国际专家委员会的报告建议血糖控制的目标是糖化血红蛋白 < 7.0%，当血糖控制在这一标准以下时，将降低血管疾病的罹患风险。然而，要把这一标准应用到广大患者身上是很困难的。2008 年，Walid 等学者发表的一项研究纳入了接受前路颈椎椎间盘切除融合手术和腰椎减压融合手术的患者，发现伴随有 HbA1c>6.1% 的患者与住院时间延长和总费用增加的结果显著相关。同时，Hikata 等学者也发现糖尿病患者行后路胸腰椎手术的术后手术切口感染与 HbA1c > 7.0% 显著相关。他们建议术前将 HbA1c 控制在 7.0% 以下，以降低术后切口感染的风险。然而，这项研究还不足以支持这一结论。因此，Cancienne 等学者随后调查了 5000 名接受单节段腰椎减压术的患者，目的是确定 HbA1c 的阈值水平与术后感染风险的相关性。根据患者糖化血红蛋白水平，以 0.5 mg/dL 的增量将患者分组。围手术期 HbA1c 水平升高，术后手术部位深部感染风险增加。使用手术患者特征（ROC）曲线和多变量分析，确定了围手术期 HbA1c > 7.5 mg / dL 可以作为阈值与手术后手术部位感染的风险显著增加相关联，OR 为 2.9，对比糖化血红蛋白 < 7.5 mg / dL（95% CI，P< 0.0001）的患者。

5.4 骨质疏松症

骨质疏松症本身是一个挑战性难题，因为它可能与融合失败、医源性不稳定和手术后骨折有关。随着年龄的增长，这种情况更为常见，因为在整个成年期，骨质流失会逐渐加重。骨质疏松症的发病率随着预期寿命的延长而增加。尽管这种慢性疾病的发病率很高，后果也很严重，老年患者很少评估和治疗骨质疏松症和低骨密度（BMD）。骨质疏松症导致骨量减少和骨微结构恶化，易使老年患者发生脆性骨折和退行性脊柱畸形。在美国，每年骨质疏松性骨折发病率已超过新发糖尿病、冠状动脉疾病、中风、心力衰竭和乳腺癌。老年患者骨折与更高的死亡率、长期护理需求的增加和生活质量的显著下降有关。鉴于骨质疏松症在老年患者中发病率很高，以及它所带来的临床问题及其对生活质量和死亡率的重大影响，提示我们需要在择期手术前确定骨质疏松症（或骨质减少），并开始治疗，以减少术后并发症的风险，确保手术成功。

根据世界卫生组织（WHO），所有围绝经期和绝经后女性以及已知的代谢性骨病或高危因素的患者应进行 BMD 筛查，包括双能 X 线骨密度仪（DXA）和实验室代谢性指标评估，由世界卫生组织开发的 FRAX 骨折 - 风险评估工具可以帮助确定那些没有被归类为患有骨质疏松症的患者从治疗中受益。FRAX 能评估多种风险因素所致骨折的影响。在腰椎 CT 上测量亨氏单位（HU）已被证明与骨密度相关，因此可以作为骨质疏松症的筛查和诊断工具。使用股骨颈测量 HU 比使用腰椎退行性节段更可靠，后者测量可能产生假阴性结果。识别出或认识到骨质疏松症或危险因素是很重要的，这样才能采取适当的预防策略。药物治疗包括基于药理学的药物，如减少骨丢失的抗再吸收药物或增加骨形成的合成代谢药物。FDA 批准的抗再吸收药物包括双膦酸盐（阿仑膦酸盐、利塞膦酸盐、依班膦酸盐和唑来膦酸）、降钙素和雷洛昔芬。特立帕肽是 FDA 唯一批准用于治疗骨质疏松症的合成代谢药物。它能有效地治疗椎体骨折并具有良好的耐受性。Ohtori 的研究团队在 2013 年对比了特立帕肽和双膦酸盐用于绝经后女性脊柱融合术中骨质疏松症的治疗，并报道了特立帕肽组融合更快、融合率更高。Inoue 等学者报道了脊柱融合术后患者立即予以特立帕肽治疗，经治疗至少 1 个月后，术中椎弓根螺钉扭矩立即有所增加。在 2015 年，Ohtori 等学者也报道了经特立帕肽治疗 6 个月以上的患者，其融合程度比双膦酸盐治疗的更为明显。

5.5 心血管疾病

在医疗费用、心功能下降及心功能不全、发病率和死亡率方面，心血管疾病在美国老年患者中是一个巨大的负担。对耐受差的心脏疾病患者进行高风险的外科手术会导致非常差的围手术期预后。因此，预判是否存在心脏病是至关重要的，如存在，需要在择期手术之前进行评估和相关治疗。

冠心病患者围手术期的死亡率和发病率增高是老年患者非心脏手术术后常见的并发症。术后冠心病的发病率取决于诊断的定义和范围；这包括从升高的生物标志物（如肌钙蛋白）到更严重的并发症，如心肌梗死、心脏骤停 / 严重心律失常和急性心力衰竭。Devereaux 等学者报道了一组年龄为 ≥ 50 岁的患者的术后 1 个月的死亡率为 1.9%，这些患者接受了非心脏手术，并且既往有肌钙蛋白水平升高的病史。除死亡风险外，术后心脏相关并发症导致住院时间延长、疾病负担增加和长期生存率降低。年龄是非心脏手术后发生重大心脏不良事件风险的一个重要考虑因素，因为 55 岁以上的成年人心血管疾病的发病率越来越高。

美国心脏病学会 / 美国心脏协会（ACC/AHA）的实践指南推荐使用一种经过验证的风险预测工具来预测非急诊非心脏手术患者围手术期主要不良心脏事件的风险。患者的风险评估应包括临床风险因素、功能的评估和手术类型。更复杂的患者可能需要由心血管专家或主治医生进行系统而详细的评估。美国麻醉医师学会（ASA）和美国外科医师学会国家手术质量改进计划（ACS–NSQIP）的手术风险评估表（下文描述）是术前评估和风险分级的有效工具量表。经修订的心脏风险指数（RCRI）是一种简单、已验证和公认的多变量预测工具，用于评估围手术期主要心脏并发症的风险，如心肌梗死、肺水肿、心室颤动、原发性心脏骤停或完全性房室传导阻滞。每个临床变量计 1 分。0 分、1 分、2 分、≥ 3 分分别对应估计的主要心脏并发症风险为 0.4%、0.9%、7% 和 11%。RCRI 评分为 0 分表示患者风险较低，1 分或 2 分表示中度风险，高危患者评分为 3 分或更高。RCRI 可以很好地区分高危患者和低危患者，但并不能很好地反映年龄和高血压病带来的问题（两者均是围手术期风险评估的重要因素）。患者的功能状态或对运动的耐受是另一个重要的因素，这可能是一个重要的围手术期预测结果。缺乏运动耐力的老年患者往往伴有心血管和肺部的并发症。杜克活动状态指数（DASI）是评估运动耐受性的一个有用工具。它是一份结构化的问卷，根据与运动能力有关的问题对运动能力进行评分。它是由与最大摄氧量相关的 12 项条目组成。对问卷中每个问题的回答进行加权，得分越高表示功能状态越好（最高为 58.2 分）。

表 5.2　代谢当量 (MET)(改编自 Fleisher LA 等人)

体力活动
轻强度活动（< 3METs）
睡觉
看电视
写作、办公、打字
步行，平地散步，非常缓慢
中等强度的活动（3~6METs）
平稳地骑单车，非常轻度的活动
快速走动
修剪草坪
性生活
剧烈活动（> 6METs）
慢跑（8.05km/h），徒步旅行
足球、篮球比赛
在适当的位置跑步
跳绳
游泳

ACC/AHA 指南推荐使用代谢当量（MET），它是 DASI 问卷的衍生，以 4 个 METs 作为可接受功能容量的临界值（表 5.2）。

5.6　肺部疾病

术后由于肺部疾病引起的肺部并发症，如阻塞性睡眠呼吸暂停（OSA）和慢性阻塞性肺疾病（COPD），逐渐被认为是发病率和死亡率增高的重要原因。阻塞性睡眠呼吸暂停（OSA）和慢性阻塞性肺疾病（COPD）均是导致肺功能障碍的独立危险因素。文献报道的术后肺部并发症的发生率差异很大，波动在 2%~19%，并且其中有 10%~30% 的患者在全身麻醉患者术后发生不同程度的肺部不良事件。此外，由于定位的原因和功能残气量的丧失，在麻醉过程中高达 90% 的患者出现一定程度的肺不张。阻塞性睡眠呼吸暂停（OSA）是一种常见的慢性疾病，其特点是在睡眠中频繁出现气道塌陷。它会导致气体交换紊乱，影响夜间睡眠质量，

---

1 英里（mi）= 1.609344 千米（km）

引起白天疲劳。OSA 被认为是系统性高血压、心血管疾病、卒中、糖代谢异常的独立危险因素。据估计，阻塞性睡眠呼吸暂停综合征的患病率在 3%~7% 之间，对人群的影响各不相同，其中一些亚群的风险更高。年龄（≥ 60）和其他因素增加了术后肺部并发症的易感性。尽管其临床后果日益明显，但大多数患者仍未得到诊断。阻塞性睡眠呼吸暂停（OSA）和慢性阻塞性肺病（COPD）主要是中老年患者的疾病，往往这部分人最有可能需要手术治疗。由于未经治疗的阻塞性睡眠呼吸暂停综合征具有潜在的严重并发症，因此，在择期手术之前需要对这种疾病进行筛查，识别和制订适当的治疗计划是非常重要的，以减少术后心肺不良事件。戒烟和肺部康复是重要的术前策略，可以帮助改善短期和长期的结果。

尽管目前已经开发了一些筛选试验来识别高危患者，但 STOP 和 STOP-Bang 问卷方便易用，可能对这方面有帮助。这些问卷设置各种缩略词：打鼾，疲劳，观察到的呼吸暂停，高血压（STOP）；打鼾，疲劳，观察到的呼吸暂停，高血压 - BMI，年龄，颈围和性别（STOP-Bang）这些是简洁的，这类对患者较为友好的 OSA 筛查工具可用于门诊调查。STOP 问卷对 OSA 的敏感性为 65.6%，特异性为 60%。对中度和重度 OSA 的敏感性较高，特异性较低（分别为 74% 和 53%；80% 和 49%）。由于 STOP-Bang 问卷具有使用相对容易、效率高、灵敏度高的特点，目前被广泛使用并得到了很好的验证。除 STOP 的问题外，还有 4 个问题（体重指数 BMI > 35，年龄 > 50，颈围 > 40 cm，性别 = 男性）。每个问题的回答是 1 分，总分 8 分。STOP-Bang 问卷具有非常高的敏感性（100% 检测重度 OSA，93% 检测中度 OSA）。问卷得分 0~2 分的患者被认为是 OSA 的低风险人群。几项研究表明，被认定为阻塞性睡眠呼吸暂停高危患者的术后并发症发生率更高，如计划外的再插管和心肌梗死。在进行选择性手术干预之前，应考虑在 STOP 或 STOP-Bang 问卷调查中有阻塞性睡眠呼吸暂停高风险的患者，以进一步评估阻塞性睡眠呼吸暂停和干预措施，如 CPAP。

5.7 肾脏疾病

肾脏疾病是包括急性肾脏疾病（AKI）、慢性肾脏疾病（CKD）和终末期肾脏疾病（ESRD）在内的一系列疾病，是一个慢性、进展性的过程，对手术的预后

影响广泛。慢性肾脏疾病是一个公共卫生问题，肾衰竭的发病率和患病率不断上升。经美国肾脏疾病数据库系统估计，慢性肾病患者住院的概率是正常人的 3 倍。肾病患者的预期寿命一直在增加，与此同时也有越来越多的患者需行脊柱手术治疗，并且已有多项研究报道了该疾病对术后疗效的影响。据报道，慢性肾脏疾病的患者有较高的心肌梗死、肺炎、出血、败血症、脊柱疾病发病率和死亡率以及较高的 30 天再入院率。当然，CKD 本身的特点也对脊柱外科医生的影响极大，因为严重的肾功能障碍会对骨质有影响，如骨质丢失、贫血、高血压和动脉粥样硬化疾病。此外，CKD 患者的生活质量较差，既往基础病史较多，包括糖尿病、高血压、血脂代谢异常、骨质疏松症、神经病变、心血管疾病和降低的生活质量。术前评估的目的是降低合并肾脏疾病患者的发病率和死亡率。肾小球滤过率（GFR）或血清肌酐水平可评估肾功能，多项研究指出，当 GFR 降低到 80 mL/（min·1.73^{-1} m^{-2}）以下时，30 天并发症将会增加。根据国家肾脏基金会的报告，Purvis 等学者指出，GFR 估计为 60 mL/（min·1.73^{-1} m^{-2}）是发病率显著增加的阈值。血清肌酐水平也可以作为一个补充测试来评估术前肾功能和预测围手术期并发症。当血清肌酐浓度 > 1 mg/dL 时，其被确定为术后心肌梗死的独立危险因素，而 > 2 mg/dL 时，则与深静脉血栓形成相关。外科医生可以在术前告知患者术后增加的并发症风险、发病率及死亡率。重要的是，为了减少术后并发症，可以制定术中和术后的治疗策略以控制出血量和血压。

5.8 营养

老年患者营养不良的原因包括食欲下降、营养摄入减少和 / 或肠道吸收减少。营养不良会导致免疫反应降低、随后肌肉萎缩以及导致伤口愈合减慢；因此，优化老年患者手术营养状况对减少并发症、提高手术效果具有重要意义。营养不良是一种常见的疾病表现或者是疾病的并发症，对术后结果有不良影响。这是一个术后并发症增多、住院时间增加和医疗成本增高的独立危险因素。考虑到基础疾病的负担和营养缺乏 / 营养不良的存在极大地增加了手术的不良效果，选择脊柱手术对老年患者是有风险的。患者应进行术前的筛选，包括足够的体重减轻或增加、肌肉增加或减少、口服摄入、BMI，以及慢性或急性疾病状态。

有各种评分和评估工具用于筛查营养缺乏。简易营养评估量表（MNA）由于其易于使用和可行性高，是最广泛使用的经过验证的营养筛选和评估工具。MNA 分为人体测量数据、一般状态、膳食信息和主观评价 4 个部分，最高分 30 分。评分 < 17 分为营养不良，17 ~ 23.5 分为具有营养不良风险，评分 >23.5 分为营养良好。白蛋白可用于术前确定患者的营养健康状况，而前白蛋白作为预测手术结果的作用仍在评估中。

前白蛋白的正常参考值在 16~40 mg/dL 之间，低于 16 mg/dL 被认为是营养不良。实验室检测指标，如淋巴细胞计数、血清白蛋白和前白蛋白，与营养筛查工具（如 MNA）相结合，可提供较高的预测价值。淋巴细胞总数低于 1500 个 /mm³、细胞转运水平低于 200 mg/dL、BMI 指数低于 18.5 kg/m² 以及白蛋白水平低于 3.5 mg/dL，这些都是营养不良的指标。对于营养不良的患者，在进行择期手术之前应考虑到营养学家的建议。各种术后加速康复（ERAS）方法也提出了若干步骤，旨在减少与营养不良相关的术后并发症，包括允许术前 6h 的固体摄入量和术前 2h 的净摄入量，口服碳水化合物减轻手术应激反应对机体分解代谢的影响，术后早期营养支持和优化社交环境。

5.9　身体质量指数（BMI）

全世界人口的体重都在增加。这一趋势预计还会继续增长，在 2013 年，每 10 个成年人中就有 4 个已经被归类为超重或肥胖。在美国，肥胖尤其普遍，成年男性的肥胖率为 31.7%，成年女性的肥胖率为 33.9%。它是高血压、糖尿病和心血管疾病等基础疾病的独立危险因素，也是导致腰痛和退行性脊柱疾病发生率增加的因素。与肥胖相关并发症包括手术切口变长、出血量增加、手术时间延长、外科手术部位感染和静脉 / 肺栓塞。成人脊柱畸形是非常常见的，发病率随着年龄的增长而增加，据报道 65 岁以上的老年患者患病率高达 68%。治疗成人脊柱畸形以减轻疼痛和功能障碍因肥胖等多种因素导致术后并发症发生率高而复杂化。有几项研究调查了肥胖对术后并发症的影响，结果各不相同，部分原因是纳入标准、手术类型和肥胖阈值的差异。这些差异主要是由于肥胖患者等级未进行分层。美国疾病控制中心（Centers for Disease Control）将肥胖定义为 BMI ≥ 30kg/m²。基于几项研究，当控制其他协变量时，健康体重组（BMI < 25kg/m²）

与其他 BMI 组（超重 25~29，1 级肥胖 30~34，2 级肥胖 35~39，3 级肥胖 40+）相比，发现 BMI > 40kg/m² 的患者手术时间更长、术中出血量更多、再入院率 / 再手术率更高、外科手术部位感染率和深静脉血栓形成率更高，表明这类肥胖患者可能承担增加的医疗费用和不良的手术结果。

5.10　患病率和死亡率的预测

传统上，对衰老的评估是按实际年龄来评估的，但实际年龄并不能充分评价患者的健康或功能状况。年老或衰弱导致功能性储备减少的过程因个体而异，从而影响身体承受手术或麻醉风险的能力。老年患者没有明显的器官系统功能障碍的征象，并不能排除功能或生理储备的下降。因此，有必要评估和管理可能影响术后并发症的发病率和死亡率，甚至还有可能导致既往疾病或功能障碍。如糖尿病未确诊或血糖控制不佳、肾脏疾病、高血压、心肺相关疾病、脑血管疾病、骨质疏松症、吸烟、营养不良等均与术后并发症及较差的功能预后有关。术前识别这些危险因素对降低围手术期并发症的发生率很重要。

各种风险模型系统可作为手术患者并发症发生的风险评估工具。美国麻醉医师协会（ASA）的身体状况分类系统被麻醉医师用于风险分层。ASA 评分是根据系统性疾病的表现和严重程度，对患者的健康状况进行的 5 类主观评估。ASA 系统最大的缺点是它非常主观，容易在观察者之间存在分歧。它对区分两个最大的组、ASA Ⅱ 和Ⅲ类的敏感性也很差。另一个常用的工具是 ACS–NSQIP 手术风险计算器，它是从多机构、所有外科专科手术程序数据库发展起来的，并利用一个包含 21 个术前因素的模型来预测患者的术后结果。

它可以预测患者术后出现不良结果的风险，包括并发症或死亡。风险是根据接受类似手术的大量患者的数据计算出来的，是根据外科医生提供的患者的病史来估计的。Veeravagu 等学者发现 ACS–NSQIP 始终预测并发症发生率，而低估了实际并发症的发生率。然而，它确实准确地预测了术后不良事件的发生。另一个已被充分研究和验证的评估工具是 Charlson 共病指数（CCI）。它根据国际疾病分类（ICD）诊断代码对患者并发症进行分类。每个并发症类别根据调整的风险或死亡率分配一个权重，所有权重的总和为患者得出一个单一的评分。得分越高，表示风险越大或资源利用率花费越高。Arrigo 等人发现 CCI 是术后 30 天并发症的重要预测因素，而 Whitmore 等人发现该工具是预测术后并发症的有用但不完整的预测因素。另一个评分或预测工具是术前评分以预测术后死亡率（POS-POM）。它结合了糖尿病、是否透析依赖、痴呆和心力衰竭等客观指标来确定围手术期和术后的死亡风险。但是，该工具不包括评测术后并发症的发病率和术后生活质量差或丧失独立自主能力的风险。

5.11　社会支持

社会支持是指提供情感和经济支持以及实际指导、帮助和建议的关系网络。重要的是要降低应激，改善应对许多不同健康状况的机制。在住院期间这样做是至关重要的，出院后更重要。脊柱手术后的恢复是一个复杂的过程，社会支持的可获得性可能与积极的短期和长期的恢复以及手术结果有关。重要的是在住院前和出院前评估患者的社会支持和家庭健康需要。如果患者的家庭或社会支持不充分，应考虑术前请社工介入，同时考虑出院后的计划。

5.12　谵妄 / 痴呆的评估

在美国老年人中，痴呆和非痴呆性的认知障碍的患病率很高，而且痴呆自身是已知的发病率和死亡率的危险因素。术后谵妄是老年患者手术后常见的并发症，术前认知功能障碍与术后谵妄有很强的相关性。术后谵妄与死亡、住院时间延长、长期护理或离开康复机构有关。术前认知功能障碍也可预测术后肺部相关并发症，如肺不张和需要更长时间的机械通气。术前筛查对减少这些术后并发症很重要。简易心理状态测试是一种有效的认知功能测试方法。这是一份分值为 30 分的问卷，在测量认知障碍方面很有用，而且很容易在临床环境中使用。ACS/AGS 指南建议在术前对认知障碍进行评估时使用 Mini-Cog 检查。Mini-Cog 评估许多认知领域，如认知功能、记忆、语言理解、视觉运动技能和执行功能。

5.13　围手术期评估的应用

收集上述围手术期参数，使外科医生和患者能够确定手术干预的风险和获益。随着患者年龄的增长，这些风险 – 获益对比应该更加慎重，并考虑到健康、功能和社会因素。重要的是需要明白并没有很多严格的标准来拒绝手术，而且一些风险因素不能被纠正（如预先存在的心脏或肾脏疾病），但可以预测和管理。但是，应该考虑一些通用准则。首先，如果患者有能改变的危险因素，可以通过选择择期手术并在术前干预危险因素直到其消失。第二，如果延迟纠正一个风险因素会使患者在短期内面临更大的风险，那么就不应该推迟手术。第三，如果现有的风险因素使患者面临的风险大于手术的预期收益，则不应进行手术。

5.14　结论

考虑到老龄化和整体功能储备下降之间的联系，在考虑老年患者的手术时，谨慎考虑是必要的。确定目标、优先事项、预期寿命以及非手术治疗非常重要。虽然手术可以安全进行，但对接受手术的老年患者的围手术期咨询应包括综合评估和手术风险评估（表 5.3）。

表 5.3　总结建议

因素	评估	优化策略 / 建议
衰弱	评估的指标	术前力量训练；术前物理治疗
糖尿病	HbA1c	血糖水平 > 7.5mg/dL 延迟手术；内分泌咨询
心血管因素	心脏评估；DASI；METs	避免对 MET < 4 的患者进行手术；心脏病学咨询
肺部疾病	肺部评估；STOP/STOP-Bang	阻塞性睡眠呼吸暂停的肺内科咨询；考虑手术前的 CPAP 或 BiPAP 等干预措施；住院医生作为住院患者进行咨询
骨质疏松症	评估风险因素；BMD；FRAX	维生素 D 和钙；考虑药物
肾脏疾病	肌酐和肾小球滤过率（GFR）	术前优化；风险咨询；hospitalist 咨询住院；围手术期液体管理

续表

因素	评估	优化策略 / 建议
营养	迷你营养评估；白蛋白和前白蛋白水平	营养补充；营养师营养咨询
BMI	计算 BMI	避免 BMI > 40kg/m² 的手术；减肥咨询
社会支持	评估术后需求	社会工作推荐；术前 SNF/ 术前患者康复计划
痴呆 / 谵妄	评估认知能力；Mini-Cog	限制镇静精神药物；老年咨询
患病率和死亡率	ASA；ACS-NSQIP 手术风险计算器	对风险和获益进行适当的咨询和评估

重要参考文献

[1] Cheng S-P, Yang T-L, Jeng K-S, Lee J-J, Liu T-P, Liu C-L. Perioperative Care of the Elderly. Int J Gerontol. 2007; 1(2):89 – 97

[2] Alvarez-Nebreda ML, Bentov N, Urman RD, et al. Recommendations for Preoperative Management of Frailty from the Society for Perioperative Assessment and Quality Improvement (SPAQI). J Clin Anesth. 2018; 47:33 – 42

[3] Ali R, Schwalb JM, Nerenz DR, Antoine HJ, Rubinfeld I. Use of the modified frailty index to predict 30-day morbidity and mortality from spine surgery. J Neurosurg Spine. 2016; 25(4):537 – 541

[4] Buckinx F, Rolland Y, Reginster J-Y, Ricour C, Petermans J, Bruy è re O. Burden of frailty in the elderly population: perspectives for a public health challenge. Arch Public Health. 2015; 73(1):19

[5] Rollins KE, Varadhan KK, Dhatariya K, Lobo DN. Systematic review of the impact of HbA1c on outcomes following surgery in patients with diabetes mellitus. Clin Nutr. 2016; 35(2):308 – 316

[6] Curtis JR, Safford MM. Management of osteoporosis among the elderly with other chronic medical conditions. Drugs Aging. 2012; 29(7):549 – 564

[7] Yazdanyar A, Newman AB. The burden of cardiovascular disease in the elderly: morbidity, mortality, and costs. Clin Geriatr Med. 2009; 25(4):563 – 577, vii

[8] Epstein NE. More risks and complications for elective spine surgery in morbidly obese patients. Surg Neurol Int. 2017; 8(1):66

参考文献

[1] Cheng S-P, Yang T-L, Jeng K-S, Lee J-J, Liu T-P, Liu C-L. Perioperative Care of the Elderly. Int J Gerontol. 2007; 1(2):89 – 97

[2] Wick EC, Finlayson E. Frailty-Going From Measurement to Action. JAMA Surg. 2017; 152(8):757 – 758

[3] Mohanty S, Rosenthal RA, Russell MM, Neuman MD, Ko CY, Esnaola NF. Optimal Perioperative Management of the Geriatric Patient: A Best Practices Guideline from the American College of Surgeons NSQIP and the American Geriatrics Society. J Am Coll Surg. 2016; 222(5):930 – 947

[4] Pearce L, Bunni J, McCarthy K, Hewitt J. Surgery in the older person: Training needs for the provision of multidisciplinary care. Ann R Coll Surg Engl. 2016; 98(6):367 – 370

[5] Amrock LG, Deiner S. Perioperative frailty. Int Anesthesiol Clin. 2014; 52(4): 26 – 41

[6] Partridge JSL, Harari D, Dhesi JK. Frailty in the older surgical patient: a review. Age Ageing. 2012; 41(2):142 – 147

[7] Seymour DG, Pringle R. Post-operative complications in the elderly surgical patient. Gerontology. 1983; 29(4):262 – 270

[8] Vaz FG, Seymour DG. A prospective study of elderly general surgical patients: I. Pre-operative medical problems. Age Ageing. 1989; 18(5):309 – 315

[9] Polanczyk CA, Marcantonio E, Goldman L, et al. Impact of age on perioperative complications and length of stay in patients undergoing noncardiac surgery. Ann Intern Med. 2001; 134(8):637 – 643

[10] Lubin MF. Is age a risk factor for surgery? Med Clin North Am. 1993; 77(2): 327 – 333

[11] Audisio RA, Bozzetti F, Gennari R, et al. The surgical management of elderly cancer patients; recommendations of the SIOG surgical task force. Eur J Cancer. 2004; 40(7):926 – 938

[12] Alvarez-Nebreda ML, Bentov N, Urman RD, et al. Recommendations for Preoperative Management of Frailty from the Society for Perioperative Assessment and Quality Improvement (SPAQI). J Clin Anesth. 2018; 47:33 – 42

[13] Ali R, Schwalb JM, Nerenz DR, Antoine HJ, Rubinfeld I. Use of the modified frailty index to predict 30-day morbidity and mortality from spine surgery. J Neurosurg Spine. 2016; 25(4):537 – 541

[14] Buckinx F, Rolland Y, Reginster J-Y, Ricour C, Petermans J, Bruy è re O. Burden of frailty in the elderly population: perspectives for a public health challenge. Arch Public Health. 2015; 73(1):19

[15] Blodgett J, Theou O, Kirkland S, Andreou P, Rockwood K. Frailty in NHANES: Comparing the frailty index and phenotype. Arch Gerontol Geriatr. 2015; 60(3):464 – 470

[16] Susanto M, Hubbard RE, Gardiner PA. Validity and Responsiveness of the FRAIL Scale in Middle-Aged Women. J Am Med Dir Assoc. 2018; 19(1):65 – 69

[17] Walid MS, Newman BF, Yelverton JC, Nutter JP, Ajjan M, Robinson JS. Prevalence of previously unknown elevation of glycosylated hemoglobin (HbA1c) in spine surgery patients and impact on length of stay and total cost. J Hosp Med. 2009; •••. DOI: 10.1002/jhm.541

[18] Boreland L, Scott-Hudson M, Hetherington K, Frussinetty A, Slyer JT. The effectiveness of tight glycemic control on decreasing surgical site infections and readmission rates in adult patients with diabetes undergoing cardiac surgery: A systematic review. Heart Lung. 2015; 44(5):430 – 440

[19] Akiboye F, Rayman G. Management of Hyperglycemia and Diabetes in Orthopedic Surgery. Curr Diab Rep. 2017; 17(2):13

[20] Rollins KE, Varadhan KK, Dhatariya K, Lobo DN. Systematic review of the impact of HbA1c on outcomes following surgery in patients with diabetes mellitus. Clin Nutr. 2016; 35(2):308 – 316

[21] Bock M, Johansson T, Fritsch G, et al. The impact of preoperative testing for blood glucose concentration and haemoglobin A1c on mortality, changes in management and complications in noncardiac elective surgery: a systematic review. Eur J Anaesthesiol. 2015; 32(3):152 – 159

[22] Shaw P, Saleem T, Gahtan V. Correlation of hemoglobin A1C level with surgical outcomes: Can tight perioperative glucose control reduce infection and cardiac events? Semin Vasc Surg. 2014; 27(3 – 4):156 – 161

[23] Hikata T, Iwanami A, Hosogane N, et al. High preoperative hemoglobin A1c is a risk factor for surgical site infection after posterior thoracic and lumbar spinal instrumentation surgery. J Orthop Sci. 2014; 19(2):223 – 228

[24] Cancienne JM, Werner BC, Chen DQ, Hassanzadeh H, Shimer AL. Perioperative hemoglobin A1c as a predictor of deep infection following single-level lumbar decompression in patients with diabetes. Spine J. 2017; 17(8):1100 – 1105

[25] Priebe H-J. Preoperative cardiac management of the patient for non-cardiac surgery: an individualized and evidence-based approach. Br J Anaesth. 2011; 107(1):83 - 96

[26] Curtis JR, Safford MM. Management of osteoporosis among the elderly with other chronic medical conditions. Drugs Aging. 2012; 29(7):549 - 564

[27] Lehman RA, Jr, Kang DG, Wagner SC. Management of osteoporosis in spine surgery. J Am Acad Orthop Surg. 2015; 23(4):253 - 263

[28] Unnanuntana A, Gladnick BP, Donnelly E, Lane JM. The assessment of fracture risk. J Bone Joint Surg Am. 2010; 92(3):743 - 753

[29] Schreiber JJ, Anderson PA, Rosas HG, Buchholz AL, Au AG. Hounsfield units for assessing bone mineral density and strength: a tool for osteoporosis management. J Bone Joint Surg Am. 2011; 93(11):1057 - 1063

[30] Ohtori S, Inoue G, Orita S, et al. Comparison of teriparatide and bisphosphonate treatment to reduce pedicle screw loosening after lumbar spinal fusion surgery in postmenopausal women with osteoporosis from a bone quality perspective. Spine. 2013; 38(8):E487 - E492

[31] Inoue G, Ueno M, Nakazawa T, et al. Teriparatide increases the insertional torque of pedicle screws during fusion surgery in patients with postmenopausal osteoporosis. J Neurosurg Spine. 2014; 21(3):425 - 431

[32] Ohtori S, Orita S, Yamauchi K, et al. More than 6 Months of Teriparatide Treatment Was More Effective for Bone Union than Shorter Treatment Following Lumbar Posterolateral Fusion Surgery. Asian Spine J. 2015; 9(4):573 - 580

[33] Yazdanyar A, Newman AB. The burden of cardiovascular disease in the elderly: morbidity, mortality, and costs. Clin Geriatr Med. 2009; 25(4):563 - 577, vii

[34] Scott IA, Shohag HA, Kam PCA, Jelinek MV, Khadem GM. Preoperative cardiac evaluation and management of patients undergoing elective non-cardiac surgery. Med J Aust. 2013; 199(10):667 - 673

[35] Botto F, Alonso-Coello P, Chan MT, et al. Vascular events In noncardiac Surgery patients cohort evaluation (VISION) Writing Group, on behalf of The Vascular events In noncardiac Surgery patients cohort evaluation (VISION) Investigators, Appendix 1. The Vascular events In noncardiac Surgery patients cohort evaluation (VISION) Study Investigators Writing Group, Appendix 2. The Vascular events In noncardiac Surgery patients cohort evaluation Operations Committee, Vascular events In noncardiac Surgery patients cohort evaluation VISION Study Investigators. Myocardial injury after noncardiac surgery: a large, international, prospective cohort study establishing diagnostic criteria, characteristics, predictors, and 30-day outcomes. Anesthesiology. 2014; 120(3):564 - 578

[36] Devereaux PJ, Chan MT, Alonso-Coello P, et al. Vascular Events In Noncardiac Surgery Patients Cohort Evaluation (VISION) Study Investigators. Association between postoperative troponin levels and 30-day mortality among patients undergoing noncardiac surgery. JAMA. 2012; 307(21):2295 - 2304

[37] Schoenborn CA, Heyman KM. Health characteristics of adults aged 55 years and over: United States, 2004 - 2007. Natl Health Stat Rep. 2009(16):1 - 31

[38] Fleisher LA, Fleischmann KE, Auerbach AD, et al. ACC/AHA Guideline on Perioperative Cardiovascular Evaluation and Management of Patients Undergoing Noncardiac Surgery: A Report of the American College of Cardiology/American Heart Association Task Force on Practice Guidelines. Circulation. 2014; 2014:130

[39] Reilly DF, McNeely MJ, Doerner D, et al. Self-reported exercise tolerance and the risk of serious perioperative complications. Arch Intern Med. 1999; 159(18):2185 - 2192

[40] Hlatky MA, Boineau RE, Higginbotham MB, et al. A brief self-administered questionnaire to determine functional capacity (the Duke Activity Status Index). Am J Cardiol. 1989; 64(10):651 - 654

[41] Diaz-Fuentes G, Hashmi HRT, Venkatram S. Perioperative Evaluation of Patients with Pulmonary Conditions Undergoing Non-Cardiothoracic Surgery. Health Serv Insights. 2016; 9 Suppl 1:9 - 23

[42] Punjabi NM. The epidemiology of adult obstructive sleep apnea. Proc Am Thorac Soc. 2008; 5(2):136 - 143

[43] Chung F, Abdullah HR, Liao P. STOP-Bang Questionnaire: A Practical Approach to Screen for Obstructive Sleep Apnea. Chest. 2016; 149(3):631 - 638

[44] Jones DR, Lee HT. Surgery in the patient with renal dysfunction. Anesthesiol Clin. 2009; 27(4):739 - 749

[45] Cherng Y-G, Liao C-C, Chen T-H, Xiao D, Wu C-H, Chen T-L. Are non-cardiac surgeries safe for dialysis patients? - A population-based retrospective cohort study. PLoS One. 2013; 8(3):e58942

[46] Purvis TE, Kessler RA, Boone C, Elder BD, Goodwin CR, Sciubba DM. The effect of renal dysfunction on short-term outcomes after lumbar fusion. Clin Neurol Neurosurg. 2017; 153:8 - 13

[47] Bains RS, Kardile M, Mitsunaga L, et al. Does chronic kidney disease affect the mortality rate in patients undergoing spine surgery? J Clin Neurosci. 2017; 43:208 - 213

[48] De la Garza Ramos R, Jain A, Nakhla J, et al. Postoperative Morbidity and Mortality After Elective Anterior Cervical Fusion in Patients with Chronic and End-Stage Renal Disease. World Neurosurg. 2016; 95:480 - 485

[49] Adogwa O, Elsamadicy AA, Sergesketter A, et al. The Impact of Chronic Kidney Disease on Postoperative Outcomes in Patients Undergoing Lumbar Decompression and Fusion. World Neurosurg. 2018; 110:e266 - e270

[50] Choy W, Lam SK, Smith ZA, Dahdaleh NS. Predictors of 30-Day Hospital Readmission After Posterior Cervical Fusion in 3401 Patients. Spine. 2018; 43(5):356 - 363

[51] Wang TY, Martin JR, Loriaux DB, et al. Risk Assessment and Characterization of 30-Day Perioperative Myocardial Infarction Following Spine Surgery: A Retrospective Analysis of 1346 Consecutive Adult Patients. Spine. 2016; 41(5):438 - 444

[52] Wang TY, Sakamoto JT, Nayar G, et al. Independent Predictors of 30-Day Perioperative Deep Vein Thrombosis in 1346 Consecutive Patients After Spine Surgery. World Neurosurg. 2015; 84(6):1605 - 1612

[53] Qureshi R, Rasool M, Puvanesarajah V, Hassanzadeh H. Perioperative Nutritional Optimization in Spine Surgery. Clin Spine Surg. 2018; 31(3):103 - 107

[54] de Souza Menezes F, Leite HP, Koch Nogueira PC. Malnutrition as an independent predictor of clinical outcome in critically ill children. Nutrition. 2012; 28(3):267 - 270

[55] Melnyk M, Casey RG, Black P, Koupparis AJ. Enhanced recovery after surgery (ERAS) protocols: Time to change practice? Can Urol Assoc J. 2011; 5(5):342 - 348

[56] Guigoz Y, Vellas B. The Mini Nutritional Assessment (MNA) for Grading the Nutritional State of Elderly Patients: Presentation of the MNA, History and Validation. Nestlé Nutrition Workshop Series: Clinical & Performance Program Mini Nutritional Assessment (MNA): Research and Practice in the Elderly. 1999:3 - 12. doi:10.1159/000062967

[57] Bailey KV, Ferro-Luzzi A. Use of body mass index of adults in assessing individual and community nutritional status. Bull World Health Organ. 1995; 73(5):673 - 680

[58] Nelson G, Altman AD, Nick A, et al. Guidelines for pre- and intra-operative care in gynecologic/oncology surgery: Enhanced Recovery After Surgery (ERAS®) Society recommendations - Part I. Gynecol Oncol. 2016; 140(2):313 - 322

[59] Soroceanu A, Burton DC, Diebo BG, et al. International Spine Study Group. Impact of obesity on complications, infection, and patient-reported outcomes in adult spinal deformity surgery. J Neurosurg Spine. 2015; 23(5):656 - 664

[60] Bono OJ, Poorman GW, Foster N, et al. Body mass index predicts risk of complications in lumbar spine surgery based on surgical invasiveness. Spine J. 2018; 18(7):1204 - 1210

[61] Flippin M, Harris J, Paxton EW, et al. Effect of body mass index on patient outcomes of surgical intervention for the lumbar spine. J Spine Surg. 2017; 3(3): 349 - 357

[62] Seicean A, Alan N, Seicean S, et al. Impact of increased body mass index on outcomes of elective spinal surgery. Spine. 2014; 39(18):1520 - 1530

[63] Epstein NE. More risks and complications for elective spine surgery in morbidly obese patients. Surg Neurol Int. 2017; 8(1):66

[64] Defining Adult Overweight and Obesity. Centers for Disease Control and Prevention. https://www.cdc.gov/obesity/adult/

defining.html. Published June 16, 2016. Accessed July 27, 2018

[65] Prough DS. Anesthetic pitfalls in the elderly patient. J Am Coll Surg. 2005;200(5):784 – 794

[66] Wang L, van Belle G, Kukull WB, Larson EB. Predictors of functional change: a longitudinal study of nondemented people aged 65 and older. J Am Geriatr Soc. 2002; 50(9):1525 – 1534

[67] Reuben DB, Rubenstein LV, Hirsch SH, Hays RD. Value of functional status as a predictor of mortality: results of a prospective study. Am J Med. 1992; 93(6):663 – 669

[68] Rosenthal RA. Nutritional concerns in the older surgical patient. J Am Coll Surg. 2004; 199(5):785 – 791

[69] Whitmore RG, Stephen JH, Vernick C, et al. ASA grade and Charlson Comorbidity Index of spinal surgery patients: correlation with complications and societal costs. Spine J. 2014; 14(1):31 – 38

[70] Veeravagu A, Li A, Swinney C, et al. Predicting complication risk in spine surgery: a prospective analysis of a novel risk assessment tool. J Neurosurg Spine. 2017; 27(1):81 – 91

[71] ACS Risk Calculator – Home Page. https://riskcalculator.facs.org/RiskCalculator/. Accessed July 19, 2018

[72] Mistry PK, Gaunay GS, Hoenig DM. Prediction of surgical complications in the elderly: Can we improve outcomes? Asian J Urol. 2017; 4(1):44 – 49

[73] Laxton AW, Perrin RG. The relations between social support, life stress, and quality of life following spinal decompression surgery. Spinal Cord. 2003; 41(10):553 – 558

[74] Adogwa O, Elsamadicy AA, Vuong VD, et al. Effect of Social Support and Marital Status on Perceived Surgical Effectiveness and 30-Day Hospital Readmission. Global Spine J. 2017; 7(8):774 – 779

[75] Kim S, Brooks AK, Groban L. Preoperative assessment of the older surgical patient: honing in on geriatric syndromes. Clin Interv Aging. 2014; 10:13 – 27

[76] Chow WB, Rosenthal RA, Merkow RP, Ko CY, Esnaola NF, American College of Surgeons National Surgical Quality Improvement Program, American Geriatrics Society. Optimal preoperative assessment of the geriatric surgical patient: a best practices guideline from the American College of Surgeons National Surgical Quality Improvement Program and the American Geriatrics Society. J Am Coll Surg. 2012; 215(4):453 – 466

[77] Oresanya LB, Lyons WL, Finlayson E. Preoperative assessment of the older patient: a narrative review. JAMA. 2014; 311(20):2110 – 2120

第6章　基于价值的诊疗在老年脊柱患者中的应用

Paul Page, Daniel Burkett, Clayton L. Haldeman, Daniel K. Resnick

摘要：随着医疗保健的成本越来越受关注，降低治疗脊柱疾病的成本变得越来越重要。随着医疗改革继续转向以价值为基础，在考虑治疗的成本是否值得为患者带来潜在利益时，必须使用一个客观的评价框架。为了客观地量化治疗的总体价值，已引入了多种方法，包括每个质量调整寿命年的成本、最小临床意义变化值和最大临床受益。除这些方法外，还开展了许多与健康有关的生活质量调查，以更集中和更好的方式识别和客观地跟踪患者的临床进展和结果。本章概述了评估患者尤其是老年脊柱患者的特定治疗价值的方法。

关键词：价值；脊柱老化；最小临床意义变化值；质量调整寿命年

关键点

- 随着美国平均预期寿命的持续增长，对脊柱退行性疾病和非退行性疾病进行经济有效的诊疗变得更有必要。
- 各种与健康相关的生命质量（HRQOL）调查试图量化通常过高的主观性术后结果。
- 最小临床意义变化值（MCID）和最大临床受益（SCB）可用于确定 HRQOL 调查结果，这些结果表明患者对病情的看法所发生的变化。
- 质量调整寿命年（QALY）是评估治疗价值的重要指标。
- 通常情况下，在各种退行性疾病中，老年患者的脊柱手术在每个质量调整寿命年的费用相当。

6.1　背景

在最新的《全球疾病负担报告》中，腰背痛被评为致残的主要原因。仅在 2010 年，腰痛就导致 8300 万人出现生活功能障碍。也许并不出乎意料，据统计，在美国和加拿大，老年人腰背痛和脊柱疾病的患病率更高。Martin 估算 2005 年腰背和颈部疼痛的治疗费用为 860 亿美元，比 8 年前增加了 65%。预计这种趋势

还将继续。"银发族海啸"被认为是美国 65 岁以上人口的比例持续增长，预计到 2040 年，将从 2010 年的 13% 上升到 20%。所有这些使脊柱疾病治疗方法和策略变得复杂化。鉴于脊柱疾病的成本、患病率和广泛的治疗策略，强烈需要定义脊柱诊疗的价值，尤其是对老龄化人群。

6.2　脊柱外科手术结果指标

质量调整寿命年（QALY）是帮助做出有关资源分配决策的工具，它使用生命年加权质量来量化健康。1 个 QALY 等于 1 年的完美健康。死亡就是拥有 0 个 QALY。在非最佳健康状态下花费的时间为 0~1 之间的 QALY，值越大，健康状况越好。承认有比死亡更糟糕的状态，负面的 QALY 也是可能的。简而言之，QALY = 生命质量 × 生命时间。因此，成本效益（CE）= 成本 / QALY。世界卫生组织（WHO）已将成本效益定义为人均质量调整寿命年（QALY）人均收入的 3 倍。在美国，人均平均收入约为 40 000 美元，据称每获得 1 个 QALY 费用少于 12 万美元的任何干预措施都具有成本效益。

各种组织，包括卫生和医学成本效益小组，都建议使用 QALY 来比较替代卫生保健干预措施的经济影响。这可以使用增量成本 – 效益比（ICER）来实现，它的优点是可以跨医疗学科领域使用，例如，可以比较某个髋关节置换手术与心脏手术的价值。ICER 定义为成本变化除以效益变化，ICER = [（costa-costb）/（QALYa–QALYb）]。

但是，要使任何干预措施具有成本效益，必须首先有效。诸如减轻疼痛症状之类的患者功能的定性测量不能完全描述患者的功能及其返回有酬工作或充实生活的能力。因此，已经开发出多种量表来更有效地评估与健康相关的生命质量（HRQOL）。这些调查是在临床环境中进行的，包括术前和术后情况。最常用的调查是简明健康调查量表（SF–36）和功能障碍指数（ODI）。下文将对它们进行简要回顾。

6.3　SF-36

SF-36 分为 8 个层面，包括活力、生理功能、躯体疼痛、总体健康、生理职能、情感职能、社会功能、精神健康。评分系统的范围为 0~100，分数越低表示健康状况越差，分数越高表示健康状况越好。这项调查是独一无二的，因为它将生理及心理两个方面都纳入了评分。鉴于其广泛的问题评价，它经常用于各种情况，包括急性冠状动脉综合征、全膝关节置换术和各种脊柱疾病。

6.4　功能障碍指数

ODI 的最新版本最初来自 Oswestry 的腰痛问卷，于 2000 年 4 月出版。这份经过验证的问卷包含 10 个主题：疼痛的强度、提物、生活自理、步行、坐位、性生活、站立、社会生活、睡眠质量、旅行能力。将这些主题的分数相加并乘以 2，以达到 100 分的最高分，即完全功能障碍。

6.5　临床结果的重要差异

尽管 HRQOL 调查的创建使定量评估可显著改善患者生活的因素变得更加容易，但这些因素的微小变化可能会导致明显的临床差异。最小临床意义变化值（MCID）测量的目的是建立一个阈值，无论使用哪种与健康相关的生活质量调查，该阈值中的改善都被认为是显著的。它可以被认为是患者一生中最重要的改善。通过将与健康相关的生活质量调查浓缩为更简单的结果，可以创建明确定义的阈值。

有几种方法可用于识别 MCID：基于分布的、基于锚的和德尔菲法。基于锚的方法是当前使用最多的方法。该方法提供了一个本质上通用的标准或"锚定"问题，以便确定患者是否感觉到他/她自干预以来变得更好、更差或大致相同。然后将这些结果与其治疗后的调查结果进行相互对照。除了 HRQOL 调查，患者还被要求判断他们自己的症状是否"大致相同""稍微好些"或"好多了"。然后，MCID 被识别为那些"稍微好一点"的人与那些"差不多"的人之间的区别。

与 MCID 相似的是最大临床益处（SCB）。SCB 是患者认为健康状况明显改善或显著改善的健康相关生活质量调查中的变化。这个值表示那些认为自己"好得多"和"差不多"的人之间的差异。虽然 MCID 可

能是需要发现的最小改善量，但 SCB 被认为是任何治疗的最终目标。

Carreon 等人在 2008 年进行的一项研究表明，纳入腰椎研究组的 454 名患者，ODI 的 MCID 值为 12.8，SF-36 的 MCID 值为 4.9。Anderson 等人在 2010 年进行的类似研究表明，对于退行性颈椎病，SF-36 中的 MCID 为 4.1 时，SCB 被确定为 6.5。尽管存在多种其他量表来确定结果，但许多量表并不能始终如一地用于评估诊疗价值。使用这些结果指标评估价值指标时，需要注意的是 MCID 和 SCB 的疗效已被多项研究证实。

6.6　医疗保健经济学与脊柱外科

在考虑医疗保健方面的经济学时，认为哪种疗法具有成本效益和价值效益方面的局限性？价值定义为与手术或医学干预成本相比获得的收益。质量评估寿命年（QALY）始终是用于评估治疗获益程度的最重要因素。QALY 的目标是将治疗方案浓缩为一个单一的普通评分，针对该疾病，可以通过其对最小化发病率和死亡率的影响来评估各种疾病状态和干预措施。QALY 是通过测量患者在接受或不接受治疗直至死亡的年数，并结合患者的健康相关生活质量调查（HRQOL）计算出来的。在获得处理的值之后，可以计算每个 QALY 的成本，然后可以将治疗的成本效益与其他常用的治疗方法进行比较。

关于每 QALY 可接受的成本，存在很多争论。最常用的治疗效率阈值是每 QALY 5 万美元。此值的依据并非基于科学，而是源于终末期肾病的初始成本-效益的文献，第一次引入 5 万美元的 QALY 门槛是在 1992 年一篇关于艾滋病毒干预的文章中。20 世纪 90 年代，大多数作者都公开承认，这是一种武断的选择，但这种做法慢慢变成了一种惯例。被引用次数最多的文章之一来自 1998 年；最后得出的结论是，由于决策者之间的差异，他们的价值是什么，以及可用的资源是什么，所以不可能完全一致地确定每 QALY 的真正成本。除了这些限制之外，手术和非手术干预之间的比较还不清楚。

由于在考虑手术和非手术治疗时每 QALY 成本分析的局限性，另一种常用的衡量方法是增量成本-效益比（ICER）。ICER 定义为针对特定病理学的两种潜在治疗方案之间的总体成本差异。这个值可以通过用保守/非手术治疗选择每 QALY 成本减去手术每

QALY 成本来计算。

6.7　老年患者对价值的影响

尽管已经进行了许多研究来评估成人脊柱外科手术的成本效益，但专门针对老年人的研究却少得多。在较年轻、健康的人群中，脊柱外科手术已显示出成本效益和良好的结果，但问题是，同样的成本效益是否适用于老年人和医学上更复杂的人群。

在考虑对老年患者进行手术干预时，一个重要的因素是并发症的存在和较高的术后并发症风险。这些因素导致卫生系统和患者的潜在经济负担增加。最近的一项研究评估了 21853 名接受颈椎前路融合术的患者，评估了医疗保险全额住院费用，并分析了相关并发症如何影响整体经济成本。结果表明，老年组（65~84岁）和年轻组之间的平均费用相似。老年组的平均费用为 13648±7306 美元，而年轻组的平均费用为 14234±8838 美元。他们的结果确实发现并发症改变了最终的费用。多因素分析表明，诸如老年（1083 美元）、脊髓病（2150 美元）、肥胖症（651 美元）、充血性心力衰竭（1523 美元）和慢性肾脏病（1962 美元）等因素都是增加成本的因素。

除了上述关于颈椎退行性疾病的发现外，还收集了大量关于腰椎手术价值的数据。2015 年的一项最新研究比较了老年患者和非老年患者腰椎减压手术融合和不融合的效果和成本效益。我们总共评估了 221 例患者，发现在 2 年的 QALY 平均值中，无论是单纯减压还是融合减压的结果在统计学上都很相似。此外，平均 2 年的每 QALY 成本在有或无融合的老年患者和年轻患者之间是相似的。仅在减压手术中，每 QALY 的费用在年轻患者中为 23364 美元，在老年患者中为 31750 美元。腰椎融合术减压的成本显著增高，每 QALY 的成本为 64228 美元，而老年人和年轻人组为 60183 美元。这些结果表明，即使在老年患者中，仅减压手术也具有很高的成本效益。每个 QALY 的费用相当于高血压的治疗费用；已经证明，对于没有糖尿病或慢性肾脏病的住院患者，每 QALY 的费用为 22000 美元。

随着手术技术的进步，腰椎翻修手术的发生越来越少。尽管翻修手术的发生率降低了，但这些手术仍发生在老年患者中，而且通常比首次手术更昂贵。尽管费用增加，但数据显示，这些翻修手术的每 QALY

成本仍然合理。2013 年评估了 69 例因邻近节段病变、假关节或复发性狭窄而接受腰椎翻修手术的老年患者，平均 2 年每个 QALY 的成本是 28256±3000 美元。更具体地说，翻修每 QALY 成本：邻近节段疾病为 28829 美元，假关节为 28069 美元，相同水平复发性狭窄为 27871 美元。减压、翻修和扩大融合的费用要高得多，平均每 2 年 QALY 的费用为 80594 美元。

6.8　可操作项目

对于从事临床实践的外科医生来说，卫生保健政策和经济方面的问题可能令人生畏。对一个人来说，参与政治对话可能是一项艰巨的任务。面对这一挑战，地方和国家组织的参与为脊柱医疗提供者的利益提供了机遇。诸如美国神经外科医师协会（AANS）、神经外科医师代表大会（CNS）和北美脊柱学会（NASS）等主要利益团体为个体医疗服务提供者提供机会，让他们在与联邦医疗保险和医疗补助服务中心（CMS）等大型管理机构接触时发出自己的声音。这些较大的组织还允许外科医生以有组织的方式与政治家进行交流。

除了参与这些组织之外，参与注册还使单个外科医生有机会参与更大的研究，从而允许将数据输入结果，从而可能在更大程度上改变基于价值的诊疗。目前存在各种各样的注册，包括各种脊柱疾病。这些注册中心的主要目标是在众多的中心收集信息，以创建关于患者结果和基于价值的诊疗的最准确的数据。目前有几个国家注册中心在运作，包括 AO 脊柱非融合注册中心、NASS 注册中心、Vanderbilt 前瞻性脊柱注册中心和脊柱侧凸成果数据库注册中心。

6.9　结论

医疗价值评价是一个不断发展和完善的领域。生活质量调查和计算如 QALY 和 ICER 等计算方法的进步，试图为可接受的治疗费用建立一个明确定义的值。虽然这些目标是崇高的，但他们仍然受到各方面的限制，比如他们的最终决策者是谁、可用资源是什么以及最终价值和目标是什么等方面。尽管在老年患者中存在并发症的额外风险，但文献表明，针对这一患者群体的手术干预是合理的，并且每 QALY 的成本与年轻患者群体相当。

参考文献

[1] World Health Organization. Macroeconomics and Health: investing in health for economic development. Geneva, Switzerland: World Health Organization: Report of the WHO Commission on Macroeconomics and Health. 2001

[2] Lim JBT, Chong HC, Pang HN, et al. Revision total knee arthroplasty for failed high tibial osteotomy and unicompartmental knee arthroplasty have similar patient-reported outcome measures in a two-year follow-up study. Bone Joint J. 2017; 99-B(10):1329 – 1334

[3] Tegn N, Abdelnoor M, Aaberge L, et al. Health-related quality of life in older patients with acute coronary syndrome randomised to an invasive or conservative strategy. The After Eighty randomised controlled trial. Age Ageing. 2017; ···:1 – 7

[4] Fairbank JC, Pynsent PB. The Oswestry Disability Index. Spine. 2000; 25(22): 2940 – 2952, discussion 2952

[5] Nayak NR, Coats JM, Abdullah KG, Stein SC, Malhotra NR. Tracking patient- reported outcomes in spinal disorders. Surg Neurol Int. 2015; 6 Suppl 19: S490 – S499

[6] Copay AG, Glassman SD, Subach BR, Berven S, Schuler TC, Carreon LY. Minimum clinically important difference in lumbar spine surgery patients: a choice of methods using the Oswestry Disability Index, Medical Outcomes Study questionnaire Short Form 36, and pain scales. Spine J. 2008; 8(6):968 – 974

[7] Carreon LY, Glassman SD, Campbell MJ, Anderson PA. Neck Disability Index, short form-36 physical component summary, and pain scales for neck and arm pain: the minimum clinically important difference and substantial clinical benefit after cervical spine fusion. Spine J. 2010; 10(6):469 – 474

[8] Grosse SD. Assessing cost-effectiveness in healthcare: history of the $50,000 per QALY threshold. Expert Rev Pharmacoecon Outcomes Res. 2008; 8(2): 165 – 178

[9] Freedberg KA, Tosteson AN, Cotton DJ, Goldman L. Optimal management strategies for HIV-infected patients who present with cough or dyspnea: a cost-effective analysis. J Gen Intern Med. 1992; 7(3):261 – 272

[10] Owens DK. Interpretation of cost-effectiveness analyses. J Gen Intern Med. 1998; 13(10):716 – 717

[11] Puvanesarajah V, Kirby DJ, Jain A, Werner BC, Hassanzadeh H. Cost Variation of Anterior Cervical Fusions in Elderly Medicare Beneficiaries. Spine. 2017; 42(17):E1010 – E1015

[12] Devin CJ, Chotai S, Parker SL, Tetreault L, Fehlings MG, McGirt MJ. A Cost-Utility Analysis of Lumbar Decompression With and Without Fusion for Degenerative Spine Disease in the Elderly. Neurosurgery. 2015; 77 Suppl 4:S116–S124

[13] Moran AE, Odden MC, Thanataveerat A, et al. Cost-effectiveness of hypertension therapy according to 2014 guidelines. N Engl J Med. 2015; 372(5):447 – 455

[14] Adogwa O, Owens R, Karikari I, et al. Revision lumbar surgery in elderly patients with symptomatic pseudarthrosis, adjacent-segment disease, or same-level recurrent stenosis. Part 2. A cost-effectiveness analysis: clinical article. J Neurosurg Spine. 2013; 18(2):147 – 153

第 7 章　颈椎骨折

Alexander B. Dru, Ken M. Porche, Daniel J. Hoh

　　摘要：随着工业化国家老龄化社会的到来，年龄相关疾病日益增多。考虑到老年人骨密度的降低以及跌倒概率的增加，与年龄相关的骨折预计到 2025 年可能会较目前增加 50%。随着年龄的增长，老年人矢状位正向失平衡可引起颈椎序列改变，增加了颈椎骨折风险。而高龄与并发症增加了手术风险，因此关于颈椎骨折的治疗方式一直存在争议，尤其以老年人 II 型齿状突骨折为代表。如采取传统外固定保守治疗，呼吸道相关并发症则成为难以回避的问题。因此，我们对各种非手术和手术治疗方案进行了进一步回顾分析。一般来说，老年人颈椎骨折的存活率受年龄、损伤严重程度和神经功能损伤程度等因素的影响。对于 65~80 岁老年人的 II 型齿状突骨折，手术治疗往往比非手术治疗有更好的融合率，但手术是否更有利于 80 岁以上的老年人，则需要进一步的研究。

　　关键词：颈椎骨折；齿状突骨折；老年性骨折；脆性骨折；颈椎损伤；脊髓损伤

关键点

- 由于人口老龄化加重、老年人骨密度下降、全脊柱矢状面失衡和步态不稳等因素存在，颈椎骨折将成为一个日益突出的问题。
- 与年轻患者相比，老年患者颈椎骨折具有特殊性和挑战性。
- 对于 65~80 岁患者的 II 型齿状突骨折，手术治疗相对于非手术治疗的融合率更高。
- 对于 80 岁以上患者的 II 型齿状突骨折，手术治疗相对于非手术治疗是否具有优势目前尚不清楚。
- 对老年人行 II 型齿状突骨折的非手术治疗时，Halo 支架治疗的并发症发生率较高，应考虑使用硬性颈托进行治疗。

7.1　流行病学

　　工业化国家老年人口比重将迅速增长。2014 年美国 65 岁以上的人口约为 15%，预计 6 年后将增加 1 倍，到 2030 年将达到 25%。

　　由于老年人骨密度降低、跌倒概率增加，老年人脊柱骨折的医疗需求将会增加。平地跌倒（GLF）在这类人群中风险特别高，且与年龄增长相关。GLF 的发生率随着年龄的增长而增加，从 65~80 岁的 30%，增加到 80 岁以上的 50%。综合上述原因，预计从 2005 年到 2025 年，年均骨折率将增加 50%。与年轻患者相比，老年患者颈椎骨折发生的位置多在 C1 和 C2（图 7.1）。其原因可能与多种因素有关，包括常见的 GLF 姿势（头部和颈部过伸），以及进行性整体脊柱后凸畸形。

　　随着老年人脊柱骨折发生率的增加，治疗这些骨折的相关费用也将增加。据报道，美国老年人的骨折治疗费用一年为 140 亿美元。仅 C2 骨折的治疗，2010 年就花费了超过 15 亿美元。面对不同的挑战，例如，合并各种基础病、生理储备减少、身体衰弱、社会心理特殊需求，老年人对医疗保健的需求也不断增加。

7.2　生物力学因素

　　老年患者最常见的颈椎骨折原因是低能量的 GLF，而年轻患者则是高能量损伤。造成这种差异的一个原因可能与年龄相关的受伤姿势有关。年龄的增长与进行性骨盆后凸畸形有关，80 岁老年人的这种畸形尤为明显。由于脊柱退行性改变导致多节段椎间盘高度的下降，颈椎曲度逐渐消失，颈椎后凸，重心前移，出现下颈椎后凸畸形。这种下颈椎后凸畸形可能是颅颈交界处的强直性脊柱炎的代偿所造成的。此外，骨质疏松和关节炎使老年患者的脊柱更加脆弱，骨密度和脊柱活动度降低，形成的桥接骨赘导致患者容易从低能量创伤中发生骨折。65 岁以上 II 型齿状突骨折患者约 40% 伴有矢状位失衡，其中有 60% 的患者表现为后部骨折移位。

　　该人群颈椎骨折的其他危险因素包括增长的年龄，尤其是绝经后女性的骨密度逐渐降低。反应迟钝，共济失调和步态不稳进一步增加了跌倒的风险。这些因素的综合作用导致颈椎整体性失衡后凸，颅颈交界处前凸角度过大，步态、平衡和反应迟钝，骨密度降低，

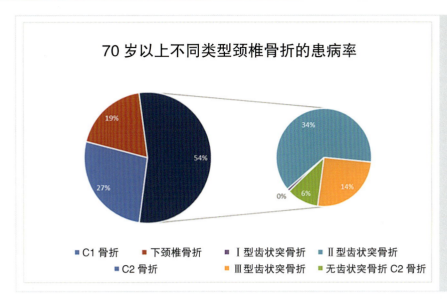

图 7.1　70 岁以上颈椎骨折患者不同骨折类型的患病率

最终导致 GLF 造成上颈椎骨折。

7.3　常见损伤类型

　　65 岁以上的年龄段中，C1 骨折占颈椎骨折的 27%。它们被分为单侧椎弓骨折（Ⅰ型）、爆裂性骨折（Ⅱ型，又名 Jefferson）或侧块骨折（Ⅲ型）。Jefferson 骨折通常是由轴向应力负荷引起的，通常称为四点骨折。现在更常见的 Jefferson 骨折还包括两点或三点骨折。C1 骨折还可能导致横韧带断裂，从而导致寰枢椎不稳。

　　C2 骨折占老年颈椎骨折的 54%。Hangman 骨折是指 C2 关节突之间或者椎弓根的双侧骨折。这些骨折通常是由于过度伸展和轴向负荷高能量损伤造成的，因此在年轻人中更常见。

　　C2 齿状突（Dens）骨折是 70 岁以上的老年人中最常见的上颈椎骨折（约占颈椎骨折的 89%，请参见图 7.1）。过度屈曲是最常见的损伤病因，其次常见病因是寰枢椎脱位。Anderson 和 D'Alonzi 将这些骨折分为以下 3 型：Ⅰ型：骨折线通过尖部；Ⅱ型：骨折线通过基底部；Ⅲ型：骨折线通过 C2 椎体体部。通过确定骨折线是否涉及 C2 上关节面，可以进一步将浅型Ⅲ型骨折与Ⅱ型骨折区分开。Grauer 等人建议将Ⅱ型骨折的亚型分为非移位 / 水平（ⅡA）、前上 – 后 / 前移位（ⅡB）和前下 – 上 / 后移位（ⅡC）骨折，这种分型可用于指导术前计划。Ⅱ型骨折最常见，它的发生率随着年龄的增长而增加，并且每年的比例都在增加。Ⅰ型和Ⅲ型骨折通常可以通过非手术固定来取得较好的治疗效果，但保守治疗的Ⅱ型骨折愈合速度较慢。

　　Ⅰ型骨折也需要引起重视，它严重破坏了枕部的顶端和 / 或翼状韧带附着点，可能导致寰枕不稳。图 7.2 显示了齿状突骨折的 Grauer 分类，列出了每种骨折类型的一般治疗指南。如图 7.3 所示，颈椎 CT 显示Ⅱ型齿状突骨折移位。

　　单纯的下颈椎（C3~C7）骨折（未涉及 C1 或 C2 骨折）仅占老年颈椎骨折的 19%。这类骨折包括简单的轴向负荷爆裂或压缩造成骨折，和 / 或小关节脱位造成复杂的骨折。其他不常见骨折包括 Clay-Shoveler's 骨折（棘突撕脱）和泪滴骨折（严重的前屈曲造成椎体骨折和后方韧带断裂）。

7.4　治疗选择

　　本节将主要描述最常见损伤类型的一般治疗原则和齿状突骨折的特殊治疗原则。保守治疗包括各种外部固定装置（如颈托和 Halo 支架）。颈托可分为软性颈托或硬性颈托，便于在颈部进行佩戴和摘除，一般来说软性颈托不适合固定颈椎，而硬性颈托最适合用于固定下颈椎。Halo 支架通过 4 个杆连接颅骨外固定钉与躯干支架来固定颈椎。Halo 支架最适合固定上下颈椎。它可以减少患者颈椎的屈曲、伸展、侧屈、旋转，但是一旦患者站直，就无法改变其体位。而对于某些有明显移位或成角的骨折，在固定前需要行牵引闭合复位固定。

　　手术治疗是指通过螺钉 – 棒、螺钉 – 板或金属丝线固定技术将内固定装置直接固定在脊柱上的治疗方法，这增加了骨折固定的稳定性。此外，脊柱固定装

I 型	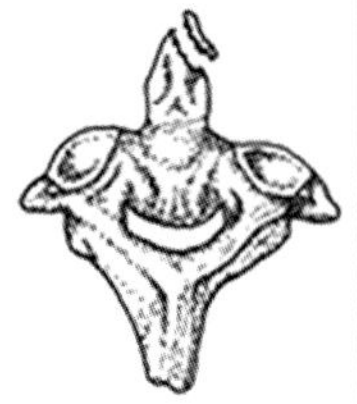	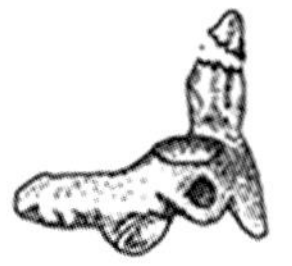	外固定
II A 型（无移位）	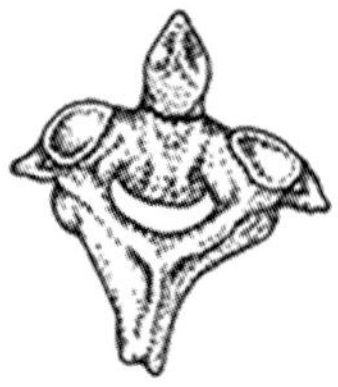	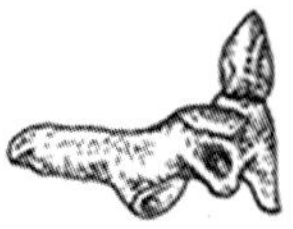	外固定
II B 型（横向移位或从前上向后下移位）	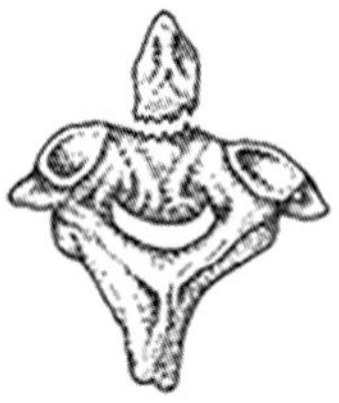	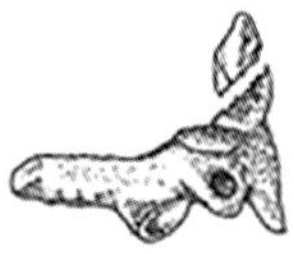	前方螺钉固定
II C 型（粉碎性或从前下到后上移位）	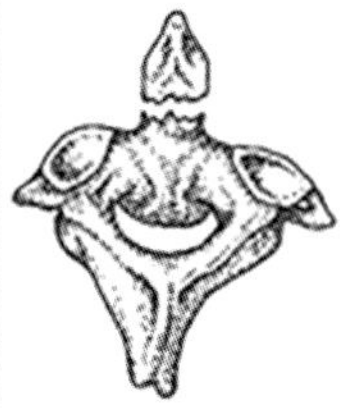	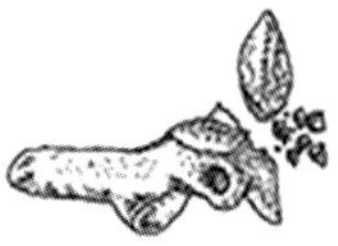	后方寰枢椎融合
III 型	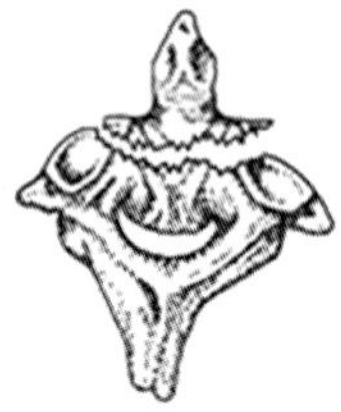	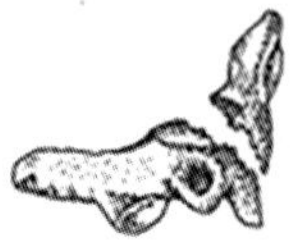	外固定

图 7.2 II 型齿状突骨折的 Grauer 亚分类及治疗方法

置和移植材料也可用于提供术中复位操作，从而改善脊柱序列和促进骨折愈合。在术中当患者状况稳定时，如有必要可以通过前路和/或后路（如椎板切除术、椎间盘切除术、椎体次全切除术）进行脊髓减压。

齿状突骨折是老年人最常见的颈椎损伤类型，而齿状突骨折块的异常平移通常导致寰枢椎不稳。I 型和 III 型齿状突骨折通过非手术外固定的治疗有很高的骨折愈合率，而 II 型骨折在使用同样的保守治疗方法时失败率较高。因此，有各种临床实践经验可指导 II 型齿状突骨折手术方案。

一般来说，齿状突骨折的内固定手术有后路或前路两种入路方式。C1~C2 的后路融合固定通过 C1~C2

金属丝线固定、C1~C2 经关节螺钉固定或 C1~C2 钉棒结构固定。前文已经讲述了几种后路丝线固定的方法。Brooks 的方法是：使用一个可穿过 C1~C2 椎板头、尾端的双钢丝环固定髂骨进行植骨融合。

Gallie 的方法是使用一个"H"形的移植物，用一根金属丝穿过 C1 椎板下，穿过 C2 棘突，然后固定在 C1 后弓和 C2 椎弓上。Sonntag 方法与 Gallie 相似，金属丝仅在 C1 椎板下方穿过，并围绕 C2 棘突固定。与 Brooks 技术不同，Gallie 和 Sonntag 方法只需要在 C1 下椎板穿过金属丝，而 Brooks 技术需要在同时在 C1 和 C2 下椎板穿过金属丝。

单纯后路固定骨不连发生率较高。后来金属丝固

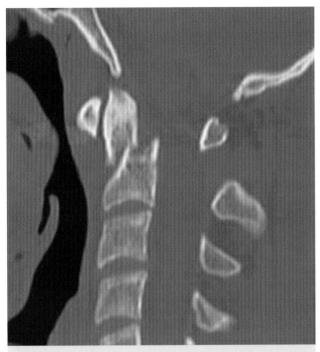

图 7.3　移位的Ⅱ型齿状突骨折的 CT 矢状位表现

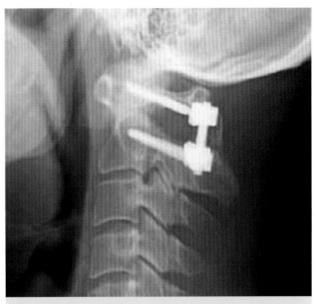

图 7.4　非移位性Ⅱ型齿状突骨折 C1~C2 融合的颈椎表现

定被 C1~C2 经关节螺钉和 C1~C2 螺钉棒技术所取代。但后路金属丝固定仍然是一个重要的治疗方法，因为它为主要的后路螺钉固定提供了额外的刚性支持，并且是将植骨材料植入融合部位的有效方法。

C1~C2 经关节螺钉固定可获得良好的生物力学固定效果，并有较高的骨折愈合率。在手术过程中，双侧后路螺钉穿过 C2 峡部，然后穿过 C1~C2 关节，最后进入 C1 侧块。虽然这项手术技术对 C1 和 C2 提供了较为直接的刚性固定，但因为它操作经过邻近 C2 横突孔，有潜在的严重椎动脉损伤风险。如果有高位、扭曲或增生的椎动脉存在的情况下，可能需要修改钉道轨迹，或者根本不能使用这种固定方法。在 C1~C2 经关节螺钉固定之前，术前通过多维 CT 重建图像来规划合适的螺钉钉道是必要的。此外，特别是对于具有挑战性的钉道轨迹，术中导航是一个潜在的并且有效的辅助手段。

C1~C2 螺棒固定是后路稳定脊柱的另一种方法，与 C1~C2 经关节螺钉的生物力学固定相同（图 7.4）。C1 侧块螺钉可通过连杆与 C2 椎弓根螺钉、椎体部螺钉或椎板内螺钉结合固定。

C2 椎弓根螺钉穿过 C2 椎弓根进入椎体，通过一个长的双皮质螺钉为 C2 椎体提供了刚性固定。由于 C2 椎弓根螺钉穿过峡部，因此，它们与 C1~C2 椎弓根螺钉一样，有可能造成椎动脉损伤。C2 十字螺钉植入

C2 峡部时，由于未通过颈椎横突孔，从而避免了损伤椎动脉的潜在风险。C2 椎板内螺钉包括直接穿过椎板松质骨通道放置交叉螺钉。椎板内螺钉降低了椎动脉损伤的风险；但是，它们需要完整的 C2 椎板（在椎板切除减压的情况下不能进行）。

齿状突骨折的后路手术需要在 C1~C2 运动节段获得稳定，这最终导致头部轴向旋转明显丢失。而另一种前入路通过手术固定齿状突骨折线，从而保持 C1~C2 运动。在这种方法中，先通过 C2 钻出一个导向孔，同轴通过齿状突到达顶点。然后攻丝该孔，并植入一个拉力螺钉，以将骨折块固定到椎体上（图 7.5）。然后可继续植入第二个相邻螺钉，以防止单个螺钉旋转，这种术式可能会越来越多地应用到老年患者。前路齿状突螺钉方法依赖于骨折线的骨性愈合情况。正因为如此，损伤后 6 个月以上的陈旧性骨折可能因骨折间隙形成骨不连而导致内固定失效。此外，前路齿状突螺钉固定适用于骨折形态和胸廓大小有特定解剖要求的非移位、骨折线对线整齐的患者。

最后，骨质疏松症患者有骨愈合不良和再次植入螺钉的额外风险。因此，在考虑前路齿状突螺钉固定的手术方案之前，必须对患者进行仔细的术前评估。

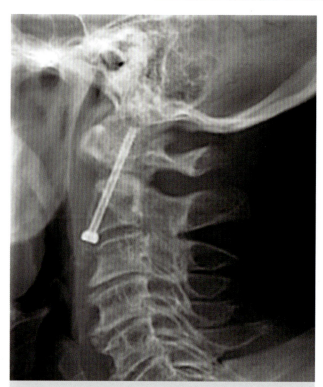

图 7.5 齿状突螺钉治疗 II 型非移位性齿状突骨折的颈椎表现

7.5 获益与风险

在老年患者中，Halo 支架固定与胸壁运动受限导致的吞咽、呼吸功能和活动障碍有关。Halo 支架的并发症包括吸入性肺炎、头针部位感染、硬脑膜破坏、压疮，以及罕见的颅内脓肿等。虽然存在这些并发症，但与颈托相比，Halo 支架可以更好地稳定固定上颈椎。此外，对那些由于颈托佩戴过程中需要拆卸或调解导致医从性较差的患者，可首选 Halo 支架。为降低上述并发症的发生风险，可对使用 Halo 支架的患者进行密切随访。尽管比 Halo 支架观察到的要少，颈托也有其相关并发症的风险。首先，没有规范的卫生消毒和常规的压力点监测的颈托可能导致皮肤破裂和溃疡。

而手术治疗具有出血、感染、麻醉并发症、神经或血管损伤、脊柱植入物失败（如螺钉断裂或松动）和假关节形成的常规风险。各种各样的手术方法都有其特定的风险。在椎管狭窄的情况下（如椎体骨折后移），通过椎板下钢丝固定可能会损伤神经根。如前所述，C1~C2 经关节螺钉可导致椎动脉损伤，并有可能导致毁灭性脑干卒中。过长或错位的侧块/椎弓根螺钉有可能损伤颈内动脉或椎动脉、舌下神经和脊髓。

对行前路齿状突螺钉固定术的患者来说，术野暴露不佳可导致食管或咽穿孔和/或气道并发症潜在风险。此外，老年患者因颈前显露和软组织回缩导致吞咽困难和吸入性肺炎的风险增加。特殊患者应考虑是否合并其他基础病、身体衰弱和功能状态等个体因素所带来的风险，并应与骨折即刻稳定和神经减压的益处进行权衡。

7.6 陷阱、并发症和规避方法

老年人的临床选择决策，无论是非手术还是手术，往往面临着多种复合因素的挑战，包括生理储备降低、长时间卧床休息造成免疫力降低、骨密度降低、恢复能力降低等医疗并发症。对于手术患者来说，术前处理合并基础病是减少围手术期并发症的关键。通过术前改善活动状态、营养、血糖和骨密度可降低造成负面结果的可能性。在骨质疏松症患者中，仔细注意螺钉的位置和轨迹是防止螺钉松动导致翻修的关键。

此外，在术中使用骨生物材料增强早期融合，可预防骨质疏松造成的植入物松动。手术或外固定术后，对患者进行积极的围手术期管理，适当地口服营养摄入，以及肠道和膀胱功能锻炼，对于减少肺炎、尿路感染、深静脉血栓形成和肺栓塞的发生风险至关重要。出院后也需要密切随访，以确定潜在的持续性寰枢椎不稳、骨折不愈合、脊柱植入物失败、颈托或 Halo 支架等相关并发症。

而老年人创伤性损伤的另一个考虑因素是，谨慎合理地保持患者和护理人员对总体临床功能结果预期一致。患有威胁生命的慢性疾病、需要生命支持、预先自愿或符合医学证据定义需要临终关怀的患者可选择有限的外科治疗和/或生命支持技术。在某些病例中，对创伤性老年患者的适当护理需要着重于减轻病痛，而并非达到临床治愈和/或延长寿命。

7.7 结果/证据

总的来说，GLF 预测的个体生存率与年龄增长呈显著负相关。据推测，随着年龄的增长，GLF 的高死亡率与合并基础病、体质衰弱和功能储备下降有关，随着年龄的增长，出院后患者得到家庭的关照也逐渐减少。更多的老年人在出院后被重新送到医院住院康复或接受生活辅助设施治疗。

对于老年人颈椎骨折，影响生存的最重要因素是损伤严重程度和神经功能损伤情况。脊髓损伤死亡率在脊髓损伤较严重的患者和 60 岁以上的患者中更高。

对于上颈椎骨折，最常见的死亡原因是呼吸衰竭。由于存在神经功能受损，呼吸减弱，过长时间的固定，以及与全身麻醉和止痛药物有关的的呼吸系统损害，我们可以预期，颈椎骨折的老年患者尤其容易出现无法自主排出呼吸道分泌物的情况。

鉴于对老年人 II 型齿状突骨折的预后没有明确定论，有许多研究评估了影响患者损伤后总生存率的危险因素。最近的一项前瞻性研究对老年人 II 型齿状突骨折的治疗效果进行系统回顾，与保守治疗相比，手术治疗具有整体生存优势。此外，与接受手术治疗的患者相比，接受保守治疗的患者的颈部功能障碍指数（NDI）评分显著上升。

总的来说，手术治疗或保守治疗的患者的并发症发生率没有显著差异，前、后路手术的死亡率和并发症发生率也没有差异。然而，应该注意的是，这些研究中可能存在选择性偏倚，即手术患者有着更明显外科治疗指征。此外，对于 80 岁以上的患者，由于发病率和死亡率分别增加了 2 倍和 3 倍，很可能是由于年龄相关并发症（气道困难）的增加，造成手术治疗弊大于利。

在评估总体成本效益时，与 65~74 岁和 75~84 岁的非手术治疗患者相比，II 型齿状突骨折的手术患者在治疗上虽然分别多花费 12000 美元和 40000 美元，但增加了患者的生存质量及寿命（QALY）。然而，对于那些接受手术的年龄 >84 岁的人来说，QALY 反而下降，这表明手术不具有成本效益。因此，目前手术治疗在 84 岁以前都是具有成本效益的。

在骨折愈合方面，保守治疗后骨质不愈合发生率较高（介于 22%~65%）。影响骨折不愈合的因素有：年龄 >60 岁、骨折后移位、骨折成角 >10°、诊断 / 治疗延迟 >3 周、粉碎性骨折。当比较 Halo 支架和颈托治疗时，整体骨折愈合率似乎没有差异。然而，与非 Halo 支架治疗（硬颈托或手术）相比，Halo 支架死亡率（51%vs31%）和并发症发生率（66%vs36%）显著增加相关。

骨折不愈合分为 4 种类型：1 型，解剖结构稳定性骨不连；2 型，稳定的移位性骨不连；3 型，不稳定的移位性骨不连；4 型，外伤后齿状突骨不连。对解剖结构稳定性骨不连的治疗包括持续保守治疗、外固定和促进骨愈合的药物治疗。有症状的骨不连齿状突骨折

的治疗可选择长期外固定或手术治疗。在 48 例老年人齿状突骨折中，16 例有症状患者行 C1~C2 关节融合术，28 例无症状患者行保守治疗，术后随访 5 年发现所有患者经手术治疗后均获得融合，28 例保守治疗患者中虽然只有 2 例获得了影像学融合，但该 28 例患者均对治疗效果满意。

最近病例报告显示，对于不能接受手术且单用外固定失败的骨折不愈合患者，特立帕肽可能是一种药物治疗的选择。

7.8 结论

展望未来，随着人们平均寿命的延长，人口老龄化问题逐渐严峻，相关疾病也将随之增加，其中颈椎骨折将可能变得更加常见。鉴于该人群的生理储备减少和慢性基础疾病共存，如何确定最佳治疗策略仍然具有挑战性。目前的证据表明，与保守治疗相比，手术治疗 II 型齿状突骨折能更好地改善骨折的损伤和维持稳定性。

此外，手术治疗似乎比非手术治疗更具有益处，尽管这些益处似乎只适用于年龄 <80 岁的人。虽然保守治疗与硬性颈托治疗不太可能实现一个坚实的骨性融合，但也是一个合理的治疗选择。

在对老年患者进行管理时，必须特别注意确定这一人群的具体需求。尤其对治疗后并发症进行认真的随访。我们应当仔细考虑护理计划、更先进的治疗方式、医生与患者期望的一致性以及适当的姑息治疗。

重要参考文献

[1] Hlubek RJ, Nakaji P. Nonoperative Management of Odontoid Fractures: Is Halo Vest Immobilization Warranted? World Neurosurg. 2017; 98:839 - 840
[2] Bhattacharya B, Maung A, Schuster K, Davis KA. The older they are the harder they fall: Injury patterns and outcomes by age after ground level falls. Injury.2016; 47(9):1955 - 1959
[3] Faure A, Graillon T, Pesenti S, Tropiano P, Blondel B, Fuentes S. Trends in the surgical management of odontoid fractures in patients above 75 years of age:Retrospective study of 70 cases. Orthop Traumatol Surg Res. 2017; 103(8):1221 - 1228

参考文献

[1] Bhattacharya B, Maung A, Schuster K, Davis KA. The older they are the harder they fall: Injury patterns and outcomes by age after ground level falls. Injury.2016; 47(9):1955 - 1959
[2] Ortman JM, Velkoff VA, Hogan H. An Aging Nation: The Older Population in the United States. 2014
[3] Centers for Disease Control and Prevention (CDC). Fatalities and injuries from falls among older adults - United States, 1993 -

2003 and 2001－2005. MMWR Morb Mortal Wkly Rep. 2006; 55(45):1221－1224

[4] Burge R, Dawson-Hughes B, Solomon DH, Wong JB, King A, Tosteson A. Incidence and economic burden of osteoporosis-related fractures in the United States, 2005－2025. J Bone Miner Res. 2007; 22(3):465－475

[5] Hu R, Mustard CA, Burns C. Epidemiology of incident spinal fracture in a complete population. Spine. 1996; 21(4):492－499

[6] Yoshida G, Yasuda T, Togawa D, et al. Craniopelvic alignment in elderly asymptomatic individuals: analysis of 671 cranial centers of gravity. Spine.2014; 39(14):1121－1127

[7] Oe S, Togawa D, Nakai K, et al. The Influence of Age and Sex on Cervical Spinal Alignment Among Volunteers Aged Over 50. Spine. 2015; 40(19):1487－1494

[8] Blume SW, Curtis JR. Medical costs of osteoporosis in the elderly Medicare population. Osteoporos Int. 2011; 22(6):1835－1844

[9] Hlubek RJ, Nakaji P. Nonoperative Management of Odontoid Fractures: Is Halo Vest Immobilization Warranted? World Neurosurg. 2017; 98:839－840

[10] Scheer JK, Tang JA, Smith JS, et al. International Spine Study Group. Cervical spine alignment, sagittal deformity, and clinical implications: a review. J Neurosurg Spine. 2013; 19(2):141－159

[11] Reinhold M, Bellabarba C, Bransford R, et al. Radiographic analysis of type II odontoid fractures in a geriatric patient population: description and pathomechanism of the "Geier" - deformity. Eur Spine J. 2011; 20(11):1928－1939

[12] Berger C, Langsetmo L, Joseph L, et al. Canadian Multicentre Osteoporosis Study Research Group. Change in bone mineral density as a function of age in women and men and association with the use of antiresorptive agents. CMAJ.2008; 178(13):1660－1668

[13] Wang H, Coppola M, Robinson RD, et al. Geriatric Trauma Patients With Cervical Spine Fractures due to Ground Level Fall: Five Years Experience in a Level One Trauma Center. J Clin Med Res. 2013; 5(2):75－83

[14] Faure A, Graillon T, Pesenti S, Tropiano P, Blondel B, Fuentes S. Trends in the surgical management of odontoid fractures in patients above 75 years of age:Retrospective study of 70 cases. Orthop Traumatol Surg Res. 2017; 103(8):1221－1228

[15] Robinson A-L, Möller A, Robinson Y, Olerud C. C2 Fracture Subtypes, Incidence, and Treatment Allocation Change with Age: A Retrospective Cohort Study of 233 Consecutive Cases. BioMed Res Int. 2017; 2017:8321680

[16] Anderson LD, D'Alonzo RT. Fractures of the odontoid process of the axis. J Bone Joint Surg Am. 1974; 56(8):1663－1674

[17] Grauer JN, Shafi B, Hilibrand AS, et al. Proposal of a modified, treatment-oriented classification of odontoid fractures. Spine J. 2005; 5(2):123－129

[18] Rao G, Apfelbaum RI. Odontoid screw fixation for fresh and remote fractures.Neurol India. 2005; 53(4):416－423

[19] Kim DH, Riew KD. Odontoid Fractures: Current Evaluation and Treatment Principles. Semin Spine Surg. 2007; 19:235－243

[20] An HS, Jenis LG. Complications of Spine Surgery: Treatment and Prevention.Lippincott Williams & Wilkins; 2006

[21] Mazur MD, Mumert ML, Bisson EF, Schmidt MH. Avoiding pitfalls in anterior screw fixation for type II odontoid fractures. Neurosurg Focus. 2011; 31(4):E7

[22] Fulkerson DH, Hwang SW, Patel AJ, Jea A. Open reduction and internal fixation for angulated, unstable odontoid synchondrosis fractures in children: a safe alternative to halo fixation? J Neurosurg Pediatr. 2012; 9(1):35－41

[23] Damadi AA, Saxe AW, Fath JJ, Apelgren KN. Cervical spine fractures in patients 65 years or older: a 3-year experience at a level I trauma center. J Trauma. 2008; 64(3):745－748

[24] Daneshvar P, Roffey DM, Brikeet YA, Tsai EC, Bailey CS, Wai EK. Spinal cord injuries related to cervical spine fractures in elderly patients: factors affecting mortality. Spine J. 2013; 13(8):862－866

[25] Schroeder GD, Kepler CK, Kurd MF, et al. A Systematic Review of the Treatment of Geriatric Type II Odontoid Fractures. Neurosurgery. 2015; 77 Suppl 4:S6－S14

[26] Chapman J, Smith JS, Kopjar B, et al. The AOSpine North America Geriatric Odontoid Fracture Mortality Study: a retrospective review of mortality out-comes for operative versus nonoperative treatment of 322 patients with long-term follow-up. Spine. 2013; 38(13):1098－1104

[27] Vaccaro AR, Kepler CK, Kopjar B, et al. Functional and quality-of-life outcomes in geriatric patients with type-II dens fracture. J Bone Joint Surg Am. 2013;95(8):729－735

[28] Turrentine FE, Wang H, Simpson VB, Jones RS. Surgical risk factors, morbidity,and mortality in elderly patients. J Am Coll Surg. 2006; 203(6):865－877

[29] Smith HE, Kerr SM, Maltenfort M, et al. Early complications of surgical versus conservative treatment of isolated type II odontoid fractures in octogenarians: a retrospective cohort study. J Spinal Disord Tech. 2008;21(8):535－539

[30] Barlow DR, Higgins BT, Ozanne EM, Tosteson ANA, Pearson AM. Cost Effectiveness of Operative Versus Non-Operative Treatment of Geriatric Type-II Odontoid Fracture. Spine. 2016; 41(7):610－617

[31] Joestl J, Lang N, Bukaty A, Platzer P. A comparison of anterior screw fixation and halo immobilisation of type II odontoid fractures in elderly patients at increased risk from anaesthesia. Bone Joint J. 2016; 98-B(9):1222－1226

[32] Hsu WK, Anderson PA. Odontoid fractures: update on management. J Am Acad Orthop Surg. 2010; 18(7):383－394

[33] Tashjian RZ, Majercik S, Biffl WL, Palumbo MA, Cioffi WG. Halo-vest immobilization increases early morbidity and mortality in elderly odontoid fractures.J Trauma. 2006; 60(1):199－203

[34] Yang Z, Yuan Z-Z, Ma J-X, Ma X-L. Conservative versus surgical treatment for type II odontoid fractures in the elderly: Grading the evidence through a meta-analysis. Orthop Traumatol Surg Res. 2015; 101(7):839－844

[35] Joestl J, Lang NW, Tiefenboeck TM, Hajdu S, Platzer P. Management and Out-come of Dens Fracture Nonunions in Geriatric Patients. J Bone Joint Surg Am.2016; 98(3):193－198

[36] Pola E, Pambianco V, Colangelo D, Formica VM, Autore G, Nasto LA. Teriparatide anabolic therapy as potential treatment of type II dens non-union fractures. World J Orthop. 2017; 8(1):82－86

第 8 章 胸椎和胸腰椎骨折

Jay Kumar, John H. Shin

摘要：胸椎和胸腰段是老年人常见的骨折部位。为了便于不同骨折类型的讨论与指导手术决策，已经建立了各种分类方法。骨折主要有 4 种类型：压缩型、爆裂型、屈伸 – 牵张型和骨折脱位型。对于多数无神经功能障碍的稳定性骨折，推荐使用镇痛药、支具保护、药物和物理治疗等保守治疗。对于伴有神经功能障碍、进行性椎体塌陷、畸形和 / 或持续性疼痛的骨折，手术减压和固定是普遍适用的。对于老年患者，内科并发症和骨质疏松症是外科手术决策的首要考虑因素。

关键词：胸椎；胸腰椎；骨折；创伤；老年；骨质疏松

> **关键点**
>
> - 在胸椎和胸腰椎骨折中，以老年人多见。
> - 目前的分类系统一般将骨折分为压缩型、爆裂型、屈伸 – 牵张型和骨折脱位型。
> - 对于大多数无神经功能障碍的稳定型骨折，推荐采用镇痛、支具、药物治疗和物理治疗等保守治疗。
> - 对于引起神经功能障碍、进展性畸形和 / 或持续性疼痛的骨折，通常需要手术减压和固定。
> - 对于老年患者，应该更仔细考虑其内科并发症。

8.1 流行病学

胸腰椎是人类脊柱最长的节段，也是骨折的多发部位，尤其是在老年人中。骨质疏松症是影响老年人并使其更容易发生骨折的主要疾病之一。对于这类患者，任何类型的骨折都可能比预期的损伤更加严重，例如，老年人典型的低骨密度而导致的跌倒。

据估计，全世界有超过 1 亿人患有骨质疏松症，美国至少有 1000 万人患有骨质疏松症。在美国，每年大约有 70 万例骨质疏松性椎体压缩性骨折发生，其中 7 万例住院治疗，平均住院时间为 8 天。爆裂性骨折是胸腰椎第二常见的损伤，仅次于压缩性骨折，在美国每年约发生 25000 例。在严重创伤情况下，胸腰椎骨折常与其他椎体和非椎体骨折以及内脏器官损伤相关。在这种情况下，胸腰椎骨折的诊断在初诊时可能被漏诊。胸椎与胸腰椎骨折的后遗症包括疼痛、畸形和神经功能丧失。治疗的目的是缓解疼痛，避免神经功能缺损或恢复神经功能，预防畸形。

8.2 生物力学因素

胸腰椎由胸椎 T1~T12 和腰椎 L1~L5 组成。与活动度更大的腰椎相比，胸椎与肋骨和胸骨形成一个更稳定的结构。T10~L2 是胸椎与腰椎的交界区，是胸椎后凸和腰椎前凹之间的过渡区域。活动度较小的胸椎与活动度较大的腰椎的交界处更容易受到外力损伤。胸腰椎骨折通常与高能量损伤有关，如车祸、跌倒、运动损伤和暴力。合并伤很常见，可能包括气胸、肋骨和长骨骨折，以及肺部、心脏和内脏器官的穿透性损伤。排除其他内脏器官损伤的影响，对于评估这些患者是至关重要的。特别对于需手术干预的病例，更应关注其损伤机制，这可以为相应的可能出现的器官系统损伤提供预判。例如，骨盆骨折合并胸腰椎骨折会使患者在俯卧位时面临二次损伤的风险。

老年人的骨质疏松症很常见，尤其是女性。美国预防服务工作组目前建议对所有年龄在 65 岁以上的女性进行筛查。骨质疏松症可能在许多老年男性中也很普遍，但目前的证据不足。在骨质疏松症患者中，脊柱通常会受到影响，因为每个椎体的骨量通常会减少。每个椎体都会出现典型的皮质骨变薄，骨小梁稀疏。骨质疏松症可以通过测量骨密度来评估，但这类测试通常不属于任何常规创伤评估的一部分。大多数基层医疗机构会对有骨量减少或骨质疏松症的潜在诊断的老年患者进行纵向随访。在紧急情况下，对于急性胸椎或胸腰椎骨折的治疗方案中，了解骨质疏松症的治疗史是很重要的，因为脊柱骨折可能是患者的首次骨折。对于那些长期注意骨量健康的患者来说，这会促使接诊医生在一开始会给予相应的药物治疗，或向内分泌科专家进一步讨论治疗方案。对于在这个年龄没有得到正规医疗护理的患者，通常会有更严重的医疗健康问题和慢性病，而且这些隐患可能没有得到适当的处理。在这种情况下，椎体骨折只是更多问题中的一小部分。尽管如此，任何发生新鲜脊柱骨折的老年患者，都应及时跟进相关的评估和治疗骨质疏松症。

由于疾病和形成的骨赘，老化的脊柱通常没有那么灵活。其他情况会加速这种硬化，包括弥漫性特发性骨肥厚（DISH）和强直性脊柱炎。应注意提前发现这些潜在的情况，因为硬化的脊柱会增加骨折部位的杠杆作用，导致更大的不稳定风险。这些患者的骨折更倾向于长骨骨折，更适合于内固定。

8.3 常见损伤类型

人们曾多次尝试对脊柱的创伤进行分类。Holdsworth 等人在 1968 年提出了第一个分类系统，它是根据损伤机制和影像学结果对损伤进行分类，该系统基于脊柱的两柱模型（前柱和后柱）。Denis 等人在 1983 年提出了由椎体前 2/3、椎体后 1/3 及后柱组成的

三柱模型。根据 CT 和 MRI 扫描提供的新数据，促进了更多分类体系的提出。最近，在 1994 年，AO（德国内固定研究协会）基金会创建了"AO 分类"，一个基于病理学和形态学的综合分类。他们定义了 3 种主要的损伤类型：A. 压缩；B. 牵张；C. 旋转。基于损伤的病理生理学和形态学，每个类型都有一系列的归类和亚组（表 8.1）。这种胸椎和胸腰椎骨折的分类为研究提供了精确和全面的诊断标准，但在日常临床实践中被证明是烦琐的。

Vaccaro 等人在 2005 年提出了胸腰椎损伤分类和严重程度评分（TLICS）（表 8.2），通过使用临床重要标准包括形态学情况、神经功能状况和使用 CT 或 MRI 来评估后纵韧带完整性。TLICS 评分 <4 提示建议非手术治疗，评分 > 4 提示建议手术治疗，而评分 =4 时则仍有一定争议。这个分类已被其他学者充分验证。

现在最广泛被接受的损伤分类都使用三柱理论。

表 8.1　1994 年 Maget 等对胸腰椎损伤的综合分类

表 8.1a　A 型损伤：亚型、次亚型及进一步分类		
A 型：椎体压缩性骨折		
A1 压缩性骨折	A1.1 终板嵌压	
	A1.2 楔形骨折	1. 上缘楔形嵌压骨折
		2. 侧方楔形嵌压骨折
		3. 下缘楔形嵌压骨折
	A1.3 椎体塌陷	
A2 劈裂性骨折	A2.1 矢状面劈裂性骨折	
	A2.2 冠状面劈裂性骨折	
	A2.3 钳夹样骨折	
A3 爆裂性骨折	A3.1 不完全爆裂性骨折	1. 上缘不完全爆裂性骨折
		2. 侧方不完全爆裂性骨折
		3. 下缘不完全爆裂性骨折
	A3.2 爆裂分离骨折	1. 上缘爆裂分离骨折
		2. 侧方爆裂分离骨折
		3. 下缘爆裂分离骨折
	A3.3 完全分离骨折	1. 钳夹分离骨折
		2. 完全屈曲爆裂性骨折
		3. 完全纵轴向爆裂性骨折

续表

表8.1b B型损伤：亚型、次亚型及进一步分类		
B型：前方及后方结构牵张性损伤		
B1 后方韧带结构损伤（屈曲 – 牵张性损伤）	B1.1 伴有椎间盘横贯损伤	1. 屈曲半脱位
		2. 前方脱位
		3. 屈曲半脱位 / 前方脱位伴关节突骨折
	B1.2 伴A型椎体骨折	1. 屈曲半脱位 +A 型椎体骨折
		2. 前脱位 +A 型椎体骨折
		3. 屈曲半脱位 / 前脱位伴关节骨折 +A 型椎体骨折
B2 后方骨性结构损伤（屈曲牵张性损伤）+A 型椎体骨折	B2.1 两柱横贯性骨折	
	B2.2 伴有椎间盘损伤	1. 损伤通过椎间盘及椎弓根
		2. 损伤通过椎间盘及峡部（屈曲 – 峡部裂）
	B2.3 伴有 A 型椎体骨折	1. 损伤通过椎间盘及椎弓根 +A 型椎体骨折
		2. 损伤通过椎间盘及峡部（屈曲 – 峡部裂）+A 型椎体骨折
B3 经椎间盘强损伤（过伸剪切损伤）	B3.1 过伸半脱位	1. 不伴有后柱损伤
		2. 伴有后柱损伤
	B3.2 过伸 – 峡部裂	
	B3.3 后方脱位	

表8.1c C型损伤：亚型、次亚型及进一步分类		
C型：前方及后方结构旋转性损伤		
C1 A型（压缩性）损伤伴有旋转	C1.1 楔形旋转性骨折	
	C1.2 劈裂旋转性骨折	1. 矢状面劈裂旋转性骨折
		2. 冠状面劈裂旋转性骨折
		3. 钳夹样劈裂旋转性骨折
		4. 椎体分离
	C1.3 旋转爆裂性骨折	1. 不完全旋转爆裂性骨折
		2. 旋转爆裂分离骨折
		3. 完全旋转爆裂性骨折
C2 B型损伤伴有旋转	C2.1 B1 损伤伴有旋转	1. 屈曲旋转半脱位
		2. 屈曲旋转半脱位伴有单侧关节突骨折
		3. 单侧脱位

		4. 向前旋转半脱位伴或不伴有关节突骨折
		5. 屈曲旋转半脱位伴或不伴有单侧关节突骨折 +A 型椎体骨折
		6. 单侧脱位 +A 型骨折
		7. 向前旋转脱位或不伴有关节突骨折 +A 型椎体骨折
	C2.2 B2 损伤伴有旋转（屈曲 - 牵张性损伤伴有旋转）	1. 两柱贯穿性旋转骨折
		2. 单侧屈曲峡部裂伴有椎间盘损伤
		3. 单侧屈曲峡部裂 +A 型骨折
	C2.3 B3 损伤伴有旋转（过伸剪切损伤伴有旋转）	1. 旋转过伸半脱位伴或不伴有椎体后方结构的骨折
		2. 单侧过伸峡部裂
		3. 向后旋转脱位
C3 剪切旋转样骨折	C3.1 切片样骨折	
	C3.2 斜形骨折	

具体来说，前柱包括前纵韧带，每个椎体和纤维环的前 2/3。中柱包括后纵韧带和各椎体及纤维环的后 2/3。后柱由脊柱后方的多个结构组成，包括椎弓根、椎板、关节面、棘突、黄韧带和后方韧带（包括棘上韧带、棘间韧带、黄韧带、小关节囊）。

在接下来的内容中，我们将讨论患者最常见的胸椎和胸腰椎损伤：压缩性骨折、爆裂性骨折、屈伸 - 牵张性损伤和骨折脱位性损伤。

8.3.1 压缩性骨折

压缩性骨折涉及椎体纵轴的塌陷，属于 AO 分类中的 A 型，一般为稳定性骨折，不累及后方韧带。这是目前最常见的胸椎和胸腰椎骨折的类型，尤其是在老年骨质疏松症患者中。在严重的骨质疏松症中，压缩性骨折甚至可能发生在轴向负荷很少或没有负荷的椎体上。由于女性患骨质疏松症的比例较高，女性出现压缩性骨折的可能性比男性大。一次骨折便会增加二次骨折的风险。

这些损伤可能表现为骨折周围或与骨折处神经根对应的皮节区疼痛。体格检查可发现局部压痛，单一

椎体骨折轻度局部后凸，多处骨折明显后凸，如果骨折严重到引起椎间孔狭窄，则神经功能受损。通常在这些骨折中，椎体终板会出现损伤和压缩，在影像学上出现椎体形态的改变（图 8.1）。这些骨折椎体呈楔形改变，前柱高度丢失。跌倒或外伤的患者更可能在胸椎出现有一个以上的椎体骨折。在骨质疏松症患者中连续发生椎体压缩性骨折是很常见的。

8.3.2 爆裂性骨折

一种更严重的压缩性骨折称为爆裂性骨折（AO-A3 型），表现为椎体向四周爆炸性裂开的骨折。前柱和中柱受累，损伤可能是稳定的，也可能是不稳定的。爆裂性骨折根据椎体上、下终板的情况以及爆裂性骨折是否伴有扭转或侧屈，可进行不同的分类。这些骨折常累及整个椎体，且有几个特征性的影像学表现。

在轴向 CT 图像上，椎体皮质骨常粉碎和破坏，伴随着椎弓根变宽或分开。也有往后而出现椎体后壁进入椎管的情况（图 8.2）。这种情况是十分严重的，我们必须注意轴向影像上显示的严重程度。如果出现上述情况，不一定会出现神经功能的缺损，但是仔细检

表 8.2 a 2005 年 Vaccaro 等人的胸腰椎损伤分级及严重程度评分（TLICS）

骨折形态		
类型	程度	分值
压缩		1
爆裂		1
剪切 / 旋转		3
牵张	4	
后方韧带复合体完整性		
PLC 在张力、旋转或平移中中断的		分值
完整		0
疑似 / 不确定的		2
受损		3
神经功能		
包含内容	程度	分值
完整		0
神经根受累		2
脊髓圆锥受累	完整	2
	不完整	3
马尾神经受累		3
建议		
是否需要手术		总分
不需要手术		<3
外科医生经验选择		4
手术治疗		>4

表 8.2 b 2005 年 Vaccaro 等人的胸腰椎损伤分级及严重程度评分（TLICS） 续表

手术方式建议		
	后方韧带复合体	
神经功能	完整	损伤
完整	后路	后路
神经根受累	后路	后路
脊髓或马尾不完全受累	前路	联合入路
脊髓或马尾完全受累	后（前）*入路	前（或联合）*入路

*：在亚洲患者中，许多机构都采用积极减压的方法来促进神经系统恢复、重建椎体支撑柱、恢复脑脊液流量以防止脊髓空洞症，并允许短节段固定

性疼痛。这是由于椎间孔的高度进一步降低和压迫所致。这种因力学机制改变而出现的根性症状很难单独用支具来治疗，因为支具不能提供轴向对抗力，以保持椎间孔的高度及避免神经压迫。

爆裂性骨折通常与高能量损伤相关，包括车祸和坠落。它们是继压缩性骨折后胸腰椎第二常见的损伤，在美国每年约发生 25000 例。患骨质疏松症的老年患者会增加此类骨折发生的风险。爆裂性骨折可伴有其他脊柱骨折，尤其是椎板骨折，可伴有硬膜撕裂和神经根卡压。影像学包括平片、CT 和 MRI 扫描，可能显示椎体之间的间距增加，提示韧带断裂，或直接显示韧带损伤。

8.3.3 屈伸 – 牵张性损伤

屈伸 – 牵张性损伤（AO–B 型）发生在脊柱突然前屈，例如，在车祸中，急性前屈的椎体，与脊柱后方结构出现分离（图 8.3）。这些骨折类型也被称为"安全带骨折"，也叫 Chance 骨折。后柱肯定会受累及，前、中柱在普遍情况下也会出现受累及的情况。瞬间的轴性扭转力，或铰链似的杠杆作用，是在脊柱前方产生的，就好像腹部前方受到一个物体的压力，如安全带。骨折可通过不同的结构发生，椎体（AO–B2 型）或韧带，包括椎间盘（AO–B1 型）。在这两种损伤类型中，韧带损伤稳定性较差。除了后纵韧带和中柱损伤外，还有一种较少见的损伤类型，即前纵韧带断裂（AO–B3

查神经系统对于评估脊髓或马尾神经受压所引起的排尿功能、运动或感觉功能缺损是至关重要的。

患者在卧床休息时，或在最初的紧急评估中，卧床不动时也可能没有任何症状。这些患者需要在活动后进行评估，因为脊柱额外的负重和负荷可能会加重或产生症状，这之后会考虑更紧急的措施或进行手术干预。一旦患者从仰卧位改变到负重位，小便失禁或进展性下肢无力的情况并不少见。但并不一定意味着骨折类型发生了变化，这表明了脊柱负重时是不稳定的。患者也可能会在坐位或站位时，出现更强烈的根

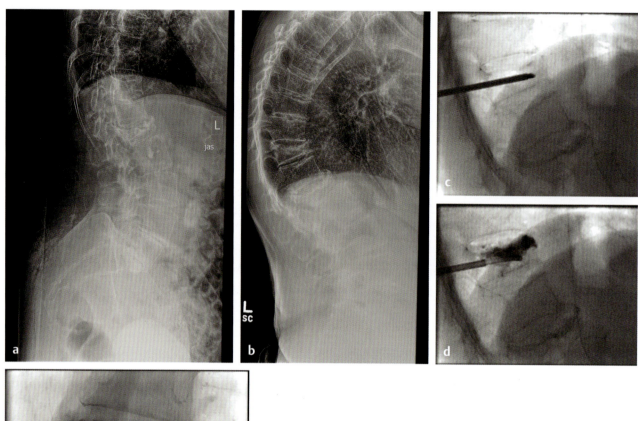

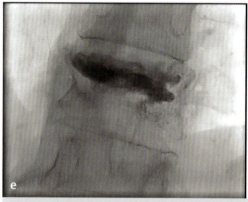

图 8.1　患者为 79 岁女性，骨质疏松，反复摔倒后出现新鲜 T11 和陈旧 L1 压缩性骨折。患者的神经系统完好无损。（a）腰椎 X 线片显示陈旧性 L1 压缩性骨折和新鲜 T11 压缩性骨折。（b）6 周后腰椎 X 线片显示椎体前部高度下降，T11 椎体进一步塌陷和楔形改变。（c）术中侧位 X 线片显示使用穿刺针在 T11 椎体填充水泥。（d）显示 T11 椎体水泥填充完整的侧位 X 线片。（e）术中正位透视显示水泥填充完整

型）。这些损伤通常需要对腹部产生巨大的能量冲击，一般是暴力造成的，因此需要通过体格和影像学检查对相应器官进行全面评估。

8.3.4　骨折脱位性损伤

骨折脱位（AO-C 型）是指包括沿水平轴破坏整个脊柱；骨折本身十分不稳定，通常与高能量损伤有关。这些损伤最常发生在胸腰椎交界处，因为较稳定的胸椎和相对灵活的腰椎连接，形成一个容易受到剪切力的部位。这些损伤是脊髓损伤的高风险因素，通常发生在胸腰椎交界处。在这些病例中，脱位可能导致脊

柱多平面严重畸形。这种类型的骨折经常会导致脊柱出现旋转和滑移（图 8.4）。周围内脏器官的损伤也很常见。

8.4　治疗方案

对于所有骨折，治疗方案包括非手术治疗和手术治疗。对于老年患者，主要考虑的是手术并发症的发生率与潜在并发症。在这个患者群体中，高血压、糖尿病、肥胖、癌症、骨质疏松等慢性疾病都会影响治疗决策。老年患者可能长期处于营养不良、活动量少、心肺储备功能差这些基线以下。因此在某些情况下，

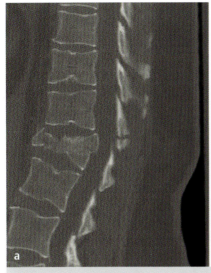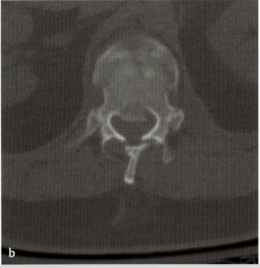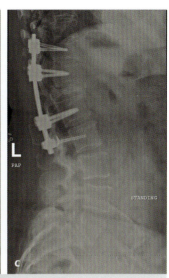

图 8.2 患者为 67 岁女性，从马背上摔下，表现为急性 T12 爆裂性骨折，伴有疼痛和尿潴留。（a）术前矢状面 CT 显示高度下降。（b）术前横断面 CT 显示有相应的椎体皮质裂开，椎体后缘骨折块进入椎管。（c）显示稳定的站立侧位 X 线片。由于内科并发症和既往胸腰椎入路治疗腹主动脉瘤故未行前路手术

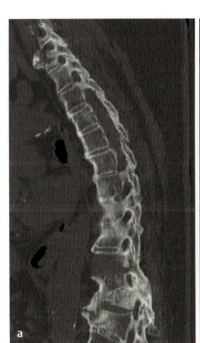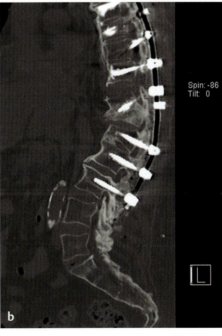

图 8.3 患者为 84 岁女性，在跌倒后表现为疼痛和不完全性脊髓损伤。（a）术前 CT 显示 T11 处骨性牵张损伤，整个椎体、椎弓根和后方结构断裂。（b）术后 CT 显示骨折复位，多节段椎弓根螺钉内固定。由于严重的强直和骨质疏松症，用骨水泥强化以使椎体稳固

考虑到患者的基础条件和功能状态，即使发生最严重类型的骨折，都不会进行手术治疗。了解骨折的分类、损伤的机制和受累后脊柱生物力学是必要的，但在大多数情况下，手术决策不一定遵循流程，不要求墨守成规。

8.4.1 非手术治疗

大多数胸腰椎骨折是稳定的，不需要手术。一般建议长时间卧床休息，但目前支具固定是主要的保守治疗方法。体外的支具及相关的矫正固定装置会给患者提供额外的支撑力。这些器械能允许患者更早地活动，这比延长卧床休息更好。在某些情况下，不需要额外的支撑，保守治疗只需侧重于疼痛控制和康复，甚至椎管占位达到 70% 也不需要手术。

8.4.2 手术治疗

虽然在这些简单而稳定的骨折中，保守治疗的作用存在共识，但一些研究表明，手术对于外在因素的

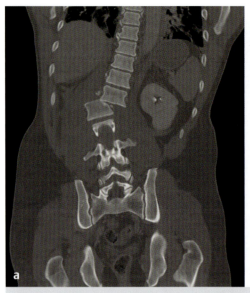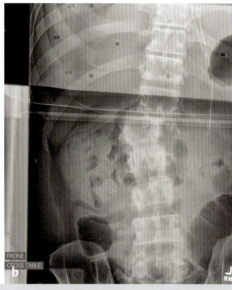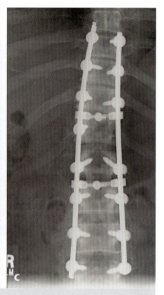

图 8.4　此患者为 75 岁男性，被摩托车撞击后出现完全性急性脊髓损伤，导致 T12~L1 骨折脱位损伤。（a）术前 CT 冠状面重建显示脱位。T12 椎体在 L1 横向上脱位，椎间盘韧带结构完全破坏。（b）复位前的术中正位片（c）术中正位片显示损伤部位 4 个螺钉固定达到了复位和稳定

损伤会更好。为了利于手术决策，应该评估和监测骨折部位的后凸角度。随着时间的推移，可能会发生塌陷，导致骨折部位的后凸角度进一步增大。然而，这已被证明与疼痛无关。如果后凸角度增加超过 10°，或疼痛明显加重，应考虑手术治疗。虽然对于一些屈伸 – 牵张性损伤的年轻患者来说，保守治疗是十分合适的，然而对于老年患者，特别是骨折线贯穿椎体，保守治疗是不太合适的。根据定义，骨折脱位损伤是不稳定的，需要手术治疗。即便在不需手术治疗，且支具或器具固定是合适治疗的情况下，手术治疗依然适用于那些不能忍受数月的外支具固定的患者。在这些病例中，手术治疗可以使患者更早地活动和康复，同时最大限度地减压和恢复正常序列。

在这里，我们讨论 4 种主要类型的胸椎骨折的非手术和手术治疗方法。

8.4.3　压缩性骨折

大多数压缩性骨折最适合非手术治疗。标准的治疗方法是卧床休息，并鼓励早期活动。外固定包括相应的支具或按个人塑造的矫形器，这已经被广泛使用。然而，有一些证据表明，这些器械的使用频率正在降低，而且有力的证据表明，它们并无良好的治疗作用。

压缩性骨折的手术治疗包括微创骨水泥强化技术，即椎体成形术和后凸成形术。在椎体成形术中，在压力下用注射针将骨水泥注入塌陷的椎体。在后凸成形术中，球囊被用来扩张塌陷的椎体，为注入骨水泥创造空间。

美国骨科医师学会（AAOS）在 2011 年发布的最新指南强烈建议不要使用椎体成形术。如果患者在经历了 6 周的非手术治疗后仍然感到严重的疼痛，才建议使用后凸成形术。

8.4.4　爆裂性骨折

如果保留了后方韧带复合体，则认为爆裂性骨折是稳定的。如果后方韧带复合体损伤，或存在任何神经功能障碍，骨折可能是不稳定的，一般需要手术治疗。MRI 可以了解韧带复合体有无损伤。然而，许多因素影响手术，包括骨折的位置、椎体破坏的程度、神经功能的受损情况、后凸的程度和后柱的稳定性。在爆裂性骨折中，神经功能受累通常是由反向的骨碎片撞击突入椎管引起的。然而，这些碎片可以再吸收，通常不会导致神经功能的进一步恶化；此外，椎管本身可以在骨折后进行改变，为脊髓创造一个新的空间，使其不受侵占。

对于神经功能完整、力学上稳定或者 TLICS 评分为 3 分或更低的患者，可以采用非手术治疗。使用支具或矫形器等这些外固定很普遍，或许能缓解症状，尽管目前发表的证据无法证明可以从中获得远期效益。

手术治疗选择包括减压和脊柱固定。如果经影像学证实后方韧带复合体损伤或进展性后凸，但椎管未受到明显压迫，则可采用经后路椎弓根螺钉内固定的脊柱融合术，无须减压。

根据椎体破坏的程度、骨折碎片的位置和脊柱后凸的角度，可采用前路减压和脊柱固定。如果神经功能障碍是由于骨折碎片压迫到椎管引起的，则采用前路手术以直接观察和清除这些碎片。然而，在老年患者中，经胸廓或腹膜后联合入路来治疗可能不太合适。在这些患者中，尤其是骨质疏松症患者，首选后路固定，因为通过标准的后路入路可以方便地获得更多节段的固定。因此，伤椎的上下椎体都可固定。椎板切除术也可以在同一时间通过同一切口进行。

8.4.5　屈伸－牵张性损伤

屈伸－牵张性损伤主要影响离前柱最远的后方韧带结构，通常需要减压和稳定。然而，对于神经功能完整、后柱完整且损伤稳定的患者，可以尝试非手术治疗。在这些情况下，可以使用外固定支具进行过伸位固定。

对于神经功能障碍、不稳定的损伤和 / 或后纵韧带断裂的患者，手术需要减压和固定。在手术过程中，需要直视下观察椎管，或使用超声来确保在手术过程中椎管内没有残留骨折碎片。近些年前路手术获得了长足进步。为了矫正原发损伤的分离，一个可压缩的植骨块可植入椎体间，从而促进骨愈合。

8.4.6　骨折脱位性损伤

骨折脱位性损伤是不稳定的，所有韧带结构均损伤，因此需要手术治疗。手术治疗优于非手术治疗。

建议采用后路手术进行复位、多节段固定和融合。大多数这种类型的骨折可以单独用后路手术治疗，一般不需要前路手术。前路手术增加了脑脊液进入胸腔或腹膜后形成窦道的风险。

8.4.7　微创入路

相比目前的几种开放手术，越来越多的微创方法引起了人们的兴趣。微创技术的优势是减少术后疼痛、更美观的伤口、更短的卧床时间、更早地恢复活动和步行，并可能减少镇痛药物的使用时间和剂量。

重要的是，通过微创技术，手术部位的完全可视

化越来越容易实现。左前入路一般优于右前入路，因为左前入路不需要抬高右侧膈肌。椎体次全切除术、椎间盘切除术、减压和椎管占位清除也都是可行的。植骨和融合器的放置可以通过横向辅助螺钉来实现。随着微创技术的发展，经皮螺钉内固定术的效果越来越好，一些研究发现，经皮螺钉内固定术与传统开放固定方法同样有效。

8.5　获益与风险

胸椎和胸腰椎骨折手术的收益包括缓解症状和功能状态及正常解剖的恢复。手术通常可以减轻疼痛，减少椎管和神经根的压迫。减压可以减轻神经功能受损，增加功能恢复的机会。手术与器械的使用是用来固定骨折部位，防止畸形进展和神经功能受损。

任何手术的风险都是巨大的，需要在制订方案过程中仔细考虑。在老年患者中，由于诸多的内科并发症通常需要治疗，可能存在明显手术禁忌证。

8.6　陷阱、并发症和规避

对于手术，尽管选择合适的患者和制订详细的手术计划，术后并发症仍然可能发生。包括深静脉血栓形成、肺栓塞、尿路感染、肺炎和手术部位感染。神经损伤是很有可能的，可能是由于手术过程中脊髓的损伤、固定过程中过度的牵拉或压迫，或直接来自器械损伤。同样，硬脊膜撕裂和脑脊液漏也可能出现在手术中，特别是在显露、减压和内固定植入过程中。

8.6.1　压缩性骨折

椎体压缩性骨折后凸角增加可能影响肺功能，骨折可能进一步降低肺功能。即便有支具，老年患者的压缩性骨折通常在受伤后的最初几周内表现出进一步塌陷的迹象。进一步的椎体高度下降可能导致脊柱后凸畸形和疼痛加重。

在椎体成形术和后凸成形术中，最主要的问题是骨水泥的渗漏，根据渗漏的位置和骨水泥的移动，会引起多种症状。骨水泥渗漏进入椎管可导致神经损伤。很少病例报告骨水泥进入心肺系统。椎体后凸成形术可能出现较少的渗漏风险，因为在注入水泥之前就形成了一个空腔，允许水泥以较低的压力和较高的黏度进入。

8.6.2　爆裂性骨折

如果椎体反向受压，其后壁进入椎管，脊髓可能会受到压迫和损伤。爆裂性骨折可能会伴有其他脊柱骨折，尤其是椎板骨折，很容易会出现硬膜撕裂和神经根卡压。除了与压缩性骨折相关的并发症以外，老年爆裂性骨折的并发症可能包括神经功能的不同程度的损害，包括截瘫。有趣的是，椎管受压程度与神经功能缺陷程度并无联系。然而，有证据表明，在轴位 CT 上观察到的椎管狭窄，可能是神经功能受损的危险因素。

椎弓根螺钉固定的风险包括内固定失败、假关节、感染和取内固定。也有可能手术干预后患者的疼痛得不到改善，或者胸椎的后凸畸形继续加重。内固定失败是一个问题，会给患者带来更多的痛苦。骨质疏松症并不一定影响患者手术节段融合及在周围形成新骨的能力，但它确实影响植入物对骨的支撑和咬合力。

8.6.3　屈伸 – 牵张性损伤

屈伸 – 牵张性损伤的减压和稳定与爆裂性骨折的手术治疗有许多相同的并发症。包括疼痛和脊柱畸形的恶化，如脊柱后凸、板样背和脊柱侧凸。考虑到损伤的类型，屈伸 – 牵张性损伤在手术后尤其容易发生骨不连。因此，利用内固定来保证合适的压缩接触是非常重要的。

8.6.4　骨折脱位性损伤

骨折脱位性损伤是一种严重的损伤，尤其容易引起神经损伤。除了与其他胸椎骨折相关的常见并发症——疼痛、日益恶化的畸形——马尾综合征也值得关注。

8.7　结果 / 证据

手术治疗的效果仍然存在争议，因为现有的研究大多是回顾性的，而少数前瞻性研究的样本量较小。手术治疗与非手术治疗稳定性爆裂性骨折的效果相似。手术固定似乎有一定的价值，但固定的方式仍不明确。非手术治疗似乎对大多数但不是所有的力学上稳定的骨折有效。一些因素似乎可以预测并发症的发生率，包括 ASIA 评分、Charlson 并发症指数和类固醇的使用。越来越多的证据表明，微创手术可以取得与开放手术相似的效果。

8.7.1　压缩性骨折

目前的 AAOS 指南强烈反对椎体成形术治疗压缩性骨折。在一项对 78 例患者的研究中，椎体成形术在术后 1 周及 1、3、6 个月随访当中，在减轻疼痛、恢复身体功能、改善生活质量或自我术后评价等方面均未优于非手术治疗。在一项涉及 131 名接受椎体成形术的患者和一组接受无骨水泥模拟手术的对照组的多中心试验中，两组患者在疼痛和与疼痛引起的功能障碍这两方面上都有类似的改善。一项为期两年的前瞻性研究发现，经皮椎体成形术在术后 6 周时疼痛可能获得更好的改善，但在术后 12 个月和 24 个月时则没有差异。Voormolen 等人也发现在椎体成形术后短期内（2 周）减轻疼痛有一些益处，但本试验未评估 2 周后的效果。Rousing 等也发现在 3 个月的时候，椎体成形术与保守治疗在减轻疼痛方面没有差异。

支持后凸成形术治疗压缩性骨折的证据有限。在 *Lancet* 杂志上，Wardlaw 等人发现球囊后凸成形术在 12 个月的时候，对于疼痛减轻、功能状态和生活质量改善等这些方面上，相对于保守治疗有一定的优势。Grafe 等人专门研究了患有骨质疏松症的患者，也发现他们在 12 个月的时候，疼痛减轻，活动能力增强，再发骨折的发生率降低。其他研究也证实了与非手术治疗相比，在疼痛减轻上，手术治疗有一定的好处。后凸成形术的并发症发生率和骨水泥渗漏率明显高于椎体成形术。

8.7.2　爆裂性骨折

自 20 世纪 80 年代以来，前路手术已经发展和演变为可与传统的后路手术相媲美。前路手术可以直接观察骨折部位，这有助于更彻底地移除骨块或碎片，然后用骨移植物或融合器恢复前柱。一些研究发现，这些前路手术方法与后路手术方法同样有效，在并发症发生率、前柱重建、手术时间的长短和临床效果方面取得了相似或更好的结果。对于不稳定的爆裂性骨折，前路和后路均已被证明是有效的。

8.7.3　微创入路

随着微创手术越来越普遍，人们对微创手术效果的兴趣也越来越浓厚。Kim 等人报告了一项 212 名患者参与的微创手术研究中，其中融合率为 90%，平均手术时间为 3.5 h, 1.4% 的患者转去做开放手术。

总的并发症发生率为12%。内镜手术并发症发生率为5.7%;这些并发症包括气胸、肋间神经痛和胸腔积液。Khoo等人对371名患者进行的另一项研究发现,平均手术时间为3h,总体并发症发生率为1.3%。在这一点上,传统和微创技术之间似乎没有明显的长期差异。

8.8 结论

对于胸椎和胸腰椎骨折的老年患者,手术治疗大有裨益。特别是,可能与神经功能损害、畸形和疼痛相关的不稳定骨折特别适合手术治疗。屈伸 – 牵张性损伤和骨折脱位性损伤常常需要手术治疗,而稳定的压缩性骨折和爆裂性骨折,不会引起神经功能障碍,可以通过镇痛药物、支具、药物和物理治疗来进行保守治疗。在这个患者群体中,充分考虑内科并发症至关重要。

重要参考文献

[1] Magerl F, Aebi M, Gertzbein SD, Harms J, Nazarian S. A comprehensive classification of thoracic and lumbar injuries. Eur Spine J. 1994; 3(4):184 – 201

[2] Vaccaro AR, Lehman RA, Jr, Hurlbert RJ, et al. A new classification of thoracolumbar injuries: the importance of injury morphology, the integrity of the posterior ligamentous complex, and neurologic status. Spine. 2005; 30(20): 2325 – 2333

[3] Vaccaro AR, Zeiller SC, Hulbert RJ, et al. The thoracolumbar injury severity score: a proposed treatment algorithm. J Spinal Disord Tech. 2005; 18(3): 209 – 215

[4] Wood KB, Li W, Lebl DR, Ploumis A. Management of thoracolumbar spine fractures. Spine J. 2014; 14(1):145 – 164

[5] Rechtine GR, II, Nonoperative management and treatment of spinal injuries. Spine. 2006; 31(11) Suppl:S22 – S27, discussion S36

[6] Esses SI, McGuire R, Jenkins J, et al. The treatment of symptomatic osteoporotic spinal compression fractures. J Am Acad Orthop Surg. 2011; 19(3):176 – 182

参考文献

[1] Kim DH, Vaccaro AR. Osteoporotic compression fractures of the spine; current options and considerations for treatment. Spine J. 2006; 6(5):479 – 487

[2] Verlaan JJ. Introduction to the surgical treatment of traumatic thoracolumbar fractures. In: Verlaan JJ, ed. Less invasive surgical treatment of traumatic thoracolumbar fractures. Utrecht, The Netherlands: UMC Utrecht: Zuidam & Uithof; 2004:9 – 24

[3] Dai LY, Yao WF, Cui YM, Zhou Q. Thoracolumbar fractures in patients with multiple injuries: diagnosis and treatment–a review of 147 cases. J Trauma. 2004; 56(2):348 – 355

[4] Diaz JJ, Jr, Cullinane DC, Altman DT, et al. EAST Practice Management Guideline Committee. Practice management guidelines for the screening of thoracolumbar spine fracture. J Trauma. 2007; 63(3):709 – 718

[5] Rampersaud YR, Annand N, Dekutoski MB. Use of minimally invasive surgical techniques in the management of thoracolumbar trauma: current concepts. Spine. 2006; 31(11) Suppl:S96 – S102, discussion S104

[6] Gertzbein SD. Scoliosis Research Society. Multicenter spine fracture study. Spine. 1992; 17(5):528 – 540

[7] Levine AM, McAfee PC, Anderson PA. Evaluation and emergent treatment of patients with thoracolumbar trauma. Instr Course Lect. 1995; 44:33 – 45

[8] Nelson HD, Haney EM, Dana T, Bougatsos C, Chou R. Screening for osteoporosis: an update for the U.S. Preventive Services Task Force. Ann Intern Med. 2010; 153(2):99 – 111

[9] Holdsworth FW. Diagnosis and treatment of fractures of the spine. Manit Med Rev. 1968; 48:13 – 15

[10] Holdsworth F. Fractures, dislocations, and fracture–dislocations of the spine. J Bone Joint Surg Am. 1970; 52(8):1534 – 1551

[11] Denis F. The three column spine and its significance in the classification of acute thoracolumbar spinal injuries. Spine. 1983; 8(8):817 – 831

[12] Whang PG, Vaccaro AR, Poelstra KA, et al. The influence of fracture mechanism and morphology on the reliability and validity of two novel thoracolumbar injury classification systems. Spine. 2007; 32(7):791 – 795

[13] Oner FC, Ramos LM, Simmermacher RK, et al. Classification of thoracic and lumbar spine fractures: problems of reproducibility. A study of 53 patients using CT and MRI. Eur Spine J. 2002; 11(3):235 – 245

[14] Wood KB, Khanna G, Vaccaro AR, Arnold PM, Harris MB, Mehbod AA. Assessment of two thoracolumbar fracture classification systems as used by multiple surgeons. J Bone Joint Surg Am. 2005; 87(7):1423 – 1429

[15] Magerl F, Aebi M, Gertzbein SD, Harms J, Nazarian S. A comprehensive classification of thoracic and lumbar injuries. Eur Spine J. 1994; 3(4):184 – 201

[16] Vaccaro AR, Lehman RA, Jr, Hurlbert RJ, et al. A new classification of thoracolumbar injuries: the importance of injury morphology, the integrity of the posterior ligamentous complex, and neurologic status. Spine. 2005; 30(20): 2325 – 2333

[17] Vaccaro AR, Zeiller SC, Hulbert RJ, et al. The thoracolumbar injury severity score: a proposed treatment algorithm. J Spinal Disord Tech. 2005; 18(3): 209 – 215

[18] Lenarz CJ, Place HM. Evaluation of a new spine classification system, does it accurately predict treatment? J Spinal Disord Tech. 2010; 23(3):192 – 196

[19] Cohen D, Feinberg P. Secondary osteoporotic compression fractures after kyphoplasty. American Academy of Orthopedic Surgeons Meeting; February 5 – 9, 2003; New Orleans, LA: Poster no. P312

[20] Weinstein JN, Collalto P, Lehmann TR. Thoracolumbar "burst" fractures treated conservatively: a long–term follow–up. Spine. 1988; 13(1):33 – 38

[21] Wood K, Buttermann G, Mehbod A, Garvey T, Jhanjee R, Sechriest V. Operative compared with nonoperative treatment of a thoracolumbar burst fracture without neurological deficit. A prospective, randomized study. J Bone Joint Surg Am. 2003; 85–A(5):773 – 781

[22] Mumford J, Weinstein JN, Spratt KF, Goel VK. Thoracolumbar burst fractures. The clinical efffifffificacy and outcome of nonoperative management. Spine. 1993; 18(8):955 – 970

[23] Cantor JB, Lebwohl NH, Garvey T, Eismont FJ. Nonoperative management of stable thoracolumbar burst fractures with early ambulation and bracing. Spine. 1993; 18(8):971 – 976

[24] Shen WJ, Shen YS. Nonsurgical treatment of three–column thoracolumbar junction burst fractures without neurologic deficit. Spine. 1999; 24(4):412 – 415

[25] Yi L, Jingping B, Gele J, Baoleri X, Taixiang W. Operative versus non–operative treatment for thoracolumbar burst fractures without neurological deficit. Cochrane Database Syst Rev. 2006; 4(4):CD005079

[26] Yazici M, Atilla B, Tepe S, Calisir A. Spinal canal remodeling in burst fractures of the thoracolumbar spine: a computerized tomographic comparison between operative and nonoperative treatment. J Spinal Disord. 1996; 9(5): 409 – 413

[27] Siebenga J, Leferink VJM, Segers MJM, et al. Treatment of traumatic thoracolumbar spine fractures: a multicenter prospective randomized study of operative versus nonsurgical treatment. Spine. 2006; 31(25):2881 – 2890

[28] Dai LY, Jiang SD, Wang XY, Jiang LS. A review of the

management of thoracolumbar burst fractures. Surg Neurol. 2007; 67(3):221 - 231, discussion 231

[29] Rechtine GR, II. Nonoperative management and treatment of spinal injuries. Spine. 2006; 31(11) Suppl:S22 - S27, discussion S36

[30] Wood KB, Li W, Lebl DR, Ploumis A. Management of thoracolumbar spine fractures. Spine J. 2014; 14(1):145 - 164

[31] Wood KB, Bohn D, Mehbod A. Anterior versus posterior treatment of stable thoracolumbar burst fractures without neurologic deficit: a prospective, randomized study. J Spinal Disord Tech. 2005; 18 Suppl:S15 - S23

[32] Esses SI, McGuire R, Jenkins J, et al. The treatment of symptomatic osteoporotic spinal compression fractures. J Am Acad Orthop Surg. 2011; 19(3):176 - 182

[33] Mehta JS, Reed MR, McVie JL, Sanderson PL. Weight-bearing radiographs in thoracolumbar fractures: do they influence management? Spine. 2004; 29 (5):564 - 567

[34] Dai LY. Remodeling of the spinal canal after thoracolumbar burst fractures. Clin Orthop Relat Res. 2001(382):119 - 123

[35] Korovessis P, Baikousis A, Zacharatos S, Petsinis G, Koureas G, Iliopoulos P. Combined anterior plus posterior stabilization versus posterior short-segment instrumentation and fusion for mid-lumbar (L2–L4) burst fractures. Spine. 2006; 31(8):859 - 868

[36] Leferink VJ, Keizer HJ, Oosterhuis JK, van der Sluis CK, ten Duis HJ. Functional outcome in patients with thoracolumbar burst fractures treated with dorsal instrumentation and transpedicular cancellous bone grafting. Eur Spine J. 2003; 12(3):261 - 267

[37] McLain RF. Functional outcomes after surgery for spinal fractures: return to work and activity. Spine. 2004; 29(4):470 - 477, discussion Z6

[38] Sasso RC, Renkens K, Hanson D, Reilly T, McGuire RA, Jr, Best NM. Unstable thoracolumbar burst fractures: anterior-only versus short-segment posterior fixation. J Spinal Disord Tech. 2006; 19(4):242 - 248

[39] Okuyama K, Abe E, Chiba M, Ishikawa N, Sato K. Outcome of anterior decompression and stabilization for thoracolumbar unstable burst fractures in the absence of neurologic deficits. Spine. 1996; 21(5):620 - 625

[40] Fehlings MG, Perrin RG. The timing of surgical intervention in the treatment of spinal cord injury: a systematic review of recent clinical evidence. Spine. 2006; 31(11) Suppl:S28 - S35, discussion S36

[41] Fehlings MG, Perrin RG. The role and timing of early decompression for cervical spinal cord injury: update with a review of recent clinical evidence. Injury. 2005; 36(2) Suppl 2:B13 - B26

[42] Fehlings MG, Tator CH. An evidence-based review of decompressive surgery in acute spinal cord injury: rationale, indications, and timing based on experimental and clinical studies. J Neurosurg. 1999; 91(1) Suppl:1 - 11

[43] Lee MC, Coert BA, Kim SH, Kim DH. Endoscopic techniques for stabilization of the thoracic spine. In: Vaccaro AR, Bono CM, eds. Minimally invasive spine surgery. New York, NY: Informa Healthcare USA; 2007:189 - 202

[44] Kim DH, Jahng TA, Balabhadra RSV, Potulski M, Beisse R. Thoracoscopic transdiaphragmatic approach to thoracolumbar junction fractures. Spine J. 2004; 4 (3):317 - 328

[45] Beisse R. Video-assisted techniques in the management of thoracolumbar fractures. Orthop Clin North Am. 2007; 38(3):419 - 429, abstract vii

[46] Palmisani M, Gasbarrini A, Brodano GB, et al. Minimally invasive percutaneous fixation in the treatment of thoracic and lumbar spine fractures. Eur Spine J. 2009; 18(1) Suppl 1:71 - 74

[47] Lowery GL, Kulkarni SS. Posterior percutaneous spine instrumentation. Eur Spine J. 2000; 9(1) Suppl 1:S126 - S130

[48] Wild MH, Glees M, Plieschnegger C, Wenda K. Five-year follow-up examination after purely minimally invasive posterior stabilization of thoracolumbar fractures: a comparison of minimally invasive percutaneously and conventionally open treated patients. Arch Orthop Trauma Surg. 2007; 127(5):335 - 343

[49] Logroscino CA, Proietti L, Tamburrelli FC. Minimally invasive spine stabilisation with long implants. Eur Spine J. 2009; 18(1) Suppl 1:75 - 81

[50] Wang ST, Ma HL, Liu CL, Yu WK, Chang MC, Chen TH. Is fusion necessary for surgically treated burst fractures of the thoracolumbar and lumbar spine?: a prospective, randomized study. Spine. 2006; 31(23):2646 - 2652, discussion 2653

[51] Barr JD, Barr MS, Lemley TC, McCann RM. Percutaneous polymethylmethacrylate vertebroplasty for pain relief and spinal stabilization. Spine. 2000; 25: 923 - 928

[52] Garfin SR, Hardy N. Treatment of vertebral compression fractures. Spine. 2001; 26:1511 - 1515

[53] Farahvar A, Dubensky D, Bakos R. Perforation of the right cardiac ventricular wall by polymethylmethacrylate after lumbar kyphoplasty. J Neurosurg Spine. 2009; 11(4):487 - 491

[54] Choe DH, Marom EM, Ahrar K, Truong MT, Madewell JE. Pulmonary embolism of polymethyl methacrylate during percutaneous vertebroplasty and kyphoplasty. AJR Am J Roentgenol. 2004; 183(4):1097 - 1102

[55] Verlaan JJ, Oner FC, Dhert WJ. Anterior spinal column augmentation with injectable bone cements. Biomaterials. 2006; 27(3):290 - 301

[56] Bono CM, Sanfilippo J, Garfin SR. Kyphoplasty for the treatment of osteoporotic compression fractures. In: Vaccaro AR, Bono CM, eds. Minimally invasive spine surgery. New York, NY: Informa Healthcare USA; 2007:315 - 25

[57] Rhyne A, III, Banit D, Laxer E, Odum S, Nussman D. Kyphoplasty: report of eighty-two thoracolumbar osteoporotic vertebral fractures. J Orthop Trauma. 2004; 18(5):294 - 299

[58] Benson DR, Burkus JK, Montesano PX, Sutherland TB, McLain RF. Unstable thoracolumbar and lumbar burst fractures treated with the AO fixateur interne. J Spinal Disord. 1992; 5(3):335 - 343

[59] Verlaan JJ, Diekerhof CH, Buskens E, et al. Surgical treatment of traumatic fractures of the thoracic and lumbar spine: a systematic review of the literature on techniques, complications, and outcome. Spine. 2004; 29(7):803 - 814

[60] Acosta FL, Jr, Aryan HE, Taylor WR, Ames CP. Kyphoplasty-augmented shortsegment pedicle screw fixation of traumatic lumbar burst fractures: initial clinical experience and literature review. Neurosurg Focus. 2005; 18(3):e9

[61] Knight RQ, Stornelli DP, Chan DP, Devanny JR, Jackson KV. Comparison of operative versus nonoperative treatment of lumbar burst fractures. Clin Orthop Relat Res. 1993(293):112 - 121

[62] Kraemer WJ, Schemitsch EH, Lever J, McBroom RJ, McKee MD, Waddell JP. Functional outcome of thoracolumbar burst fractures without neurological deficit. J Orthop Trauma. 1996; 10(8):541 - 544

[63] Dai LY, Jiang LS, Jiang SD. Conservative treatment of thoracolumbar burst fractures: a long-term follow-up results with special reference to the load sharing classification. Spine. 2008; 33(23):2536 - 2544

[64] Dimar JR, Fisher C, Vaccaro AR, et al. Predictors of complications after spinal stabilization of thoracolumbar spine injuries. J Trauma. 2010; 69(6):1497 - 1500

[65] Buchbinder R, Osborne RH, Ebeling PR, et al. A randomized trial of vertebroplasty for painful osteoporotic vertebral fractures. N Engl J Med. 2009; 361 (6):557 - 568

[66] Kallmes DF, Comstock BA, Heagerty PJ, et al. A randomized trial of vertebroplasty for osteoporotic spinal fractures. N Engl J Med. 2009; 361(6):569 - 579

[67] Diamond TH, Bryant C, Browne L, Clark WA. Clinical outcomes after acute osteoporotic vertebral fractures: a 2-year non-randomised trial comparing percutaneous vertebroplasty with conservative therapy. Med J Aust. 2006; 184(3):113 - 117

[68] Voormolen MH, Mali WP, Lohle PN, et al. Percutaneous vertebroplasty compared with optimal pain medication treatment: short-term clinical outcome of patients with subacute or chronic painful osteoporotic vertebral compression fractures. The VERTOS study. AJNR Am J Neuroradiol. 2007; 28(3):555 - 560

[69] Rousing R, Andersen MO, Jespersen SM, Thomsen K, Lauritsen J. Percutaneous vertebroplasty compared to conservative treatment in patients with painful acute or subacute osteoporotic vertebral fractures: three-months follow-up in a clinical randomized study. Spine. 2009; 34(13):1349 - 1354

[70] Wardlaw D, Cummings SR, Van Meirhaeghe J, et al. Effififificacy and safety of balloon kyphoplasty compared with non-surgical care for vertebral compression fracture (FREE): a randomised controlled trial. Lancet. 2009; 373(9668): 1016 - 1024

[71] Grafe IA, Da Fonseca K, Hillmeier J, et al. Reduction of pain and fracture incidence after kyphoplasty: 1-year outcomes of a prospective controlled trial of patients with primary osteoporosis. Osteoporos Int. 2005; 16(12):2005 - 2012

[72] Kasperk C, Hillmeier J, Nöldge G, et al. Treatment of painful vertebral fractures by kyphoplasty in patients with primary osteoporosis: a prospective nonrandomized controlled study. J Bone Miner Res. 2005; 20(4):604 - 612

[73] Majd ME, Farley S, Holt RT. Preliminary outcomes and effiffifficacy of the first 360 consecutive kyphoplasties for the treatment of painful osteoporotic vertebral compression fractures. Spine J. 2005; 5(3):244 - 255

[74] Bouza C, López T, Magro A, Navalpotro L, Amate JM. Effiffifficacy and safety of balloon kyphoplasty in the treatment of vertebral compression fractures: a systematic review. Eur Spine J. 2006; 15(7):1050 - 1067

[75] Hulme PA, Krebs J, Ferguson SJ, Berlemann U. Vertebroplasty and kyphoplasty: a systematic review of 69 clinical studies. Spine. 2006; 31(17):1983 - 2001

[76] Eck JC, Nachtigall D, Humphreys SC, Hodges SD. Comparison of vertebroplasty and balloon kyphoplasty for treatment of vertebral compression fractures: a meta-analysis of the literature. Spine J. 2008; 8(3):488 - 497

[77] Taylor RS, Taylor RJ, Fritzell P. Balloon kyphoplasty and vertebroplasty for vertebral compression fractures: a comparative systematic review of effiffifficacy and safety. Spine. 2006; 31(23):2747 - 2755

[78] Lee KA, Hong SJ, Lee S, Cha IH, Kim BH, Kang EY. Analysis of adjacent fracture after percutaneous vertebroplasty: does intradiscal cement leakage really increase the risk of adjacent vertebral fracture? Skeletal Radiol. 2011; 40(12): 1537 - 1542

[79] Kaneda K, Abumi K, Fujiya M. Burst fractures with neurologic deficits of the thoracolumbar-lumbar spine. Results of anterior decompression and stabilization with anterior instrumentation. Spine. 1984; 9(8):788 - 795

[80] Beisse R, Mückley T, Schmidt MH, Hauschild M, Bühren V. Surgical technique and results of endoscopic anterior spinal canal decompression. J Neurosurg Spine. 2005; 2(2):128 - 136

[81] Been HD. Anterior decompression and stabilization of thoracolumbar burst fractures by the use of the Slot-Zielke device. Spine. 1991; 16(1):70 - 77

[82] Hitchon PW, Torner J, Eichholz KM, Beeler SN. Comparison of anterolateral and posterior approaches in the management of thoracolumbar burst fractures. J Neurosurg Spine. 2006; 5(2):117 - 125

[83] Graziano GP. Cotrel-Dubousset hook and screw combination for spine fractures. J Spinal Disord. 1993; 6(5):380 - 385

[84] Khoo LT, Beisse R, Potulski M. Thoracoscopic-assisted treatment of thoracic and lumbar fractures: a series of 371 consecutive cases. Neurosurgery. 2002; 51(5) Suppl:S104 - S117

第 9 章　腰椎骨折

Carli Bullis, Lauren Simpson, Khoi D. Than

摘要：腰椎骨折是最常见的老年脊柱疾病之一，随着美国老年人口的迅速增长，目前已经是一个特别重要的问题。过去几年来，腰椎骨折的医疗费用和住院率显著增加。腰椎骨折包括压缩性骨折、爆裂性骨折、Chance 骨折，最严重的是骨折脱位性损伤。这些骨折常伴有老年脊柱疾病常见的并发症，如骨量减少、骨质疏松、弥漫性特发性骨肥厚（DISH）和强直性脊柱炎（AS）。根据骨折类型和稳定性，以及脊柱和全身并发症的不同，治疗方法也有所不同。对于稳定型骨折，采取止痛药物治疗、物理治疗和支具治疗等保守治疗方式可缓解症状。更严重的骨折需要行椎体后凸成形术或椎体成形术、脊柱减压手术、经皮或开放脊柱融合术，甚至是严重畸形矫形手术。手术增加了老年人的风险，但保守治疗与创伤愈合期长时间固定的继发性并发症有关。本章将概述老年人常见的骨折，以及治疗方式和相关风险。

关键词：老年脊柱；腰椎骨折；腰椎；脊柱骨折；骨质疏松

关键点

- 随着人口老龄化的加速，需要专科治疗的腰椎疾病越来越多。
- 骨质疏松症是一个非常普遍的问题，需要进行细致入微的保守和手术治疗。
- 随着年龄的增长，骨密度下降，导致椎体压缩，腰椎的后凸改变，以及骨折发生率升高。
- 椎体后凸成形术和椎体成形术是改善骨质疏松性压缩性骨折患者疼痛和恢复压缩椎体高度的主要微创术式。
- 当需要融合时，经皮椎弓根螺钉植入通常是有效的，并可减少出血量、缩短手术时间和住院时间。

9.1　流行病学

当脊柱外科医生在评估和处理当今美国日益增长的老龄化人口时，他们面对的最常见的诊断之一是腰椎骨折。在过去的 5 年里，腰椎骨折住院行手术治疗的患者增加了 17%。与此相关的腰椎骨折脊柱融合增加了 24%，住院费用增加了 15%。仅在 2007 年，就有约 1.3 万例患者行后凸成形术或椎体成形术，总共花费国家 4.5 亿美元。与腰椎骨折相关的医疗支出总计超过 10 亿美元。考虑到这种疾病的普遍性，并且治疗费用昂贵，应当深入了解老年人的腰椎骨折。

除了对经济的影响外，阿片类药物的滥用也引起了人们对疼痛管理的关注。大多数老年患者的腰椎骨折虽然是稳定的，但也会很痛。找到既能妥善处理患者疼痛的并发症，又能减少患者对阿片类药物依赖的疼痛管理方法变得越来越重要。最近，越来越多的患者接受了微创手术来缓解腰椎骨折引起的疼痛，这将在本章重点介绍。治疗腰椎骨折的目标是减少疼痛，防止进一步的脊柱继发性疾病和骨折，增强稳定性，从而增加活动度。本章将讨论腰椎骨折的生物力学原理和治疗方法（包括脊柱融合等）。

9.2　生物力学因素

脊柱的基本生物力学在人的一生中会发生变化。老年退行性改变，包括骨关节炎、骨质疏松症、小关节退变和椎间盘脱水，会导致脊柱活动度下降、活动范围缩小，并失去正常的生理脊柱序列。这些变化的积累对脊柱的各个节段有不同的影响。例如颈椎，由于其活动性较大从而导致其最易受钩椎关节肥大的影响。由于骨密度降低，在脊柱轴向力学载荷增加的情况下，腰椎更容易发生压缩性骨折。

许多与年龄相关的软骨和肌腱附着点的微观变化增加了腰椎对损伤的敏感性，从而使老年人更容易发生腰椎骨折。由于维持组织内水结合的功能性蛋白聚糖减少，软骨的减震能力下降。纤维蛋白交联进一步促使年龄相关的软骨硬化。此外，椎间盘无血管基质依赖于运输代谢物，由于无数次的负载周期，这种运输代谢物在人的一生中随着年龄的增长而减少。

骨密度降低、骨量减少和骨质疏松症在老年人中发生率高。随着年龄的增长，骨密度会降低。在终板，这将会导致血管和软骨下水肿发生率增加，这种情况在 MRI 上表现为 Modic 改变。这会导致椎间盘通透性破坏和营养成分运输减少。终板的退变导致椎间盘更加突出，引起终板凹陷。然而，皮质骨只承担椎体压力的 10%。更大压力由内部的松质骨承担，其力量来自内部的骨小梁。椎体的抗压强度与骨密度呈正相关。因此，随着年龄的增长，骨密度的小幅度下降会导致椎体强度的大幅度下降。这就是导致退变和骨病理改变在老年人中如此普遍存在的原因。

9.3 常见损伤类型

9.3.1 压缩性骨折

压缩性骨折是骨质疏松症患者最常见的脊柱损伤。退化的骨矿物质密度降低了其抗压力。由于脊柱前倾时的应力，这些压缩性骨折通常会出现楔形改变。随着时间的推移，这会导致腰椎前凸丢失，甚至出现腰椎后凸。虽然这些损伤通常是稳定的，但可以引起明显的疼痛和脊柱畸形。轻度压缩性骨折可使用支具进行治疗。这种方式既能减轻疼痛，又能防止腰椎进一步后凸。椎体成形术和椎体后凸成形术也是 OVF 的治疗选择，并且椎体后凸成形术甚至可以恢复部分椎体高度。对于非常严重且不稳定的病例，可采用更广泛的融合手术。这些治疗选择将在本章接下来的部分重点介绍。

9.3.2 爆裂性骨折

爆裂性骨折是指贯穿前后终板的压缩性骨折。换言之，按照 Denis 三柱分类法，爆裂性骨折破坏了脊柱的前柱和中柱。正如压缩性骨折一样，是由轴向载荷损伤造成的。对于骨折稳定的患者，可用支具进行保守治疗。对伴有严重压缩、畸形或韧带损伤的不稳定损伤可选择不同的手术方式。融合手术通常延伸至损伤的上下椎体，可通过前路、后路或前后联合进行。经皮内固定是一种微创手术方法。坚强的内固定作为一个内部支撑，可使骨折愈合的同时保持腰椎灵活性。严重的爆裂性骨折可向后凸出，引起周围神经结构受压。少数情况下，会导致神经系统功能障碍。对于这些病例，需要行椎管减压。

9.3.3 骨折脱位 /Chance 骨折

骨折脱位和 Chance 骨折发生于严重的屈曲应力情况下，是最严重的腰椎损伤类型。Chance 骨折最初被描述为贯穿单个平面椎骨和脊髓神经骨性结构的横向骨折。此类型骨折常与韧带损伤相关联，而且实际上损伤可涉及超过一个层面。此类型损伤是屈曲 - 牵张性损伤，最常发生于胸腰交界处。Chance 骨折经典机制的描述是汽车事故中安全带作为支点，使身体屈曲并向前的剪力导致骨折。根据 Chu 等人的一项研究，30%~80% 的 Chance 骨折涉及腹部损伤，且 25% 会引起脊髓损伤。单纯 Chance 骨折在无神经功能受损、无牵张损伤或无粉碎性骨折的情况下可采用支具保守治疗。当损伤涉及韧带时，需要手术干预。损伤愈合过程中经皮融合作为内部支具来实现。

伴随牵张或脱位的脊柱骨折是非常严重的损伤，此类骨折神经功能损伤发生率较高。由于自发融合增加了杠杆臂，从而导致这类骨折在强直性脊柱炎（AS）患者中发生率更高。伴有牵张或脱位时，小关节受到破坏，从而使其位置发生改变。对于伴发牵张或脱位的损伤，需要通过融合来获得脊柱稳定。融合可根据脊柱骨折的位置和类型的不同进行选择。关于这类骨折，重要的是，它们本质上都是不稳定的，需要紧急干预。

9.3.4 并发症——弥漫性特发性骨肥厚、强直性脊柱炎

AS 是脊柱外科医生最常见的脊柱关节病。这种疾病的特点是一个炎症过程，导致脊柱渐进性自发融合，并导致脊柱僵硬和成角。随着疾病的进展，患者会出现进展性背痛和功能障碍。影像学上出现典型的"脊柱竹节样变"表明发生在前、后终板的融合过程。脊柱后柱融合也很常见。

脊柱内的自发融合节段形成一个长杠杆臂，使这些患者容易因轻微创伤而发生骨折。该病影响了0.1%~0.2% 的美国人，男性多于女性（男女比例为3∶1）。患有这种疾病的患者致残的可能性是普通人的 2 倍以上，他们有可能未婚或离婚，而患有这种疾病的女性可能不能生育。

弥漫性特发性骨肥厚（DISH）是脊柱韧带骨化的非炎症过程，其对前纵韧带的影响最大。强直性脊柱炎首先侵犯骶髂关节，而 DISH 一般不累及骶髂关节。DISH 在过去被认为是一种相对良性的疾病，但是随着进一步的研究，这种疾病与许多并发症相关，相关内

容将在第 10 章中讨论。

9.4 治疗选择

一般来说，保守治疗适合损伤稳定且神经系统未受损的患者。保守治疗包括药物缓解疼痛、物理治疗、支具和补钙。对损伤不稳定且合并神经根、脊髓圆锥或马尾神经受压导致的神经受损的患者需要行手术治疗。对于老年患者来说，椎体强化、减压手术或融合等侵入性治疗方式，增加了手术风险。合并 DISH 和 / 或 AS 的患者通常合并有其他疾病，可能会给需要全身麻醉的患者带来潜在的问题。手术也存在神经系统缺陷、内固定失效、出血和感染等并发症情况。对于老年患者，从这些并发症中恢复困难较大。对于骨质疏松症患者，由于骨骼质量较差，内固定失效的风险增加。基于对上述问题的考量，对疼痛得到充分缓解的患者，优先考虑保守治疗。

9.4.1 保守治疗

缓解疼痛

急性压缩性骨折引起的疼痛通常使用麻醉药品来缓解。在老年人使用此类药品过程中，密切管理给药剂量及持续时间非常重要。如果使用以上药物后疼痛仍然没得到有效控制，可考虑行硬膜外注射类固醇。压缩性骨折患者疼痛的另一个来源是神经根受压。这种疼痛按典型的皮节分布规律呈现。如有必要，可先用抗炎药物和麻醉剂治疗。如果仍然不能很好地控制疼痛，那么可以考虑选择性地经椎间孔注射硬膜外类固醇。慢性疼痛可以用抗惊厥药或抗抑郁药治疗。三环类抗抑郁药是这些药物中研究最多的，其作用是阻止去甲肾上腺素和血清素的再摄取。加巴喷丁和普瑞巴林也是治疗神经性疼痛非常有效的药物。

物理治疗

物理治疗在许多方面有助于骨质疏松性压缩性骨折的患者。它可以改善姿势，维持骨密度，训练患者避免疼痛触发，并降低进一步跌倒的风险。核心肌群锻炼是物理治疗的一个组成部分，有助于增强背部肌肉。对于楔形压缩性骨折导致脊柱后凸畸形的患者，通过核心肌群锻炼，可改善体位及矢状面平衡，减轻疼痛。

支具

支具治疗是一种常见的治疗骨质疏松性压缩性骨折的方法。它们可以有效地限制脊柱屈曲，减少脊柱前柱的负荷。支具在保持脊柱稳定性的同时，还可以促进骨折愈合并减少疼痛。胸腰骶矫形器，或称 TLSO 支具，被普遍用于稳定性骨折的治疗，尤其是骨质疏松性压缩性骨折。还有文献支持它们在稳定性爆裂性骨折（后凸度 <30°，椎体高度丢失 <50%，椎管狭窄 <50%）中的应用。这些支具应该至少有 3 个固定点把患者固定起来并且使患者有轻度的伸展。很多临床医生建议在愈合过程中每 4~6 周行 1 次 X 线检测。支具通常要佩戴 8~12 周，这取决于骨折愈合的速度。

补钙

降钙素鼻喷剂是一种常用的补钙药物。它除了具有抑制骨吸收效果，还有镇痛效果，如阿仑膦酸钠、利塞膦酸钠等药物可预防钙吸收。特立帕肽是一种通过直接刺激骨细胞从而促进骨形成的新药物。Park 等人研究对比了特立帕肽和抗骨吸收药在单节段骨质疏松性压缩性骨折中的运用，发现两组患者的压缩性骨折的责任椎均伴有进一步塌陷。然而，使用特立帕肽治疗的患者塌陷显著减少。与使用抗骨吸收药组患者相比，特立帕肽组患者的前中柱高度丢失，后凸度数、楔形角度数显著降低。

9.4.2 治疗骨质疏松性压缩性骨折的椎体成形术和椎体后凸成形术

椎体成形术和后凸成形术是两种治疗椎体压缩性骨折（Vertebral Compression Fracture，VCF）患者的方法。在过去，VCF 的治疗包括开放手术或保守治疗。经皮椎体成形术（Percutaneous Vertebroplasty，PVP）和球囊扩张椎体后凸成形术（Percutaneous Kyphoplasty，PKP）的发展为经皮椎体成形术提供了一种新的选择。自 20 世纪 90 年代初运用到临床以来，这两种手术应用的比例显著增加。

PVP 是将骨水泥经皮注射到骨折处而不试图恢复椎体的高度。PKP 通过球囊充气在骨折处局部扩张形成一个空腔后将球囊取出，并将骨水泥注入空腔。一些支持 PVP 的观点认为它更便宜，对邻近椎体的压力的改变更小，因此发生邻椎病的风险也较低。支持 PKP 的观点认为，此术式降低了水泥栓塞的风险（由于水泥容纳在一个腔里），它也能在一定程度上恢复伤椎的高度（图9.1、图9.2）。

针对这两种手术，均在透视引导下使用一种大口径针（通常为11~13号）穿过椎弓根进入伤椎。在PVP中，将聚甲基丙烯酸甲酯（PMMA）注射到骨折区，并弥散到终板的前后缘。

9.5　手术管理

对一些腰椎骨折的患者，如骨折不稳定或引起神经受损的患者，应进行脊柱融合术。骨折导致超过30°以上腰椎脊柱后凸，椎体高度丢失超过50%，或损伤涉及相邻3个以上节段的患者通常需要手术干预。Denis三柱理论经常被用于不稳定性的评估。这个模型中在垂直方向上将脊柱分为三柱。前柱包括前纵韧带、前方纤维环和椎体前2/3。中柱包括后纵韧带、后方纤维环和椎体后1/3。后柱包括椎弓根、小关节、椎板、棘凸和后方韧带。如果脊柱至少发生二柱损伤，脊柱序列被考虑为不稳定。这些患者一般需要进行手术干预。

如前所述，老年患者合并其他疾病可能使他们不能接受开放性手术。微创手术可减少失血量、住院时间、术后疼痛和并发症发生率。微创技术涉及在术中成像和透视的帮助或立体定向引导下经皮置入椎弓根螺钉（图9.3）。

与开放式手术相比，这种手术切口更小，肌肉剥离更少。研究表明，在神经学结果方面，微创手术和开放手术之间无统计学差异。微创侵入性器械的作用就像一个内部支具，使骨折有时间自行愈合。因此，它通常为可能随着时间推移而愈合的骨折保留了机会。

使用这种形式的内固定，而不是矫形支具和保守治疗，可以使患者尽早活动。这可以防止卧床导致的功能失调和深静脉血栓，还可能减少术后所需阿片类药物的剂量。

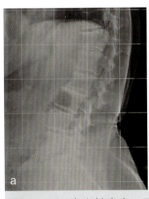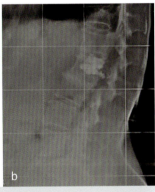

图9.1　85岁女性患者，下腰痛病史1年。（a）X线片显示L2前方楔形骨折。（b）接受了L2 PKP。术后疼痛得到缓解

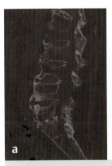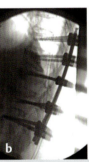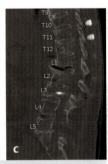

图9.3　76岁女性患者，L1伸展-牵张损伤后行T11~L3后路经皮内固定。术后，骨折愈合，且神经系统完好。最终内固定物被拆除。（a）术前CT提示L1伸展-牵张骨折。（b）术中X线片证实螺钉置入和骨折复位。（c）术后CT证实L1骨折愈合

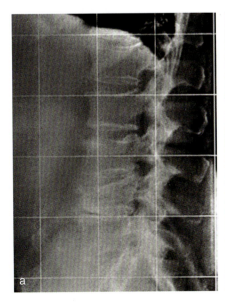

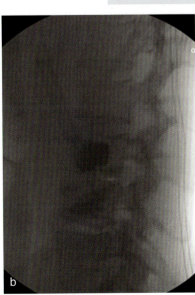

图9.2　65岁男性患者，主诉下腰部及左下肢疼痛。（a）影像学提示L3、L4压缩性骨折。（b）接受了L3、L4 PKP。影像学提示术后椎体高度得到恢复，并且下腰部和腿部的疼痛也消失了

后凸畸形常由压缩性骨折引起。当引起顽固性疼痛、严重的功能障碍、肺功能损伤、进行性神经功能受到损时，就需要开放手术融合矫正（图9.4）。在老年患者中，如果可能的话，通常是通过后入路使用椎弓根螺钉和棒进行的。与前后联合入路相比，可以减少失血和手术时间。融合重建范围应该覆盖脊柱后凸区域。这些畸形重建的上端应当位于胸椎。T5~T8是脊柱生理后凸顶点，由于在顶点处融合会导致近端交界性后凸的发生率增加，因此通常避免在该区域进行融合。正因为如此，重建的上端椎通常在T10以下，在严重畸形情况下，上端椎为T2~T5。Smith等人认为融合的下端椎是矢状面稳定椎（SSV）。该椎体是与经骶骨后上角垂直线相交最近的椎体。

9.6 获益与风险

9.6.1 保守治疗

药物治疗

阿片类药物对老年患者的作用效果甚至比对年轻患者更敏感，这种药物通常会导致上瘾、恶心、便秘

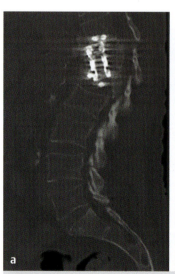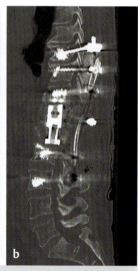

图9.4 60岁男性患者，既往有T12压缩性骨折史。曾接受过T12椎体次全切除 + T11~L1 Stand-Alone椎间融合，随后出现了L1骨折和局部后凸畸形，导致严重的背部疼痛和行走障碍。后T9~L3接受了开放后路融合手术（包括每个节段的椎弓根螺钉固定和钉道强化、T11~L3椎板切除、右侧T12肋骨横突切除，右侧T11和L1关节突切除，T12和L1经椎弓根椎体次全切和T11~L2的Cage植入融合术）。术后，患者畸形得到了很好的矫正，背部疼痛明显减轻，并且可以独立活动

和呼吸抑制，甚至引起跌倒和跌倒后的损伤。麻醉类药物通常不能很好地控制炎症引起的疼痛；而非甾体抗炎药对这种类型的疼痛效果更好，但也有副作用，最典型的是恶心、胃炎，甚至溃疡。加巴喷丁和安米替林引起的副作用主要为困倦，开始使用和停药时应进行上下滴定。

支具

支具使用太久也会有副作用。这将会产生压疮并导致感染，对支具的依赖会导致椎旁肌肉组织的萎缩。腹部僵硬会导致肺活量下降。同时因为支具可以断断续续地佩戴或摘下，也存在着患者依从性差和骨折加重的内在风险。老年人易发生骨质疏松性压缩性骨折和爆裂性骨折。关于爆裂性骨折的治疗，尤其是TLSO的治疗，有大量的文献报道，许多学者主张采用TLSO支架治疗稳定性爆裂性骨折（A0~A3级以上）。由于所有胸腰椎骨折中有10%~20%是爆裂性骨折，保守治疗比手术治疗花费更少。Wood等人在一项控制骨折严重程度和患者功能障碍的前瞻性随机对照研究中发现，使用支具治疗的爆裂性骨折患者住院时间较短，费用几乎比手术治疗少4.4倍。

椎体强化

在过去的10年中，人们越来越关注与椎体强化相关的并发症，包括静脉栓塞、肺水泥栓塞、神经结构的水泥压迫和邻近节段骨折。尽管有这些并发症，PVP和PKP仍然是治疗骨质疏松性压缩性骨折的常用方法。如前所述，与开放手术相比，相关的失血量更少、住院时间更短、疼痛显著减轻、麻醉风险更低。

9.6.2 手术治疗

手术治疗骨折可以防止骨折加重或产生新的神经损伤，同时预防椎体进一步塌陷及其相关畸形。骨折不稳定患者在没有手术治疗以稳定其受伤区域的情况下，神经功能受损的风险较高。在这些病例中，预防神经系统恶化的益处通常超过了与手术相关的医学并发症的风险。对于严重压缩性骨折的患者难以做出医疗决策。如果不进行干预，这些患者可能会进一步发生椎体塌陷，甚至腰椎后凸畸形。此类患者可从微创椎体强化手术中受益。

老年人的手术治疗存在并发症发生的风险，且手术

费用高于非手术治疗。许多患者同时患有心脏病和呼吸道疾病，从而使他们面临更高的麻醉风险。对手术结果而言，也存在一些风险。骨质疏松症使融合更加困难，因为螺钉获得的骨表面面积更少，因此螺钉松动、与内固定物植入相关的骨折和邻椎病的发生率更高。PVP 和PKP 的手术成本均高于非手术治疗。Goldstein 等人发现，接受椎体强化术的患者的总花费为 26 074 美元，而采用保守治疗的患者花费为 15 507 美元。

9.7 误区、并发症和规避措施

9.7.1 进展性脊柱后凸 / 疼痛

后凸畸形和由此引起的疼痛可能是退行性改变和压缩性骨折的不幸进展，特别是在伴有骨质疏松的情况下。如前所述，PVP 和 PKP 已被证明可减少疼痛并防止椎体进一步塌陷。PKP 甚至可以恢复椎体高度。对于病情较轻的病例，也可选择支具和物理治疗的方法，以防止进一步的畸形，并可减轻疼痛。对于严重的后凸畸形，可能需要进行较大的后路截骨和融合手术。

9.7.2 骨质疏松症患者的内固定物拆除

如前所述，骨质疏松症会导致骨骼质量下降，因此对脊柱内固定造成困难。低骨密度可导致椎弓根螺钉拔出或松动，最终导致后路内固定失效。对于前路内固定，重复的循环载荷会导致螺钉拔出和内植物下沉。降低骨质疏松性椎体内固定失效风险的一些技术包括使用更大直径的螺钉、增加固定点、增加交联或用骨水泥加固螺钉。更大直径的螺钉提供了额外的表面积与骨面接触，这可以增加螺钉的抗拔出力。后路，作为最常用的入路，可通过增加上下水平的内固定点数目，或使用钩和横联在水平上增加双固定点，来获得额外的稳定。增加横联已被证明可以增加椎弓根螺钉的抗拔出强度，但在骨质疏松的脊柱中，这种优势降低了。横联的使用还可造成假关节，这种风险的发生带来的不利影响可能大于使用横联后减少内固定物松动带来的益处。骨水泥，如聚甲基丙烯酸甲酯，也可以用来增加内固定强度。这可以通过空心螺钉注射骨水泥术来实现。骨水泥通过骨分散螺钉的应力，降低单个骨小梁的应力。

不同类型的螺钉被使用以助于增加椎弓根螺钉的抗拔出力。其中包括圆锥形螺钉、可扩张螺钉和有羟基磷灰石涂层的螺钉。圆锥形螺钉增加了螺钉与骨接触的表面积。研究表明，该螺钉增加了可插入扭矩强度，但抗拔出力没有增加。在椎体内有扩张功能的螺钉已经被证明可以增加 50% 的抗拔出强度，与骨水泥联合使用进一步增加了这一比例。使用这些螺钉使松动率也降低了。表面有羟基磷灰石薄涂层的螺钉也被证明能增加 60% 的抗拔出强度，但在行翻修手术时，极难取除。

不同的螺钉植入技术也被用于骨质疏松性骨折。小导向孔开路、钉道丝攻、双皮质固定、螺钉压紧拧入均被证实可增加螺钉强度。建议在小孔开路时使用小钻头代替咬骨钳。双皮质固定被常规运用。该技术可通过将椎弓根螺钉直接拧入椎体前缘皮质实现。螺钉压紧拧入，或将螺钉头部嵌入，直到螺钉头部紧靠关节突背侧皮质骨，可防止螺钉通过骨质疏松性骨质而产生的"雨刷效应"。

压缩性骨折也可用棘突间撑开器治疗。这为开放性融合提供了一种侵入性更小的选择。这种撑开器能够撑开椎间孔、增加椎管直径、卸载对小关节的负荷，且不增加邻椎病的发生率。这种撑开器在置入后产生轻度屈曲，会增加椎体前方压力，导致椎体压缩加重。然而，这种撑开器已经被证明可以减少压缩性骨折引起的疼痛。

9.7.3 尚未被认知的弥漫性特发性骨质增生 / 强直性脊柱炎

强直性脊柱炎和弥漫性特发性骨质增生都是影响老年人的疾病，并随着时间的推移而恶化。AS 是一种与人类白细胞抗原（HLA）–B27 密切相关的风湿性炎性疾病。大多数患者（约80%）将在 30 岁之前出现症状。AS 通常起于骶髂关节融合。弥漫性特发性骨质增生不是一种炎性疾病，但确切的病因尚不清楚。症状通常发生在 50 岁以后。这些患者出现脊柱韧带骨化，特别是前纵韧带（ALL），通常不伴有骶髂关节功能障碍。

AS 和 DISH 与 Chance 骨折和脊髓损伤密切相关。脊柱自发融合所导致的长杠杆力臂使患者在屈曲或伸展状态下引起更大的剪切力。即使在轻微的创伤条件下也会导致严重的骨折（通常是 Chance 骨折）和脊髓损伤。这些疾病最常累及颈椎，但腰椎骨折和相应的神经功能障碍也很常见。即便没有创伤，吞咽困难、声音嘶哑和插管困难也可能是这些疾病本身的并发症。

除了创伤本身引起的并发症，医源性并发症也会发生。在前路手术中，OPLL 的骨化可能导致意外的硬膜破坏和脑脊液漏。这可能会使治疗更加困难，在某些情况下，可能有必要采用后路融合术替代前路手术。在手术室翻转和摆放这类患者时必须非常小心。这些患者常因过度骨质增生而导致中央管狭窄，骨折通常极不稳定。在翻转和摆放过程不恰当的弯曲和转动患者身体会导致神经系统损伤。

与其他人群相比，AS 和 DISH 患者自身疾病的发病率和死亡率更高。这些疾病甚至还伴有经常被忽视的社交困难。如前所述，这些患者人群常分布于失业、未婚或离婚人群，并有更高的抑郁症发生率。在治疗时，所有这些因素都必须充分考虑进去。随着老年人数量增加，这些疾病将变得更加普遍。

9.8 结果/证据

9.8.1 保守治疗

椎体强化

已有各种不同的试验比较 PVP、PKP 和保守治疗的效果。研究的一些结果指标包括疼痛缓解、活动能力恢复、骨折复位和邻近节段骨折。PVP 和 PKP 的使用在外科医生中存在显著差异。许多研究，包括随机对照试验已经完成，但仍没有对这几种治疗方式的使用达成绝对共识。

疼痛

患有急性 VCFs 的老年人可能因此产生严重的、使人衰弱的疼痛。虽然疼痛通常会随着时间的推移而改善，但这可能需要几个月的时间，而在这段时间内卧床可能会导致心血管功能下降和骨密度的进一步丢失。早期行 PVP 或 PKP 可帮助患者更早地活动，避免一些与活动减少相关的并发症。对于那些疼痛尚可忍受且活动能力在基线水平的患者，在考虑椎体强化之前最好进行 4~6 周的保守治疗。

许多椎体后凸是由于剧烈的、无法控制的疼痛而导致的。2009 年，《新英格兰医学杂志》上的一项随机对照试验比较了椎体成形术和保守疗法。该研究纳入了 131 例患者，每例均有 1~3 处骨质疏松性压缩性骨折。根据病史和影像学检查，骨折时间 <12 个月。68 例患者随机进行 PVP，63 例患者随机进行保守治疗。PVP 术组接受标准 PVP。保守组在软组织和骨膜内注射局部止痛药。保守组患者，PMMA 被打开，患者可以闻到它的气味，但没有注射水泥。采用罗兰 - 莫里斯功能障碍问卷（RDQ）作为主要指标。在 1 个月时，两组之间 RDQ 无显著差异；两组患者的功能障碍和疼痛评分均有显著改善。然而，PVP 组的疼痛有改善的趋势。1 个月后，两组患者被允许交叉干预。3 个月后，保守组 51% 的患者和 PVP 组 13% 的患者病情好转。在研究结束时，两组之间 RDQ 无显著差异。对这项研究的一些局限性包括缺乏真正的对照组（两组都接受了深度局麻药物注射），接纳了有可疑病理性骨折的患者（骨折 1 年以内），以及两组之间存在大量交叉干预。这项研究的结果缩小了适用于这些手术的患者群体。该研究的疼痛结果与许多其他试验相似，显示椎体强化和保守治疗对疼痛均有改善。

Ledlie 等人对行 PKP 的老年椎体压缩性骨折患者进行了回顾性研究。本研究包括 96 例接受 PKP 治疗伴有骨质疏松的压缩性骨折的患者。结果测量包括视觉模拟评分（VAS）、椎体高度和活动状态。96 例患者术前 VAS 评分平均为 8.6。术后 1 周 VAS 评分为 2.7（89 例），术后 1 个月 VAS 评分为 2.3（85 例），术后 3 个月 VAS 评分为 2.1（73 例），术后 6 个月 VAS 评分为 1.5（52 例），术后 1 年 VAS 评分为 1.4（29 例）。Truumees 等人在 2004 年进行了一项文献综述，他们发现在选定的患者群体（患有急性和衰弱性疼痛的患者）中，椎体强化术后患者的疼痛明显减轻。Tolba 等人对单节段或多节段 PKP 的患者进行了回顾性研究，发现 VAS 评分显著下降了 3.9。

行动能力恢复

研究还表明，接受椎体强化治疗的患者可尽早地恢复活动能力。这在严重急性疼痛导致行动受限的患者中尤为明显。Ledlie 等研究表明，除疼痛和椎体高度恢复外，发现术前不能行走的 25 例患者均在术后 1 年可行走。然而，由于没有对照组进行比较，尚不清楚急性骨折的自然愈合过程与椎体后凸成形术治疗效果相比，疼痛和活动能力的改善程度有多大。上述提到的发表在 2009 年 *NEJM* 杂志上的研究也发现，椎体成形术组与对照组在功能障碍方面没有显著差异。两组症状都有改善，这也支持自然愈合过程本身可能在改善行动能力和功能障碍方面发挥重要作用。

骨折复位

骨质疏松性压缩性骨折（OVF）复位是PKP的优点之一。骨质疏松性骨折可导致椎体后凸，椎体后凸可导致活动能力下降、疼痛加重，并伴随心血管功能下降。图9.1、图9.2证实，在注射水泥之前预先使用球囊来恢复椎体高度可减少椎体后凸。Ledlie等人发现，在20例（36处骨折）行PKP的骨质疏松性椎体骨折患者中，术后1个月，平均椎体高度从术前66%增加到89%。1年后，仍然保持增长达预期高度的85%。有许多其他的研究表明PKP术后椎体高度增加，包括Tolba等人，他们的研究显示了椎体高度恢复了45%。Lee等人2014年的一项回顾性研究显示，所有骨质疏松性压缩性骨折，无论术前高度丢失的程度如何，术后即刻和术后1年，椎体高度均显著增加。然而，后凸角在术后立即下降，而非术后1年。Kim等人根据骨折形态（楔形、V型、扁平型）将患者分组，发现前、中柱高度及后凸角丢失可通过后凸成形术恢复，而椎体成形术不能恢复。他们还发现，PKP明显降低了骨水泥渗漏率。虽然许多研究表明，PKP至少部分复位了压缩性骨折，减少止痛药物的摄入，但很难在这两种结果之间建立起因果关系。可能有多种因素影响椎体强化术后的临床改善。

9.8.2　手术治疗

对于不稳定的骨折和畸形可能需要手术治疗，可以通过微创方法或开放手术来实现。有证据支持对于不稳定的胸腰椎爆裂性骨折使用微创经皮椎弓根螺钉植入术。Lee等人的研究显示，经皮椎弓根置钉和开放椎弓根置钉的影像学结果均较好，且经皮椎弓根置钉可更快缓解疼痛、改善功能。经皮椎弓根螺钉植入术也被证明对Chance骨折有效。在这些病例中，经皮螺钉植入和开放螺钉植入均可改善后凸角，且有证据表明两种方式在神经学结果方面无差异。微创手术具有手术时间短、失血量少等优点，这些对合并有其他疾病的老年患者有重要意义。对于因退行性改变而出现症状性腰椎管狭窄症的患者，有强有力的证据建议行单独减压，而不是减压和融合。2016年发表在《新英格兰医学杂志》（*The New England Journal of Medicine*）

上的随机对照试验发现，无论是否存在脊椎滑脱，两组患者在2年和5年后的结果都没有差异。然而，研究确实发现，仅减压组的住院时间更短、失血量更少、住院费用更低。

骨质疏松症会导致内固定失效和近端交界性后凸。本章前面所详细介绍的多种技术可有助于增加螺钉的抗拔出强度。有证据表明，多节段固定增加了螺钉的抗拔出强度。在螺钉周围甚至邻近层面使用水泥强化也可获益。

9.9　结论

由于婴儿潮时期出生的人口进入老龄化，美国人口的中位数年龄正在增加。美国大力推行有质量的措施和精简医疗卫生支出，以控制庞大的医疗卫生支出。尽管如此，对阿片类药物的依赖仍在以惊人的速度增长。这些问题都使脊髓病理性疾病的治疗成为当今医学的一个重要焦点。老年人腰椎骨折的处理是一个复杂的问题，需要考虑很多因素。治疗方法包括保守治疗、微创手术（包括PVP、PKP和经皮内固定术）或大型开放融合术。保守治疗消除了与手术相关的风险，这在多种疾病并存的情况下尤其重要，但由于保守治疗使活动减少从而也带来了一些其他风险。微创手术通常是一种折中的选择。这种手术治疗可促进骨折愈合，减轻疼痛，并使患者更早地活动。严重不稳定骨折或脊柱畸形的病例可能需要开放手术，但这些病例应谨慎处理，并应仔细分析患者可能出现的并发症。骨量减少和骨质疏松症会使这类患者的治疗更加复杂。这些应该在治疗前进行筛选，在手术处理的情况下，应采取措施（包括增加固定点，选择不同的螺钉方式和置钉轨迹，或使用骨水泥强化螺钉），以避免因骨质量差引起的并发症。

重要参考文献

[1] Goldstein CL, Brodke DS, Choma TJ. Surgical Management of Spinal Conditions in the Elderly Osteoporotic Spine. Neurosurgery. 2015; 77(4) Suppl 4: S98–S107

[2] Chu JK, Rindler RS, Pradilla G, Rodts GE, Jr, Ahmad FU. Percutaneous Instrumentation Without Arthrodesis for Thoracolumbar Flexion–Distraction Injuries: A Review of the Literature. Neurosurgery. 2017; 80(2):171–179

[3] Garfin SR, Yuan HA, Reiley MA. New technologies in spine: kyphoplasty and vertebroplasty for the treatment of painful osteoporotic compression fractures. Spine. 2001; 26(14):1511–1515

[4] Goldstein CL, Chutkan NB, Choma TJ, Orr RD. Management of the Elderly With Vertebral Compression Fractures. Neurosurgery. 2015;

77(4):S33 – S45

[5] Ensrud KE, Schousboe JT, Ph D. Clinical practice. Vertebral fractures. N Engl J Med. 2011; 364(17):1634 – 1642

[6] Fehlings MG, Tetreault L, Nater A, et al. The Aging of the Global Population: The Changing Epidemiolog

参考文献

[1] Goldstein CL, Chutkan NB, Choma TJ, Orr RD. Management of the Elderly With Vertebral Compression Fractures. Neurosurgery. 2015; 77(4):S33 – S45

[2] Fehlings MG, Tetreault L, Nater A, et al. The Aging of the Global Population: The Changing Epidemiology of Disease and Spinal Disorders. Neurosurgery. 2015; 77(4) Suppl 4:S1 – S5

[3] Papadakis M, Sapkas G, Papadopoulos EC, Katonis P. Pathophysiology and biomechanics of the aging spine. Open Orthop J. 2011; 5:335 – 342

[4] Smith JS. The Aging of the Global Population: The Changing Epidemiology of Disease and Spinal Disorders. Neurosurgery. 2015; 77(4):1 – 5

[5] Old JL, Calvert M. Vertebral compression fractures in the elderly. Am Fam Physician. 2004; 69(1):111 – 116

[6] Rea GL, Zerick WR. The treatment of thoracolumbar fractures: one point of view. J Spinal Disord. 1995; 8(5):368 – 382

[7] Aono H, Ishii K, Tobimatsu H, et al. Temporary short-segment pedicle screw fixation for thoracolumbar burst fractures: comparative study with or without vertebroplasty. Spine J. 2017; 17(8):1113 – 1119

[8] Chu JK, Rindler RS, Pradilla G, Rodts GE, Jr, Ahmad FU. Percutaneous Instrumentation Without Arthrodesis for Thoracolumbar Flexion-Distraction Injuries: A Review of the Literature. Neurosurgery. 2017; 80(2):171 – 179

[9] Ferhan A. Asghar, Gregory P. Graziano and CKI. Youmans Neurological Surgery. 6th ed. Elsevier Inc; 2011

[10] Teunissen FR, Verbeek BM, Cha TD, Schwab JH. Spinal cord injury after traumatic spine fracture in patients with ankylosing spinal disorders. J Neurosurg Spine. 2017; 27(6):709 – 716

[11] Chang, Victor MD, Holly, Langston T MD. Bracing for thoracolumbar fractures. Neurosurg Focus. 2014; 37(1):1 – 7

[12] Prather H, Hunt D, Watson JO, Gilula LA. Conservative care for patients with osteoporotic vertebral compression fractures. Phys Med Rehabil Clin N Am. 2007; 18(3):577 – 591, xi

[13] Park JH, Kang KC, Shin DE, Koh YG, Son JS, Kim BH. Preventive effffects of conservative treatment with short-term teriparatide on the progression of vertebral body collapse after osteoporotic vertebral compression fracture. Osteoporos Int. 2014; 25(2):613 – 618

[14] Denis F. The three column spine and its significance in the classification of acute thoracolumbar spinal injuries. Spine. 1983; 8(8):817 – 831

[15] Palmisani M, Gasbarrini A, Brodano GB, et al. Minimally invasive percutaneous fixation in the treatment of thoracic and lumbar spine fractures. Eur Spine J. 2009; 18 Suppl 1:71 – 74

[16] Mobbs RJ, Park A, Maharaj M, Phan K. Outcomes of percutaneous pedicle screw fixation for spinal trauma and tumours. J Clin Neurosci. 2016; 23:88 – 94

[17] Raley DA, Mobbs RJ. Retrospective computed tomography scan analysis of percutaneously inserted pedicle screws for posterior transpedicular stabilization of the thoracic and lumbar spine: accuracy and complication rates. Spine.2012; 37(12):1092 – 1100

[18] Ailon T, Shafffffrey CI, Lenke LG, Harrop JS, Smith JS. Progressive Spinal Kyphosis in the Aging Population. Neurosurgery. 2015; 77(4) Suppl 4:S164 – S172

[19] Goldstein CL, Brodke DS, Choma TJ. Surgical Management of Spinal Conditions in the Elderly Osteoporotic Spine. Neurosurgery. 2015; 77(4) Suppl 4: S98 – S107

[20] Kim KH, Kuh SU, Chin DK, et al. Kyphoplasty versus vertebroplasty: restoration of vertebral body height and correction of kyphotic deformity with special attention to the shape of the fractured vertebrae. J Spinal Disord Tech. 2012; 25(6):338 – 344

[21] Choma TJ, Rechtine GR, McGuire RA, Jr, Brodke DS. Treating the Aging Spine. J Am Acad Orthop Surg. 2015; 23(12):e91 – e100

[22] Kwok AWL, Finkelstein JA, Woodside T, Hearn TC, Hu RW. Insertional torque and pull-out strengths of conical and cylindrical pedicle screws in cadaveric bone. Spine. 1996; 21(21):2429 – 2434

[23] Bianco RJ, Arnoux PJ, Wagnac E, Mac-Thiong JM, Aubin CÉ. Minimizing Pedicle Screw Pullout Risks: A Detailed Biomechanical Analysis of Screw Design and Placement. Clin Spine Surg. 2017; 30(3):E226 – E232

[24] Cook SD, Salkeld SL, Whitecloud TS, III, Barbera J. Biomechanical evaluation and preliminary clinical experience with an expansive pedicle screw design. J Spinal Disord. 2000; 13(3):230 – 236

[25] Miller JD, Nader R, Frcs C. Treatment of combined osteoporotic compression fractures and spinal stenosis: use of vertebral augumentation and interspinous process spacer. Spine. 2008; 33(19):E717 – E720

[26] Whang PG, Goldberg G, Lawrence JP, et al. The management of spinal injuries in patients with ankylosing spondylitis or diffffuse idiopathic skeletal hyperostosis: a comparison of treatment methods and clinical outcomes. J Spinal Disord Tech. 2009; 22(2):77 – 85

[27] Westerveld LA, Verlaan JJ, Oner FC. Spinal fractures in patients with ankylosing spinal disorders: a systematic review of the literature on treatment, neurological status and complications. Eur Spine J. 2009; 18(2):145 – 156

[28] Lee SH. Spinal subarachnoid hematoma with hyperextension lumbar fracture in diffuse idiopathic skeletal hyperostosis: a case report. Spine. 2009; 34(18): E673 – E676

[29] Lee JH, Lee DO, Lee JH, Lee HS. Comparison of radiological and clinical results of balloon kyphoplasty according to anterior height loss in the osteoporotic vertebral fracture. Spine J. 2014; 14(10):2281 – 2289

[30] Reda Tolba MD. *, Robert B. Bolash, MD*, Joshua Shroll, MD, MPH†, Shrif Costandi M, Jarrod E. Dalton, PhD § , Chirag Sanghvi, MD*, and Nagy Mekhail, MD P. Kyphoplasty Increases Vertebral Height, Decreases Both Pain Score and Opiate Requirements While Improving Functional Status. Pain Pract. 2014; 14 (3):91 – 97

[31] Krüger A, Baroud G, Noriega D, et al. Height restoration and maintenance after treating unstable osteoporotic vertebral compression fractures by cement augmentation is dependent on the cement volume used. Clin Biomech (Bristol, Avon). 2013; 28(7):725 – 730

[32] Truumees E, Hilibrand A, Vaccaro AR. Percutaneous vertebral augmentation. Spine J. 2004; 4(2):218 – 229

[33] Ledlie JT, Renfro M. Balloon kyphoplasty: one-year outcomes in vertebral body height restoration, chronic pain, and activity levels. J Neurosurg. 2003; 98(1) Suppl:36 – 42

[34] Kallmes DF, Comstock BA, Heagerty PJ, et al. A randomized trial of vertebroplasty for osteoporotic spinal fractures. N Engl J Med. 2009; 361(6):569 – 579

[35] Lee JK, Jang JW, Kim TW, Kim TS, Kim SH, Moon SJ. Percutaneous short-segment pedicle screw placement without fusion in the treatment of thoracolumbar burst fractures: is it efffective?: comparative study with open shortsegment pedicle screw fixation with posterolateral fusion. Acta Neurochir (Wien). 2013; 155(12):2305 – 2312, discussion 2312

[36] Grossbach AJ, Dahdaleh NS, Abel TJ, Woods GD, Dlouhy BJ, Hitchon PW. Flexion-distraction injuries of the thoracolumbar spine: open fusion versus percutaneous pedicle screw fixation. Neurosurg Focus. 2013; 35(2):E2

[37] Försth P, Ólafsson G, Carlsson T, et al. A Randomized, Controlled Trial of Fusion Surgery for Lumbar Spinal Stenosis. N Engl J Med. 2016; 374(15): 1413 – 1423

第10章　外固定支具的使用

Karen A. Petronis

摘要： 在老年人中，脊柱骨折的发生率越来越高。由于老年人有多种并发症，包括骨质量差，骨折的标准治疗方案并不适用。在充分评估支具固定的优缺点后，可将支具固定作为脊柱骨折治疗的一种选择。支具固定治疗必须先考虑骨折的类型、支具的生物力学特点，以及患者独特解剖、健康状况、认知能力。

最重要的是选择支具类型时必须明确其治疗的目的，同时制订控制并发症及相关风险的计划。老年人由于退变导致脊柱冠状面与矢状面曲度改变限制了支具的使用。由于难以设计出广泛适用于老年患者脊柱骨折的支具，所以在支具的选择上，必须单独定制。

关键词： 脊柱支具；老年脊柱骨折；骨质疏松性压缩性骨折；支具生物力学；骨折保守治疗

> **关键点**
>
> - 支具的生物力学原理指导矫形治疗。
> - 老年人由于年龄增长，会产生老化的生理改变（如皮肤脆性增加），加之支具过于坚硬以及老年人特有的脊柱解剖特点，会导致外固定支具治疗增加相关的风险。
> - 确定治疗结束的时间是必要的。

10.1　背景

在老年患者中，使用外固定支架限制一个或多个脊柱运动节段是一种有效的治疗方法。外固定适用于骨折、韧带或肌肉软组织损伤的治疗，短期的术后制动，稳定软组织并减少损伤部位的应力负荷，从而达到缓解疼痛的目的。

在选择支具的过程中，第一步是要了解各种支具的生物力学原理。当前使用的支具不能够完全满足老年患者脊柱在冠状面、矢状面退变的治疗需要。

故当脊柱发生损伤时，在选择支具类型上必须充分了解其优缺点，并与患者及护理人员充分交流，从而在治疗方案及目标上达成一致。这些都是至关重要的。在老年患者中，支具的选择上要依据骨折的类型和特点。若患者佩戴支具产生并发症的风险高于获益，则必须充分地评估。因此，在某些情况下，不佩戴支具也许是更好的治疗方法。

一旦决定使用外固定支具，必须尽早使用以便于早期下地活动，预防卧床的相关并发症。由于老年患者难以耐受长时间的外固定治疗，因此必须充分考虑老年患者软组织特点，如皮肤脆性，评估其是否能够耐受外固定支具。此外使用支具治疗时，必须预先了解存在的风险并加以预防。在明确需要使用外固定支具治疗后，必须同时掌握治疗的目的及终止支具治疗的时间。通过关键治疗阶段的再评估来确定外固定拆除时间，由此可以保证支具达到预期的疗效。另外老年相关并发症增加了支具应用的风险，使制订具体治疗方案变得复杂。

本章将详细介绍支具治疗的流行病学，支具的生物力学原理、具体特点，并提供针对老年人特有的评估标准。

10.2　流行病学

颈椎骨折在老年人中的发生率高于其他任何年龄段。Lomoschitz 等（2002）回顾性分析了149名65岁以上颈椎骨折的老年患者，共计225个损伤节段。按照年龄，将65~75岁患者归类至"年轻老人"组，把75岁以上患者分到"年老老人"组。在"年轻老人"组中，骨折的发生主要与交通事故有关。而在"年老老人"组中，骨折发生主要因站立位或坐位跌倒所致。在这两组患者中，C2骨折最为常见。

Guan 等（2017）指出骨折受力机制多与颈椎过伸、过屈相关。最后一致认为，在老年患者中，颈椎骨折的发病率和死亡率明显升高。

与年龄相关的胸腰椎骨折流行病学数据较少。然而，骨质疏松性压缩性骨折在老年人中很常见。就像前面章节中所提到的，人口的老龄化导致骨折在老年人中的发生率越来越高。骨质疏松性压缩性骨折是造成患者疼痛、功能障碍及社会负担的重要因素。骨质疏松症在第3章中进行过阐述。

10.3　生物力学因素

佩戴脊柱外固定支具的目的在于限制特定脊柱节段或者区域的运动。外固定支架的原理包括：减轻损伤节段的载荷，终止或尽量减少损伤节段的活动。由于脊柱的力学特点，以及个体的解剖差异，使用外固定支具来达到完全的固定是不可能的。

Agabegi等总结了支具的5个主要功能。这些功能使其在生物力学上实现了最优化，获得最佳的疗效。这些功能分别是：限制活动、增大接触面积、提供三点支撑、提供终端控制、增加软组织压力或体液压力。

作为一种限制活动的装置，应用支具可限制脊柱的活动，改变损伤部位的姿势，达到持续接触刺激的目的。持续刺激所获得的体验与脊柱的病理变化有着直接的关系。支具佩戴得越紧则结合得越好。佩戴支具理论上也促进患者有意识地去避免那些因应力增大而发生高风险的活动。与此同时，支具佩戴过紧也会引起不适、增加疼痛感，这将导致患者的依从性降低。如果支具不贴合，过于笨重或者难以穿戴，那么患者的依从性将受影响，导致治疗的失败。

总的接触面积指的是支具与人体表面接触那一部分总的面积。支具与人体的接触产生的作用力同时作用于软组织、骨骼、肌肉。接触面积越大，那么单独一个点的受力也就越小，对运动的控制也更好。支具的前方、后方部件应该牢固地贴合于躯干上以阻止活动。支具没有牢固贴合将导致其生物力学作用无法发挥，且由于异常活动、剪切力、摩擦易导致皮肤损伤。这一原则在老年人中很重要。很多患者因为已存在的疾病如组织灌注不良、营养不良导致不能佩戴支具。

在这种情况下，具有较大接触面积的支具具有优势。因为应力被更大的接触面积所分散。而且通过减少任何一点的应力，皮肤损伤的概率将更低。另一方面，当支具与躯干接触面积过大的时候，支具的有效性也会降低，如用于肥胖或者水肿的患者。正如Woodard等人所描述的，脊柱与支具内表面间的软组织厚度与固定效果成反比。

三点固定是保守治疗和手术治疗长骨骨折的一个普遍原则。即为了限制骨折端的移动，必须固定骨折处的远近端关节。然而，在脊柱中，由于活动节段较多以及颈椎、胸椎和腰椎局部结构的易变性，这一点并不容易实现。

在三点固定用于脊柱骨折治疗上，该原则是通过两个施加在腹侧的压力点，一个在骨折区的上方，另一个在下方，以及第三个点，正对骨折部位，或者接近该部位旋转轴背侧来限制脊柱的运动。因此，选择支具治疗时，支具背侧支撑部位位于骨折节段旋转轴的中心或附近是其关键点。

此外，支具的长度也会影响稳定性。较长的支具具有更长的力臂，从而可以获得更好的固定作用。也就是说，当固定的两个腹侧点距离适当，第三个背侧点位于中间时，随着腹侧点与骨折距离的增加，限制运动所需的力量减小。支具腹侧两端提供更大的抗弯阻力，可降低支具固定的失败率。

如前所述，矫形支具的第四个功能是终端控制。为了达到这个功能，支具需要在近端和远端与躯干解剖结构贴合，通过作用力进行固定以阻止中间节段的运动。由于脊柱有很多活动节段，这是很难做到的。尤其是在颈枕和腰骶交界区。由于头部与骨盆的解剖轮廓和周围的重要结构，标准的支具两端位于该部位的时难以获得牢固的支撑固定。因此Halo固定装置被认为是颈椎固定的最佳方法。因为头颅端的稳定可以通过颅钉固定来实现。然而即使用头环固定，终端控制也会受到颈椎节段间活动所限制，从而产生"蛇行效应"。

Benzel认为牵引在脊柱畸形的治疗中非常重要。支具可通过牵拉骨折的头端和尾端从而延长脊柱。这样可以使骨折端重新对齐并保持解剖复位。然而，由于终端控制的局限性，支具在牵引上的作用疗效较低。也许Halo架可以提供最好的牵拉作用。根据定义，除非能够控制腰骶交界处和双侧髋关节的运动，否则腰部支具限制骨盆活动是难以实现的。为了充分固定腰椎骨折，骨折节段上下4~5个腰椎均需要固定。而腰椎没有足够的节段或距离进行这种程度的固定。人字形支具设计试图获得这种固定效果，但是实际上疗效不佳，仍然存在不利的活动。此外，固定双髋会引起不适感、皮肤损伤、如厕不便、无法安坐或行走等诸多问题。

最后，支具也会增加脊柱周围组织压力。当支具在胸部和腹部被拉紧的时候，它会迫使软组织、体液压缩。Woodard等人将躯干比喻为一个充满液体的圆柱体，而支具将软组织转为承载结构。同时这个"圆柱"也可以通过脊柱进行卸力。提高腹压可以限制脊柱在矢状面上的运动。有趣的是，在尸体模型中证实使用紧密贴合固定的腰部支具可以降低椎间盘压力。与其他方法比较，通过佩戴支具来增加组织压力从而限制脊柱活动的实用性较差，也只适用于胸腰椎压缩性骨折。

10.4 常见损伤类型

在老年人中，上颈椎是活动度最大且最容易受外伤影响的部位。由于日常劳损及损伤，颈椎退变通常发生于中下颈椎，表现为中下颈椎椎间关节僵硬，甚至融合。因此在外力作用下，上颈椎更容易发生骨折。具体的 C2 骨折，如齿状突骨折、侧块骨折、Hangman 骨折能够通过颈部支架进行保守治疗。Jefferon 爆裂性骨折和其他涉及 C1 前后弓的骨折被认为是稳定性骨折。下颈椎的损伤必须进行个体化评估。很多时候可以通过颈部支具进行治疗。关节与韧带结构的稳定性必须考虑。此外诸如弥漫性特发性骨肥厚（DISH）和骨质疏松等并发症也增加了骨折不稳定的风险。

在胸椎和腰椎常见骨质疏松性压缩性骨折。椎体前柱楔形压缩性骨折通常被归类为稳定性骨折。通常通过佩戴过伸胸腰支具预防屈曲从而减少前柱骨折部位的应力进行治疗。支具还可以起到夹板的效果，减少疼痛和肌肉痉挛。根据患者的神经状况，支具也可用于诸如爆裂性骨折、Chance 骨折、过伸损伤等多种类型的骨折。

10.5 治疗选择

脊柱支具是基于所需要固定的脊柱区域进行选择。它们可以只覆盖一个区域，也可以包含多个区域。一般按照部位可以分为枕颈、颈部、颈胸、胸部、胸腰和腰骶支具。不同支具可以联合使用以治疗从颈部至骶部整个脊柱。下一节将详细介绍常用的各种脊柱矫正支具。从 5 项生物力学原理出发分析各种支具的优缺点，并讨论与脊柱退变相关的并发症和注意事项。

10.5.1 颈部支具

颈椎支具通过四点固定来控制运动。头侧两点前面位于下颌、下颌骨，后面位于枕骨。尾端的两点前面位于胸骨和锁骨，后面位于上胸椎棘突，通常是 T3 棘突。总的接触面积非常小。因而应力无法分散到其他区域，而局限于几个固定点上。4 个固定点承担较大的应力容易导致局部皮肤损伤。因此在选择支具之前，

应彻底检查固定点的皮肤。佩戴颈椎支具可通过固定点应力及限制颈部活动来提示患者颈部病变，从而达到限制作用。

在颈颅或颈胸交界处标准颈托无法实现终端控制。下颌骨作为其中一个固定点，在说话的时候，尤其咀嚼时均会活动。在尾端，胸骨和锁骨作为下终端提供有限的固定作用。手臂或肩膀的任何运动都会导致锁骨相应地活动，从而降低了颈托对运动限制的有效性。同时收紧颈托增加颈部软组织压力将压迫到血管、气道、食道，因而也不可能通过该法来进行固定。

颈托可以最好地限制颈部在矢状面上的屈伸活动。由于下颌骨的活动无法控制，颈托很难控制颈部的旋转、侧屈活动。只要观察佩戴颈托的老年患者体位改变、说话、行走，就可以发现颈部的过度活动（图10.1）。

10.5.2 软性颈围

泡沫材料做成的软性颈围在生物力学上对颈部运动限制有限，因此，其在颈椎骨折的治疗中作用有限。然而，一些供应商认为，对比硬性颈部稳定，软性颈围在日常生活活动中同样可以提供足够的支撑固定。软性颈围有更广泛的接触面，它没有固定点或终端固定的作用。颈围轻便易于佩戴，并起到限制病变节段运动的作用。颈围包绕着颈部的组织和肌肉，因此佩

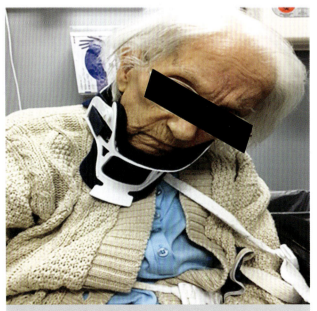

图 10.1 颈托的生物力学问题：终端缺乏控制，侧屈活动过大

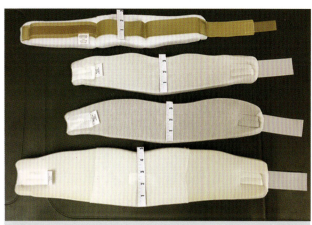

图 10.2　软性颈围规格由上至下分别为：高 3 in，长度加长；标准小号；标准中号；标准大号

戴舒适很重要。软性颈围设计高度不一，如图 10.2 所示，其中一种总长度为 3 in。较短的颈围适合于反弓的颈椎。颈围的长短需要进行调整，很多标准颈围设计的不够长，佩戴时颈部贴合太紧。一个长达 20 in 的颈围可以适合大多数颈椎，通常适合于颈部短粗、后凸或前后部位软组织较多的颈椎。

10.5.3　颈胸支具

颈胸支具（Cervical Thoracic Orthosis，CTO）头端固定于下颌/下颌骨和枕部，下端固定于胸骨和胸椎棘突/肋骨。有些 CTO 还设计了一个头带，以更好地限制头端的移动。CTO 有足够的接触面，但也不会对软组织造成广泛压迫。其很好地限制颈部矢状位活动的同时，相对于颈围可以更好地限制颈部的侧方旋转。然而对运动限制增多的同时，CTO 也带来了佩戴困难，舒适感降低等缺点，导致患者依从性降低。

10.5.4　Halo 背心

Halo 背心可以很好地做到终端固定，同时在限制屈伸、侧弯、旋转运动上的效果显著。关于哪些颈椎骨折适合采取 Halo 背心进行固定一直存在争议。有些学者认为 Halo 背心对上颈椎或颈胸交界处的骨折最有效。而在中段颈椎，存在肌肉的附着，肌肉收缩可引起局部难以描述的屈伸活动而导致不稳。这种不稳定性被称为"蛇行效应"。理论上，老年患者的中段颈椎已经处于退行性改变的晚期，"蛇行效应"产生的

1 英寸（in）≈ 2.54 厘米（cm）

影响可能会减轻。这个与年龄相关的因素可能起到保护颈椎的作用，免受"蛇行效应"所产生的异常活动所影响。

10.5.5　胸腰骶支具

相对于颈椎和腰椎区域活动的灵活性，胸椎则较为僵硬。因此对运动控制主要集中在交界节段：颈胸和胸腰区。根据胸椎不稳的位置，固定最近的活动关节。文献建议 T6 以上的损伤可采用 CTO 进行固定；而 T6 以下的损伤，则建议胸腰骶支具（Thoracic Lumbar Sacral Orthosis，TLSO）固定。TLSO 是 T6~L4 病变的理想外固定选择，其上方的固定点位于前方的胸骨和后方的胸腰椎棘突，下方的固定点位于骨盆和骶骨。TLSO 可提供充分的表面接触并对软组织施加压缩作用，但对终端的控制则较差。另外，TLSO 具有较长的力臂，其对侧屈的控制最好，其次是屈伸运动。因此在大多数时候三点固定的功能可以实现。

10.5.6　胸腰过伸支架

这是一类可提供过伸作用的 TLSO 支具。该类支具可减轻脊柱前柱的负荷，常用于治疗骨质疏松引起的椎体前柱压缩性骨折。其作用类似于之前有关于标准 TLSO 的描述。过伸作用是通过三点弯曲原理达成。利用 3 个固定点（腹侧的胸骨和骨盆、背侧的胸椎棘突或骨折部位）来产生过伸应力。过伸支具在限制 T10~L2 节段矢状面活动效果最好。如果骨折在 T8 以上，则应该增加长度，提高胸骨固定板使其位于胸骨上方。该类支具总的接触面积和对软组织的压缩力有限，但通过较长的力臂来提供足够的稳定性。由于接触面积有限及接触应力过大，支具可能会造成固定点皮肤损伤。此外，由于患者难以独立佩戴，致使其依从性变差。因此与骨科医生一起探讨有助于制订治疗方案并选择最有效的外固定治疗。如有必要，标准的 TLSO 支具也可以进行调整并提供过伸作用。

定制设计

矫形外科医生可以用模制塑料定制矫正支具。个体化的定制设计能更好地适应各种体型，并最大限度地提高接触面积。对于复杂骨折、多节段脊柱骨折最好采用个体化定制支具来控制不稳。Chance 骨折或三柱爆裂性骨折需要额外的固定点。定制的支具成本较

高、通常较重、灵活性差，在老年患者中使用面临更多的挑战。

10.5.7　腰骶部支具

腰骶部支具（Lumbar Sacral Orthosis，LSO）设计目的是限制从 L3 到骶骨的活动。LSO 最适合用于固定 L3~L4 节段，而在 L4~L5 和 L5~S1 处固定则非常有限。正如前面所讨论的，难以获得（如果可能的话）腰骶交界终端控制。骨盆的轮廓使其难以找到合适的固定点，而骨盆上的固定点又受到髋关节活动的影响。LSO 下端固定于骨盆前部和骶骨后部，上端背侧像 TLSO 一样固定于棘突处。而上端腹侧由于解剖结构的限制而无法找到合适的固定点。在腰部，第 10、11、12 肋骨并不与胸骨相连，因此将固定点设在这些肋骨上无法获得稳定的头端固定。LSO 支具对患者的活动造成明显限制，造成的不适引起依从性下降。

LSO 与躯干可充分接触并对软组织进行压缩固定，但这方面的优势会受患者具体身体条件所影响。在腰部，获得稳定最重要的方式是增加脊柱四周软组织的压力。Woodard 等人（2017）总结到，TLSO 和 LSO 支具都不能充分稳定腰椎的各个节段，但可通过改变患者的行为活动来限制总体活动。由于佩戴支具导致患者行为活动改变被认为是其起作用的最重要机制。支具佩戴合适，也发挥着夹板固定肌肉、改善疼痛的作用。

10.5.8　腰围

鉴于腰部支具的局限性，腰围可能是一个更合理的选择。腰围设计上形式多样，有些增加了硬度。然而，仅对于稳定患者脊柱而言，柔软且具有弹性的腰围足矣。腰围对软组织进行加压，使肌肉提供支撑作用以减少疼痛。其可能无法像 LSO 那样提供严格的运动限制作用，但也能通过对活动的警示来减少躯干活动。腰围价格最便宜，轻便易于佩戴，且能够适用于改变的脊柱序列。尽管腰围不一定适合所有的老年人，但可以针对患者的病变和基础活动水平来决定。

10.6　获益与风险

使用支具的目的是阻止或减少骨折端的移动以达到最佳愈合。其他益处包括减轻疼痛、减少可能造成二次损伤的高危行为。佩戴支具可以起到活动限制的作用，提醒患者不要做可能造成额外损伤的动作，比

如举重、弯腰、攀登。佩戴支具的风险与并发症、骨折愈合不良相关。长时间佩戴支具会导致适应性改变，周围组织骨骼肌萎缩的概率增加。与佩戴支具相关的并发症有很多种，将会在下一节中讨论。使用矫形支具时，出现神经功能损伤是灾难性的并发症。因此需要经常评估并与患者及家属沟通交流，以便在发生变化时能够及时发现。支具治疗的另一个风险是治疗失败，表现为骨不连或骨折愈合不良。由于老年人骨质较差并且可能合并有其他影响骨折愈合的疾病，导致这种风险在老年人中出现的概率增高。

10.7　误区、并发症和预防

10.7.1　颈部矫形器

颈椎、胸椎退变的一个显著特征是正常的生理曲度退变为后凸畸形。因为缺乏与颈椎生理曲度变直相关的终端控制和固定点，导致外固定变得困难。标准的矫形支具无法适应不同患者的病情。目前有多种"现成的"专业设计，试图应用于僵硬和/或后凸脊柱治疗。然而，由于每个患者解剖结构的差异，标准支具不能普遍适用于脊柱后凸和/或潜在脊柱侧凸的老年患者。对于那些病情治疗挑战性大的患者，应与矫形医生一起探讨确定最佳的治疗方案。

当正确使用支具治疗时，它会迫使颈椎轻微后伸。当使用支具评估骨折部位疼痛增加或不适时需要谨慎。如前所述，由于僵硬和潜在的椎间关节融合，老年人中下颈椎的活动度较小。因此，当使用支具时，由于远端节段不活动，施加的过伸作用力可能导致骨折部位发生移动。这可能会增加骨折碎片之间的距离，而导致损伤进一步加重。佩戴颈围后拍摄立位 X 线片有助于确认骨折复位情况和骨折碎片的最佳位置。

另一个问题是颈部支具的后伸作用将改变患者的视野，从而限制了他们对周围环境感知的能力。对于失去本体感觉的老年患者，需要依靠视觉来重新获得保持平衡和平稳运动的能力。缺乏向下观察足部活动的能力会导致摔倒，存在安全隐患。前庭和躯体感觉功能的缺失会使垂直感和平衡感复杂化。很多时候，这个功能缺失后，需要使用助行器或其他辅助设备。不幸的是，随着时间的推移，患者可能会变得依赖助行装置再也无法摆脱，即使是在不再佩戴支具固定的情况下。还有些人通过身体前倾增加胸腰椎后凸的方

法来代偿颈部后伸的影响，从而改善视野。对需要使用助行器的患者进行评估很重要。首先要确定是否必须使用，再确定它是否被正确使用以保持直立的姿势。使用助行器的主要目的是减少平衡和视觉改变所引起的跌倒。

4个固定点以及颈部和耳朵外侧基底部皮肤损伤是一个主要关心的问题。由于患者感觉减退或者认知上存在问题，支具对皮肤的压力常常被忽略。在急性期治疗时，一般认为早期摘除颈部固定有助于降低情绪恶化的可能性。Ackland等人（2007）也注意到，摘除颈围可以减少呼吸机使用天数、ICU住院时间，以及总的住院时间，同时谵妄和肺炎的发生率也有所降低。数据显示在ICU佩戴颈围超过24h的患者中，6.8%出现了与压力相关的损伤。佩戴颈托患者中，与压力相关的皮肤损伤每天将增加66%。由于皮肤损伤和体液聚集在颈托下方，感染和败血症的风险也在增加。在急性期，根据骨折的类型和患者的情况，可能没有必要继续使用颈围。患者仰卧时可取下颈围以改善组织灌注，避免潜在的损伤。如果颈围不能摘除，那么可以使用带有凹陷塑形的枕头作为替代。这些都有厂家专门生产。其作为一个缓冲垫，而不只是在枕部和棘突进行点固定，起到帮助损伤皮肤修复作用的同时付出的代价是降低了固定的有效性。使用缓冲垫并不是没有风险的，因为它与头颈接触处形成了一个潮湿的环境，并造成局部剪切力的存在。

特定条件下摘除固定可以减小因压力所引起的并发症。比如仰卧，50°或更小角度斜靠的时候摘除颈围。此外，允许患者洗澡的时候摘下固定，能够改善软组织的活力并降低感染的风险。谨慎且依从性好的老年患者在摘除固定的情况下也能够自觉保持头部的位置。那些受到家庭或社会关怀、照料护理的患者更有信心做到这一点。一个比较自由的外固定佩戴方式有助于减少肌肉的损伤，保持其他颈椎节段的活动度。长时间佩戴颈围会导致颈部运动功能明显丧失，甚至在骨折部位和其他颈椎节段发生僵硬、异位骨化。

佩戴颈围时出现吞咽困难会导致严重的并发症。外固定对颈部施加过伸作用力会导致咽部变窄。正常吞咽需要颈部轻微屈曲。对于很多老年人，需要将下颌内收以促进食管蠕动。窒息和误吸是老年患者需要普遍关注的问题，颈椎固定将增加这些情况出现的概率。吞咽困难会导致脱水、营养不良、摔倒的风险增加。

高以及骨折愈合不良。故患者用餐时取下颈围、保持颈部中立位是有益的。此外，可以对标准的颈部支具进行调整，通过移除胸骨固定点的填充物来减小向后伸直程度。还可以与矫形医师合作以决定最佳的支具设计方案并对支具前面部件的后伸控制做修改。这一参数因供应商而异，但后伸程度微小改变可对吞咽功能产生重大影响。

10.7.2 颈胸支具

CTO的应用更有挑战性，在老年人中使用之前必须慎重考虑。佩戴并使用CTO会使本来可以独立生活的患者变成需要他人照料。日常生活活动不可忽视，因为独居老人或许需要家人的帮助或护理设施以便使用CTO。

CTO在老年人中使用的其他具体问题包括前面提到的颈托固定的风险以及对胸部的压迫。患有胸部疾病的老年患者难以耐受佩戴CTO，并存在肺容量下降的风险。此外慢性阻塞性肺病患者胸廓形态发生改变使得支具的应用变得困难，甚至无法使用。桶状胸导致胸部无法提供足够的固定点，并使胸廓无法与支具完全贴合。

10.7.3 Halo支架

有些学者支持在老年患者中使用Halo背心，但也有学者认为其并发症的影响大于收益。在65~70岁之间的患者并发症发生率更高。2006年，Horn等人完成了一项针对70岁及以上人群的Halo固定并发症的回顾性研究。作者的结论是在70岁以上人群使用Halo支架固定是安全的，但同时他们也发现严重并发症和死亡的比率比年轻人要高。虽然并发症的发生率可能与外伤性或非外伤性疾病过程相关，但作者不能排除Halo支架是致病因素。在随访3个月的42例患者中，21例仅单纯接受Halo支架治疗，另外21例接受手术治疗并佩戴Halo支架。共有23例患者发生31个并发症，最常见的有呼吸窘迫、吞咽困难和钉相关并发症。然而却有8例患者死亡，其中2例死于与Halo支架固定无关的原因，另外6例死于呼吸衰竭或心肺衰竭。作者认为，由于并发症发生率高，很难确定Halo支架是该年龄组的致病因素。

此外，许多作者认为在骨折愈合率上使用Halo支架与使用颈围并没有明显的差异。

在决定使用外固定支具时，全面评估的因素应该包括患者功能活动的影响、生活自理能力情况、相关风险和获益。对已经存在矢状面不平衡的患者，如头位于骨盆的前方，使用 Halo 支架将增加固定针的压力，且头颅与后壳难以贴合。使用 Halo 支架出现吞咽困难很普遍，这会导致营养不良及误吸风险。肺部疾病可能使患者呼吸衰竭的风险增高。既往疾病如糖尿病、自身免疫性疾病等将增加皮肤损伤和感染的风险。最后，骨密度数据有助于预测头钉部位的潜在并发症，如松动、移位，甚至刺伤硬脑膜。

10.7.4　胸腰支具和腰骶支具

TLSO 支架难以适用的原因有很多，包括身体状况和老年人常见的畸形，如脊柱后凸和脊柱侧凸。在胸腰椎使用支具最困难，因为该处的软组织活动度大。胸骨固定点难以保持不变，特别是当患者由仰卧位变为坐位或直立时。患者可能会抱怨胸骨固定板向上移动导致颈部结构受压。佩戴合适情况下，运动时胸骨固定板应保持稳定。为了防止皮肤损伤，在护具下穿一件棉质衬衫可以吸汗，减少摩擦。

支具是否会有效，体型是一个重要的考虑因素。如果局部有过多的软组织或水肿，固定点将消失。相反地，当局部软组织较少或表皮状态较差时，就会有皮肤破损的风险。鉴于之前的讨论，胸围宽大或身材不成比例的人群很难找到合适的支具。与点固定相同，很难确保支具与躯干完全贴合。对于存在畸形尤其是后凸畸形的患者，可能无法提供背部固定。

TLSO 可产生加压作用，这可以加强固定作用。然而，对于老年患者，需要谨慎地确定加压的程度，因为它可能会影响呼吸和肺活量。腹部加压也会影响胃肠道蠕动。此外，许多患有退行性脊柱侧凸或后凸畸形的老年患者无法耐受躯干周围的加压，因此无法发挥作用。最后，TLSO 支具笨重，对很多老年患者来说难以佩戴和合理使用。个体化治疗时，应该遵循生物力学原则和考虑并发症。如果 TLSO 无法达成目标，那么应该考虑其他限制较少的外固定支具。

对于长期使用硬 TLSO 或 LSO 的老年患者，下腰部、腰骶部疼痛是一个共同存在的问题。这可能是终端缺乏有效控制的结果，在中段腰椎卸载的应力反过来作用在该部位。载荷的增加导致 L5~S1 区域出现疼痛。临床上表现为该部位以及骶髂关节疼痛。这种疼痛与脊柱骨折的位置无关，很可能是佩戴支具的结果。另外，长期使用支具外固定也会导致椎旁肌群功能减退以及腰椎活动受限等问题。

在老年患者中，使用 TLSO 或 LSO 会导致已经改变的步态进一步发展。对于脊柱后凸和矢状面不平衡患者更为明显。由于脊柱总体不稳定，许多老年人需要通过屈髋屈膝以使头处于最佳位置。佩戴 LSO 改变了这种适应性姿势，从而影响躯干的平衡，增加跌倒的风险。

老年人骨折的处理不能用同一个标准来对待。每个患者的既往史都有可能影响一线治疗方案。下面的案例研究强调了由于支具使用相关的风险、误区和并发症所带来的管理困难。

10.8　特殊考虑：通过病例进行了解

以下 4 个脊柱矫形器在老年脊柱患者中应用的案例说明了医疗决策的复杂性。

案例 1

迅速确定计划，防止因行动不便引起并发症是老年人护理中最重要的环节之一。一旦诊断为骨折，其带来的环境改变、睡眠中断等可导致患者出现精神错乱和谵妄。下面的案例是患者的一个常见问题：依从性差。

一位 78 岁有痴呆症病史的女性，站立时跌倒，经由救护车送至急诊科。她独自来就诊，没有护理人员及家人陪同。主诉是颈部疼痛，颈椎 CT 扫描显示 C7 上终板骨折和 C6 左侧小关节骨折。

体格检查时，没有发现任何功能缺陷，这令患者感到困惑。要求患者佩戴硬性颈围进行固定，并计划 2~3 周后对其进行随访。她出院后回到环境熟悉的护理机构进行护理（图 10.3、图 10.4）。

不幸的是，在护理机构，她无法耐受佩戴颈围，并与试图帮她佩戴的工作人员发生肢体暴力。尽管工作人员尽了最大的努力，但她的认知障碍妨碍了她对支具的使用和理解。经过几次护理机构工作人员电话咨询后，决定停止使用颈围固定。即便在骨折后 24~48h 内，她颈部活动范围过大也仍然没有损伤。

通过颈围进行固定是基于稳妥的骨折处理原则，尤其是骨折涉及小关节。然而，如果能够获得关于患者本人以及痴呆严重程度更多的信息，可能会考虑其他治疗方案并与患者的医疗保健委托人或监护人就这些治疗方案的风险和获益进行充分的交流。佩戴软性颈围也是一个合理的选择，保证佩戴舒适的同时也可以起到一定程度的保护。此外，也可提出一个颈围灵活佩戴的方案。比如当患者仰卧、斜倚或者在有人监督陪同用餐的情况下解除颈围。基于患者的活动强度以及居住在有看护的环境中，不佩戴颈围也是一个合理的选择。在这个案例中，正如其他很多病例中所注意到的，患者向我们证明了对于这种类型的骨折，不

使用外固定也是一种选择。没有外固定她也恢复得很好，没有出现不良的后遗症和神经损伤。

案例 2

骨质疏松性压缩性骨折的治疗方式很多。使用支具来进行治疗是否合理存在争议。因为它并不能改善患者的后凸畸形。对于有些患者，外固定可以减轻疼痛。但如果基于骨折的部位以及骨密度，支具在生物力学上可能并无明显作用。

一位 72 岁好动的女性在骑马时摔倒。CT 检查显示 T4 压缩畸形，CT 值为 52HU，提示骨密度低。该患者的骨折病情在该医疗服务中心已是众人皆知。因为她在 4 年前也发生过类似事件，导致 T3 椎体压缩性骨折和 T6 终板骨折。当时她抱怨上胸椎区域疼痛，因此给予 CTO 固定。在第 3 周的随访时，她说她并没有佩戴支具。而且她透露，实际上她唯一一次不舒服正是佩戴支具的时候（图 10.5）。

选择 CTO 治疗上胸椎骨折，可以稳定颈胸交界处，减轻前柱载荷。然而，这一次的 CT 扫描显示胸椎后凸畸形，并在新的骨折部位 T4 处后凸急性加重。由于上一次的固定并没有考虑到矢状面上的不平衡，从而导致支具不能像预期一样发挥作用。CTO 没有办法实现点固定以及表面接触。在这个案例中，从文献出发，不佩戴支具但保持密切随访可能是最佳的治疗方案。

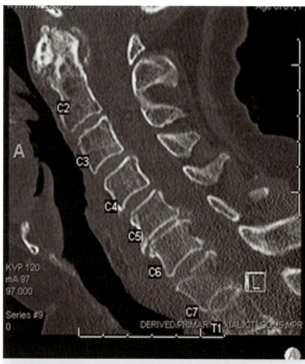

图 10.3　案例 1，矢状位 CT 显示 C7 终板骨折

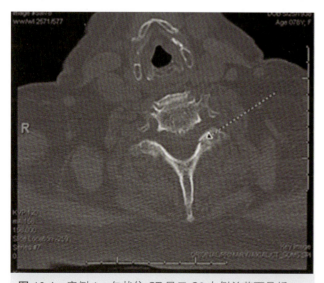

图 10.4　案例 1，矢状位 CT 显示 C6 左侧关节面骨折

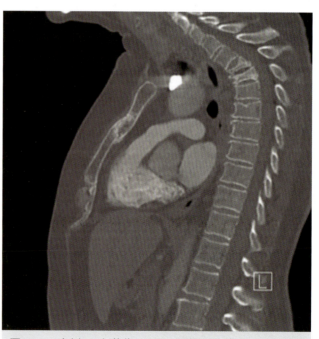

图 10.5　案例 2，矢状位 CT 显示颈椎后凸伴 T3、T4 后凸，CTO 无法获得固定点

患者骨密度低，不太可能通过佩戴支具来防止后凸的进一步加重。患者对手术矫正脊柱后凸不感兴趣；事实上，她最关心的是她什么时候才能重新骑马。

案例 3

老年人齿状突骨折的治疗方式并没有明确的推荐，因患者既往病史以及相关并发症不同而做出不同选择。在评估损伤机制、骨折类型和移位程度后再制订治疗方案，手术治疗或保守治疗。然而，在老年人中，医学上相关的并发症常常导致患者无法进行手术治疗。这些现实情况导致一些风险极高的骨折仍要采取保守治疗。

一名 79 岁的女性患者行走时摔倒，面部着地。主诉为颈部疼痛，但没有神经功能损伤。CT 扫描显示面部多部位骨折，同时合并有 Ⅱ 型齿状突骨折，骨折端向后移位 5mm，因骨折移位则进一步行 MRI 检查，并未发现有直接的脊髓压迫（图 10.6、图 10.7）。

考虑到骨折端骨性愈合或者纤维愈合的机会较小，建议首选手术稳定骨折端。不幸的是，患者患有腹膜癌，并处于 Ⅳ 期，正在接受化疗。此外，她最近有深静脉血栓合并肺栓塞，需要低分子量肝素治疗；同时她的体重不足，体重指数为 16.56。其他的问题包括肺分枝杆菌感染导致肺部多个病灶，及无数的淋巴结受累。

因此，手术计划取消，她被戴上了坚硬的颈部支具固定。直立位的 X 线片显示齿状突向后移位约 7.5mm，与仰卧位 CT 对比移位增多了（图 10.8）。

在两周后的随访中，患者颈部疼痛已经减轻，她的主诉是佩戴支具所带来的不适。在她颈部外侧和枕部，发现有 Ⅰ 期压疮。因此建议她在晚上或倚靠在椅背上时拆除固定。使用水胶体敷料治疗皮肤损伤。复查侧位片显示骨折移位仍然是 7.5 mm。

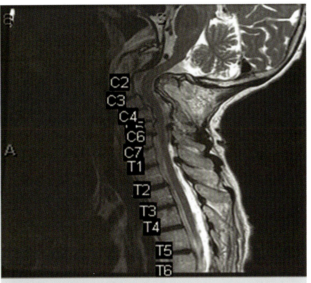

图 10.7　案例 3，矢状位的 MRI

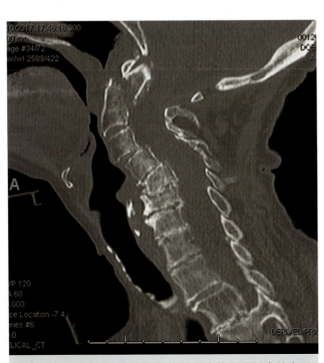

图 10.6　案例 3，移位 5mm、Ⅱ 型齿状突骨折合并中下颈椎严重退变

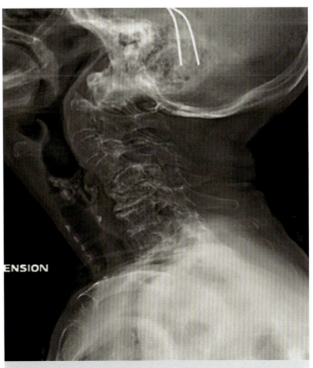

图 10.8　案例 3，佩戴颈托站立位 X 线片显示骨折后移 7.5mm

两个月后，患者颈部疼痛加重，下巴和胸前出现了新的皮肤损伤，枕部和颈部外侧基底部皮损进一步加重。尽管使用了皮肤保护垫，但仍然出现Ⅱ期皮损。这时医生建议她静坐的时候使用软性颈围。此时复查X线片没有改变，没有骨折愈合或移位改善的证据。

在第3个月时，她的神经系统仍然保持完好，在屈曲、后伸及任何范围的活动均没有颈痛。当解除固定时，她明显感觉到轻松了。侧位片仍然显示骨折没有愈合。屈曲位片骨折移位减小。而在过伸位片和中立位片上移位又回到7.5mm。经过3个月的固定后，决定不需继续佩戴硬性颈托，而采用软性颈围固定（图10.9、图10.10）。

关于各种类型的骨折患者如何选择最佳的外固定支具是个复杂的难题。回顾这个案例，如果在决定何种支具进行固定的时候找到其他固定方案，也许骨折可以得到更好的复位。由于颈托的过伸作用，可能拉伸了骨折端，导致骨折移位增加。对于病情复杂的患者，应该与矫形医生共同商议以满足患者的具体病情。对于一些患者，使用3 in的软性颈围也可作为一个治疗方案。限制活动的同时，最小限度地降低颈部后伸、皮肤损伤的风险。

在最初制订计划的时候，何时可以终止治疗应该考虑在内。在诊断的时候，就应该意识到保守治疗有可能骨不连，但应尽量做到纤维连接。公认纤维连接的定义是影像上，屈伸位片没有发现异常的活动。很明显，这个患者的骨折没有愈合，也达不到纤维连接的标准。然而，患者仍然没有神经功能减退，且活动也没有疼痛。3个月的支具固定没有起到稳定的作用，但是在临床上随着时间的推移，疼痛却可以得到改善。继续使用支具很可能不会改变X线片结果，却增加了多个区域皮肤损伤的风险。正如Molinari等人指出的，在比较手术治疗与颈托固定治疗老年人C2骨折时，骨折的愈合和稳定与疼痛、功能、满意度的改善之间并无相关性。

当预期的目标没有达到时，治疗的决定是艰难的。这个患者已经向我们证明了，影像学上骨性或纤维性愈合并不是唯一可接受的治疗结束的终点。相反，无痛且神经功能的稳定也是可以接受的临床结果。

案例 4

难以建立一个针对危重患者不稳定性骨折的治疗计划。由于患者身体不稳定，手术可能需要延期。持续的重新评估很重要，因为手术风险和获益会随着时间的推移而改变。

一个72岁男性强直性脊柱炎（AS）患者站立时晕厥跌倒，导致T8~T9三柱损伤（图10.11）。理解与AS相关的脊柱骨折死亡率明显增高这一点使得治疗变

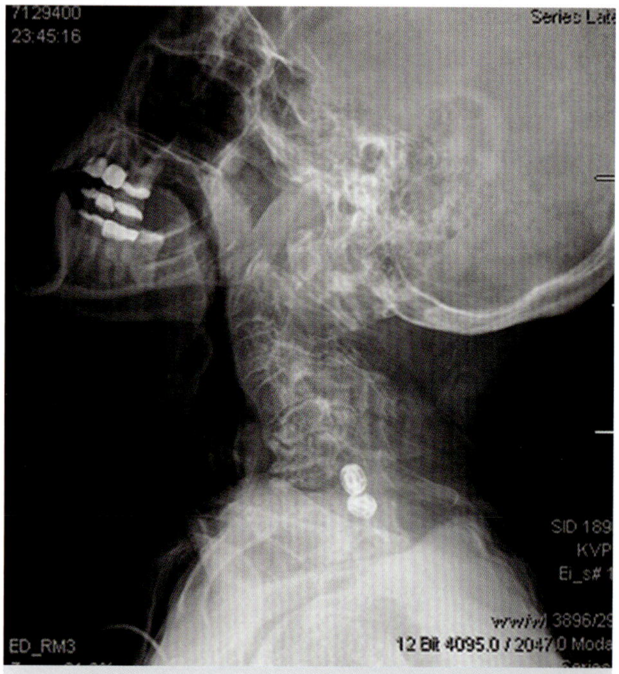

图10.9 案例3，在3个月后拍摄颈椎过伸位X线片显示C2骨折向后移位7.5mm

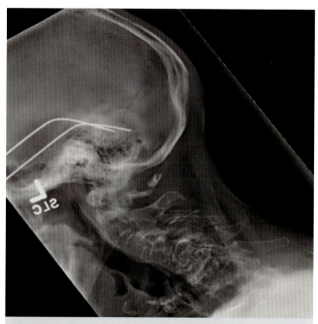

图10.10 案例3，3个月后复查屈曲位X线片显示骨折移位减少

得复杂。其他的问题包括出血、骨密度差和持续的骨折塌陷，以及神经系统的突然恶化。为了防止假关节形成及进展性神经损伤，手术治疗更为合适。

患者表现为急性呼吸衰竭并伴有肺炎和慢性阻塞性肺病，需要使用正压通气维持氧饱和度。既往病史还包括充血性心力衰竭、冠状动脉疾病、高血压、肥胖、焦虑、抑郁以及控制不好的糖尿病。由于他的身体状况无法进行手术固定，同时由于有肺功能恶化的风险，支具也被禁止使用。根据骨折类型（过伸损伤），将患者床头抬高至少 60°，这既有助于获得最佳的肺功能，也有利于保持骨折在最佳位置（轻微弯曲），并最大限度地复位。

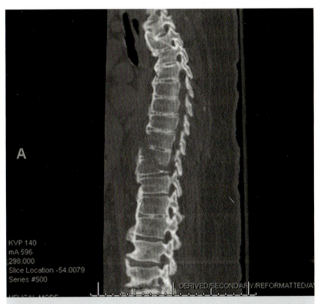

图 10.11　案例4，矢状位 CT 显示 T8~T9 过伸损伤合并强直性脊柱炎

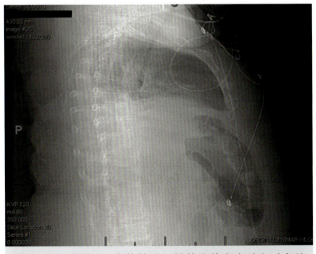

图 10.12　案例4，身体状况：桶状胸伴有水肿和过多的软组织，注意胸骨处、后方脊柱表面的软组织厚度

不可以让患者平躺，平躺会导致骨折端分离，疼痛增加，患者难以耐受。由于心肺功能不全，他在 ICU 的住院时间延长了。在治疗过程中曾考虑通过手术来解决，但是患者无法俯卧，因此手术被取消。在这种情况下，手术和使用支具的风险和获益不断地进行评估。最后，决定动员患者用贴合他躯干轮廓的特制的 TLSO 支具来进行固定。尽管肥胖导致软组织过多并缺乏可用的固定点，影响了支具固定的有效性（图 10.12）。幸运的是，患者的神经系统完好无损，背部的疼痛也得到了控制。之后每隔 3 个月进行一次 CT 扫描，以明确骨折的愈合情况；当发现骨折纤维愈合时，则摘除外固定支具（图 10.13）。在这个案例中，决策是复杂的，在住院期间以及门诊治疗期间的不同时间间隔均应做评估。每一次重新评估，都应该衡量风险和获益，从而得出一个合理的符合患者利益的结果。

10.9　结果 / 证据

10.9.1　颈部支具

大多数评估颈椎骨折支具固定效果的研究都与齿状突骨折有关。使用支具治疗齿状突骨折，不同研究骨折的愈合率和骨不连各不相同，同时用于确定骨折愈合的标准也不一样。多数学者认为手术固定骨折的

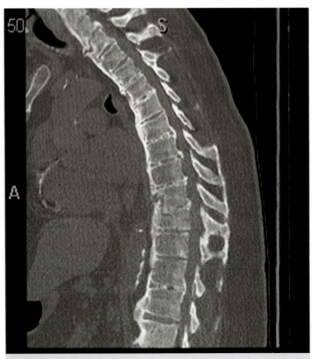

图 10.13　案例4，3 个月后矢状位 CT

愈合率最高,无论是通过前路还是后路。Hsu等人(2010)认为保守治疗骨折不愈合率高,因此假设早期手术治疗可以改善预后。然而,在对手术临床结果进行回顾性分析后,发现术后(骨折不愈合)发病率非常高。

Wager等人(2017)总结了许多关于手术组与非手术组对比的高级别研究,结论是手术治疗有效,患者的死亡率和术后功能有显著的改善,但仅限于那些可以进行全身麻醉的患者。这意味着手术组患者的健康状况更好,因此他们可以进行手术治疗。这种差异可能导致了手术组与非手术组在死亡率上的差异。

Dhall等(2017)报道了80岁以上C2骨折患者手术治疗在初次住院期间发病率和术后并发症增多,而非手术治疗组刚开始时并发症发生率则较低。

此外,手术组的患者出院后入住护理机构比回家的可能性更高。其他研究者认为需要到长期护理的机构并不仅仅局限于手术组。这些结果与Molinari等人的研究结果相似,他们发现尽管保守治疗组骨折愈合率较低,但是颈部功能障碍指数和VAS评分均略低于手术组。对移位较少的C2骨折患者早期使用颈部支具固定,并发症和死亡率较低。他们发现一个有趣的现象,骨折愈合和稳定性与临床症状改善并无关联。

最后是荷兰3个三级转诊中心关于Ⅱ型和Ⅲ型齿状突骨折手术和保守治疗比较的研究结果。Huybregts等人(2017)对105例患者进行随访,发现两组患者在影像学结果上并无差异。大部分都实现了骨折愈合。由于数据有限,临床结果与骨折愈合(愈合或稳定)之间的确切关系尚不清楚。有趣的是,骨折脱位/成角或多发骨折并不会对治疗方案产生负面影响,但是更健康的患者获得骨折稳定的机会更高。

以前,研究的重点一直在死亡率和对骨折愈合的不同定义上。而最近,研究的重点转移到对患者客观指标的解释,以确定临床满意度。用这些数据来决定最佳治疗方案仍然争议很大。需要认识到,很难用通用的法则来决定治疗方式。

10.9.2　胸腰支具

最近有大量的文献表明支具不能改善骨质疏松性压缩性骨折的预后及骨折的愈合。Hoshino等(2013)回顾性分析了362例骨质疏松性压缩性骨折患者,平均年龄为76.3岁。所有患者均采用保守治疗,经多因素Logistic回归分析,结果表明不同保守治疗方案的支

具类型、住院时间、损伤后使用双膦酸盐、止痛治疗等,在统计学上没有明显差异。

但是脊柱中柱损伤的患者疼痛持续时间较长,因此该研究无法证明或反驳支具治疗的获益。Kim等(2014)通过一项前瞻性随机试验得出结论,椎体压缩性骨折保守治疗,无佩戴支具组在ODI评分上不低于使用软性或硬性支具固定组。作者同时证实了3组患者在背部疼痛的改善和椎体前柱压缩的进展结果相似。本研究的纳入标准之一为年龄>50岁。患者分为3组。无支具固定组平均年龄为72±10.4岁,软性支具固定组为66.75±11岁,而硬性支具固定组为71.75±7.96岁,因此该结论适用于老年人。许多其他的研究也证实了类似的发现,表明骨质疏松性压缩性骨折不总是需要支具治疗,佩戴外固定同样面临风险。其他学者则认为需要进一步验证支具在所有骨质疏松性压缩性骨折治疗中的作用。

对于胸段和腰段爆裂性骨折支具治疗的价值在文献中已经有所阐述,关于使用支具的推荐则不尽相同。大多数的建议指出,对于没有骨缺损的稳定型爆裂性骨折,使用与不使用支具在结果上相当。然而,研究对象通常为年轻患者,骨密度都比较好。Bailey等(2014)评估了47例没有神经损伤,年龄>60岁的,胸腰椎稳定型爆裂性骨折(T11~L3)患者。发现在3个月的时间间隔里,使用和不使用支具治疗效果相当;在疾病特异性和患者一般健康情况、患者满意度或住院时间方面没有统计学差异。这项研究有趣的地方在于它并不包括年轻患者,因此该结论仅适用于老年患者,他们的骨密度相对年轻患者都较差。由于老年人之间也存在巨大的差异,因此需要更多的研究支持。事实上,对于老年人的治疗方案可能需要根据年龄段(10年)进行划分。

10.10　结论

支具在退变脊柱中使用并非没有风险。因每个病例都有自己的特点,所以需要对其进行单独分析,不能一概而论。支具的选择应考虑损伤和骨折类型、受伤机制以及患者的身体状况、健康水平和认知能力。使用过程中不断重新评估减少并发症。文献表明,目前我们的支具设计在生物力学上不能充分提供我们理论上认为必须固定的证据。支具设计的局限性和老年人解剖结构因人而异使得不可能有统一的骨折治疗方

案。治疗建议应基于年龄段不同而做出改变。每过 10 年，老年人的活动水平就会发生变化。与年轻人相比，老年人也许不需要使用很坚强的外固定支具。在老年患者中使用替代治疗方案必须进行客观验证，以获得最佳的治疗结果。根据我们的经验，有很多案例出现老年患者不能佩戴支具的情况。这表明不佩戴支具也可能是一个合理的选择。需要继续研究以解决老年患者支具固定中的问题，并制作出限制最少的一种固定支具。

参考文献

[1] Lomoschitz FM, Blackmore CC, Mirza SK, Mann FA. Cervical spine injuries inpatients 65 years old and older: epidemiologic analysis regarding the effectsof age and injury mechanism on distribution, type, and stability of injuries. AJR Am J Roentgenol. 2002; 178(3):573 – 577

[2] Guan J, Bisson EF. Treatment of odontoid fractures in the aging population. Neurosurg Clin N Am. 2017;28(1):115 – 123

[3] Chang V, Holly LT. Bracing for thoracolumbar fractures. Neurosurg Focus. 2014; 37(1):E3

[4] Agabegi SS, Asghar FA, Herkowitz HN. Spinal orthoses. J Am Acad Orthop Surg. 2010; 18(11):657 – 667

[5] Woodard EJ, Kowalski RJ, Marcotte N, Benzel EC. Orthosis: Complication Prevention and Management. In: Steinmetz MP, Benzel EC, eds. Spine Surgery Techniques, Complication Avoidance and Management. Phil, PA: Elsevier Science; 2017: 1770 – 1782

[6] Benzel EC. Spinal Orthotics. In: Benzel EC, ed. Biomechanics of Spine Stabilization Principles and Clinical Practices. New York, NY: McGraw– Hill Inc; 1995:247 – 258

[7] Morris JM, Lucas DB, Bresler B. Role of the trunk in stability of the spine. Journal of Bone and Joint Surgery. 1961; 43–A(3):327 – 351

[8] Nachemson A, Morris JM. In vivo measurements of intradiscal pressure: Discometry, a method for the determination of pressure in the lower lumbar discs. J Bone Joint Surg Am. 1964; 46:1077 – 1092

[9] Newman M, Minns Lowe C, Barker K. Spinal Orthoses for vertebral osteoporosis and osteoporotic vertebral fracture: a systematic review. Arch Phys Med Rehabil. 2016; 97(6):1013 – 1025

[10] Miller CP, Bible JE, Jegede KA, Whang PG, Grauer JN. Soft and rigid collars provide similar restriction in cervical range of motion during fifteen activities of daily living. Spine. 2010; 35(13):1271 – 1278

[11] Tashjian RZ, Majercik S, Biffl WL, Palumbo MA, Cioffi WG. Halo–vest immobilization increases early morbidity and mortality in elderly odontoid fractures. J Trauma. 2006; 60(1):199 – 203

[12] Ailon T, Shaffrey CI, Lenke LG, Harrop JS, Smith JS. Progressive spinal kyphosis in the aging population. Neurosurgery. 2015; 77 Suppl 4:S164 – S172

[13] Como JJ, Diaz JJ, Dunham CM, et al. Practice management guidelines for identification of cervical spine injuries following trauma: update from the eastern association for the surgery of trauma practice management guidelines committee. J Trauma. 2009; 67(3):651 – 659

[14] Ackland HM, Cooper DJ, Malham GM, Kossmann T, Kossmann T. Factors predicting cervical collar–related decubitus ulceration in major trauma patients. Spine. 2007; 32(4):423 – 428

[15] Powers J, Daniels D, McGuire C, Hilbish C. The incidence of skin breakdown associated with use of cervical collars. J Trauma Nurs. 2006; 13(4):198 – 200

[16] Horn EM, Theodore N, Feiz–Erfan I, Lekovic GP, Dickman CA, Sonntag VK.Complications of halo fixation in the elderly. J Neurosurg Spine. 2006; 5(1):46 – 49

[17] Majercik S, Tashjian RZ, Biffl WL, Harrington DT, Cioffi WG. Halo vest immobilization in the elderly: a death sentence? J Trauma. 2005; 59(2):350 – 356, discussion 356 – 358

[18] D í ez–Ulloa MA, Gallego–Goyanes A. Prognostic value of an immediate lateral standing X–ray with a TLSO in patients with a thoracolumbar burst fracture. Rev Esp Cir Ortop Traumatol. 2015; 59(3):179 – 185

[19] Dhall SS, Yue JK, Winkler EA, Mummaneni PV, Manley GT, Tarapore PE. Morbidity and mortality associated with surgery of traumatic C2 fractures in octogenarians. Neurosurgery. 2017; 80(6):854 – 862

[20] Omeis I, Duggal N, Rubano J, et al. Surgical treatment of C2 fractures in the elderly: a multicenter retrospective analysis. J Spinal Disord Tech. 2009; 22 (2):91 – 95

[21] Huybregts J, Jacobs W, Arts M, et al. Comparison of surgical and conservative treatments for odontoid fractures in the elderly: results from three tertiary referral centers in the Netherlands. MOJ Orthopaedics and Rheumatology. 2017; 7:00260:1 – 8

[22] Sime D, Pitt V, Pattuwage L, Tee J, Liew S, Gruen R. Non–surgical interventions for the management of type 2 dens fractures: a systematic review. ANZ J Surg. 2014; 84(5):320 – 325

[23] Molinari WJ, III, Molinari RW, Khera OA, Gruhn WL. Functional outcomes, morbidity, mortality, and fracture healing in 58 consecutive patients with geriatric odontoid fracture treated with cervical collar or posterior fusion. Global Spine J. 2013; 3(1):21 – 32

[24] Schoenfeld AJ, Harris MB, McGuire KJ, Warholic N, Wood KB, Bono CM. Mortality in elderly patients with hyperostotic disease of the cervical spine after fracture: an age– and sex–matched study. Spine J. 2011; 11(4):257 – 264

[25] Lu M–L, Tsai T–T, Lai P–L, et al. A retrospective study of treating thoracolumbar spine fractures in ankylosing spondylitis. Eur J Orthop Surg Traumatol. 2014; 24 Suppl 1:S117 – S123

[26] Ishak B, Schneider T, Gimmy V, Unterberg AW, Kiening KL. Early Complications, morbidity, and mortality in Octogenarians and nonagenarians undergoing posterior intra–operative spinal navigation–based C1/ 2 fusion for Type II odontoid process fractures. J Neurotrauma. 2017; 34(24):3326 – 3335

[27] Hsu WK, Anderson PA. Odontoid Fractures: Update on Management. American Academy of Orthopaedic Surgeon. 2010; 18(7):384 – 394

[28] Wagner SC, Schroeder GD, Kepler CK, et al. Controversies in the management of geriatric odontoid fractures. J Orthop Trauma. 2017; 31 Suppl 4:S44 – S48

[29] Hoshino M, Tsujio T, Terai H, et al. Impact of initial conservative treatment interventions on the outcomes of patients with osteoporotic vertebral fractures. Spine. 2013; 38(11):E641 – E648

[30] Kim HJ, Yi JM, Cho HG, et al. Comparative study of the treatment outcomes of osteoporotic compression fractures without neurologic injury using a rigid brace, a soft brace, and no brace: a prospective randomized controlled noninferiority trial. J Bone Joint Surg Am. 2014; 96(23):1959 – 1966

[31] Jaffray DC, Eisenstein SM, Balain B, Trivedi JM, Newton Ede M. Early mobilization of thoracolumbar burst fractures without neurology: a natural history observation. Bone Joint J. 2016; 98–B(1):97 – 101

[32] Bailey CS, Urquhart JC, Dvorak MF, et al. Orthosis versus no orthosis for the treatment of thoracolumbar burst fractures without neurologic injury: a multicenter prospective randomized equivalence trial. Spine J. 2014; 14(11):2557 – 2564

[33] Azhari S, Azimi P, Shahzadi S, Mohammadi HR, Khayat Kashani HR. Decision making process in patients with thoracolumbar and lumbar burst fractures with thoracolumbar injury severity and classification score less than four.Asian Spine J. 2016; 10(1):136 – 142

第11章　脊髓损伤与脊髓中央管综合征

Suzan Chen, Mohammad Alsharden, Angela A. Auriat, Eve C. Tsai

摘要：随着人口老龄化的显著增长，老年人脊髓损伤（SCI）的发生率不断增加。年龄相关的脊柱和脊髓本身的变化会导致老年人脊髓损伤出现不同的表现。跌倒是老年人脊髓损伤的主要原因，在发生创伤时躯干处于过伸位容易导致脊髓中央管综合征。SCI的治疗很具挑战性，因为老年人更容易出现并发症。除了入院时存在的并发症外，来自心脏、肺、皮肤、肾脏和泌尿系统的潜在并发症也会使患者的治疗更加复杂。所有的治疗计划不仅需要按患者的实际年龄，也需要根据患者潜在的并发症进行调整。选择保守治疗或手术治疗应始终从患者出发，制订个体化的治疗目标。

关键词：脊髓损伤；脊髓中央管综合征；手术治疗；保守治疗；流行病学；病理生理学

关键点

- 在老年人中脊髓损伤的发生率越来越高，其中跌倒是造成损伤的主要原因。
- 由于年龄增加而引起的脊柱变化会导致老年人脊髓损伤的病理生理学不同于年轻人。
- 脊髓中央管综合征多发于老年人，与颈椎过伸性损伤有关。
- 老年SCI患者的管理由于他们的并发症发生率的增加而变得复杂。
- 心、肺、肾、尿和皮肤并发症是老年SCI患者最常见的并发症。
- 保守治疗和手术治疗均可以考虑，应个性化管理患者，并考虑他们的护理目标。

11.1　流行病学

据估计，全球每百万人中有67.9例脊髓损伤患者，其中老年人（年龄>65）患病率高达116.3/1000000。在美国，SCI造成的经济负担估计有40亿美元。虽然北美地区因机动车交通事故造成的创伤性脊髓损伤总体呈下降趋势，但脊髓损伤的发生率并没有减少。在全球范围内，在过去10年中，脊髓损伤的发生年龄发生了

流行病学上的转变，从年轻人多发变为老年人多发，平均年龄从29岁增长到超过40岁。据估计，到2032年，大多数新发的外伤性脊髓损伤患者年龄在70岁以上。

脊髓损伤最常见的病因是身体创伤，约占脊髓损伤的90%。在北美，机动车事故是所有年龄组SCI的主要原因。虽然跌倒是所有SCI的第二大原因，但它是老龄化人口中SCI的主要原因。非创伤性脊髓损伤占所有损伤的10%，包括脊柱退变、感染和脓肿、肿瘤和先天性畸形。

记录在案的数据有助于更好地理解老年人和年轻人在SCI方面的差异。在加拿大，Rick Hansen脊髓损伤登记处是一个收集脊髓损伤患者数据的前瞻性观察性登记处。登记在案的参与中心遍及全国，包括18个急症护理中心和13个康复医院。最近对1232名加拿大SCI患者（2004—2013年）的登记分析发现，70岁以上患者与70岁以下患者的病因学和流行病学存在差异。老年人跌倒受伤的可能性更大（83%，而70岁以下的老年人跌倒受伤的可能性为39%）。研究还发现，老年人的受伤程度总体上要轻一些，其中58.2%的患者损伤严重程度评分（多发伤）低于25分，而只有39.1%的70岁以下的患者损伤严重程度评分低于25分。损伤严重程度评分是一种标准的创伤评分，用以反映身体主要部位的创伤程度。25分及以上的分数可以影响护理，并表明除脊柱外其他部位也有严重创伤。脊髓损伤的老年患者更有可能是美国脊髓损伤协会（ASIA）评分等级中的C级或D级（分别是71%、47%），也更有可能是颈椎损伤。

尽管总体上受伤较少，且根据ASIA分级评估脊髓损伤较轻，但70岁以上患者的死亡率明显较高（4.2%），而年轻脊髓损伤患者的死亡率为0.6%。在接下来的内容中，我们将回顾SCI的病理生理学和治疗是如何导致死亡率增加的。

11.2　病理生理学和生物力学因素

脊髓损伤可分为原发性损伤和继发性损伤。原发性损伤的特征是脊髓损伤后立即发生的损伤。物理与机械创伤相关的情况包括裂伤、压迫、牵张和剪切。

大多数脊髓损伤是由于挫伤或牵拉直接损伤脊髓而造成的，而脊髓横断是很罕见的。

继发性损伤是由创伤引发的一系列事件，其结果是生物力学和病理学变化继而损害了轴突和神经元，而这些损伤原本可以避免。防止继发性损伤的主要方法之一是稳定脊柱并解除脊髓压迫，以避免发生继发性损伤。其他继发性损伤机制包括全身效应、局部血管效应、电解质改变和生理变化。因为失去了血管紧张肌和呼吸肌的神经支配，所以脊髓损伤可能导致全身性影响，如低血压和缺氧这些系统效应会导致自我调节的障碍和微循环的丧失。初始创伤也可导致出血，出血可进一步减少血循环，引起缺血性损伤。

关于脊髓损伤的电解质变化也有相关研究。损伤可引起细胞内钙离子的增加，从而破坏重要的细胞过程并激活破坏性的进程。其他生理变化包括出现神经递质（儿茶酚胺、去甲肾上腺素和多巴胺）的聚积。兴奋性毒性是另一种继发性损伤机制，神经元被兴奋性神经递质谷氨酸受体（如 NMDA 受体和 AMPA 受体）的过度激活所损伤和杀死。其他生理继发性损伤机制包括自由基生成、脂质过氧化、类二十烷样物质生成、促炎性细胞因子释放、水肿、丢失能量代谢和细胞凋亡。脊髓损伤的几种治疗策略侧重于限制继发性损伤，并且已经或正在进行临床试验。

由于年龄相关的退行性改变，老年患者发生 SCI 的风险增加。脊柱退变随着患者年龄的增长而增加，这是由于结构负荷增加、反复的微小损伤以及与年龄相关的骨、肌肉和椎间盘生理变化的综合作用。这些退化过程通常始于椎间盘的磨损，整个过程伴随着蛋白多糖和水的损失。椎间盘的老化和自然磨损会导致椎间盘弹性的丢失，椎间盘高度和完整性的逐渐丢失会导致椎间盘的移位或突出。这种椎间盘高度的损失导致了黄韧带拉伸性能的损失，黄韧带的褶皱进一步导致了椎管的狭窄。颈椎椎管空间也会受到骨赘发育的限制，包括钩椎关节和关节突关节的肥大以及后纵韧带的骨化。椎体高度降低与老年性退变有关，可能进一步导致椎管狭窄。颈椎的过伸会造成脊髓损伤，因为随着过伸，黄韧带会进一步褶皱。这导致脊髓实质的前后径减少 2~3mm，并导致中央脊髓损伤（图 11.1）。存在椎管狭窄或脊髓较大（脊髓与椎管不匹配）的老年患者发生脊髓损伤的风险增加，即使是由于年

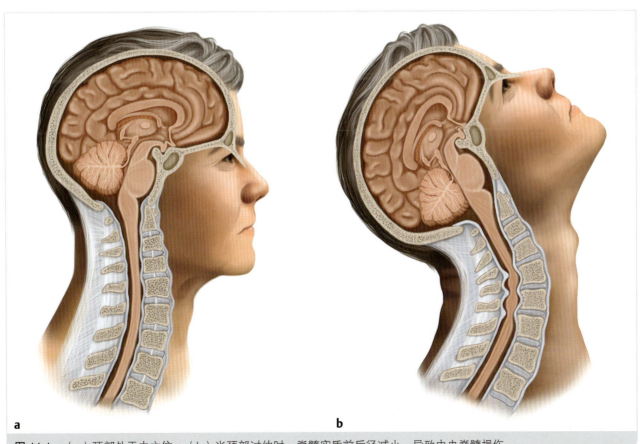

a　　　　　　　　　　　　　　　b

图 11.1　（a）颈部处于中立位。（b）当颈部过伸时，脊髓实质前后径减小，导致中央脊髓损伤

龄相关的变化导致的轻微脊髓损伤也是如此。

11.3　常见损伤类型

脊髓完全损伤导致运动和感觉功能完全丧失。不完全损伤保留了损伤水平以下的一些运动或感觉功能，如肛门自主收缩、可触及或可见的肌肉收缩以及感觉。不完全损伤可能是轻微的，如皮肤的感觉异常。美国脊髓损伤学会（ASIA）功能障碍量表（图 11.2）用于对功能障碍的严重程度进行分级。不完全脊髓损伤可进一步归类为不完全脊髓损伤综合征，其中脊髓中央管综合征是老年人最常见的综合征。对脊髓损伤的患者评估的关键因素之一是自主肛门收缩功能的评估，因为它可以显著影响预后。脊髓损伤还可以出现其他症状，如脊髓前索综合征、Brown-Séquard 综合征或后索综合征（表 11.1、表 11.2）。

脊髓中央管综合征

脊髓中央管综合征是老年人最常见的不完全颈髓损伤。1954 年，Schneider 和他的同事首次将脊髓中央管综合征描述为一种症状，其特征是上肢的运动功能受损比下肢严重得多，膀胱功能障碍，以及病变水平以下不同程度的感觉丧失。他们还提出，这种综合征的病理生理学机制是因为机械压迫损伤脊髓的中央部分，影响支配手与上肢功能的内侧皮质脊髓束，但对支配骶区和下肢的外侧皮质脊髓束的影响较小。然

表 11.1　ASIA 功能障碍评分（AIS）		
等级	分类	表现
A	完全损害	在骶段（S4~S5），无任何运动、感觉功能保留
B	感觉部分损害	损伤平面以下包括骶段，存在感觉功能，无任何运动功能
C	运动部分损害	损伤平面以下存在运动功能，大部分肌肉的肌力 <3 级
D	运动部分损害	损伤平面以下存在运动功能，大部分肌的肌力 ≥ 3 级
E	正常	感觉和运动功能正常，但过去存在功能障碍

而，由于皮质脊髓束的解剖分布和功能存在争议，这种病理生理机制尚未得到证实。

无外伤性骨折的中央脊髓型损伤常伴有椎管中央部位的狭窄，其平均直径 <14mm。椎管狭窄程度越严重，患者的神经功能恢复越差。完全脊髓损伤常见于相对年轻的人群，与之不同的是，不完全脊髓综合征（如脊髓中央管综合征）在老年脊髓损伤患者中所占比例更大。脊髓中央管综合征的病理生理学也显示了双峰分布，年轻人（< 50 岁）多因严重脊柱创伤出现脊髓中央管综合征，老年人（> 50 岁）存在椎管狭窄的病理基础，更容易因颈部过伸运动而损伤。

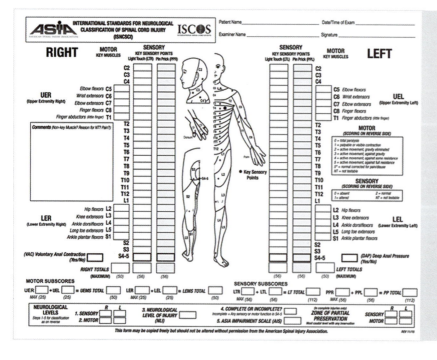

图 11.2　脊髓损伤神经学分类国际标准（ISNCSCI）工作表

表 11.2 不完全脊髓损伤综合征

综合征	病理生理机制	表现	预后
脊髓中央管综合征	脊髓受压、中央管水肿、选择性破坏外侧皮质脊髓束白质	上肢运动障碍较下肢严重，骶区功能保留	一般预后良好，患者通常能够恢复一些运动功能以及肠道和膀胱控制功能
前索综合征	脊髓前索损伤导致直接压迫或损伤脊髓前动脉；可能是由于屈曲/压迫损伤	四肢瘫，下肢重于上肢；运动功能、痛觉、温觉受损；本体感觉和振动感觉保留	如果有脊髓梗死，预后不良
Brown-Séquard 综合征	脊髓外侧损伤可由穿透性损伤、钝性损伤、椎间盘突出、硬膜外血肿或肿瘤引起	同侧运动、本体感觉和振动感觉缺失；对侧痛觉、温觉低于损伤水平2级	病理决定预后
马尾综合征	通常由腰椎间盘突出引起	腰痛、腿痛、肛周麻木、肠和膀胱失禁	预后与神经减压的时机有关，延迟减压可导致更差的预后
后索综合征	非常罕见，可由脊髓后动脉中断引起	失去本体感觉，但保留了运动、痛觉和轻触觉	病理决定预后

根据最近的后期评估和观察，Schneider 认为，失去上肢运动功能，对下肢运动功能的影响很小，这是因为损伤的是外侧脊髓白质，而不是直接损伤支配手部精细动作的运动神经元或皮质脊髓束。对 3 例中央脊髓损伤患者的组织学评估结果也证实了外侧白质束轴索和髓鞘的丢失。伤后 6 周，外侧白质柱大量丢失，伴 Wallerian 变性，轴突明显破坏。上肢功能的选择性丧失大于下肢功能的选择性丧失与外侧白质柱的选择性损伤有关。

11.4 治疗方案的选择

治疗模式和临床结果可能因患者年龄而异。脊髓损伤的初期管理主要集中在基本的生命支持和防止进一步的损伤。应按照创伤管理指南保护和维持气道、呼吸和循环，最好同时进行脊柱的固定。特别值得注意的是，在老年患者中，对于特定的患者，脊柱应该固定于中立位。在一些有后凸畸形或有强直性脊柱炎的老年患者中，通过过伸颈部而获得中立位会导致脊髓损伤和神经功能障碍加重。对于这些患者，应使脊柱维持在损伤前的后凸序列，这可以通过在头部下面放置毯子、沙袋或 Halo 矫正器等固定装置来实现。在严重脊髓损伤的情况下，患者可能出现换气不足和神经性脊髓休克（低血压和心动过缓），需要维持呼吸和血流动力学稳定。

11.4.1 神经系统评估

急性脊髓损伤患者呼吸和血流动力学稳定后，需要进行神经系统检查。完整的神经系统检查，应该按照国际标准神经脊髓损伤的分类完成，包括运动功能、轻触觉、针刺觉、自主肛门收缩和球海绵体肌反射，这样能够确定脊髓损伤的严重程度并指导患者管理。虽然对多发伤患者进行检查会有一定困难，但这对预后很重要，因为即使下肢没有运动或感觉功能，也可能存在会阴感觉和随意收缩肛门的功能，这对预测神经功能预后有显著影响。损伤水平以下任何感觉或运动功能的存在都可将患者定义为不完全脊髓损伤，不完全损伤患者的神经功能改善率明显高于完全损伤患者。

11.4.2 影像学表现

美国神经外科医师协会和美国神经外科医师协会脊髓损伤放射学评估联合指南委员会的放射影像学建议已经发表。对于疑似脊髓损伤的患者，建议采用高质量的颈椎 CT 成像。只有在无法获得高质量的 CT 成像的情况下，才建议进行颈椎三方位 X 线片检查（后前位、侧位和齿突位视图）。这些 X 线片应辅以 CT（当它可用时），以进一步明确在普通颈椎 X 线片上可疑或不太清晰区域的情况。

磁共振成像（MRI）可以帮助识别 CT 上不易分辨的软组织损伤，如椎间盘突出、出血、韧带肥厚和脊髓挫伤。关于中央脊髓损伤，普通平片可能不会显示颈椎骨折；由于损伤机制被认为是由脊髓受压的过伸性损伤引起，因此需要采用 MRI 来对这些患者进行评估。中央管损伤后急诊检查 MRI 可以提供脊髓实质的详细图像。特定的成像序列，如 T2 加权梯度回波研究显示损伤水平的高信号，同时也具备评估脊髓实质内出血和椎管狭窄的能力。

11.4.3 急性期的稳定性

这一时期，应该考虑进行保守治疗，特别是对于老年患者，因为手术风险的增加与老年并发症的增加有关。非手术治疗方法包括卧床休息、牵引或支具支撑。卧床休息并对骨折进行固定可能会导致许多并发症的出现，包括肺炎、压疮、消化道出血、尿路感染、深静脉血栓、肺栓塞、痉挛等。牵引可用于复位骨折或脱位，也可用于脊髓减压，可结合临床检查及放射学（X线片或透视）的辅助，通过持续的重量牵引或手法牵引进行。最后，颈椎损伤后进行局部支撑可以对骨折处进行固定，同时患者也可以适量活动，从而降低卧床的风险。支具的选择包括坚硬的颈托和用于颈椎损伤的吊带背心固定，以及用于胸腰椎损伤的胸腰段矫形器和 Jewett 支具。骨折一旦愈合，就不再需要佩戴支具。然而对于韧带损伤，支撑不能修复韧带的损伤，这时可能需要手术进行最终修复。

如果保守治疗失败，神经功能逐渐恶化，应考虑进行手术减压。手术还可以快速减压脊髓和融合不稳定的脊柱，使患者尽早活动，以防止与长期卧床相关的并发症。虽然减压融合术可以稳定脊柱，减轻脊髓压迫，但对于合并疾病和 / 或麻醉风险高的患者，手术治疗的成功率降低。

治疗脊髓损伤的手术方法有很多种，其目的是将神经减压和稳定脊柱。脊髓减压和骨折复位的目的是减轻受损脊髓和神经根的压力，通过减轻水肿和缺血来减少继发性脊髓损伤。减压也适用于去除椎间盘突出、黄韧带压迫、血肿、骨折、感染或肿瘤。

根据脊柱的稳定性，可能需要减压并融合。脊柱融合术是指对两个或多个椎体，通过融合的方式来限制椎体之间的运动。有许多不同类型和方法的脊柱融合术可以用来稳定受伤的脊柱。大多数技术使用内植物和植骨就可以达到融合的目的，这将在其他章节中详细介绍。

在一个全国范围内关于脊髓中央管综合征治疗趋势的研究中，Brodell 和他的同事们发现，近 40% 的老年性脊髓中央管综合征患者接受了手术治疗，颈椎前路减压和融合是最常见的手术治疗方法（约占 50%），而采用颈椎后路减压和融合的患者占 18%，还有 17% 的患者采用了非融合的后路颈椎减压术。

11.5 获益与风险

脊髓损伤的管理已在老年患者中得到应用。老年患者的发病率更高，住院和出院后的死亡率也更高。与年轻患者相比，老年患者的功能评分也较差，尤其是在颈脊髓损伤后。手术效果不佳的原因尚不清楚，由于既往不良的病史、依从性差，或由于手术干预更容易导致不良结果，因此，老年患者不常接受手术干预。

Ahn 等人在一项涉及 Rick Hansen 脊髓损伤登记处的研究中观察了年龄对创伤性脊髓损伤患者的治疗决定和结果的影响。这是一项前瞻性、多中心观察性研究，从 2004 年到 2013 年观察了加拿大 18 个急症护理中心和 13 个康复医院的患者。在纳入分析的 1440 名患者中，发现 70 岁以下患者的脊髓损伤与 70 岁以上患者的脊髓损伤存在差异。年龄较大的患者更有可能因跌倒而受伤，总体上受伤程度较轻，损伤严重程度得分低于 25 分，根据美国脊髓损伤协会（American Spinal Cord Injury Association）损伤程度较轻（AIS）定为 C 或 D 级，颈椎的损伤程度较轻。尽管一般来说，这些患者的损伤没有那么严重，但术后并发症却更多，比如尿道感染、肺炎、压疮和深静脉血栓。他们的急性期持续时间更长，住院死亡率更高。有趣的是，在康复医院的住院时间在老年患者和年轻患者之间没有显著差异。

虽然高龄患者接受急诊手术治疗的可能性较低，但年龄不是决定调整神经系统严重程度和水平的因素，因为如果创伤是高能量创伤或患者的 AIS 分级为 A 或 B 级，手术治疗的可能性更大。

年龄在 70 岁或 70 岁以上的患者从受伤到抵达急症护理医院的时间明显更长（中位数为 14.5h vs 8h），从入院到手术的时间明显更长（37h vs 19h）。虽然从受伤到抵达急症护理医院有明显的延迟，从入院到手术也有明显的延迟，但尚不清楚这些延迟是否与死亡率增加有关。

老年患者的延迟治疗可能是由于对老年患者的合并疾病需要更复杂的评估，而临床医生可能更倾向于通过一段时间的初步观察来处理不完全颈脊髓损伤，以评估神经功能的改善，尤其是对中央脊髓损伤患者。然而，即使对损伤严重程度、神经水平和创伤严重程度进行了调整，手术时间也会因年龄而延迟。手术延迟也可能是由于老年患者可能需要更多的时间来优化术前身体状况，如逆转抗凝、评估心血管风险和改善通气功能。然而，在Ahn等人的研究中，老年患者和年轻患者的并发症评分相似，这表明高龄本身与分诊和手术处理的延迟有关。

另一个重要因素可能是，与年轻患者相比，老年患者发生中央脊髓损伤的可能性更大。由于中央脊髓损伤患者的预后可能很好，手术干预的延迟可能是由于外科医生在等待患者是否有显著的恢复，只有在恢复到稳定水平且患者身体条件达到最优化时才进行手术。事实上，Ahn等人发现胸腰椎损伤的患者手术延迟时间最短。虽然年龄似乎与分诊和治疗的延迟有关，但尚不清楚这种延迟是否从根本上导致了发病率和死亡率的增加。虽然手术减压可能减少并发症并缩短卧床时间，在最佳的手术时间之前急于手术干预，可能增加老年患者并发症发生率和死亡率。

Schneider最初观察了中央脊髓损伤的自然史，并得出结论，不需要手术干预就可以实现良好的神经恢复。虽然最初表现为脊髓中央管综合征，但四肢瘫痪伴肛周及骶部感觉保留相当完好，预后较完全脊髓损伤好，因为75%的患者可部分恢复运动功能。外伤性脊髓中央管综合征患者通常有一定程度的神经功能逐步恢复，即使单纯保守治疗也是如此。患者受伤时的年龄似乎对神经恢复有影响；不幸的是，与年轻患者相比，50岁及以上的患者往往恢复较慢且恢复效果有限。许多研究都支持这一结论。然而，最近的研究表明，接受手术减压的患者可能会有更快的神经系统改善，住院时间和康复期也更短。

如前所述，老年人颈椎骨折的比例高于任何其他年龄组。高龄颈椎骨折患者的治疗选择包括长期卧床休息、颈托固定或Halo固定背心和手术固定，后3种治疗方法较为常见。老年患者往往很难耐受长时间的

卧床，因为这样会增加并发症的风险，包括痉挛、压疮、消化道出血或尿路感染。骨质疏松症、恢复能力下降和医学上并发症的出现也被认为是导致不良结果的高风险因素。

11.6　诱因、并发症和预防

老年患者并发症增多，目前诱发并发症的原因尚不清楚，因此应提高警惕，预防并发症。据报道，老年患者继发性并发症发生率呈增多趋势，最常见的继发性并发症是感染、精神疾病、压疮和心血管并发症。研究还发现，老年患者术后主要并发症如尿路感染、肺炎、压疮或深静脉血栓。脊髓损伤并发症及其可能的避免方法综述如下。

11.6.1　心血管

老年人心血管疾病发生的增加是一个值得关注的问题，因为脊髓损伤会严重影响心血管系统的健康。T6水平以上的急性脊髓损伤可影响交感神经元的下行通路。这可导致自主神经系统（ANS）控制功能受损，并导致心动过缓、动脉低血压和自主神经反射障碍，而这些都是引起神经性休克的原因。据估计，68%的AISA评级A级和B级患者会发生动脉低血压，其中35%的患者需要血管升压药的维持。此外，有16%的患者曾有过心脏骤停。

在治疗这些患有持续灌注相关的并发症患者时，必须注意脊髓的充分灌注和供氧之间的平衡。补液通常是治疗创伤和脊髓损伤相关的低血压的一线治疗。然而，对于心功能受限的患者，过度补充液体可能导致充血性心力衰竭（CHF）。CHF的发展进一步限制了系统氧合、充分灌注和脊髓供氧。血管升压药是治疗与高位脊髓损伤相关的动脉性低血压和心动过缓的主要药物，但它也可能对已经受损的心脏造成压力，导致心肌缺血和心肌梗死。因此，为了防止潜在的心脏并发症，临床医生可能在脊髓损伤发生后的第一个7天将患者平均动脉血压维持在85~90mmHg——在当前急性脊髓损伤临床管理指南中这被认为为Ⅲ级推荐。低门槛的心脏病咨询是必要的。

11.6.2　肺

肺部并发症是脊髓损伤患者伤后两年内最大的危险因素，也是脊髓损伤患者发病和死亡的主要原因。

完全性脊髓损伤会导致维持吸气肌群的功能大部分丧失,吸气肌群功能的丧失程度具体取决于脊髓损伤的程度。脊髓颈段和上胸段的损伤可导致不同程度的肺部并发症。高位颈椎损伤,在C1~C3水平与膈肌(C3~C5)和肋间肌麻痹有关。高位颈椎损伤患者通常依赖呼吸机,可能需要膈肌起搏。

中位颈髓损伤(C3~C5)患者的膈肌和附属吸气肌功能不同程度损伤,但与颈髓损伤前相比,肺容积一般偏低。低位颈髓损伤(C6~C8)患者膈肌和附属颈肌有完整的神经支配,但存在肋间肌和腹肌麻痹而导致的呼气肌功能受损。由于呼气能力降低而增加通气负荷使这些患者易发生通气障碍。胸段(T1~T12)SCI患者保留了膈肌功能,但肋间肌功能部分丧失。随着脊髓损伤程度的减轻,咳嗽功能和残留的排痰功能得到改善。

患有肺部并发症和肺活量受限的老年患者可能没有足够的氧气储备,无法耐受脊髓损伤导致的肺活量减少。2012年一项针对86例脊髓损伤后患者的研究发现,脊髓水平、年龄和完全性脊髓损伤都是肺部并发症的预测因素。与其他年龄组相比,65岁以上的患者发生肺部并发症的风险增加了1.5倍。这些肺部并发症可以通过物理治疗、体位引流、吸引、人工咳嗽支持、机械通气和机械呼气来减少。预防肺部并发症可以减轻缺血性损伤对脊髓的不良影响,有助于神经功能的恢复。

11.6.3　皮肤

褥疮的管理是所有行动障碍的老年患者面临的最具挑战性的问题之一,而不仅仅是那些脊髓损伤的患者。美国患者安全联合委员会估计,每年有超过6万名美国患者死于褥疮并发症。脊髓损伤引起的瘫痪使患者特别容易发生褥疮,即侧卧位和坐骨结节突起处的溃疡。这些溃疡容易发生在骶骨、坐骨结节、股骨转子、骶骨、足跟、足踝、枕骨、头皮和肘部。当外部压力超过毛细管压力12~32mmHg时容易发生褥疮。一般褥疮的发展,开始表现为缺氧,随后出现缺血和坏死,但如果在缺血阶段去除引起损伤的因素,则褥疮可自愈。

组织损伤和褥疮的形成与外部环境因素和患者自身因素有关。外部因素包括压力、切割、摩擦、长期卧床和湿度情况。内在因素与患者的医疗状况有关,如感染阶段、自主控制、意识水平、营养状况、感觉和运动缺陷以及患者年龄。由于糖尿病和营养不良等并发症的发生率增加,老年患者发生褥疮的风险增加。与年龄有关的皮肤变化,包括真皮血管的减少、表皮厚度变薄、皮肤弹性纤维的减少、真皮与表皮交界处的变平以及皮肤通透性的增加,也可能导致皮肤破损和褥疮。

老年患者预防褥疮的策略可以分为针对外在因素和内在因素。每2h减轻骨突起处的皮肤压力5min,可提供足够的灌注,防止因缺乏运动而造成的组织损伤。

高级创伤生命支持(ATLS)方法建议仰卧不超过2h,以加强对后背的观察,强调要注意防止骨压力点的长期压力,特别是老年患者,这有可能有助于预防褥疮形成。

11.6.4　尿路/肾脏

泌尿并发症仍然是脊髓损伤的老年患者常见的一种并发症。据估计,81%的脊髓损伤患者在损伤后一年内出现泌尿功能障碍。这种功能障碍大幅度降低了患者的生活质量,并可导致其他严重的并发症。随着对脊髓损伤患者的泌尿系统并发症的治疗,改变了全球的临床表现:肺并发症已经超过肾功能衰竭和尿毒症,成为导致脊髓损伤患者死亡的主要原因。

衰老的肾脏易受到肾毒性损伤和氧化应激的影响。虽在任何年龄段,肾脏疾病被认为是慢性脊髓损伤患者死亡的诱因,但具有慢性肾脏疾病的脊髓损伤患者有一个可调控的死亡率的风险比,年龄在50~64岁之间的风险比为3.16,年龄在65~80岁之间的风险比为2.38,年龄超过80岁则风险比为1.61。治疗指南建议脊髓损伤患者因存在肾功能不全需定期随访,并制定个体化的疗法。对于没有其他危险因素或肾脏恶化症状的脊髓损伤患者,建议随访1年。存在膀胱应激改变或神经源性膀胱功能障碍并发症的患者,可能需要更频繁的临床监测。

11.6.5　深静脉血栓/肺栓塞

深静脉血栓(DVT)和肺栓塞(PE)是脊髓损伤发病后的第三大死亡原因。而据估计,脊髓损伤患者PE的发生率高达4.6%。一项关于脊髓损伤发病后DVT发生率的研究发现,年龄在65岁及以上(30.6%)患者 DVT 发生率高于 65 岁以下（26.8%），但这一差异无统计学意义。在预防 DVT 方面，机械预防而不予抗凝治疗的脊髓损伤患者 DVT 发生率高于给予常规抗凝药物预防的脊髓损伤患者。因此，除有活动性出血或即将进行手术等禁忌证，药物抗凝应作为预防 DVT 的首要措施。

11.6.6　心理因素 / 社会因素

尽管抑郁症是老年脊髓损伤患者中最常见的心理疾病之一，但最近的研究并没有发现老年脊髓损伤患者患抑郁症的风险更高。然而据报道，在女性、四肢瘫痪、有自杀意念、有自杀倾向病史、低教育、或被配偶或父母以外的家庭成员照顾的患者中，抑郁症的发生率较高。因此高度建议对脊髓损伤的老年患者进行常规的心理健康评估。心理康复治疗可维持长期患有脊髓损伤的老年患者的心理健康。综合康复项目培训有助于增强患者和护理人员理解和面对生活压力的能力；同时提高他们对疾病的接受度，提供合理的疼痛管理，鼓励他们在闲暇时间进行体育活动。

11.6.7　护理的目标探讨

对任何患者来说，护理都是至关重要的。在脊髓损伤患者中，确定患者的价值观及其对护理的愿望或偏好是重要的。熟练的病例管理人员通常是护士或社会工作者，他们可以帮助平衡患者和家庭的需要，确保护理质量，充分利用卫生保健服务和资源。

临终决定频发于老年患者。与其他患者相比，存在高位颈椎损伤和运动完全丧失的 SCI 老年患者的死亡率更高。当对死亡情况进行调查时，63% 的死亡是由于临终决定，其中近 90% 的是患者放弃治疗，其余的是未接受治疗。

11.7　结果 / 证据

据报道，SCI 老年患者的死亡率在 26% ~ 100% 之间，因此，保守治疗或手术治疗作为最佳治疗方法是存在争议的。Daneshvar etal 在两个一级创伤中心进行了回顾性队列研究，研究影响老年患者（定义为 60 岁或 60 岁以上，与 SCI 相关的颈椎骨折）死亡率的因素。结果发现，患者的死亡率为 38%，呼吸衰竭是死亡的主要原因。有趣的是，损伤前的内科并发症、年龄、手术治疗和非手术治疗选择与否并不影响患者的死亡

率。然而，脊椎损伤程度和危险程度是相关的。C4 或 C4 以上的损伤与低于 C4 的损伤相比，死亡风险高 7.1 倍。脊髓完全损伤的死亡风险是一般的 5.1 倍。高位脊椎完全损伤患者死亡率的增加可能反映了护理退出率的增加。在本研究评估的患者中，神经功能恢复并不常见。调查没有发现其他因素与情绪变化相关，包括性别、年龄、内科并发症、损伤或其他损伤、骨折类型（脱位和未脱位）、手术与非手术治疗、前路或后路手术、单一入路或 360° 手术、2 天内或 2 天后接受治疗。

导致老年患者预后较差的其他因素可能是并发症，而不是年龄。老年患者更容易出现各种并发症，如心血管疾病、呼吸系统疾病、脑血管疾病和痴呆。这些情况会增加围手术期不良事件的风险。各种心脑血管的临床抗凝治疗可能会延迟手术干预，特别是使用没有逆转剂的抗凝治疗。老年患者术后和药物相关不良事件的风险也会增加，如精神错乱，这影响了手术后的恢复。

虽然对于脊髓损伤患者有早期脊髓减压的支持治疗，但是对于手术的最佳时机尚未确定，尤其是老年患者。Van Middendorp 等人对有关外伤性脊髓损伤后脊髓手术时间影响的研究进行了系统回顾和定性调整后的荟萃分析。他们发现，尽管"早期"脊柱手术被报道可改善神经学和长期住院效果，但由于原始研究内部之间的差异性，使这一说法缺乏依据。的确，漏斗图显示此研究存在发表偏倚。老年患者脊髓损伤治疗的可预知风险和最佳时机的不确定性可能延迟手术。虽然延误可能与做出治疗决定前的深思熟虑时间有关，但也可能由于患者在优化术前治疗花费时间所致（如与抗凝逆转相关的延误）。

老年患者，无论是保守治疗还是手术治疗，由于多种因素包括并发疾病的存在，老年患者往往比年轻者存在更多的并发症。这些并发症包括肺炎、褥疮、住院时间延长、尿路感染和消化道出血。高能量创伤和严重脊髓损伤的患者不论年龄，均可进行手术治疗，但不清楚延迟手术治疗是否会增加患者脊髓中央管综合征并发症的发生。

此外，老年患者更容易受到骨质疏松症的影响，这可能会影响骨愈合，并使他们更易出现内植物融合失败。在 50 岁以上有脊椎手术病史的患者中，14.5% 的男性和 51.3% 的女性患有骨质疏松症。虽然已经建议所有 50 岁以上的患者进行骨质疏松症治疗评估，但

这在创伤人群中是不实际的。

老年脊髓损伤患者的死亡率为38%。死亡率与损伤程度以及患者是否遭受完全或不完全脊椎损伤有关。死亡率与手术和非手术之间没有关系，与手术时间也没有明显关系。老年患者死亡风险的增加可能与年龄相关疾病的发病率的升高有关。一些相关疾病与死亡率显著增加有关，包括充血性心力衰竭、体重减轻、凝血功能障碍和糖尿病。在进行外科干预时，这些风险因素应考虑在内。

11.8　结论

随着伴有脊髓损伤老年人的不断增长，这一人群的最佳管理仍然是一个挑战。老年人的病理生理学与年轻人的病理生理学是不同的，因为老年人更容易因低能量创伤而受到更严重的伤害。然而，已证实老年人脊髓损伤的发生率和死亡率在增加，这可能与脊柱退变中所见的并发症和退行性改变的增加有关。老年患者的最佳治疗方法尚不明确，目前的治疗方法应根据患者的具体健康状况采取保守治疗或手术治疗措施，而不是按患者的实际年龄。

参考文献

[1] Smith S, Purzner T, Fehlings M. The Epidemiology of Geriatric Spinal Cord Injury. Top Spinal Cord Inj Rehabil. 2010; 15:54 - 64

[2] Ma VY, Chan L, Carruthers KJ. Incidence, prevalence, costs, and impact on disability of common conditions requiring rehabilitation in the United States: stroke, spinal cord injury, traumatic brain injury, multiple sclerosis, osteoarthritis, rheumatoid arthritis, limb loss, and back pain. Arch Phys Med Rehabil. 2014; 95(5):986 - 995.e1

[3] Harrop JS, Sharan A, Ratliff J. Central cord injury: pathophysiology, management, and outcomes. Spine J. 2006; 6(6) Suppl:198S - 206S

[4] Knútsdóttir S, Thórisdóttir H, Sigvaldason K, Jónsson H, Jr, Björnsson A, Ingvarsson P. Epidemiology of traumatic spinal cord injuries in Iceland from 1975 to 2009. Spinal Cord. 2012; 50(2):123 - 126

[5] Oliver M, Inaba K, Tang A, et al. The changing epidemiology of spinal trauma: a 13-year review from a Level I trauma centre. Injury. 2012; 43(8):1296 - 1300

[6] Pirouzmand F. Epidemiological trends of spine and spinal cord injuries in the largest Canadian adult trauma center from 1986 to 2006. J Neurosurg Spine. 2010; 12(2):131 - 140

[7] Lewis RNV, Zhong G. What will traumatic spinal cord injury care look like in 20 years in Canada? Resource planning by forecasting. Can J Surg. 2013; 56: S65 - S66

[8] Institute RH. Rick Hansen SCI Registry., < http://www.rickhanseninstitute. org/work/our-projects-initiatives/rhscir. > (2018)

[9] Ahn H, Bailey CS, Rivers CS, et al. Rick Hansen Spinal Cord Injury Registry Network. Effect of older age on treatment decisions and outcomes among patients with traumatic spinal cord injury. CMAJ. 2015; 187(12):873 - 880

[10] Baker SP, O'Neill B, Haddon W, Jr, Long WB. The injury severity score: a method for describing patients with multiple injuries and evaluating emergency care. J Trauma. 1974; 14(3):187 - 196

[11] Meurer WJ, Barsan WG. Spinal cord injury neuroprotection and the promise of flexible adaptive clinical trials. World Neurosurg. 2014; 82(3 - 4):e541 - e546

[12] Gibson J, Nouri A, Krueger B, et al. Degenerative Cervical Myelopathy: A Clinical Review. Yale J Biol Med. 2018; 91(1):43 - 48

[13] Nouri A, Tetreault L, Singh A, Karadimas SK, Fehlings MG. Degenerative Cervical Myelopathy: Epidemiology, Genetics, and Pathogenesis. Spine. 2015; 40 (12):E675 - E693

[14] Karadimas SK, Gatzounis G, Fehlings MG. Pathobiology of cervical spondylotic myelopathy. Eur Spine J. 2015; 24 Suppl 2:132 - 138

[15] Beattie MS, Manley GT. Tight squeeze, slow burn: inflammation and the aetiology of cervical myelopathy. Brain. 2011; 134(Pt 5):1259 - 1261

[16] Schneider RC, Cherry G, Pantek H. The syndrome of acute central cervical spinal cord injury; with special reference to the mechanisms involved in hyperextension injuries of cervical spine. J Neurosurg. 1954; 11(6):546 - 577

[17] Jimenez O, Marcillo A, Levi AD. A histopathological analysis of the human cervical spinal cord in patients with acute traumatic central cord syndrome. Spinal Cord. 2000; 38(9):532 - 537

[18] Levi AD, Tator CH, Bunge RP. Clinical syndromes associated with disproportionate weakness of the upper versus the lower extremities after cervical spinal cord injury. Neurosurgery. 1996; 38(1):179 - 183, discussion 183 - 185

[19] Quencer RM, Bunge RP, Egnor M, et al. Acute traumatic central cord syndrome: MRI-pathological correlations. Neuroradiology. 1992; 34(2):85 - 94

[20] Ishida Y, Tominaga T. Predictors of neurologic recovery in acute central cervical cord injury with only upper extremity impairment. Spine. 2002; 27(15): 1652 - 1658, discussion 1658

[21] Penrod LE, Hegde SK, Ditunno JF, Jr. Age effect on prognosis for functional recovery in acute, traumatic central cord syndrome. Arch Phys Med Rehabil. 1990; 71(12):963 - 968

[22] Dai L, Jia L. Central cord injury complicating acute cervical disc herniation in trauma. Spine. 2000; 25(3):331 - 335, discussion 336

[23] Roth EJ, Lawler MH, Yarkony GM. Traumatic central cord syndrome: clinical features and functional outcomes. Arch Phys Med Rehabil. 1990; 71(1):18 - 23

[24] Thumbikat P, Hariharan RP, Ravichandran G, McClelland MR, Mathew KM. Spinal cord injury in patients with ankylosing spondylitis: a 10-year review. Spine. 2007; 32(26):2989 - 2995

[25] Papadopoulos MC, Chakraborty A, Waldron G, Bell BA. Lesson of the week: exacerbating cervical spine injury by applying a hard collar. BMJ. 1999; 319 (7203):171 - 172

[26] Ryken TC, Hadley MN, Walters BC, et al. Radiographic assessment. Neurosurgery. 2013; 72 Suppl 2:54 - 72

[27] Brodell DW, Jain A, Elfar JC, Mesfin A. National trends in the management of central cord syndrome: an analysis of 16,134 patients. Spine J. 2015; 15(3): 435 - 442

[28] Merriam WF, Taylor TK, Ruff SJ, McPhail MJ. A reappraisal of acute traumatic central cord syndrome. J Bone Joint Surg Br. 1986; 68(5):708 - 713

[29] Schaefer DM, Flanders A, Northrup BE, Doan HT, Osterholm JL. Magnetic resonance imaging of acute cervical spine trauma. Correlation with severity of neurologic injury. Spine. 1989; 14(10):1090 - 1095

[30] Chen TY, Dickman CA, Eleraky M, Sonntag VK. The role of decompression for acute incomplete cervical spinal cord injury in cervical spondylosis. Spine. 1998; 23(22):2398 - 2403

[31] Alander DH, Parker J, Stauffer ES. Intermediate-term outcome of cervical spinal cord-injured patients older than 50 years of age. Spine. 1997; 22(11): 1189 - 1192

[32] Krassioukov AV, Furlan JC, Fehlings MG. Medical co-morbidities, secondary complications, and mortality in elderly with acute spinal cord injury. J Neurotrauma. 2003; 20(4):391 - 399

[33] Oh YM, Eun JP. Cardiovascular dysfunction due to sympathetic hypoactivity after complete cervical spinal cord injury: a case report and literature review. Medicine (Baltimore). 2015; 94(12):e686

[34] Popa C, Popa F, Grigorean VT, et al. Vascular dysfunctions following spinal cord injury. J Med Life. 2010; 3(3):275 - 285

[35] Ryken TC, Hurlbert RJ, Hadley MN, et al. The acute

cardiopulmonary management of patients with cervical spinal cord injuries. Neurosurgery. 2013; 72 Suppl 2:84－92

[36] DeVivo MJ, Kartus PL, Stover SL, Rutt RD, Fine PR. Cause of death for patients with spinal cord injuries. Arch Intern Med. 1989; 149(8):1761－1766

[37] Krause JS, Cao Y, DeVivo MJ, DiPiro ND. Risk and Protective Factors for CauseSpecific Mortality After Spinal Cord Injury. Arch Phys Med Rehabil. 2016; 97 (10):1669－1678

[38] Schilero GJ, Bauman WA, Radulovic M. Traumatic Spinal Cord Injury: Pulmonary Physiologic Principles and Management. Clin Chest Med. 2018; 39(2): 411－425

[39] Aarabi B, Harrop JS, Tator CH, et al. Predictors of pulmonary complications in blunt traumatic spinal cord injury. J Neurosurg Spine. 2012; 17(1) Suppl:38－45

[40] Tollefsen E, Fondenes O. Respiratory complications associated with spinal cord injury. Tidsskr Nor Laegeforen. 2012; 132(9):1111－1114

[41] Dorner B, Posthauer ME, Thomas D, National Pressure Ulcer Advisory Panel. The role of nutrition in pressure ulcer prevention and treatment: National Pressure Ulcer Advisory Panel white paper. Adv Skin Wound Care. 2009; 22 (5):212－221

[42] Allman RM. Pressure ulcers among the elderly. N Engl J Med. 1989; 320(13): 850－853

[43] Kosiak M. Etiology of decubitus ulcers. Arch Phys Med Rehabil. 1961; 42:19－29

[44] Bauer J, Phillips LG. MOC-PSSM CME article: Pressure sores. Plast Reconstr Surg. 2008; 121(1) Suppl:1－10

[45] Fuhrer MJ, Garber SL, Rintala DH, Clearman R, Hart KA. Pressure ulcers in community-resident persons with spinal cord injury: prevalence and risk factors. Arch Phys Med Rehabil. 1993; 74(11):1172－1177

[46] Carter DM, Balin AK. Dermatological aspects of aging. Med Clin North Am. 1983; 67(2):531－543

[47] Dinsdale SM. Decubitus ulcers: role of pressure and friction in causation. Arch Phys Med Rehabil. 1974; 55(4):147－152

[48] Kool DR, Blickman JG. Advanced Trauma Life Support. ABCDE from a radiological point of view. Emerg Radiol. 2007; 14(3):135－141

[49] Stover SL, DeVivo MJ, Go BK. History, implementation, and current status of the National Spinal Cord Injury Database. Arch Phys Med Rehabil. 1999; 80 (11):1365－1371

[50] Sahai A, Cortes E, Seth J, et al. Neurogenic detrusor overactivity in patients with spinal cord injury: evaluation and management. Curr Urol Rep. 2011; 12 (6):404－412

[51] Hartkopp A, Brønnum-Hansen H, Seidenschnur AM, Biering-Sørensen F. Survival and cause of death after traumatic spinal cord injury. A longterm epidemiological survey from Denmark. Spinal Cord. 1997; 35(2): 76－85

[52] Wang X, Bonventre JV, Parrish AR. The aging kidney: increased susceptibility to nephrotoxicity. Int J Mol Sci. 2014; 15(9):15358－15376

[53] Greenwell MW, Mangold TM, Tolley EA, Wall BM. Kidney disease as a predictor of mortality in chronic spinal cord injury. Am J Kidney Dis. 2007; 49(3): 383－393

[54] Yu SC, Kuo JR, Shiue YL, et al. One-Year Mortality of Patients

with Chronic Kidney Disease After Spinal Cord Injury: A 14-Year Population-Based Study. World Neurosurg. 2017; 105:462－469

[55] Przydacz M, Chlosta P, Corcos J. Recommendations for urological follow-up of patients with neurogenic bladder secondary to spinal cord injury. Int Urol Nephrol. 2018; 50(6):1005－1016

[56] Do JG, Kim H, Sung DH. Incidence of deep vein thrombosis after spinal cord injury in Korean patients at acute rehabilitation unit. J Korean Med Sci. 2013; 28(9):1382－1387

[57] Chung SB, Lee SH, Kim ES, Eoh W. Incidence of deep vein thrombosis after spinal cord injury: a prospective study in 37 consecutive patients with traumatic or nontraumatic spinal cord injury treated by mechanical prophylaxis. J Trauma. 2011; 71(4):867－870, discussion 870－871

[58] Khazaeipour Z, Taheri-Otaghsara SM, Naghdi M. Depression Following Spinal Cord Injury: Its Relationship to Demographic and Socioeconomic Indicators. Top Spinal Cord Inj Rehabil. 2015; 21(2):149－155

[59] Jörgensen S, Ginis KA, Iwarsson S, Lexell J. Depressive symptoms among older adults with long-term spinal cord injury: Associations with secondary health conditions, sense of coherence, coping strategies and physical activity. J Rehabil Med. 2017; 49(8):644－651

[60] Emerich L, Parsons KC, Stein A. Competent care for persons with spinal cord injury and dysfunction in acute inpatient rehabilitation. Top Spinal Cord Inj Rehabil. 2012; 18(2):149－166

[61] Deyaert J, Chambaere K, Cohen J, Roelands M, Deliens L. Labelling of end-oflife decisions by physicians. J Med Ethics. 2014; 40(7):505－507

[62] Osterthun R, van Asbeck FW, Nijendijk JH, Post MW. In-hospital end-of-life decisions after new traumatic spinal cord injury in the Netherlands. Spinal Cord. 2016; 54(11):1025－1030

[63] Daneshvar P, Roffey DM, Brikeet YA, Tsai EC, Bailey CS, Wai EK. Spinal cord injuries related to cervical spine fractures in elderly patients: factors affecting mortality. Spine J. 2013; 13(8):862－866

[64] Fehlings MG, Vaccaro A, Wilson JR, et al. Early versus delayed decompression for traumatic cervical spinal cord injury: results of the Surgical Timing in Acute Spinal Cord Injury Study (STASCIS). PLoS One. 2012; 7(2):e32037

[65] Dvorak MF, Noonan VK, Fallah N, et al. RHSCIR Network. The influence of time from injury to surgery on motor recovery and length of hospital stay in acute traumatic spinal cord injury: an observational Canadian cohort study. J Neurotrauma. 2015; 32(9):645－654

[66] van Middendorp JJ, Hosman AJ, Doi SA. The effects of the timing of spinal surgery after traumatic spinal cord injury: a systematic review and meta-analysis. J Neurotrauma. 2013; 30(21):1781－1794

[67] Donovan WH, Cifu DX, Schotte DE. Neurological and skeletal outcomes in 113 patients with closed injuries to the cervical spinal cord. Paraplegia. 1992; 30 (8):533－542

[68] Chin DK, Park JY, Yoon YS, et al. Prevalence of osteoporosis in patients requiring spine surgery: incidence and significance of osteoporosis in spine disease. Osteoporos Int. 2007; 18(9):1219－1224

第 12 章　脊髓型颈椎病

Daniel Eddelman, John E. O'Toole

摘要：随着人口老龄化，脊髓型和 / 或神经根型颈椎病成为一种越来越常见的疾病。因此，临床医生和外科医生都必须掌握这种疾病的药物和手术治疗方法。本章查阅并总结了脊髓型颈椎病的流行病学，并详细介绍了该疾病过程中的生物力学、病理生理学和疾病发展的自然进程。本章探讨了多种非手术治疗和手术治疗方案及其利弊，突出了临床决策中面临的挑战和现有文献中的证据。阅读完本章后，读者会对脊髓型颈椎病的特点和进展有所了解，并据此制订临床治疗方案。

关键词：颈椎病；脊髓型；脊髓；退行性疾病；颈椎前路椎间盘切除术；颈椎后路融合术；椎体次全切除术；非手术治疗

关键点

- 颈椎病是老年患者脊髓功能障碍的主要原因。
- 颈椎病是由静态、动态和组织病理学因素导致的退行性疾病。
- 脊髓型颈椎病患者在诊断后 3~6 年内，有 20%~63% 的患者会出现神经功能恶化的情况；但是，尚不清楚哪些患者会恶化。
- 通过合理评估，轻度脊髓型颈椎病患者可以考虑非手术治疗。
- 中度至重度脊髓型颈椎病患者通常应接受手术治疗。
- 脊髓型颈椎病的手术治疗包括受累脊柱节段有或无固定（融合）的脊髓减压。
- 可以通过前路、后路或联合入路进行手术，手术决策应根据具体情况而定。

12.1　流行病学

颈椎病是一种慢性、进行性的脊柱退行性疾病，并且是全世界老年人脊髓功能障碍的主要原因。脊柱疾病是指随着年龄增长，发生在脊柱的一系列退行性改变。与炎症性疾病相反，脊柱疾病是由于脊柱长期承受压力自然发生的疾病。这些退行性改变的最终结果是椎管狭窄，这可能会导致颈脊髓受压及进一步的功能障碍（图 12.1）。"脊髓型颈椎病"（Cervical Spondylotic Myelopathy，CSM）专门用于描述由于颈椎病导致的颈脊髓功能障碍。CSM 症状表现隐匿，包括步态不稳、膀胱功能障碍和手指精细动作困难；典型的体征是由于高位颈脊髓受压导致的上运动神经元功能障碍，包括肌力下降、反射亢进和本体感觉减弱。数字量表的创建可以客观量化 CSM 患者的功能状态。最常用的量表可能是改良日本骨科协会（modified Japanese Orthopedic Association，mJOA）量表（图 12.2）。mJOA 量表是由调查者进行评估的 18 分制量表，可用于评估上下肢的运动功能障碍、上肢的感觉功能障碍和尿道括约肌功能障碍。满分 18 分表示没有神经功能障碍，神经损伤越严重，得分越低。为了使 CSM 的临床评估标准化，该量表进一步分为轻度(15~17 分)、中度（12~14 分）和重度（0~11 分）。

许多研究报告了颈椎退行性改变的患病率。Gore 等检查了 200 例 60~65 岁无症状患者的颈椎侧位片，发现 95% 的男性和 70% 的女性出现退行性改变。Boden 等检查了 63 例无症状患者的磁共振成像（MRI），研究发现 40 岁以下的患者有 25% 出现椎间盘退变，而 40 岁以上为 60%。Ernst 等报道了在 30 例无症状患者的 MRI 中，73% 为椎间盘膨出，37% 为纤维环撕裂。在一项大样本的前瞻性研究中，Nakashima 等检查了 1211 名 20~70 岁健康志愿者的 MRI。他们发现在 87.6% 的患者中出现椎间盘膨出，而且随着年龄的增长，椎间盘膨出的严重程度、发生频率和节段数显著增加。相比之下，只有 5.3% 的无症状受试者有脊髓受压的表现。但是，这个数字也随着年龄的增长而增加，尤其是在 50 岁以后。Kato 等的随访研究表明，椎管、硬脊膜和脊髓的直径随着年龄的增长而显著减小。这些研究共同支持颈椎病主要是老年人的疾病。

CSM 的患病率仍然很难确定。虽然在影像学研究中已证明绝大多数老年患者有颈椎退行性改变，但尚不清楚这些患者中有多少会发展为有症状者。由于文献中缺乏对颈椎退行性疾病的通用分类，这一情况更加复杂。具体来说，诸如后纵韧带骨化症（Ossification

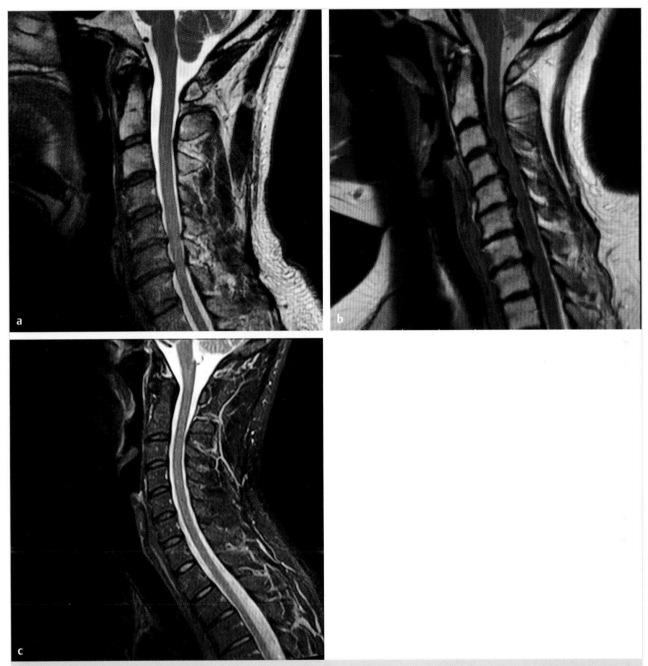

图 12.1　矢状位 MRI 的 T2 加权像显示颈椎病的多节段退行性变化特征。（a）无脊髓压迫。（b）有脊髓压迫。（c）正常颈椎矢状位 MRI 的 T2 加权像

of the Posterior Longitudinal Ligament，OPLL）的韧带疾病是否属于真正的 CSM，存在很大争议。实际上，OPLL 是颈脊髓压迫和脊髓病的已知病因，因此有时它被纳入 CSM 的流行病学研究。最近的研究甚至提出了一个更为概括性的术语——退行性颈椎脊髓病（Degenerative Cervical Myelopathy，DCM）——涵盖了导致颈脊髓受压的各种退行性颈椎疾病。这些作者将颈椎的病变（如椎间盘退变和关节突病变）和韧带的异常（OPLL）定义为两个单独的类别，它们都属于

"DCM"。鉴于先前文献中缺乏一致性，这也部分解释了获取 CSM 真实患病率的困难。在本章中，我们将 CSM 定义为由于退行性颈椎病（不包括 OPLL）而导致的颈脊髓病。

尽管存在困惑，目前 CSM 仍是老年人脊髓功能障碍的最常见原因。Moore 和 Blumhardt 在一项研究中指出，CSM 是成年人非创伤性截瘫或四肢瘫痪的最常见原因（23.6%）。据报道，该病男性比女性更常见（男女比为 2.7∶1），平均诊断年龄为 64 岁。一些研究试

上肢运动功能障碍评分
    0：无法移动双手
    1：无法用勺子吃饭，但可以移动双手
    2：无法穿纽扣衬衫，但可以用勺子吃饭
    3：穿纽扣衬衫时较为困难
    4：穿纽扣衬衫时稍有困难
    5：无功能障碍

下肢运动功能障碍评分
    0：完全丧失运动和感觉功能
    1：感觉保留，但无法移动双腿
    2：能够移动双腿，但不能走路
    3：能够借助助行器（手杖或拐杖）在平地上行走
    4：可以通过扶手上下楼梯
    5：缺乏稳定性（中度至重度），但无须扶手即可上下楼梯
    6：缺乏稳定性（轻度），但无须搀扶即可平稳行走
    7：无功能障碍

上肢感觉障碍评分
    0：完全失去手部感觉
    1：重度的感觉缺失或疼痛
    2：轻度感觉丧失
    3：无感觉丧失

括约肌功能障碍评分
    0：无法自主排尿
    1：排尿困难（重度）
    2：排尿困难（轻度或中度）
    3：正常排尿

图 12.2　改良日本骨科协会（mJOA）量表

图评估在非创伤性脊髓损伤（Spinal Cord Injury，SCI）患者中的 CSM 患病率和发生率。New 等在文献综述中指出，在日本退行性疾病占非创伤性 SCI 的 59%，在美国为 54%，在欧洲则为 31%。然而，作者指出在该领域相对缺乏高质量的研究，而且非创伤性 SCI 的分类也缺乏一致性。例如，许多研究仅将截瘫/四肢瘫痪作为 SCI，可能会遗漏大量颈脊髓损伤较轻的退行性疾病患者。此外，这些研究包括所有非创伤性 SCI 病例，而不仅仅是颈椎疾病。其他研究试图根据住院率估计 CSM 的流行病学趋势。Boogaarts 和 Bartels 根据 2009 年至 2012 年在其机构接受手术治疗的病例进行的一项研究估计，每 10 万人中有 1.6 人患有 CSM。Wu 等对全国 12 年的数据库进行了回顾性分析后估计，CSM 相关的住院治疗的总体患病率为每 10 万人中有 4.04 例。值得注意的是，这项研究包括 OPLL 病例，而在亚洲人群中 OPLL 更为常见。尽管这只是估计，其局限性也必须加以考虑。首先，地域限制了这些估计值推广至全世界范围。此外，根据手术治疗或住院治疗估计 CSM 的患病率可能会排除大部分轻度、无症状 CSM 的患者（不需要住院或手术的患者），这很可能低估了实际患病率。

自然病程

在考虑 CSM 的治疗方案时，临床医生必须熟悉该疾病的自然病程。这将有助于患者期望值的管理，并可准确评估现有治疗方案的相对风险和获益。特别是对于 CSM 的处理，了解自然病程对于选择非手术治疗还是手术治疗至关重要。出于多种原因，要研究 CSM 的自然病程仍然具有挑战性，包括人群的异质性以及用于对颈椎病和生活质量（Quality of Life，QOL）结果进行分级的问卷调查的主观性。此外，CSM 的自然病程是通过采用多种非手术干预措施的研究得出的。尽管如此，最近的文献确实为我们提供了一些有关 CSM 自然病程的见解。Bednarik 等在一项前瞻性队列研究中，对 199 例在 MRI 上有颈脊髓压迫但在临床上无症状的患者随访了超过 2 年。该研究中，有 22.6% 的患者在随访期内发展为有症状的 CSM，而这些患者中有 35.5% 在前 12 个月内有进展。Sumi 等在最近的一项研究中，对

60 例轻度 CSM（mJOA 评分 >13 分）患者进行了平均 78.9 个月的前瞻性随访（55 例为有效记录）。25.5% 的病例发生了临床恶化（mJOA 评分降低到 13 分以下，并且至少下降 2 分），而 74.5% 的病例病情稳定了 5 年以上，并没有任何恶化。Oshima 等进行的回顾性研究调查了轻度颈椎病（上肢和下肢的运动功能障碍 mJOA 评分 ≥ 3 分），并且在 MRI 上 T2 高信号的颈脊髓受压的患者。在该研究的 45 例患者中，有 16 例（35.6%）病情恶化并接受了手术，有 2 例（4.4%）轻微创伤后病情恶化，而有 27 例（60%）神经功能保持稳定。Shimomura 等前瞻性地对 70 例轻度 CSM 患者进行了平均 35.6 个月的随访，最终有 56 例患者完成了随访。这 56 例患者中有 11 例（19.6%）病情恶化为中度或重度脊髓病。Yoshimatsu 等进行的一项回顾性队列研究发现，轻度 CSM 患者经保守治疗后病情恶化率高达 62%。在 Kadanka 等的前瞻性研究中，作者报道了日常生活活动评价（Activities of Daily Living，ADL）分数随时间推移逐渐恶化，其中 56% 的患者在随访 10 年后恶化。

许多研究试图确定 CSM 患者临床或影像学进展的预测指标。Shimomura 等的一项研究评估了神经系统恶化的预测指标，发现只有脊髓环形受压（相对于局部压迫）是唯一具有统计学意义的预测指标。这与年龄、性别、发育因素、动态因素或在 MRI 上 T2 高信号无关。Oshima 等评估了 CSM 患者非手术治疗转为手术治疗的危险因素。他们在报告中指出：①全颈椎活动度（Range of Motion，ROM）>50°；②节段性后凸的顶点在压迫最重的节段；③存在局部滑脱，会增加手术的可能性。而年龄 >60 岁、性别、C2~C7 序列、脊髓直径减少 50%、发育性椎管狭窄和节段性 ROM 与增加需要手术的风险无关。

综上所述，初诊后 3~6 年，CSM 患者在 mJOA 量表上恶化至少 1 分的比例为 20%~62%，而在 10 年时 ADL 评分恶化的患者比例可能高达 56%。虽然已有一些较弱的证据显示患者病情恶化的危险因素，但是仍不确定哪些患者病情会进展。

12.2　生物力学与病理生理学因素

由静态、动态和组织病理学这 3 个因素共同作用引起脊髓型颈椎病，导致颈脊髓受压和功能障碍。

12.2.1　静态因素

在颈椎病的退变过程中，椎间盘髓核变干燥或正常含水量的减少被认为是起始原因。通常，髓核大部分是由蛋白聚糖组成，具有相对较高的含水量。这使髓核具有黏弹性，使其能够将巨大的轴向载荷转换为环向应力作用于周围纤维环。随着年龄的增长，髓核的水含量会逐渐降低。除此之外，加上日常反复、慢性的应力刺激，导致椎间盘退变和高度降低。随后，双侧的钩椎关节变得扁平，脊柱承受载荷的能力发生变化。最终，关节软骨终板的应力增加，关节突关节过度活动。这些结构的改变使脊椎产生不稳定的应力，从而导致代偿性骨赘形成，试图稳定相应的节段。椎间盘高度的丢失还会引起黄韧带的褶皱和肥大，使颈椎曲度变直甚至发展为后凸畸形。以上的因素共同作用最终导致椎管狭窄和脊髓受压。

12.2.2　动态因素

尽管颈椎退变过程中涉及的静态因素是导致 CSM 的主要原因，动态因素在该疾病的发展中也同样重要。由于颈椎前屈和后伸时会影响椎管的矢状径，因此在 CSM 中发挥重要的作用。颈椎前屈时因椎管腹侧骨刺和突出的椎间盘对脊髓的造成压迫，这种现象在颈椎后凸畸形时会更加严重。颈椎后伸可导致黄韧带褶皱，从而导致脊髓背侧受压。此外，韧带松弛引起的颈椎节段不稳定会在前屈或后伸活动中导致半脱位，使脊髓遭受钳夹现象，对脊髓造成更严重的损伤。

12.2.3　组织病理学因素

综上所述，静态和动态力学因素的共同作用导致椎管狭窄，继而颈脊髓受到慢性压迫和反复的损伤。继发于结构性损伤之后，脊髓经历多重的组织病理学和血管改变，导致缺血 / 梗死和其他细胞毒性过程。我们对这一过程的初步了解主要来自对急性 SCI 模型的研究。然而，CSM 的病理生理过程与创伤性 SCI 不同，因为 CSM 没有急性机械性损伤导致的脊髓出血坏死，CSM 的自然病程中脊髓会出现代偿性改变。目前的学术研究认为，渐进性的颈脊髓压迫导致脊髓动脉受压，使脊髓血供减少，进而发生脊髓慢性缺氧 / 缺血性损伤。这种缺血状态导致少突胶质细胞和神经元细胞的损伤，从而引发一种特殊的免疫反应。炎症与慢性缺血缺氧状态结合使内皮细胞丢失并破坏血 – 脊髓屏障，从而导致脊髓水肿和神经毒性物质进入脊髓。Karadimas 等在一项利用新型动物模型的研究中发现，谷氨酸的神经毒性作用可引起神经元细胞变性，在 CSM 的病理生理学改变中发挥重要作用。其他研究也证明神经元和少突胶质细胞的凋亡在 CSM 的病理生理学改变中起重要作用。为了更全面地了解 CSM 中分子通路和细胞毒性变化，有必要进行进一步的研究。更好地理解 CSM 的病理生理学过程，有助于挖掘潜在的药物治疗方法，延缓外科手术治疗。

12.3 治疗方案

12.3.1 非手术治疗

文献中报道的非手术治疗方法多种多样。这些方法从卧床休息、避免高风险活动，到颈椎牵引和椎管内注射等。文献中描述的大多数非手术治疗方法往往包含多种手段。Kadanka 等采用间断佩戴软颈部围领、非甾体类消炎药、间断卧床休息以及避免高风险活动和环境。Sampath 等使用止痛药（麻醉药或非甾体类药）、类固醇类药物、卧床休息、家中锻炼、颈椎牵引、颈部支撑和各种椎管内注射（硬膜外、关节突关节、神经阻滞）。Yoshimatsu 等利用颈椎牵引（每天 3~4h）、颈椎矫形器固定、药物、运动疗法和热疗法。

12.3.2 手术治疗

手术治疗包括前路（腹侧）、后路（背侧）或前后路联合的方法。如果怀疑脊髓受到动态损伤，手术治疗的目的是颈脊髓减压并重建颈椎稳定性。在决定手术入路时，外科医生必须考虑多种因素，包括脊髓受压区域（腹侧 vs 背侧）、矢状位序列、局灶性病变 vs 广泛性病变、是否存在神经根病或轴性疼痛、年龄、全身疾病以及外科医生对不同式式的熟悉程度。

颈椎前路手术包括多种手术方式。包括单节段或多节段椎间盘切除或椎体次全切除术（或两种术式混合），并联合前路钛板固定融合。还有前路的非融合手术方法可供选择，包括颈椎间盘置换术和斜入路微创椎体次全切减压术。这些术式旨在避免与融合相关的并发症，包括邻近节段病变和颈椎序列改变。当涉及较短节段时（局灶性病变），压迫来源于腹侧以及后凸畸形明显的情况下，倾向于使用前路术式。

两种最常见的颈椎后路手术是椎板成形术和椎板切除融合术。在过去椎板切除术是最常用的手术方式，许多证据表明椎板切除术后会导致后凸畸形（在没有融合的情况下），因此这种手术方式被逐步淘汰。通常，后路减压的术式用于多节段、广泛性病变或脊髓背侧压迫。

12.4 获益与风险

如下文所述，CSM 的治疗方案的相对获益和风险在很大程度上取决于患者的改良 JOA 评分、所选择的治疗方案以及患者的个体因素（如年龄或并发症）。由于疾病和患者固有的异质性，CSM 真正的疾病史难以明确。同样，要清楚阐明任何已有的 CSM 治疗所获得的实际益处或承担的风险也具有挑战性。因此，这些患者的临床决策必须包括以下方面的综合信息：① 来自纵向（尽管是回顾性分析）临床研究的数据；② 外科医生的专业知识及对个体患者的评估；③患者的意向。

12.5 陷阱、并发症和规避

尽管本章不关注具体的手术技术，但可以提供几点常规的"注意事项"。在决定治疗方案时，应为 mJOA 评分为中度或重度的患者尽可能提供手术治疗。对于无症状或轻度 CSM 的患者，应告知其有关 CSM 自然病程的信息，并提供非手术干预与手术干预的选择。在患者对手术的预期方面，应让其明确手术干预的主要目标是防止神经系统状况恶化和改善 mJOA 评分，尽管很有可能但并不保证。当选择手术方式时，那些患有明显后凸畸形和 / 或颈脊髓腹侧受压且椎管狭窄 >50% 的患者，可能会受益于前路手术，无论是单独前路还是前后路联合。最后，当 CSM 患者伴有颈椎畸形时，外科医生应考虑为患者行站立位的全脊柱 X 线检查，以便评估和记录颈椎和全脊柱在矢状面的失衡。

12.6 结果 / 证据

CSM 中心治疗结果的证据主要围绕对照研究（表 12.1）。鉴于人群和治疗方式的异质性，结果的评估具有难度，但是文献确实提供了一些见解。

12.6.1 非手术治疗与手术治疗

Kadanka 等在一项随机对照试验中随访了轻度 CSM

表 12.1 手术疗效证据总结（资料请参考章节正文）

对比方式	结论
保守（非手术）治疗与手术治疗	对于中度至重度 CSM，手术治疗可能优于保守治疗
	手术可能优于保守治疗，尽管尚不清楚 mJOA 评分的得分差异
	轻度 CSM 患者的预后无明显差异（mJOA > 12 分）
严格与非严格的保守治疗	严格的保守治疗比不严格或不进行治疗更有效
前路与后路手术	对于 3 个节段以下的患者，前路减压可改善术后神经功能
	前路减压和椎板成形术具有类似的长期疗效
	与前路减压相比，椎板成形术术后颈部疼痛和后凸畸形的发生率更高
	两种方法均可有效改善 CSM 患者的预后
椎板成形术 vs 椎板切除 + 融合	没有足够的证据表明这两种方法哪种均具有更好的疗效或安全性
	不稳定或后凸畸形是椎板成形术的禁忌证
	这 3 种方法均可以显著改善临床预后，并可以改善影像学上的颈椎矢状位序列平衡
ACDF vs 椎体次全切除术 vs 混合手术	这 3 种方法均可以在适当的患者中使用，都有可接受的并发症风险
	对于椎体后方轻度病变者，建议进行多节段椎间盘切除术
	如果可能的话，椎间盘切除结合椎体次全切除混合手术比单纯椎体次全切除术更适合多节段椎间盘退变并椎体后缘增生的颈椎病

（mJOA 评分 > 12 分）的患者，比较了上述非手术治疗与手术治疗（前路椎间盘切除术、椎体次全切除术或椎板成形术）在 10 年内的情况。作者评估了 4 个主要结果：mJOA 评分、定时步行 10min 以及临床医生和患者评分的 ADL。在 10 年的随访期内，所有这些结果指标均无统计学上的显著差异。这种情况表明对于轻度 CSM 患者，手术治疗并没有比非手术治疗更有效。但值得注意的是，两组中都有存在病情恶化和病情有所改善的情况出现。在另一项研究中，Kadanka 等人对

同一研究人群进行检查，试图明确有关非手术治疗和手术治疗预后效果差异的预测因素。研究发现，年龄较大、身高较低、脊髓前后径较高、mJOA 评分较低以及神经传导时间正常的患者，经历 3 年的保守治疗后有可能取得更好的积极效果。而手术治疗的积极效果与较慢的 10min 步行和较低的 mJOA 得分有关。在此必须提及的是，两项研究均不足以得出任何重要结论。

两项队列研究对比了中重度 CSM 患者的非手术治疗与手术治疗。Sampath 等进行了一项随访了 1 年的前瞻性研究，比较了非手术和手术治疗组的预后。他们发现手术组的疼痛和功能状态有显著改善，而神经症状则没有改善。另一方面，与治疗前相比，他们发现非手术组的 ADL 执行能力显著下降，神经症状无明显恶化。尽管没有对队列之间进行直接比较，但结果表明手术可能更有效地治疗 CSM。应当指出的是，与非手术组相比，手术组在治疗前就有更严重的脊髓压迫症状，这可能使手术组的病情更容易得到改善。在 Yoshimatsu 等的一项回顾性研究中，他们比较了选择接受 CSM 手术治疗的 32 例患者和选择接受非手术治疗的 69 例患者的预后。

与选择非手术治疗（mJOA 评分 > 12 分）的患者相比，选择手术治疗的患者具有更严重的 CSM（mJOA 评分为 9.1）。作者发现，在平均随访 29 个月时，接受手术的患者中有 78% mJOA 评分有所改善，而非手术组只有 23%。这些结果再次表明，手术治疗可能优于非手术治疗，但对于 CSM 患者处于哪个亚组（mJOA 评分的分级）时应进行手术仍不明确。

12.6.2 严格与非严格的保守治疗

有趣的是，在 Yoshimatsu 等的上述研究中，作者对非手术组进一步划分了亚组。一组接受"严格"保守治疗，包括每天连续 3~4h 进行颈椎牵引，持续 1~3 个月，在非牵引时间内固定颈椎矫形器，并在牵引期之后继续进行药物和热疗法。非严格保守治疗组包括 12 名拒绝任何形式治疗的患者和 20 名不明确治疗方式的患者。在接受严格保守治疗的患者中，有 38% 的患者病情得到了改善，而接受非严格保守治疗的患者中只有 6% 的病情得到改善。这些结果表明，严格的保守治疗比不严格或不进行治疗具有更好的预后。但是该结论也受到研究设计选择偏倚的限制。

12.6.3　前路与后路

众所周知，对颈脊髓进行手术减压是治疗 CSM 的有效方法，可以阻止症状发展甚至可以有效促进康复。然而，仍不清楚哪种手术方法可以提供最有效的临床预后和最低的并发症发生率。部分原因是 CSM 患者中存在多个因素的差异（前方压迫 vs 后方压迫，局灶性病变 vs 广泛性病变等）以及手术技术的差异。为了回答这些问题，最近的许多研究试图评估前入路和后入路的有效性和安全性。

Liu 等的采用荟萃分析总结了其中 11 项研究的结果。其中 8 项研究报道了术后 mJOA 评分在前路组中明显更高，提示前路手术的疗效更高。但是，通过亚组分析显示，在分析接受了 3 个或更多病变节段手术的患者时，这种差异不再存在。9 项研究报道了术后改善率，以评估神经功能改善情况，结果发现两组之间无显著差异。这 9 项研究还报道了两组之间的并发症发生率，并且发现前路组的总体术后并发症发生率更高。在前路组，与植入物放置、器械和手术方法相关的并发症发生率更高（假关节、邻近节段退变、吞咽困难、食管瘘），而在后路组的术后 C5 神经根病、轴性颈痛和颈椎后凸畸形的发生率更高。这些类型的并发症在多节段（3 个或以上）手术病例中更常见。前路组的再手术率（8.1%）比后路组的再手术率（0.9%）高，而前路椎体次全切除术组的失血量和手术时间也显著增高（由于异质性高，未比较 ACDF）。Luo 等的另一项荟萃分析发现的 mJOA 评分、改善率和手术并发症的结果几乎相同。

作者从他们的荟萃分析中得出了许多结论。首先，对于少于 3 个受压节段的患者，前路减压对改善术后神经功能更有效。其次，前路减压和椎板成形术具有类似的长期疗效。再次，前路手术有更高的术后并发症和再手术率，特别是在治疗 3 个或 3 个以上节段时。最后，椎板成形术术后轴性颈痛和后凸畸形的发生率较高，因此它不应单独用于伴有术前后凸或不稳定的 CSM 的治疗。

12.6.4　椎板成形术与椎板切除联合融合术

在 CSM 的后路手术方式中，最常用的两种方法包括椎板成形术和椎板切除术。这两种方法通常在广泛多节段颈椎病伴脊髓压迫的情况下使用，它们都通过扩大椎管有效容积来消除对脊髓的压迫。但是，这两种方法存在很大差异。实施椎板成形术时，先暂时切除椎板，切除韧带后将椎板回植，从而在保留骨性椎板的同时达到扩大椎管的目的。该技术避免了融合术带来相关的并发症并保留颈椎的活动度，但在颈椎后凸畸形或不稳定的情况下禁用。实施联合融合的椎板切除术是指，先完全切除椎板和相关韧带以使脊髓完全减压，然后内固定植入以提供稳定性并避免椎板切除术后出现颈椎后凸畸形。通常认为这两种方法都被认为是有效的。但是，到目前为止仍不清楚哪种方法可能更安全有效。

Yoon 等最近发表的一篇系统综述试图比较椎板成形术与椎板切除联合融合术的安全性和有效性，以及试图确定每种手术疗效的预测因子。他们搜索发现了 4 项回顾性队列研究，比较了两种后路手术。其中两项研究报告了基于 mJOA 评分估算出的颈椎病严重程度，其中 1 项研究包含 OPLL 患者，而另 1 项研究包含 CSM 患者。后者发现两组（两种后路手术）之间的 mJOA 评分长期变化无差异。另外两项针对多节段 CSM 患者的研究报道了使用 Nurick 评分衡量的脊髓病严重程度，这两项研究均表明治疗组之间的长期疗效无差异。这 4 项研究均采用了疼痛评分，研究表明椎板成形术组和椎板切除联合融合术组之间在术后疼痛方面无显著性差异。有 3 项研究报告了再手术率，其中两项研究发现椎板切除联合融合术组的再手术率更高（15% vs 0%，27% vs 13%），另 1 项研究发现两组间再手术率相似（5% vs 4%）。通常，与椎板成形术组相比，椎板切除联合融合术组的感染率略高。两项研究报告了 8% 和 1% 的椎板切除联合融合术病例中有深部感染，而在椎板成形术中没有报告感染病例。第 3 项研究报道，椎板切除联合融合术组的感染率为 15%，而椎板成形术组的仅为 7%。1 项研究报告了术后神经症状加重的比率，椎板成形术组的比率为 16%，而椎板切除融合术组的比率为 0%。这项研究还表明，椎板切除联合融合术组（14%）比椎板成形术组（8%）有更高的 C5 神经根麻痹发生率。只有 1 项研究报告了术后后凸畸形的发生率，这项研究发现椎板切除联合融合术组的发生率较高（15%），而椎板成形术组的为 0%。最终，作者没有足够的证据来证明这两种方法的安全性和有效性存在差异。

Fehlings 等最近进行的一项前瞻性、多中心队列研究报道了 266 例行椎板成形术（n = 100）和椎板切除联合融合术（n = 166）患者的术后疗效。最终，作者总结这两种方法均能有效改善多节段退变脊髓型颈椎病患者的临床疾病严重程度、功能状态和生活质量。在未经调整的分析中，与接受椎板切除联合融合术的患者相比，接受椎板成形术的患者在 24 个月的随访中，mJOA 评分的改善更明显。但是，在对相关混杂因素进行调整之后，这些差异微不足道。

综上所述，椎板成形术和椎板切除联合融合术似乎都可以有效治疗多节段 CSM 患者。但是，没有足够的证据表明这两种方法在疗效或安全性方面谁更具有整体优势。外科医生应考虑每个患者的个体情况，并根据患者特点和个人专长选择最合适的治疗方法。在存在不稳定的情况下，不宜行椎板成形术，建议行椎板切除联合融合术。

12.6.5　前路椎间盘切除术 vs 椎体次全切除术 vs 混合手术

用于治疗多节段 CSM 的前路外科手术包括多节段椎间盘切除术、椎体次全切除术以及两者的混合术式。椎间盘切除术的潜在优势包括更少的术中失血量、更大的纠正矢状位序列的潜力以及实现节段固定的能力。椎体次全切除术的可能优势包括更彻底减压的潜力（尤其是在椎体正后方的明显狭窄），所需植骨量较少，同时融合率更高。与后路手术类似，许多研究试图比较各种前路技术的有效性和安全性。尽管如此，关于哪种方法可以提供最安全、最有效的长期预后方面仍有很多争议。

Shamji 等的系统综述总结了其中 10 项研究的结果，最终比较了 3 个研究组的结果：多节段椎间盘切除术 vs 单节段或多节段椎体次全切除术；多节段椎间盘切除术 vs 椎间盘切除 – 椎体次全切除混合术；多节段椎体次全切除术 vs 椎间盘切除 – 椎体次全切除混合术。

椎间盘切除术 vs 椎体次全切除术

3 项研究比较了椎间盘切除术和椎体次全切除术之间颈部功能障碍指数（Neck Disability Index，NDI）评分的变化。这 3 项研究均报道了椎间盘切除术后的 NDI 评分比椎体次全切除术后改善更明显。在其中两项研究中，这种差异都具有统计学意义。类似地，有 6 项研究报告了 mJOA 评分的变化，其中有 4 项研究表明椎间盘切除术后 mJOA 评分得到了更大的改善（尽管这种差异仅在 1 项研究中具有统计学意义）。1 项研究报告了椎体次全切除术术后的 mJOA 评分有显著改善，而另 1 项研究报告了 mJOA 平均得分变化无差异。两项研究报道了视觉模拟量表（Visual Analogue Scale，VAS）评分，一项研究支持椎间盘切除术，另一项研究报道了几乎相同的评分变化。5 项研究报道了矢状面序列的变化，而在这 5 项研究均报道了椎间盘切除术组的 VAS 评分变化更大（其中 4 项具有统计学意义）。

椎间盘切除术 vs 椎间盘切除 – 椎体次全切除混合术

有两项研究报道比较了椎间盘切除术与椎间盘切除 – 椎体次全切除混合术组术前和术后 NDI 评分。这两项研究均发现椎间盘切除术后 NDI 评分有较大改善。这两项研究还报道了椎间盘切除术后 mJOA 评分和矢状面序列有更大的改善。这些变化均具有统计学意义。

椎体次全切除术 vs 椎间盘切除 – 椎体次全切除混合术

在对比椎体次全切除术与混合手术的 NDI 分数变化时，有两项研究报道了混合手术的效果更好，而一项研究则报道了单纯行椎体次全切除术的效果更优。在这两项研究中，疗效对比均具有统计学差异。有 4 项研究报道了 mJOA 评分的变化，这些研究均表明在单纯行椎体次全切除术后，mJOA 评分的改善更大。在其中两项研究中 mJOA 评分的改善均有统计学意义，而另外两项研究的样本较小，可能证据不足。有 3 项研究报道了矢状面序列的变化，其中的两项研究指出，混合手术后矢状面序列有明显改善；而另一项研究则表明椎体次全切除术后矢状面序列有改善（但在统计学上没有显著差异）。

多节段 CSM 的前路手术的安全性比较

在上述对比手术组中，至少有 1 组报告了假关节、C5 神经根麻痹、感染和吞咽困难的并发症发生率。有 3 项研究报道了假关节的发生率，所有研究均发现椎间盘切除术组有较高的假关节发生率。只有 1 项研究报道了混合手术后的假关节发生率，且未发现不良事件。4 项研究报道了 C5 神经麻痹发生率，均发现椎体次全切除术组的发生率高于椎间盘切除术组和混合手术组。

只有 1 项研究报道了 3 种术式的 C5 神经麻痹率在统计学上有显著差异，其中椎间盘切除术为 3.9%，混合手术为 8.3%，椎体次全切除术为 11.5%。3 种术式的感染率都非常低，椎间盘切除术组中没有发生感染事件，椎体次全切除术组中感染率为 0%~2.6%，混合术组中感染率为 0%~1.4%。4 项研究均报告了吞咽困难发生率，但都未发现有意义的统计学差异。椎间盘切除术组中吞咽困难发生率为 5.8%~11.6%，椎体次全切除术组为 2.3%~20%，混合手术组为 5.2%~9.7%。

综上所述，3 种前路手术均可使患者的 NDI、JOA 和 VAS 评分得到显著改善，同时，影像学矢状位序列也得到了改善。这些都是合理的方法，都具有可接受的并发症风险，可以在合适的患者中使用。除此之外，作者还根据证据提出了许多建议。首先，当病理解剖学上椎体后方病变较轻时，建议行多节段椎间盘切除术，而不是椎体次全切除术或混合手术。其次，如果存在严重的椎体后方病变，建议采用椎间盘切除联合椎体次全切除混合术，而不是进行单独的多节段椎体次全切除术。

12.7 结论

脊髓型颈椎病是一种具有潜在破坏性后果的复杂疾病。它是老年人脊髓功能障碍的主要原因，而老年人的数量还在不断增加。颈椎退变在 65 岁以上的患者中普遍存在，但是只有一小部分患者会发展为脊髓功能障碍。CSM 通常是一个渐进的过程，会随着时间的推移而反复发生静态、动态和组织病理学变化。但是，我们仍然不知道哪些患者会发生神经系统症状的恶化。CSM 的治疗包括手术和非手术，旨在阻止脊髓功能障碍的发展。临床决策过程应针对每个病例量身定制，要考虑患者的脊髓压迫程度和位置（腹侧与背侧，单节段与多节段），还要考虑就诊时的疾病严重程度（mJOA 评分）以及临床医生 / 患者的选择。一般而言，无症状或轻度 CSM 的患者可能接受非手术治疗，这些患者中有一部分不会发生神经功能下降（有些甚至可以改善）。中度至重度 CSM 的患者通常应接受手术治疗，目的是阻止疾病发展，并为神经系统改善提供最佳机会。手术的方式包括前路、后路和前后路联合。前路手术包括前路椎间盘切除融合术（Anterior Cervical Discectomy and Fusion，ACDF）、椎间盘置换术、前路椎体次全切除术以及椎间盘切除 - 椎体次全切除混合

术。后路手术包括椎板切除术、椎板成形术或联合固定融合的椎板切除术。前后路联合手术是严重病变、环形压迫、多节段病变或严重颈椎畸形患者的理想选择，但也有最高的并发症发生率。

重要参考文献：

[1] Furlan JC, Kalsi-Ryan S, Kailaya-Vasan A,et al. Functional and clinical outcomes following surgical treatment in patients with cervical spondylotic myelopathy: a prospective study of 81 cases [J] .Neurosurg Spine,2011,14(3):348–355.
[2] Tetreault L, Goldstein CL, Arnold P,et al. Degenerative Cervical Myelopathy: A Spectrum of Related Disorders Affecting the Aging Spine[J] .Neurosurgery, 2015, 77 Suppl 4:S51–S67.
[3] Kada ň ka Z, Bedna ř ík J, Novotný O,et al. Cervical spondylotic myelopathy: conservative versus surgical treatment after 10 years[J] . Eur Spine J, 2011, 20(9):1533–1538.
[4] Shamji MF, Massicotte EM, Traynelis VC,et al. Comparison of anterior surgical options for the treatment of multilevel cervical spondylotic myelopathy: a systematic review[J] .Spine.,2013, 38(22) Suppl 1:S195–S209.

参考文献：

[1] Wu J-C, Ko C-C, Yen Y-S, et al. Epidemiology of cervical spondylotic myelopathy and its risk of causing spinal cord injury: a national cohort study[J].Neurosurg Focus, 2013; 35(1):E10.
[2] Kalsi-Ryan S, Karadimas SK, Fehlings MG. Cervical spondylotic myelopathy: the clinical phenomenon and the current pathobiology of an increasinglyprevalent and devastating disorder[J]. Neuroscientist,2013, 19(4):409–421.
[3] Tetreault L, Kopjar B, Nouri A, et al. The modified Japanese Orthopaedic Association scale: establishing criteria for mild, moderate and severe impairment in patients with degenerative cervical myelopathy[J] .Eur Spine J,2017, 26(1):78–84.
[4] Gore DR, Sepic SB, Gardner GM. Roentgenographic findings of the cervical spine in asymptomatic people[J] .Spine,1986, 11(6):521–524.
[5] Boden SD, McCowin PR, Davis DO, et al. Abnormal magnetic-resonance scans of the cervical spine in asymptomatic subjects. A prospective investigation[J]. J Bone Joint Surg Am, 1990,72(8):1178–1184.
[6] Ernst CW, Stadnik TW, Peeters E, et al.Prevalence of annular tears and disc herniations on MR images of the cervical spine in symptom free volunteers[J]. Eur J Radiol, 2005,55(3):409–414.
[7] Nakashima H, Yukawa Y, Suda K, et al.Abnormal findings on magnetic resonance images of the cervical spines in 1211 asymptomatic subjects[J]. Spine,2015, 40(6):392–398.
[8] Kato F, Yukawa Y, Suda K, et al.Normal morphology, agerelated changes and abnormal findings of the cervical spine. Part II: Magnetic resonance imaging of over 1,200 asymptomatic subjects[J]. Eur Spine J,2012, 21(8):1499–1507.
[9] Nouri A, Tetreault L, Singh A, et al.Degenerative Cervical Myelopathy: Epidemiology, Genetics, and Pathogenesis[J]. Spine,2015, 40 (12):E675–E693.
[10] Tetreault L, Goldstein CL, Arnold P, et al. Degenerative Cervical Myelopathy: A Spectrum of Related Disorders Affecting the Aging Spine[J]. Neurosurgery, 2015, 77 Suppl 4:S51–S67.
[11] Moore AP, Blumhardt LD. A prospective survey of the causes of non-traumatic spastic paraparesis and tetraparesis in 585 patients[J]. Spinal Cord, 1997, 35(6): 361–367.
[12] Northover JR, Wild JB, Braybrooke J, et al.The epidemiology of cervical spondylotic myelopathy[J]. Skeletal Radiol,2012,41(12):1543–1546.
[13] New PW, Cripps RA, Bonne Lee B. Global maps of non-traumatic spinal cord injury epidemiology: towards a living data repository[J]. Spinal Cord,2014,52 (2):97–109.
[14] Boogaarts HD, Bartels RHMA. Prevalence of cervical spondylotic myelopathy[J]. Eur Spine J,2015, 24 Suppl 2:139–141.

[15] Bednarik J, Kadanka Z, Dusek L, et al. Presymptomatic spondylotic cervical myelopathy: an updated predictive model[J]. Eur Spine J,2008, 17(3):421－431.

[16] Sumi M, Miyamoto H, Suzuki T, et al.Prospective cohort study of mild cervical spondylotic myelopathy without surgical treatment[J]. J Neurosurg Spine, 2012, 16(1):8－14.

[17] Oshima Y, Seichi A, Takeshita K, et al. Natural course and prognostic factors in patients with mild cervical spondylotic myelopathy with increased signal intensity on T2-weighted magnetic resonance imaging[J]. Spine,2012,37(22): 1909－1913.

[18] Shimomura T, Sumi M, Nishida K, et al. Prognostic factors for deterioration of patients with cervical spondylotic myelopathy after nonsurgical treatment.[J].Spine,2007, 32(22):2474－2479.

[19] Yoshimatsu H, Nagata K, Goto H, et al. Conservative treatment for cervical spondylotic myelopathy. prediction of treatment effects by multivariate analysis[J].Spine J, 2001, 1(4):269－273.

[20] Kadaňka Z, Bednařík J, Novotný O, et al. Cervical spondylotic myelopathy: conservative versus surgical treatment after 10 years[J].Eur Spine J, 2011,20(9):1533－1538.

[21] Karadimas SK, Erwin WM, Ely CG, et al. Pathophysiology and natural history of cervical spondylotic myelopathy[J]. Spine,2013,38(22) Suppl 1:S21－S36.

[22] White AA, III, Panjabi MM. Biomechanical considerations in the surgical management of cervical spondylotic myelopathy[J]. Spine,1988,13(7):856－860.

[23] Baptiste DC, Fehlings MG. Pathophysiology of cervical myelopathy[J].Spine J,2006, 6(6) Suppl:190S－197S.

[24] Breig A, Turnbull I, Hassler O. Effects of mechanical stresses on the spinal cord in cervical spondylosis. A study on fresh cadaver material[J].J Neurosurg,1966,25(1):45－56.

[25] Ferguson RJ, Caplan LR. Cervical spondylitic myelopathy[J]. Neurol Clin,1985, 3 (2):373－382.

[26] Karadimas SK, Gatzounis G, Fehlings MG. Pathobiology of cervical spondylotic myelopathy[J]. Eur Spine J,2015,24 Suppl 2:132－138.

[27] Karadimas S, Moon ES, Fehlings MG. 101 The Sodium Channel/ Gluatamate Blocker Riluzole is Complementary to Decompression in a Preclinical Experimental Model of Cervical Spondylotic Myelopathy (CSM)[J]. Neurosurgery,2012, 71(2):E543.

[28] Yu WR, Liu T, Kiehl T-R, et al. Human neuropathological and animal model evidence supporting a role for Fas-mediated apoptosis and inflammation in cervical spondylotic myelopathy[J]. Brain,2011,134(Pt 5): 1277－1292.

[29] Kadanka Z, Mares M, Bednaník J, et al. Approaches to spondylotic cervical myelopathy: conservative versus surgical results in a 3-year follow-up study[J]. Spine,2002,27(20):2205－2210, discussion 2210－2211.

[30] Sampath P, Bendebba M, Davis JD, et al. Outcome of patients treated for cervical myelopathy. A prospective, multicenter study with independent clinical review[J].Spine,2000, 25(6):670－676.

[31] Kadanka Z, Mares M, Bednaník J, et al. Predictive factors for spondylotic cervical myelopathy treated conservatively or surgically[J]. Eur J Neurol, 2005,12(1): 55－63.

[32] Furlan JC, Kalsi-Ryan S, Kailaya-Vasan A, et al. Functional and clinical outcomes following surgical treatment in patients with cervical spondylotic myelopathy: a prospective study of 81 cases[J]. J Neurosurg Spine,2011,14(3):348－355.

[33] Liu X, Wang H, Zhou Z, et al. Anterior decompression and fusion versus posterior laminoplasty for multilevel cervical compressive myelopathy[J].Orthopedics,2014, 37(2):e117－e122.

[34] Luo J, Cao K, Huang S, et al. Comparison of anterior approach versus posterior approach for the treatment of multilevel cervical spondylotic myelopathy[J].Eur Spine J,2015,24(8):1621－1630.

[35] Yoon ST, Hashimoto RE, Raich A, et al. Outcomes after laminoplasty compared with laminectomy and fusion in patients with cervical myelopathy: a systematic review[J].Spine,2013, 38(22) Suppl 1:S183－S194.

[36] Fehlings MG, Santaguida C, Tetreault L, et al. Laminectomy and fusion versus laminoplasty for the treatment of degenerative cervical myelopathy: results from the AOSpine North America and International prospective multicenter studies[J]. Spine J,2017, 17(1):102－108.

[37] Shamji MF, Massicotte EM, Traynelis VC, et al. Comparison of anterior surgical options for the treatment of multilevel cervical spondylotic myelopathy: a systematic review[J]. Spine, 2013, 38(22) Suppl 1:S195－S209.

第 13 章　颈椎畸形

Swetha J. Sundar, Bryan S. Lee, Dominic W. Pelle, Michael P. Steinmetz

摘要：颈椎畸形是老年人的一种常见的病理改变。颈椎的各种结构对保持颈椎整体稳定性具有重要作用。由退行性疾病、炎症或医源性因素导致的颈椎畸形可以引发疼痛和 / 或神经功能损害，影响人体功能状态及健康生活质量。

通过临床检查和影像学评估对有症状的颈椎畸形做出精确诊断，对指导手术决策的制定至关重要。对患者进行临床评估的目的在于确定病因及手术与否。在保守治疗失败后可以进行手术治疗以缓解症状和阻止疾病进展。应当基于颈椎畸形患者的具体症状，如神经根病、脊髓病、由畸形等引起的颈部疼痛或功能缺陷等，来制定手术目标。术前应仔细进行影像学评估，颈椎序列的矫正与手术预后密切相关。前路或后路手术的选择应基于病变位置、病变范围和后凸拟矫形程度来确定。对于僵硬或不能完全复位的畸形，需采用前后联合入路。然而，前后联合入路虽能进行更大程度的矫形，但也有更高的并发症发生率。术前应当和颈椎畸形患者进行充分沟通，告知其手术风险和获益。

关键词：颈椎畸形；颈椎矢状位；颈椎矢状位平衡；健康相关生活质量

关键点

- 人口老龄化将导致越来越多的人寻求脊柱疾病及其相关疾病的治疗。
- 老年人有不同的治疗诉求和治疗目的，比起寿命可能更加关注功能。
- 与年龄相关的生理变化会导致健康和功能上更多的衰退和失代偿的可能。
- 老年综合征可能有多种促发因素或致病因素，需要采用多方面的干预措施进行管理。
- 对病情复杂或年老体弱的患者围手术期相关的风险和健康情况进行规范系统的老年医学评估是有效的方法。
- 老年护理最好由跨学科团队合作。

13.1　流行病学

颈椎病在颈椎退变中极为常见。然而，关于颈椎畸形的发病率研究报道较少。最近的一项研究表明，先前诊断为退行性胸腰椎畸形的患者中，53% 的患者存在颈椎畸形。但有临床症状的颈椎畸形患者并不多见。遗憾的是，有症状的颈椎畸形的发病率仍不明确。在退变的脊柱中，颈椎畸形导致脊柱失衡的诊断及治疗面临挑战。由退行性疾病、炎症性疾病或术后失稳导致的颈椎矢状位畸形，均会引起疼痛和 / 或神经功能缺陷，因而损害了身体机能和健康相关的生活质量（HRQOL）。本章将讨论引发颈椎失衡的病因和生物力学因素，并对这些患者的评估和治疗，尤其是手术计划进行讨论。

13.2　生物力学因素

颈椎的作用包括维持头部的重量，通过其灵活性完成多平面的活动，容纳颈部脊髓及其出口神经根，以及为椎动脉进入颅底提供通道。生理性颈椎前凸与胸椎后凸相抵消；T1 水平倾斜产生的下颈椎前凸在维持头部重心的平衡中起到不可或缺的作用。头部产生的轴向负荷对颈椎产生一个弯曲力矩。骨性结构、肌肉组织和韧带结构共同为头部提供支撑；研究表明，如果没有上述结构，颈椎无法支撑人类头部 1/5 的重量。颈椎畸形患者中正常椎体序列的偏移会导致颈椎负荷的增大，进一步加重颈椎畸形，同时对椎旁肌肉软组织产生大量应力。多项解剖学研究表明，颈椎关节突关节及其关节囊对颈椎的整体稳定性具有重要作用。颈椎关节突关节面与冠状面夹角约 45°，与矢状面夹角约 80°。因而具有较大范围的弯曲和伸展活动度，但同时也限制了平移和侧向弯曲。

研究表明，手术切除 50% 或更多的关节突关节会导致矢状面的不稳定。多节段颈椎椎板切除术后，由于后方骨性结构和韧带结构的切除，颈椎屈曲 - 伸展的活动度会明显增加。同样的研究发现，关节突融合后，颈椎的活动度丢失 80%，从而进一步说明了关节突关节在维持颈椎稳定性中的重要作用。

同样的，韧带结构也提供了稳定性和张力以保持颈椎的姿势和功能。前纵韧带（ALL）和后纵韧带（PLL）分别为C2延伸至骶骨的椎体前方或后方纤维条索。与ALL不同的是，PLL在椎体层面较窄，在椎间盘层面较宽，且ALL的张力是PLL的2倍。黄韧带在未拉伸状态下即存在一定的张力，因而不会因颈椎伸展而出现褶皱造成脊髓压迫。头部的重量对颈椎的前部结构产生压力，对后部结构产生拉力。颈椎的前部结构，包括椎体和椎间盘，承载约35%的总负荷，而后部结构，包括椎弓根、小关节、椎板、棘突和后方韧带结构，承载约65%的总负荷。

相比之下，腰椎的前部结构承载约80%的总负荷。这是由于颈椎和腰椎的不同功能；颈椎后方结构需要承载大部分的应力来提供活动度和活动功能范围。当颈椎的后方结构受损时，前方结构被迫承载越来越多的负荷，从而对椎旁肌肉组织产生应力，通过正反馈作用进一步加重畸形进展。

13.2.1 病因和发病机制

医源性因素是导致颈椎畸形的最常见原因。矢状面后凸主要发生在未行融合的单纯椎板切除术后。当后弓结构，包括棘间韧带、椎板和关节突关节等，在行椎板切除术中部分被切除，颈椎的稳定性受到破坏。前方结构需要承受更多的负荷，颈椎旁肌肉的负荷也会增加，常常导致肌肉的持续收缩，从而出现颈部疼痛、僵硬和疲劳的症状。应力得到重新分布，从而保持头部的直立位置和脊柱整体平衡。脊柱畸形可导致颅-尾轴脊髓张力增加，从而出现脊髓病。由于颈椎神经根和齿状韧带的张力，脊髓位置相对固定。最终，脊髓受到压迫，髓内压力上升，导致神经损伤和缺血性改变。

后路手术不是唯一会导致术后颈椎畸形的手术。医源性后凸畸形也可能由前路减压手术造成，通常是由于未能恢复适当的颈椎前凸或假关节形成，进而导致前方的负荷增加。颈椎畸形也可由退行性疾病引起。当椎间盘的髓核脱水并失去弹性时，椎间盘上的应力分布就会改变。纤维环的负荷增加，椎间盘整体高度降低，可能出现椎间盘突出压迫硬膜囊，产生脊髓病和/或神经根病的情况。后纵韧带与椎体的连接受到破坏，因而PLL也随之凸入椎管。这些改变会导致进行性后凸畸形、PLL松弛和整体颈椎失衡。

全身炎症性疾病，如类风湿性关节炎（RA）或强直性脊柱炎（AS）可导致特定的颈椎畸形。结缔组织的自身免疫性破坏会导致韧带受损和骨侵蚀。颈枕关节和寰枢关节是滑膜关节。在RA中，由于滑膜细胞的破坏和炎症，颈枕关节和寰枢关节易受累。可能导致寰枢关节半脱位，多节段颈椎轴向不稳或齿状突移位。在AS中，慢性炎症会导致韧带骨化、桥接骨赘、关节突融合的形成，最终导致整个脊柱的骨性融合。AS最典型表现为腰痛、腰椎前凸丢失和骶髂关节受累。此外，AS患者的疾病进展可能影响整体脊柱序列和颈椎矢状位平衡，导致颈椎前凸的丢失，下颌紧贴胸骨和无法水平直视。颈椎畸形不常见的病因包括创伤、肿瘤和感染。颈椎畸形也可发生于冠状面，通常是由于骨发育异常引起，与多种先天性疾病有关，如先天性脊柱侧凸和小儿神经肌肉疾病。

13.2.2 临床评估

病史问诊和体格检查在指导临床决策制定的过程中至关重要。临床评估的目的在于确定病因及最佳治疗方案，以及是否需要手术治疗，并确定必要的矫形位置和矫正程度。鉴于颈椎畸形手术治疗的复杂性，应特别重视患者的基础疾病。有吸烟史、糖尿病或长期非甾体类抗炎药（NSAID）使用史的患者，在考虑手术治疗之前需要改变生活方式和/或优化医疗方案。此外，应特别评估每个患者的骨骼情况，并应采取适当的方法治疗骨质疏松症或骨量减少。

患者症状表现多样，包括颈背部疼痛、脊髓病、神经根病、吞咽困难、无法水平直视等，严重的甚至出现呼吸困难。颈背部轴性疼痛是最常见的症状，对疼痛的详细问诊是临床诊断的关键。确定疼痛是否为机械性非常重要，即活动时反复出现明确的疼痛，而静息状态没有。疼痛也可因肩胛间、胸椎和腰椎的椎旁肌肉代偿性疲劳而出现在相应区域。应评估主动和被动的活动范围，以确定患者为僵硬型或柔韧型畸形。

通常情况下，颈椎畸形实际上可能是一种因胸腰椎或髋关节病变导致的全脊柱失衡的代偿。因而对患者进行全面的临床评估来确定手术与否非常重要。患者站立位存在柔韧型畸形，而平卧位畸形消失，则需对各种非外科治疗的神经肌肉疾病进行评估，如肌萎缩侧索硬化症（ALS）、帕金森病或肌肉疾病。评估方法应包括肌电图（EMG）或神经传导研究（NCS）。在任何手术干预之前考虑进行神经疾病的治疗及物理治疗。对患者的临床评估应包括完整的神经系统检查，从而评估是否存在脊髓病、神经根症状或神经功能损伤，评估结果对于手术目的具有重要影响。后凸畸形的顶点区域存在最大的脊髓张力，因而脊髓压迫损伤的风险最大。

13.2.3　影像学评估

关于畸形的影像学评估对确定治疗方案非常重要。除了站立位和动力位（伸展 – 屈曲位）X 线片，还应进行 36 in 的站立位脊柱全长侧位片（包含颅底及股骨头），这些检查有助于评估畸形是僵硬或柔韧，并能够观察到局部和全脊柱序列情况。

当拍站立位脊柱侧位片时，患者应充分伸直膝盖，以获得矢状面畸形的准确表现。在我们医院会指导患者将双手交叉放在对侧锁骨上窝，以确保不使用支持装置来维持姿势。已经建立了多种 X 线测量方法作为

衡量脊柱平衡的客观指标。评估这些指标是手术计划必不可少的内容，因为它们已经被证明能够预测患者术后 HRQOL 和并发症。可以测量 C1~C2 （图 13.1）或者 C2~C7 （图 13.2）的 Cobb 角。术前测量可用于与术中影像相比较，以确定是否已获得足够的畸形矫正。全脊柱矢状面序列可通过测量 S1 后上角到 C7 中心铅垂线的前后距离，或由股骨头中心到 C2 中心铅垂线的前后距离来评估，此值应 <5cm。大量研究表明，HRQOL 指标与整体矢状面、C2 或 C7 铅垂线对齐程度存在明显相关性。颈椎矢状位垂直轴（SVA）测量方法：从 C2 椎体中心引出的铅垂线观察局部排列，从站立 X 线片上计算从这条线到 C7 椎体后上角的距离（图 13.3）。这种方法还能预测多节段颈椎融合手术患者的术后疗效。T1 倾斜角，定义为 T1 的上终板与水平线之间的夹角，能观察对保持矢状面平衡所必需的颈椎前凸的程度（图 13.4）。颏额垂线角（CBVA）是一种在患者无法水平直视的情况下测量颈椎畸形的方法。

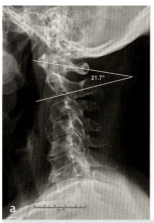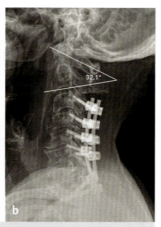

图 13.1 （a）术前颈椎侧位片显示 C1~C2 前凸。（b）术后颈椎侧位片显示 C1~C2 前凸改善

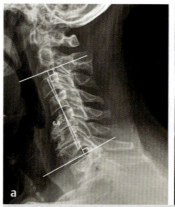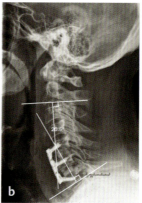

图 13.2 （a）术前颈椎侧位片显示 C2~C7 Cobb 角。（b）术后颈椎侧位片显示 C2~C7 前凸改善

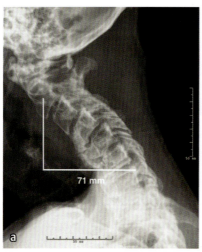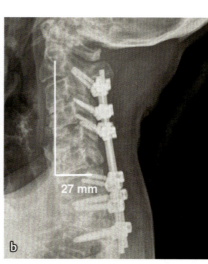

图 13.3 （a）术前颈椎侧位片显示 C2~C7 矢状位垂直轴（SVA）。（b）术后颈椎侧位片显示 C2~C7 SVA 矫正及改善

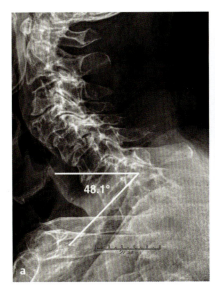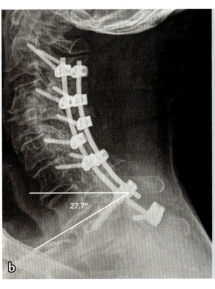

图 13.4 （a）术前颈椎侧位片显示 T1 倾斜角。（b）术后颈椎侧位片显示 T1 倾斜角矫正及改善

CBVA 是经颏、额眉部的连线与垂线的夹角。通过手术改善 CBVA 和恢复水平直视，术后疗效证实良好，包括步态、日常生活活动等均获得明显改善。

计算机断层扫描（CT）可用于评估骨量、骨赘桥接情况、关节突自发融合或强直情况，从而确定手术标记位置、内固定使用型号、是否需要后方截骨等。许多后凸畸形患者都有颈椎手术史，在这种情况下，薄层 CT 可以帮助评估既往手术融合情况。

磁共振成像（MRI）可评估神经结构的压迫情况，包括脊髓损伤／肿胀、软组织压迫，或是否存在瘘管等。不能接受 MRI 检查的患者可能需要行 CT 造影。

根据畸形的程度和节段数量，计算机断层血管造影（CTA）或磁共振血管造影（MRA）有助于评估手术计划中所涉及的椎动脉和其他异常血管结构。

13.3　治疗方案

一般来说，在考虑手术干预之前，应该进行保守治疗，包括针对疼痛的对症治疗，如 NSAID、肌肉松弛剂、类固醇注射、支具、物理治疗。颈椎牵引可以单独应用或作为术前干预来矫正畸形。如果畸形在牵引治疗 5 天后无改善，则表明牵引治疗无效。肌肉松弛剂和镇静剂应配合牵引使用。当患者出现神经功能损伤、不稳和／或畸形导致的严重机械性颈背部疼痛、畸形导致行走困难、无法平视、吞咽困难或呼吸困难而对 HRQOL 产生不利影响时，应考虑手术治疗。

术前用动力位片评估畸形的柔韧性是非常重要的。对于柔韧型畸形，可行单纯前路或者后路手术。然而，如果是僵硬型畸形或涉及关节突强直，则可能需要前后联合入路。畸形的病因对制订手术方案非常重要。例如，骨肿瘤侵犯脊柱前柱则需要前路手术，而椎板切除术后发生的柔韧型后凸畸形则最好采用后路手术。后凸畸形的范围和程度也影响到手术方案的制订；局灶性后凸更适合单纯前路手术，而长节段的后凸畸形可能需要后路手术。单纯前路手术可矫正畸形并植入内固定装置以固定矫形位置。它最常用于没有关节突关节强直的颈椎僵硬型后凸畸形。外科医生可以直视并减压脊髓前方，也可同时重建前方切除的骨组织结构。

患者取颈椎轻度后伸的仰卧位，减压过程包括骨赘切除、椎间盘切除和／或椎体切除。打开钩椎关节来增加活动度是至关重要的。通过汇聚式放置撑开钉，恢复前凸，从而节段性矫正畸形。此过程可能需要逐步地进行以恢复序列。前凸型椎间融合器的使用可以促进融合并提供进一步的矫形。更大角度的脊柱前凸重建可以通过解剖学钢板的三点弯曲把中间节段椎体前向前提拉贴近钢板。虽然前路手术相对于前后联合入路手术可以降低并发症发生率和死亡率，但其畸形矫正程度有限。

对于后纵韧带结构破坏或后纵韧带骨化症（OPLL）引发矢状面失衡而出现的颈椎屈曲畸形，可行单纯后路手术。后方颈椎融合术可以获得良好的矫形效果。若术前患者颈椎过伸位可以获得足够的自发矫正，则可以考虑使用三点颅骨固定头架维持颈椎过伸位，从而行后路手术。通常情况下，单纯后路手术主要用于预防多节段减压术后的矢状位畸形，如椎板切除术后脊柱后凸畸形。

对于关节突关节僵硬或动力位无改善的颈椎畸形，

常采用后—前—后联合入路。AS患者常需这种方式矫形。通常情况下，先完成后方关节突关节的松解和截骨。而后进行前路松解、椎间盘切除和植骨。最后进行后方内固定置入和畸形矫正，最终完成手术。该手术可以分期进行，在各期手术或至少某一期术前需行颈椎牵引。AS患者行后方内固定是至关重要的，可以预防因融合部位周围巨大力臂可能造成的畸形进展。在需要截骨时，如果需要矫正的角度<30°，可行后柱截骨，如关节突切除。对于需要进行多部位截骨来进行较大程度矫形的患者，假关节形成的风险增加。截骨的完成需要一个柔韧的前柱，因而在前后联合入路治疗严重颈椎病患者的手术中，需要保留椎间盘的活动度。计划切除的骨性结构可通过高速磨钻切除，直至暴露出口神经根。需要注意的是，要从外侧进行侧块结构的外缘切除，否则残余的骨块会阻碍截骨后的闭合。在截骨完成后，通过三点颅骨固定头架实现颈椎过伸位来完成理想的序列恢复。进行侧位片检查以确保在放置内植入物之前达到良好的序列。

对于严重畸形的矫正，也可以使用经椎弓根楔形截骨术（PSO）。多个节段的PSO可完成高达30°的矫正，且不需要联合前路手术。PSOs通常可完成下颈椎和上胸椎的三柱矫形，从而可以矫正颈椎整体序列。PSO的缺点在于技术难度较高，且增加了围手术期并发症。需要截骨的手术常常有较大的术中失血，因而需要对患者的基础疾病进行仔细的评估。多节段融合通常不应止于颈胸交界处（CTJ）。CTJ处于活动度较大的颈椎和相对固定的胸椎连接处，承受较高的应力。此外，它是颈椎前凸和胸椎后凸之间的移行区，承担更大的生物应力。由于这些特点可能会导致内固定失败，以及增加行翻修手术的风险，因此融合节段应至少延长到T1水平。

在颈椎和胸椎分别常使用侧块螺钉和椎弓根螺钉。颈椎可以考虑使用椎弓根螺钉，可增加椎间盘的载荷以获得潜在益处，但会增加手术难度及神经血管损伤风险。畸形矫正手术中常使用多通道神经电生理监测，常使用的有运动诱发电位（MEPs，间断记录于皮质脊髓束）和体感诱发电位（SSEPs，连续记录于后索）。MEPs的术中变化可指导畸形矫正，如及时逆转矫形程度等。然而，对于某些情况下神经电生理监测的变化并不完全准确。尚无可靠的研究显示术中神经监测的变化对手术安全性或对预后有明显影响。此外，因数据显示可能有误及不完整，应避免单独使用SSEPs。有研究发现即使在术中神经电生理监测无异常的情况下，患者术后也可能出现神经功能损害。评估神经功能监测变化的金标准是术中唤醒试验；然而，由于手术的复杂性，患者常取俯卧位，唤醒试验需要增加手术时间且需有经验的麻醉师协助，因而并不常常使用。

矫形手术均需进行术中透视，以便术中对矫形程度进行调整。在颈椎畸形手术中，麻醉因素也很重要。具有丰富经验专注脊柱外科手术的麻醉团队更受到欢迎。根据脊髓病的严重程度或颈椎的稳定情况，可能需要在清醒状态时，行纤维支气管镜下气管插管。术中需要维持一定的平均动脉压避免脊髓灌注不良。进行术前讨论可以使手术团队的每一位成员了解手术细节和注意事项。

13.4　手术并发症

在脊柱外科手术中畸形矫正手术的术野暴露广泛、手术时间较长，若有既往手术史则手术更为复杂，因而总体并发症发生率高。接受矫形手术的患者整体并发症发生率为25%，文献报道的严重并发症发生率为3.1%~44.4%不等，其中13.5%为神经系统并发症。总的来说，需要权衡后凸矫正的程度和并发症的发生率。单纯前路手术的并发症发生率较低（22%~33%），但后凸矫形范围有限，并发症类型包括气管切开、食管损伤、内植物移位/失败、椎动脉损伤、吞咽困难和声带麻痹等。单纯后路手术有术后C5神经根麻痹的风险，发生率约9.5%。其他并发症包括血肿、硬膜撕裂或假关节形成。后路手术因术中暴露造成的大量肌肉软组织剥离，术后轴性疼痛更剧烈。前后路联合的方法，能提供更大程度的畸形矫正，同时也有更高的并发症发生率，文献报道的发生率为32%~44.4%。

13.5　预后

研究表明矢状面序列（包括颈椎和全脊柱）的矫正与疼痛、神经症状、HRQOL评分的改善之间存在明显相关性。虽然没有随机对照临床试验（RCT）评估颈椎畸形手术疗效，但有许多回顾性研究提供了关于手术疗效的证据。Simmons等对AS进行手术治疗的研究中发现，患者水平直视得到改善，术后满意度高。Grosso等发现脊柱后凸矫正的程度与神经功能预后存在相关性。目前研究表明前路和后路手术疗效并无显著差异，两者在矫形术后疼痛和脊髓病评分方面均有显著改善。

影像学研究能够量化术后畸形矫正程度。单纯前路手术可将脊柱前凸从9°恢复至32°，在3年的随访中前凸约丢失2°。同时，单纯后路手术能够将脊柱前凸从6.5°恢复至54°。可矫正CBVA 35°~52°。PSO矫正CBVA的平均角度数为37°。由于多种原因，文献报道的预后相关数据可能难以解释。即使在高级别学术中心，与常规脊柱外科手术相比，严重的颈椎畸形手术的年手术量也很小。文献报道研究队列中的患者，在适应证选择、病因、脊柱序列情况，以及伴发基础疾病方面均存在异质性，因而在病例数较少和偏倚较大的情况下难以得出科学合理的结论。

13.6 结论

颈椎畸形可由退行性疾病、炎症性疾病或脊柱手术后的医源性因素引发。矢状位后凸畸形不仅在病理上增加了颈椎前后方结构的生物力学应力，而且还形成了一个进行性畸形加重的恶性循环。全面的术前影像评估是至关重要的，因为影像学指标如颈椎矢状面失衡、增加的T1倾斜角、后凸畸形的发生与邻近节段疾病、患者功能障碍、更差的HRQOL明显相关。鉴别颈椎畸形是柔韧型还是僵硬型对于决定手术方式非常重要。柔韧型畸形的患者可以考虑采用单纯前路或后路手术。然而，对于关节突关节强直的僵硬型畸形患者，常常需要采用前后联合入路。

颈椎畸形手术有脊髓损伤的风险，手术难度高，手术风险大。因此，除了必要的术中神经功能监测和术中透视，还需要在术前对患者进行全面的神经功能评估和影像学检查。矫形手术对颈椎畸形患者的疼痛、神经功能和整体HRQOL有显著疗效。随着人口老龄化的加剧，颈椎畸形发生率的不断增加，颈椎畸形的矫形手术将逐渐成为常规手术。

重要参考文献

[1] Scheer JK, Tang JA, Smith JS, et al. International Spine Study Group. Cervical spine alignment, sagittal deformity, and clinical implications: a review. J Neurosurg Spine. 2013; 19(2):141 – 159

[2] Tang JA, Scheer JK, Smith JS, et al. ISSG. The impact of standing regional cervical sagittal alignment on outcomes in posterior cervical fusion surgery. Neurosurgery. 2015; 76 Suppl 1:S14 – S21, discussion S21

[3] Ames CP, Blondel B, Scheer JK, et al. Cervical radiographical alignment: comprehensive assessment techniques and potential importance in cervical myelopathy. Spine. 2013; 38(22) Suppl 1:S149 – S160

[4] Steinmetz MP, Stewart TJ, Kager CD, Benzel EC, Vaccaro AR. Cervical deformity correction. Neurosurgery. 2007; 60(1) Suppl 1:S90 – S97

[5] Grosso MJ, Hwang R, Mroz T, Benzel E, Steinmetz MP. Relationship between degree of focal kyphosis correction and neurological outcomes for patients undergoing cervical deformity correction surgery. J Neurosurg Spine. 2013; 18(6):537 – 544

[6] Grosso MJ, Hwang R, Krishnaney AA, Mroz TE, Benzel EC, Steinmetz MP. Complications and outcomes for surgical approaches to cervical kyphosis. J Spinal Disord Tech. 2015; 28(7):E385 – E393

参考文献

[1] Irvine DH, Foster JB, Newell DJ, Klukvin BN. Prevalence of cervical spondylosis in a general practice. Lancet. 1965; 1(7395):1089 – 1092

[2] Smith JS, Lafage V, Schwab FJ, et al. International Spine Study Group. Prevalence and type of cervical deformity among 470 adults with thoracolumbar deformity. Spine. 2014; 39(17):E1001 – E1009

[3] Scheer JK, Tang JA, Smith JS, et al. International Spine Study Group. Cervical spine alignment, sagittal deformity, and clinical implications: a review. J Neurosurg Spine. 2013; 19(2):141 – 159

[4] Ames CP, Blondel B, Scheer JK, et al. Cervical radiographical alignment: comprehensive assessment techniques and potential importance in cervical myelopathy. Spine. 2013; 38(22) Suppl 1:S149 – S160

[5] Panjabi MM, Cholewicki J, Nibu K, Grauer J, Babat LB, Dvorak J. Critical load of the human cervical spine: an in vitro experimental study. Clin Biomech (Bristol, Avon). 1998; 13(1):11 – 17

[6] Panjabi MM, Miura T, Cripton PA, Wang JL, Nain AS, DuBois C. Development of a system for in vitro neck muscle force replication in whole cervical spine experiments. Spine. 2001; 26(20):2214 – 2219

[7] Cusick JF, Yoganandan N, Pintar F, Myklebust J, Hussain H. Biomechanics of cervical spine facetectomy and fixation techniques. Spine. 1988; 13(7):808 – 812

[8] Zdeblick TA, Abitbol JJ, Kunz DN, McCabe RP, Garfin S. Cervical stability after sequential capsule resection. Spine. 1993; 18(14):2005 – 2008

[9] Goel VK, Clark CR, Harris KG, Schulte KR. Kinematics of the cervical spine: effects of multiple total laminectomy and facet wiring. J Orthop Res. 1988; 6 (4):611 – 619

[10] White AA, III, Johnson RM, Panjabi MM, SouthwickWO. Biomechanical analysis of clinical stability in the cervical spine. Clin Orthop Relat Res. 1975(109): 85 – 96

[11] Pal GP, Sherk HH. The vertical stability of the cervical spine. Spine. 1988; 13 (5):447 – 449

[12] Hardacker JW, Shuford RF, Capicotto PN, Pryor PW. Radiographic standing cervical segmental alignment in adult volunteers without neck symptoms. Spine. 1997; 22(13):1472 – 1480, discussion 1480

[13] Breig A. Biomechanics of the central nervous system. Stockholm: Almquist & Wiskell; 1960

[14] Albert TJ, Vacarro A. Postlaminectomy kyphosis. Spine. 1998; 23(24):2738 – 2745

[15] Lonstein JE. Post–laminectomy kyphosis. Clin Orthop Relat Res. 1977(128): 93 – 100

[16] Herman JM, Sonntag VK. Cervical corpectomy and plate fixation for postlaminectomy kyphosis. J Neurosurg. 1994; 80(6):963 – 970

[17] Mummaneni PV, Deutsch H, Mummaneni VP. Cervicothoracic kyphosis. Neurosurg Clin N Am. 2006; 17(3):277 – 287, vi

[18] Zdeblick TA, Bohlman HH. Cervical kyphosis and myelopathy. Treatment by anterior corpectomy and strut–grafting. J Bone Joint Surg Am. 1989; 71(2): 170 – 182

[19] Kaptain GJ, Simmons NE, Replogle RE, Pobereskin L. Incidence and outcome of kyphotic deformity following laminectomy for cervical spondylotic myelopathy. J Neurosurg. 2000; 93(2) Suppl:199 – 204

[20] Ryken TC, Heary RF, Matz PG, et al. Joint Section on Disorders of the Spine and Peripheral Nerves of the American Association of Neurological Surgeons and Congress of Neurological Surgeons.

Cervical laminectomy for the treatment of cervical degenerative myelopathy. J Neurosurg Spine. 2009; 11(2): 142 – 149

[21] Hunt WE. Cervical spondylosis: natural history and rare indications for surgical decompression. Clin Neurosurg. 1980; 27:466 – 480

[22] Katz J, Liang M. Differential diagnosis and conservative treatment of rheumatic disorders. In (eds). Philadelphia: Lippincott–Raven; 1991:699 – 718

[23] Hoh DJ, Khoueir P, Wang MY. Management of cervical deformity in ankylosing spondylitis. Neurosurg Focus. 2008; 24(1):E9

[24] Umapathi T, Chaudhry V, Cornblath D, Drachman D, Griffin J, Kuncl R. Head drop and camptocormia. J Neurol Neurosurg Psychiatry. 2002; 73(1):1 – 7

[25] Tang JA, Scheer JK, Smith JS, et al. ISSG. The impact of standing regional cervical sagittal alignment on outcomes in posterior cervical fusion surgery. Neurosurgery. 2015; 76 Suppl 1:S14 – S21, discussion S21

[26] Mac–Thiong JM, Transfeldt EE, Mehbod AA, et al. Can c7 plumbline and gravity line predict health related quality of life in adult scoliosis? Spine. 2009; 34 (15):E519 – E527

[27] Bridwell KH, Baldus C, Berven S, et al. Changes in radiographic and clinical outcomes with primary treatment adult spinal deformity surgeries from two years to three– to five–years follow-up. Spine. 2010; 35(20): 1849 – 1854

[28] Park MS, Kelly MP, Lee DH, Min WK, Rahman RK, Riew KD. Sagittal alignment as a predictor of clinical adjacent segment pathology requiring surgery after anterior cervical arthrodesis. Spine J. 2014; 14(7):1228 – 1234

[29] Simmons EDJ, DiStefano RJ, Zheng Y, Simmons EH. Thirty–six years experience of cervical extension osteotomy in ankylosing spondylitis: techniques and outcomes. Spine. 2006; 31(26):3006 – 3012

[30] Steinmetz MP, Stewart TJ, Kager CD, Benzel EC, Vaccaro AR. Cervical deformity correction. Neurosurgery. 2007; 60(1) Suppl 1:S90 – S97

[31] Wang VY, Aryan H, Ames CP. A novel anterior technique for simultaneous single–stage anterior and posterior cervical release for fixed kyphosis. J Neurosurg Spine. 2008; 8(6):594 – 599

[32] Benzel EC. American Association of Neurological Surgeons: Biomechanics of spine stabilization. Rolling Meadows, Ill.: American Association of Neurological Surgeons; 2001

[33] Schroeder GD, Kepler CK, Kurd MF, et al. Is It Necessary to Extend a Multilevel Posterior Cervical Decompression and Fusion to the Upper Thoracic Spine? Spine. 2016; 41(23):1845 – 1849

[34] Resnick DK, Anderson PA, Kaiser MG, et al. Joint Section on Disorders of the Spine and Peripheral Nerves of the American Association of Neurological Surgeons and Congress of Neurological Surgeons. Electrophysiological monitoring during surgery for cervical degenerative myelopathy and radiculopathy. J Neurosurg Spine. 2009; 11(2):245 – 252

[35] Ben–David B, Haller G, Taylor P. Anterior spinal fusion complicated by paraplegia. A case report of a false–negative somatosensory–evoked potential. Spine. 1987; 12(6):536 – 539

[36] Lesser RP, Raudzens P, Lüders H, et al. Postoperative neurological deficits may occur despite unchanged intraoperative somatosensory evoked potentials. Ann Neurol. 1986; 19(1):22 – 25

[37] Grosso MJ, Hwang R, Krishnaney AA, Mroz TE, Benzel EC, Steinmetz MP. Complications and outcomes for surgical approaches to cervical kyphosis. J Spinal Disord Tech. 2015; 28(7):E385 – E393

[38] Etame AB, Wang AC, Than KD, La Marca F, Park P. Outcomes after surgery for cervical spine deformity: review of the literature. Neurosurg Focus. 2010; 28 (3):E14

[39] Han K, Lu C, Li J, et al. Surgical treatment of cervical kyphosis. Eur Spine J. 2011; 20(4):523 – 536

[40] Eleraky MA, Llanos C, Sonntag VKH. Cervical corpectomy: report of 185 cases and review of the literature. J Neurosurg. 1999; 90(1) Suppl:35 – 41

[41] Mayr MT, Subach BR, Comey CH, Rodts GE, Haid RW, Jr. Cervical spinal stenosis: outcome after anterior corpectomy, allograft reconstruction, and instrumentation. J Neurosurg. 2002; 96(1) Suppl:10 – 16

[42] Nassr A, Eck JC, Ponnappan RK, Zanoun RR, Donaldson WF, III, Kang JD. The incidence of C5 palsy after multilevel cervical decompression procedures: a review of 750 consecutive cases. Spine. 2012; 37(3):174 – 178

[43] Mummaneni PV, Dhall SS, Rodts GE, Haid RW. Circumferential fusion for cervical kyphotic deformity. J Neurosurg Spine. 2008; 9(6):515 – 521

[44] Schultz KD, Jr, McLaughlin MR, Haid RW, Jr, Comey CH, Rodts GE, Jr, Alexander J.Single–stage anterior–posterior decompression and stabilization for complex cervical spine disorders. J Neurosurg. 2000; 93(2) Suppl:214 – 221

[45] McMaster MJ. Osteotomy of the cervical spine in ankylosing spondylitis. J Bone Joint Surg Br. 1997; 79(2):197 – 203

[46] Villavicencio AT, Babuska JM, Ashton A, et al. Prospective, randomized, doubleblind clinical study evaluating the correlation of clinical outcomes and cervical sagittal alignment. Neurosurgery. 2011; 68(5):1309 – 1316, discussion 1316

[47] Guérin P, Obeid I, Gille O, et al. Sagittal alignment after single cervical disc arthroplasty. J Spinal Disord Tech. 2012; 25(1):10 – 16

[48] Baba H, Maezawa Y, Furusawa N, Imura S, Tomita K. Flexibility and alignment of the cervical spine after laminoplasty for spondylotic myelopathy. A radiographic study. Int Orthop. 1995; 19(2):116 – 121

[49] Suda K, Abumi K, Ito M, Shono Y, Kaneda K, Fujiya M. Local kyphosis reduces surgical outcomes of expansive open–door laminoplasty for cervical spondylotic myelopathy. Spine. 2003; 28(12):1258 – 1262

[50] Tokala DP, Lam KS, Freeman BJ, Webb JK. C7 decancellisation closing wedge osteotomy for the correction of fixed cervico-thoracic kyphosis. Eur Spine J. 2007; 16(9):1471 – 1478

[51] Grosso MJ, Hwang R, Mroz T, Benzel E, Steinmetz MP. Relationship between degree of focal kyphosis correction and neurological outcomes for patients undergoing cervical deformity correction surgery. J Neurosurg Spine. 2013; 18(6):537 – 544

[52] Cabraja M, Abbushi A, Koeppen D, Kroppenstedt S, Woiciechowsky C. Comparison between anterior and posterior decompression with instrumentation for cervical spondylotic myelopathy: sagittal alignment and clinical outcome. Neurosurg Focus. 2010; 28(3):E15 – E19

[53] Nottmeier EW, Deen HG, Patel N, Birch B. Cervical kyphotic deformity correction using 360–degree reconstruction. J Spinal Disord Tech. 2009; 22(6):385 – 391

第 14 章　腰椎管狭窄伴神经源性间歇性跛行

Sharad Rajpal, Sigita Burneikiene

摘要：腰椎管狭窄伴神经源性间歇性跛行是老年人的常见问题，也是美国 65 岁以上患者进行脊柱手术的最常见原因。腰椎管狭窄症的诊断依据是临床表现和 CT 或 MRI 影像表现。腰椎管狭窄伴神经源性间歇性跛行有多种治疗方法可供选择，包括药物治疗、物理治疗、硬膜外注射和手术减压（融合或不融合）。其中，对于患有腰椎管狭窄症伴神经源性间歇性跛行的老年人，手术干预可能是最有效的选择。

关键词：腰椎椎管狭窄；神经源性间歇性跛行；腰椎融合；老年人

关键点

- 腰椎管狭窄症是老年人的一种主要疾病，常通过影像学检查发现，无论患者是否有症状，通常都会引起重视。随之而来的腰椎神经根的机械压迫和血管功能不全导致了一系列称为神经源性间歇性跛行的症状。
- 这是美国 65 岁以上的人做脊柱手术最常见的原因。
- 有症状的腰椎管狭窄症 (LSS) 会引起患者生活的巨大变化。它对患者的生活质量有显著的负面影响，有时会导致难以忍受的残障和疼痛症状。
- 大多数腰椎管狭窄症是由于椎间盘和小关节的老年性退变所致。这必然意味着随着人口老龄化，LSS 的发病率和患病率随之增加。而且这种发病率和患病率的增加可能会导致社会和经济负担加重。
- 对于这种常见的致残性疾病的治疗可以采用几种方法：非手术治疗、手术治疗以及两者的结合。治疗选择取决于临床医生在评估时考虑的因素。

14.1　流行病学

如果患者有腰椎管狭窄症的影像学证据和神经源性间歇性跛行或腰椎神经根病变的症状，则诊断为症状性腰椎管狭窄症。神经源性间歇性跛行表现为疼痛和肢体功能障碍，开始于腰背部和臀部的近端，然后进展放射到下肢远端。在一些病例中，是一种沿脊神经皮区分布的疼痛和功能障碍。神经源性间歇性跛行症状敏感性一般，但对 LSS 高度特异性。通常患者反映在站立或行走较长时间时，从脊柱放射到臀部和腿部的麻木、无力或不适。虽然放射痛是神经源性间歇性跛行的主要特征，但一些患者可能表现为神经功能障碍，如感觉异常或下肢无力。神经源性间歇性跛行以隐匿性发作和数月至数年的渐进过程为特征。腰椎管狭窄症也可伴有神经根病变，可能是单侧或双侧的，导致与受累神经根水平相关的肌力、运动、反射和感觉障碍。通常而言，在行走或站立时腰椎伸展状态下神经源性间歇性跛行症状会加重，因为行走或站立时脊柱前凸会使椎管进一步狭窄。相反，坐着或弯曲腰椎可以缓解症状，据报道缓解最明显的情况可能多见于与弯腰相关的运动当中（例如，倚在购物车上，骑自行车时腰弯曲）。随着疾病的进展，这种症状的缓解趋于减少。以尿失禁形式出现的膀胱功能障碍在老年人中较为常见，经减压手术后症状明显改善。

虽然 LSS 是老年人常见的一种疾病，但关于其在不同人群中的发病率和患病率的相关文献却很少。在一项研究中，每 10 万人中有 5 人患有 LSS，是颈椎椎管狭窄的 4 倍。在另一项研究中，发现 14% 腰椎管狭窄的患者抱怨腰痛并寻求专家治疗。在一项研究中，使用影像学技术评估时，发现 80% 的 70 岁以上患者存在一定程度的腰椎管狭窄。在另一项研究中，基于人群队列，有症状的 LSS 患病率在使用 MRI 的物理检查中的相关性总体为 9.3%（男性为 10.1%，女性为 8.9%）。同时与正常步行速度相比，以最快速度步行 6 分钟是识别有症状的 LSS 更敏感的试验。

腰椎管狭窄症发病年龄大致可以反映其狭窄的病因，因为先天性狭窄的患者出现症状的年龄在 30~50 岁。相比更常见的是有症状的 LSS 常出现在 60~70 岁。在一项研究中，被定义为椎管直径 <10 mm 的绝对腰椎管狭窄症在 60~69 岁人群中患病率高达 19.4%。

手术减压的主要禁忌证是误诊和患者无法从手术干预中获益。症状性 LSS 很少单独发病。引起腰椎管狭窄的相似退变和病理过程也可能引起其他隐匿的病状。因此，必须非常小心地通过病史、临床检查和辅助检查来确定其他鉴别诊断与病史，这些诊断可能会限制或否定手术干预的优势获益。最常见的是：血管源性间歇性跛行，髋、膝骨关节炎和医学上的并发症。

神经源性间歇性跛行最常见的鉴别诊断是血管源性间歇性跛行。血管源性间歇性跛行通常出现在下肢远端，并进展到近端。通常情况下，患者在休息状态下会得到缓解。一般患者不会描述通过向前弯曲或倚靠在购物车上症状会缓解。血管性源性间歇性跛行与神经源性间歇性跛行之间鉴别的其他临床特征包括皮肤苍白、皮肤温度降低、腿毛脱落、周围脉搏减弱或消失。

14.1.1　诊断研究

在考虑对有症状的腰椎管狭窄症的手术治疗之前，确认 LSS 的存在和相关责任节段是必要的。MRI、CT和脊髓造影等成像方法可能有助于对这些患者的诊断和制订治疗计划。如果怀疑有血管性源性间歇性跛行，应进行血管造影检查。

14.1.2　磁共振成像（MRI）

MRI 被认为是评估腰椎管狭窄症的最佳方法。通过 MRI 可以看到软组织异常，如黄韧带肥厚、椎间盘突出或小关节损伤。它还可以帮助识别神经根和先天的脊髓异常、水肿、脱髓鞘。LSS 在 T2 加权图像上表现最明显，表现为 CSF 信号在 T2 加权序列上的消失。外科医生同时通过 MRI 矢状面、矢状面平行面和轴位的观察准确定位病灶（图 14.1）。患者体内多种类型的内植物都禁止使用 MRI，包括心脏起搏器、深部大脑刺激器、脊髓和周围神经刺激器。这些内植物的使用在老年人群中较为常见。在安排成像研究之前，应确定这些装置的存在，并确认磁共振兼容性。重要的是要把患者的症状与 MRI 的影像表现联系起来。在一项研究中，在年龄 >60 岁的患者中，只有 1/3 左右的椎间盘突出症患者（36%）和椎管狭窄症患者（21%）有症状。

14.1.3　计算机断层扫描（CT）

CT 扫描可用于显示骨化和钙化结构，如韧带肥厚、小关节病变、峡部骨折或椎体骨赘。虽然 CT 可用于评估中央和椎间孔狭窄，但它在很大程度上已被 MRI 取

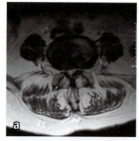
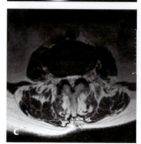
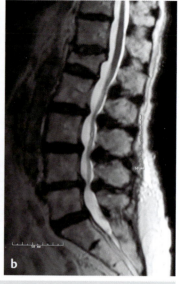

图 14.1　一位 88 岁的神经源性间歇性跛行女性患者的 L3/L4 和 L4/L5 的矢状面和横断面的 MRI 影像（T2 加权），显示典型的中央隐窝、侧隐窝和椎间孔狭窄

代。然而，在存在明显的畸形或金属伪影的情况下（如先前的器械融合），CT 可能比 MRI 提供更好的可视化效果。通过增加鞘内造影（CT 脊髓造影）可以提高 CT 检测神经压迫的敏感性。在患者无法获得 MRI 或存在明显金属伪影的情况下，CT 脊髓造影是诊断 LSS 的首选方式。

14.1.4　X 线片

前后位平片可显示椎体两侧骨赘、脊椎病、骨异常、不稳定或畸形。全矢状面和冠状面平衡最好通过脊柱侧位 X 线片来评估。

14.2　生物力学因素

LSS 可以归因于几个解剖学发现。由于椎间盘退变，马尾神经或腰脊神经根腹侧受压可由位于中央的椎间盘突出或椎间盘膨出引起。腰椎退行性过程可导致椎间盘高度下降，迫使黄韧带向内折叠，形成骨刺、骨赘或少数情况下形成后纵韧带肥厚。随后的腰部神经根、马尾的机械压迫和血管功能不全导致了一系列被称为神经源性跛行的症状。神经源性间歇性跛行症状往往随着腰椎的伸展而加重，如由于脊柱前凸增加而导致椎管进一步狭窄的行走或站立。相反，坐着或弯曲腰椎通常可以使腰椎管内径增大而缓解症状。

14.3　治疗方案

有症状的LSS采用一系列手术和保守治疗，包括物理治疗、膜稳定剂、镇痛药和疼痛干预。通常只有无神经功能受损或严重程度较低的腰椎管狭窄患者最初接受保守治疗。对老年人的医疗应特别重视，不仅是针对LSS的症状治疗，而且要完善相关并发症（心、肺、肾、内分泌）的围手术期医疗护理，以达到最佳疗效。鉴于老年人中骨病的高发病率，脊柱外科医生应特别关注患者的骨骼健康。

由于症状的严重程度不同，了解LSS患者的发病史是治疗的关键。虽然老年人的LSS主要是由于脊柱退行性改变，但这一事实并不预示症状的必然恶化。事实上，根据北美脊柱协会（NASS）的指南，轻到中度的LSS患者1/3~1/2的发病史是良好的。此外，其他的综述报道了1/3的病例有了改善，并且在8年的随访中病情没有变化，这使患者快速进展性疼痛或功能障碍变得很少见。同样，另一项研究报道60%的LSS患者尽管MRI证实椎管进行性狭窄，但症状无明显进展。

手术治疗

LSS的发病史表明，其症状是渐进的，并且是持续多年发生的。症状迅速恶化的患者是不常见的，这表明可能与其他病理有关，如肿瘤、压缩性骨折或椎间盘突出。因此，在与患者讨论导致症状严重程度的原因和手术的预期结果后，总是可以选择和计划手术的。虽然没有高质量的证据表明手术的影响，但是非手术治疗方案的试验通常在考虑手术干预之前已进行。

一些研究比较了手术和其他非手术治疗。记住患者结果研究试验（SPORT）显示手术较非手术治疗在早期具有显著的益处。然而，随着时间的推移，这种优势逐渐减弱，在6年和8年的随访中没有差异。由于保守治疗组与手术组的高交叉率，所以得出的结论被认为是低质量的。

手术的目的是对在狭窄腰椎管内受挤压的腰脊神经进行减压，这给了神经功能受损患者一个减轻疼痛和恢复功能的机会。减压手术有许多手术方法和技术，这些方法和技术取决于狭窄的节段、范围、严重程度以及相关的情况。这也取决于医生的偏好和患者的脊柱手术史。

这些技术包括单侧和双侧椎板切除术，通过单侧椎板切除术进行双侧减压，以及不同的椎板成形术和微创手术。然而，目前的证据并不支持任何一种手术方法。2015年的一篇系统综述比较了3种新方法（单侧椎板切开术用于双侧减压、双侧椎板切开术和劈裂棘突椎板切开术）与传统椎板切除术的效果。结果显示，在所有手术方式治疗后，功能障碍、知觉恢复和腿痛的结果相似，尽管证据的质量很低。它强调了对这些新方法的现有研究方法不足和缺乏长期结果数据。在另一项运动治疗分析中，主要是腿痛的患者在手术后的改善明显优于主要是腰痛的患者，后者在手术后的改善仍明显优于非手术治疗。

在LSS患者减压术中，脊柱融合是LSS手术治疗的主要争议。它已被指导用于伴有退行性脊椎滑脱、减压后不稳定或畸形但仍有复发性狭窄的患者（图14.2）。根据一项回顾性队列研究，与单纯减压或单纯融合手术相比，老年人复杂腰椎融合手术的发生率增加了15倍（从1.3/10万受益者增加到19.9/10万）。与单纯减压相比，这种增加与主要并发症、30天内死亡率、成本和资源使用率的增加有关。在另一个回顾性队列中，我们比较了老年患者（＞75岁）后路腰椎椎间融合（PLIF）与无融合椎板减压术和无融合黄韧带切除术（DLF）的疗效：与DLF相比，PLIF术后LBP明显降低，复发率降低。此外，本研究的结论是，即使是＞75岁高龄的患者，腰椎手术也是安全的、合理的，并建议对主要是腰背痛的患者进行腰椎融合手术。2013年的临床实践指南更新建议："在没有畸形或不稳定的情况下，腰椎融合未被证明能改善单独性腰椎管狭窄患者的预后，因此不推荐使用"。根据NASS的指南，在没有不稳定或畸形的情况下，对于有明显下肢症状的患者，建议单纯减压。

在文献中已经提倡使用棘间撑开器来代替腰椎减压术。这个手术的最佳适应证是单节段腰椎管狭窄和前屈可改善症状。在狭窄水平节段的棘突之间放置撑开器将迫使脊柱进入局部的后凸，从而扩大椎管的直径。虽然最初的研究显示间歇性跛行症状有所改善，但症状缓解可能不如常规减压手术持久，中长期随访失败率较高。

14.4　获益与风险

当考虑对有症状的腰椎管狭窄症进行手术干预时，必须对手术的风险和获益进行严格评估。如上所述，

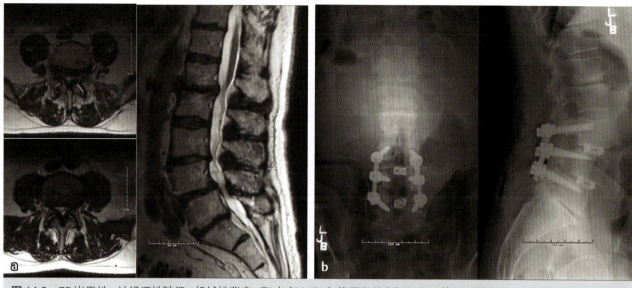

图14.2 　75岁男性，神经源性跛行，机械性背痛，T2加权MRI矢状面和轴向切面显示伴严重的中央、侧隐窝和椎间孔狭窄。（a）注意L4~L5为1级滑脱。他接受了L3~L4和L4~L5减压，并与TLIF融合。（b）彻底解决了他的跛行和机械性背痛

对经过适当选择的患者进行手术干预的好处包括改善姿势、改善行走距离、减少疼痛和不适。手术风险可分为两大类：与手术相关的风险和与特定手术相关的风险。手术风险包括围手术期心血管事件、肺事件、静脉血栓栓塞，以及老年人的认知障碍。腰椎减压术的具体风险包括神经损伤、硬膜撕裂、术后假性脊膜膨出、术后硬膜外血肿、医源性不稳定、术后伤口感染。如果进行融合，附加的风险包括假关节形成、内植物失败/骨折和医源性畸形。

14.5　误区、并发症和禁忌

虽然处理有症状的腰椎管狭窄症的表现形式和基本治疗方法并不是针对年龄的，但在开始实施治疗计划之前，必须对增加的并发症发生率、活动障碍、体质下降、认知能力下降和复杂的社会状况进行评估。一般而言，保守治疗的风险比手术干预低，应首先考虑。然而，对于那些症状没有改善的患者，应该考虑手术治疗。衰弱和高龄与术后并发症发生率和预后不良的风险增加相关。它们还与术后即刻护理费用的增加有关。尽管存在并发症的风险，但至少在一项研究中，体质最差的患者在自我报告结果测量（ODI）方面取得了最大的改善。因此，如果手术的风险可以有效地降低，即使是身体衰弱的老年人也可以考虑手术。降低风险的策略包括康复、营养优化和老年围手术期的护理。在手术前，必须评估社会因素以加快康复和降低再入院的风险。行动不便的患者，那些独居或认知功能下降的患者，可能需要在术后安置在专业的护理机构。这种可能性应在术前与患者及其家属商量。临终事宜，如医疗保健的持久授权书和停止复苏的医嘱亦是应该注意的关键问题。

当考虑融合时，需要评估患者的骨质量。相对骨量减少/骨质疏松症在老年人中发生率较高。在这些病例中，获得良好的固定是有挑战性的，这可以从体弱和老年人较高的内植物失败和其近端交界处后凸畸形的发生率中看出。应在术前评估和优化骨骼健康，尽可能减少这种风险。提高融合手术固定效果的方法包括骨水泥强化、部分矫正畸形和部分病例的不矫正畸形的局部性融合（图14.3）。

14.6　结果/证据

无论是保守治疗还是手术治疗都缺乏共识。同样，这亦解释了目前正在采用的各种保守治疗亦缺乏高质量随机对照研究。一篇综述系统回顾了经MRI证实的LSS，并以神经源性跛行为表现，结论是没有明显证据支持任何类型的保守治疗。此外，缺乏对非手术治疗方案的明确描述，使得治疗结果分析变得困难。

大多数LSS和神经源性跛行患者在手术干预前都要进行保守治疗。老年患者通常伴有其他严重的并发症，这可能使手术成为一个危险的选择。此类病例通常在疼痛中心经过多模式治疗。如果保守治疗失败并

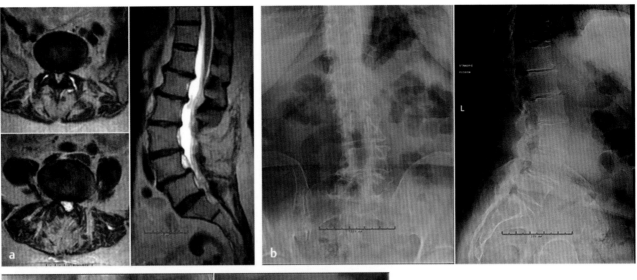

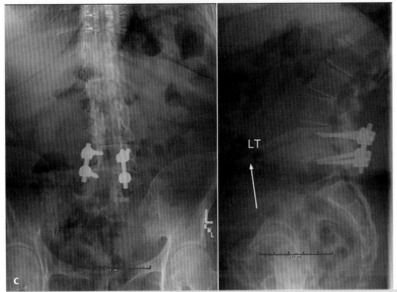

图14.3　78岁女性患者（a）神经源性跛行和神经根病变的MRI矢状面和轴向T2加权图像。L4~L5处反复的侧隐窝狭窄，有椎板减压切除手术史。L4/L5脊椎滑脱，L5/S1严重狭窄。（b）AP和侧位片再次显示MRI上的L4/L5脊柱滑脱（LAT）以及冠状变性畸形（AP）。（c）术后AP和侧位片显示L4/L5椎间植骨融合，L5/S1和L4/L5腰椎减压术后未尝试矫正畸形。患者完全消除了跛行和神经根症状

考虑手术治疗，则必须根据影像学结果和患者的总体健康状况来仔细评估。

很少有随机对照试验研究LSS的保守（非手术）治疗方案。对影像学证实的有症状的LSS患者的非手术干预的系统回顾未能得出足够的证据来推荐任何非手术方案。这些方案包括降钙素、前列腺素、加巴喷丁、甲钴胺素、硬膜外类固醇注射、运动和其他多模式非手术治疗。它还指出，由于缺乏对这些方案的明确描述，阻碍了数据共享和更好的结果测试的分析。

LSS的药物治疗包括非甾体类抗炎药、扑热息痛、加巴喷丁、前列腺素和维生素 B_1。然而，唯一可用的是由单中心小试验提供的低质量的证据。

一些研究表明，非甾体抗炎药并不比扑热息痛更有效。前列腺素理论上可以增强神经根的血液供应，但单中心的小型试验只能提供低质量的缓解症状的证据。

在一项回顾性队列研究中，评估了膜稳定剂（MSAs）治疗后伴有神经源性跛行的LSS患者的生活质量（QOL）（701例）与保守治疗（2104例）。结果表明，MSAs治疗组患者的生活质量优于另一组。同一机构最近的一项回顾性队列研究试图建立MSAs治疗结果的预测模型。该研究得出的结论是，MSAs对那些

生活质量较差、抑郁症较轻、已婚人士以及社会经济状况较好的患者影响最大。

另一项随机对照试验比较了一组接受标准医疗护理（医疗体操、佩戴带钢板腰骶部支具和非甾体抗炎药）的患者与另一组接受加巴喷丁治疗的患者。加巴喷丁改善了行走距离、疼痛评分和感觉缺陷恢复。在过去，降钙素被认为可以改善症状，但最近的荟萃分析显示其效果并不比扑热息痛或安慰剂更好。

阿片类药物已被用于疼痛控制，但它们在长期控制症状中的作用尚不清楚。一项随机双盲交叉试验研究了羟吗啡酮和丙氧芬/对乙酰氨基酚治疗LSS合并神经性跛行的疗效。这项研究未能证明这些经过试验的阿片类药物的益处。糖皮质激素常用于LSS保守治疗方案，尽管目前仍没有高质量的证据证明其对LSS的疗效。

物理治疗常用于LSS的非手术治疗。它包括可以增加灵活性的运动、核心力量的增强或有氧调节以增加运动耐力。支撑、紧身胸衣和腰椎半刚性矫形器已在一些情况下使用。其他缓解疼痛的方法，如使用热或冰、电刺激、按摩或超声波以及脊椎推拿和姿势指导，通常包括在医疗管理程序中。在对非手术治疗方案的系统回顾中，有一个单一试验的低质量证据表明，与不治疗相比，运动对腿痛和功能改善有短期获益。在另一项关于LSS物理治疗试验的系统回顾中，不能得出LSS的物理治疗具有明显优势。它还发现了一些低质量的证据，表明物理疗法如超声波、经皮神经电刺激（TENS）和热包对运动没有额外的影响。此外，手术对患者疼痛改善和功能有更好的长期（2年）效果，但对步行距离长短没有效果。在运动研究的二次分析中，我们评估了LSS患者的物理治疗与长期预后之间的关系。结论是，物理治疗与患者在1年内接受手术的可能性降低相关。

硬膜外类固醇注射通常用于改善LSS的症状，尽管试验结果存在差异。在一项荟萃分析中，包括8项涉及有症状的LSS患者的试验，硬膜外皮质类固醇注射对椎管狭窄没有明显的效果。2015年的另一项荟萃分析（包括10项随机对照试验）表明，硬膜外类固醇注射的疗效优于单独使用利多卡因的证据微乎其微。它也证明了对LSS患者的短期和长期获益。类固醇注射是利用3种经腰椎主要途径进行的（骶管、椎板间和经椎间孔），但是讨论一种途径优于另一种的文献是较少的。

在对两项随机对照试验的分析中，无论是骶管注射还是椎板间注射，均可用于治疗中央LSS的疼痛和功能障碍，随访2年的结果显示，无论是仅使用局部麻醉还是使用类固醇，均可显著改善患者的疼痛和功能障碍。此外，在这种治疗方式中，椎板间注射的效果明显优于骶管注射。

一般认为硬膜外类固醇注射主要是有助于短期的疼痛缓解和功能改善。值得注意的是，其他试验也得出结论，LSS患者的疼痛敏感性对硬膜外类固醇注射后的疼痛缓解程度没有影响。值得一提的是，通常硬膜外注射有将感染引入中枢神经系统的风险。当决定在老年人中继续注射时，应该记住这一点，因为这一人群免疫低下发生率较高。

在其他一些比较流行的治疗方法中，脊柱推拿法通常用于治疗慢性腰痛，尽管直到最近它被认为是LSS的禁忌。最近的研究显示非常低质量的证据证实，前屈牵拉手法可以有利于LSS。针灸是另一种常见的治疗方法，虽然有有限的证据表明，它是对LSS有益的。

2014年的一项系统综述评估了有症状的老年人LSS脊柱手术的有效性和相同人群手术的安全性，重点是围手术期并发症的发生率。结果显示疼痛和功能有明显的改善。此外，围手术期并发症如硬脊膜撕裂、伤口感染和死亡是不常见的。对于肥胖和糖尿病患者，其并发症发生率较高，预后较差。2011年的另一项系统综述包括5项共918例患者的研究，比较了手术和非手术（保守治疗）的疗效。在所有5项试验中，外科手术尽管在改善行走能力方面没有明显优势，但在缓解疼痛、改善功能障碍和生活质量方面显示出优势。手术的优势在3~6个月时很明显，并持续了2~4年，但在这段时间结束时，差异会变小。另一项随机对照试验涉及94例患者，比较了44例患者的非手术治疗与50例患者的手术减压治疗的结果，其中10例患者有更多的融合。结论是，在2年的随访中，与非手术治疗相比，手术可以更好地缓解疼痛，减少整体功能障碍。此外，采用随机试验与观察性队列研究同时进行的设计，SPORT提供了LSS手术与非手术护理比较4年的结果。临床显示手术治疗具有可以维持4年的明显的优势。这些优势包括明显减少身体疼痛和Oswestry功能障碍指数（ODI）评分。

另一方面，一个病例系列分别对54例LSS的患者采用配对样本研究，对保守治疗与椎板切除术患者的ODI临床效果进行评估。结果显示，两组患者的预后差异无统计学意义。另外，在另一组LSS患者的非随机队列研究中，将行退行性脊柱滑脱减压（54例）和融合减压（42例）与非手术治疗（29例）进行比较。两组手术干预组的结果都更好，在罗兰·莫里斯功能障碍评估问卷上的评分也更高。

14.7　结论

腰椎管狭窄伴神经源性跛行在老年人中普遍存在。如果对有症状的患者保守治疗失败，可能需要融合或非融合的手术减压。如果风险得到适当的评估和控制，老年人可以从手术中显著获益。

重要参考文献

[1] Gerhardt J, Bette S, Janssen I, Gempt J, Meyer B, Ryang YM. Is eighty the new sixty? Outcomes and complications after lumbar decompression surgery in elderly patients over 80 years of age. World Neurosurg. 2018;112:e555 - e560
[2] Reid DBC, Daniels AH, Ailon T, et al. International Spine Study Group. Frailty and health-related quality of life improvement following adult spinal deformity surgery.World Neurosurg. 2018; 112:e548 - e554
[3] Battié MC, Jones CA, Schopflocher DP, Hu RW. Health-related quality of life and comorbidities associated with lumbar spinal stenosis. Spine J. 2012; 12(3):189 - 195

参考文献

[1] Lurie J, Tomkins-Lane C. Management of lumbar spinal stenosis. BMJ. 2016;352:h6234
[2] Battié MC, Jones CA, Schopflocher DP, Hu RW. Health-related quality of life and comorbidities associated with lumbar spinal stenosis. Spine J. 2012; 12(3):189 - 195
[3] Siebert E, Prüss H, Klingebiel R, Failli V, Einhäupl KM, Schwab JM. Lumbar spinal stenosis: syndrome, diagnostics and treatment. Nat Rev Neurol. 2009; 5(7):392 - 403
[4] Sasaki K. Magnetic resonance imaging findings of the lumbar root pathway in patients over 50 years old. Eur Spine J. 1995; 4(2):71 - 76 - Accessed October 17, - 2018
[5] Ishimoto Y, Yoshimura N, Muraki S, et al. Prevalence of symptomatic lumbar spinal stenosis and its association with physical performance in a populationbased cohort in Japan: the Wakayama Spine Study. Osteoarthritis Cartilage.2012; 20(10):1103 - 1108
[6] Fraser JF, Huang RC, Girardi FP, Cammisa FP, Jr. Pathogenesis, presentation,and treatment of lumbar spinal stenosis associated with coronal or sagittal spinal deformities. Neurosurg Focus. 2003; 14(1):e6 - Accessed October 17,2018
[7] Kalichman L, Cole R, Kim DH, et al. Spinal stenosis prevalence and association with symptoms: the Framingham Study. Spine J. 2009; 9(7):545 - 550
[8] Epstein NE. Surgical management of lumbar stenosis: decompression and indications for fusion. Neurosurg Focus. 1997; 3(2):e1 -, discussion 1, e4 - Accessed October 17, 2018
[9] Choma TJ, Rechtine GR, McGuire RA, Jr, Brodke DS. Treating the Aging Spine. J Am Acad Orthop Surg. 2015;23(12):e91 - e100
[10] Kreiner DS, Shaffer WO, Baisden JL, et al. North American Spine Society. An evidence-based clinical guideline for the diagnosis and treatment of degenerative lumbar spinal stenosis (update). Spine J. 2013; 13(7):734 - 743
[11] Benoist M. The natural history of lumbar degenerative spinal stenosis. Joint Bone Spine. 2002; 69(5):450 - 457 - Accessed November 3, 2017
[12] Haig AJ, Tong HC, Yamakawa KSJ, et al. Predictors of pain and function in persons with spinal stenosis, low back pain, and no back pain. Spine. 2006; 31(25):2950 - 2957
[13] Sengupta DK, Herkowitz HN. Lumbar spinal stenosis. Treatment strategies and indications for surgery. Orthop Clin North Am. 2003; 34(2):281 - 295 - Accessed November 17, 2017
[14] Backstrom KM, Whitman JM, Flynn TW. Lumbar spinal stenosis-diagnosis and management of the aging spine. Man Ther. 2011; 16(4):308 - 317
[15] Lurie JD, Tosteson TD, Tosteson ANA, et al. Surgical versus nonoperative treatment for lumbar disc herniation: eight-year results for the spine patient outcomes research trial. Spine. 2014; 39(1):3 - 16
[16] Jacobs WCH, Rubinstein SM, Koes B, van Tulder MW, Peul WC. Evidence for surgery in degenerative lumbar spine disorders. Best Pract Res Clin Rheumatol.2013; 27(5):673 - 684
[17] Overdevest GM, Jacobs W, Vleggeert-Lankamp C, Thomé C, Gunzburg R, Peul W. Effectiveness of posterior decompression techniques compared with conventional laminectomy for lumbar stenosis. Overdevest GM, ed. Cochrane database Syst Rev. 2015;24(3):CD010036
[18] Pearson A, Blood E, Lurie J, et al. Predominant leg pain is associated with better surgical outcomes in degenerative spondylolisthesis and spinal stenosis:results from the Spine Patient Outcomes Research Trial (SPORT). Spine. 2011; 36(3):219 - 229
[19] Deyo RA, Mirza SK, Martin BI, Kreuter W, Goodman DC, Jarvik JG. Trends,major medical complications, and charges associated with surgery for lumbar spinal stenosis in older adults. JAMA. 2010; 303(13):1259 - 1265
[20] Lee C-H, Hyun S-J, Kim K-J, Jahng T-A, Kim H-J. Decompression only versus fusion surgery for lumbar stenosis in elderly patients over 75 years old: which is reasonable? Neurol Med Chir (Tokyo). 2013; 53(12):870 - 874
[21] Resnick DK, Watters WC, III, Mummaneni PV, et al. Guideline update for the performance of fusion procedures for degenerative disease of the lumbar spine. Part 10: lumbar fusion for stenosis without spondylolisthesis. J Neurosurg Spine. 2014; 21(1):62 - 66
[22] Cambron JA, Schneider M, Dexheimer JM, et al. A pilot randomized controlled trial of flexion-distraction dosage for chiropractic treatment of lumbar spinal stenosis. J Manipulative Physiol Ther. 2014; 37(6):396 - 406
[23] Kim KH, Kim T-H, Lee BR, et al. Acupuncture for lumbar spinal stenosis: a systematic review and meta-analysis. Complement Ther Med. 2013; 21(5):535 - 556
[24] Shamji MF, Mroz T, Hsu W, Chutkan N. Management of degenerative lumbar spinal stenosis in the elderly. Neurosurgery. 2015; 77(4) Suppl 4:S68 - S74
[25] Malmivaara A, Slätis P, Heliövaara M, et al. Finnish Lumbar Spinal Research Group. Surgical or nonoperative treatment for lumbar spinal stenosis? A randomized controlled trial. Spine. 2007; 32(1):1 - 8
[26] Weinstein JN, Lurie JD, Tosteson TD, et al. Surgical versus nonoperative treatment for lumbar disc herniation: four-year results for the Spine Patient Outcomes Research Trial (SPORT). Spine. 2008; 33(25):2789 - 2800
[27] Ammendolia C, Stuber K, de Bruin LK, et al. Nonoperative treatment of lumbar spinal stenosis with neurogenic claudication: a systematic review. Spine.2012; 37(10):E609 - E616
[28] Djurasovic M, Glassman SD, Carreon LY, Dimar JR, II. Contemporary management of symptomatic lumbar spinal stenosis. Orthop Clin North Am. 2010;41(2):183 - 191
[29] Szpalski M, Gunzburg R. Lumbar spinal stenosis in the elderly: an overview.Eur Spine J. 2003; 12 Suppl 2:S170 - S175
[30] Kovacs FM, Urrútia G, Alarcón JD. Surgery versus conservative treatment for symptomatic lumbar spinal stenosis: a systematic review of randomized controlled trials. Spine. 2011; 36(20):E1335 - E1351
[31] Schneider M, Ammendolia C, Murphy D, et al. Comparison of non-surgical treatment methods for patients with lumbar spinal stenosis: protocol for a randomized controlled trial. Chiropr Man

Therap. 2014; 22(1):19

[32] Roelofs PD, Deyo RA, Koes BW, Scholten RJ, van Tulder MW. Non-steroidal anti-inflammatory drugs for low back pain. In: Roelofs PD, ed. Cochrane Database of Systematic Reviews. Chichester, UK: John Wiley & Sons, Ltd; 2008: CD000396. doi:10.1002/14651858.CD000396.pub3

[33] Yoshihara H. Prostaglandin E1 Treatment for Lumbar Spinal Canal Stenosis:Review of the Literature. Pain Pract. 2016; 16(2):245 - 256

[34] Bansal S, Lubelski D, Thompson NR, et al. Membrane-Stabilizing Agents Improve Quality-of-Life Outcomes for Patients with Lumbar Stenosis. Global Spine J. 2016; 6(2):139 - 146

[35] Lubelski D, Thompson NR, Agrawal B, et al. Prediction of quality of life improvements in patients with lumbar stenosis following use of membrane stabilizing agents. Clin Neurol Neurosurg. 2015; 139:234 - 240

[36] Yaksi A, Ozgönenel L, Ozgönenel B. The efficiency of gabapentin therapy in patients with lumbar spinal stenosis. Spine. 2007; 32(9):939 - 942

[37] Podichetty VK, Varley ES, Lieberman I. Calcitonin treatment in lumbar spinal stenosis: a meta-analysis. Spine. 2011; 36(5):E357 - E364

[38] Markman JD, Gewandter JS, Frazer ME, et al. A Randomized, Double-blind,Placebo-Controlled Crossover Trial of Oxymorphone Hydrochloride and Propoxyphene/Acetaminophen Combination for the Treatment of Neurogenic Claudication Associated With Lumbar Spinal Stenosis. Spine. 2015; 40(10):684 - 691

[39] Macedo LG, Hum A, Kuleba L, et al. Physical therapy interventions for degenerative lumbar spinal stenosis: a systematic review. Phys Ther. 2013; 93(12):1646 - 1660

[40] Fritz JM, Lurie JD, Zhao W, et al. Associations between physical therapy and long-term outcomes for individuals with lumbar spinal stenosis in the SPORT study. Spine J. 2014; 14(8):1611 - 1621

[41] Chou R, Hashimoto R, Friedly J, et al. Epidural Corticosteroid Injections for Radiculopathy and Spinal Stenosis: A Systematic Review and Meta-analysis. Ann Intern Med. 2015; 163(5):373 - 381

[42] Liu K, Liu P, Liu R, Wu X, Cai M. Steroid for epidural injection in spinal stenosis:a systematic review and meta-analysis. Drug Des Devel Ther. 2015; 9:707 - 716

[43] Manchikanti L, Singh V, Pampati V, Falco FJ, Hirsch JA. Comparison of the efficacy of caudal, interlaminar, and transforaminal epidural injections in managing lumbar disc herniation: is one method superior to the other? Korean J Pain. 2015; 28(1):11 - 21

[44] Park C-H, Lee S-H. Correlation between severity of lumbar spinal stenosis and lumbar epidural steroid injection. Pain Med. 2014; 15(4):556 - 561

[45] Kim H-J, Yeom JS, Lee JW, et al. The influence of pain sensitivity on the treatment outcome of transforaminal epidural steroid injection in patients with lumbar spinal stenosis. Pain Pract. 2014; 14(5):405 - 412

[46] Fritz JM, Delitto A, Welch WC, Erhard RE. Lumbar spinal stenosis: a review of current concepts in evaluation, management, and outcome measurements.Arch Phys Med Rehabil. 1998; 79(6):700 - 708

[47] Stuber K, Sajko S, Kristmanson K. Chiropractic treatment of lumbar spinal stenosis: a review of the literature. J Chiropr Med. 2009; 8(2):77 - 85

[48] Herno A, Airaksinen O, Saari T, Luukkonen M. Lumbar spinal stenosis: a matched-pair study of operated and non-operated patients. Br J Neurosurg. 1996; 10(5):461 - 465

[49] Athiviraham A, Yen D. Is spinal stenosis better treated surgically or nonsurgically?Clin Orthop Relat Res. 2007; 458(458):90 - 93

第 15 章 腰椎滑脱症

Sharad Rajpal, Sigita Burneikiene

摘要：有症状的腰椎退行性疾病是一个日益严重的问题，退行性脊椎滑脱（DS）是最常见的需要手术治疗的疾病之一。脊柱外科医生越来越需要仔细评估脊柱手术的风险－获益比，但专门针对老年患者的文献却很少。这一章回顾了该病的流行病学、临床表现和生物力学方面的内容。讨论了保守和各种手术治疗选择（包括减压和融合手术），并特别考虑了获益、风险和老年患者的临床预后。总之，年龄本身不应被视为外科手术的禁忌证；在围手术期得到优化的老年患者也应该可以期待与年轻患者类似的成功结果。

关键词：老年患者；减压；退行性脊椎滑脱；脊柱融合术

关键点

- 保守治疗通常是退行性脊椎滑脱患者的首选治疗方式。
- 减压由于手术时间缩短，失血减少，可能是一个更合适的治疗选择，但是有增加（脊柱）不稳的风险。
- 在适当选择的患者中，内固定融合术可能会提高融合率并获得长期更好的临床预后。
- 全面的术前评估，消除可避免的危险因素，优化预防措施和术后护理，有助于减少或避免老年患者的并发症。

15.1 流行病学

退行性脊椎滑脱（DS）是老年人常见的问题。DS 是美国最常见的需要手术治疗的疾病之一。在过去的几十年里，西方国家的预期寿命一直在增加。据估计，在美国，脊椎滑脱病在女性中的患病率为 20%~25%，在男性中的患病率为 4%~8%。在超过 65 岁的人群中，女性患病率为 29%，男性为 31%。He 等人发现，中国 65 岁及以上人群中，腰椎滑脱男性患病率为 19.1%，女性为 25.0%。在 96% 的情况下只有一个椎体水平受累，滑脱的程度在那些被诊断为脊椎滑脱的患者中为 5%~28% 不等。12% 的患者在 5 年内发生了椎滑脱进展，12% 的健康人群新发脊椎滑脱。作者发现脊椎滑脱的患病率与身高、BMI、吸烟史、糖尿病或心脏病无关。然而，报告显示每天进行体力锻炼和运动锻炼的男性脊柱滑脱患病率更高。Wang 等人也报道了类似的结果，他们发现在对 65 岁及以上患者进行的 4 年随访中，男女脊椎滑脱的进展率分别为 13.0% 和 16.5%，男女新发（滑脱）的概率分别为 12.4% 和 12.7%。在对老年男性的流行病学研究中，Denard 等人观察到，在过去的一年里，无论是否患有影像学确诊的 DS，背部疼痛的患病率、疼痛的严重程度和被背部疼痛困扰的情况都没有不同。然而，男性与他们的同类人相比，更有可能在过去一年中报告有神经源性症状，并且最近在进行需要下肢功能的活动时受到限制。DS 的临床表现包括间歇性腰痛、神经根病和神经源性跛行，后者是最常见的症状，高达 82% 的寻求手术治疗的患者报告有这个症状。马尾综合征不太常见，但需要立即就医，据报道有 3% 的脊柱滑脱患者出现马尾综合征。关于 DS 自然病史的文献非常有限。Matsunaga 等人发表了一项前瞻性研究，对 145 例保守治疗的患者进行了至少 10 年的评估。在 34% 的患者中观察到脊椎滑脱的进展，但作者注意到，随着椎间隙高度的丢失，患者报告了腰背痛的改善。在整个随访期间，110 例患者中共有 84 例患者（约占 76%）未出现神经症状。虽然在 35 例有神经症状的患者中有 29 例出现明显的恶化（约占 83%），但这与脊椎滑脱的进展无关。

15.2 生物力学因素

脊椎滑脱是指一个椎体相对于尾端相邻的椎体向前平移或滑动（图 15.1）。虽然脊椎滑脱可以发生在脊柱的任何节段，但 L4~L5 是最常发生的节段。根据 Wiltse 分类系统，脊椎滑脱根据病因通常被分为 6 种不同的类型。

- Ⅰ 型：先天性 / 发育不良，由于上关节突发育不全
- Ⅱ 型：峡部病变，由于关节峡部裂
- Ⅲ 型：退行性，继发于关节退变的慢性不稳定
- Ⅳ 型：外伤性，由未受累部位的骨折或脱位引起
- Ⅴ 型：由恶性肿瘤、感染或其他骨骼异常引起

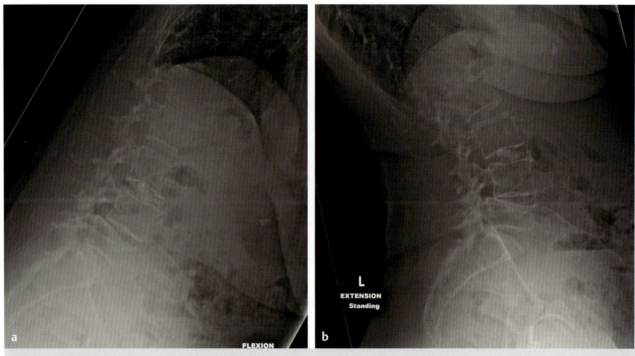

图 15.1 稳定型脊椎滑脱。（a）过屈位。（b）过伸位。影像提示 L4~L5 Ⅰ° 脊椎滑脱

- Ⅵ型：手术后（医源性）

脊椎滑脱的一个常用分级方法是根据滑脱的严重程度，按照一个椎体相对于相邻椎体的滑移距离定义。Meyerding 分级系统被认为是最常见的分类系统，根据滑移的严重程度进行定义，Ⅰ°：1%~25%；Ⅱ°：26%~50%；Ⅲ°：51%~75%；Ⅳ°：76%~100%；Ⅴ°（也被称为脊椎分离）：>100%，一个椎体完全超过相邻椎体。此外，腰椎的影像学不稳定定义为一个节段的平移运动超过 3mm（L5~S1 为 5mm）或过伸过屈位片的角度变化超过 10°。图 15.2 为一例影像不稳定节段的可移动脊柱滑脱和关节突关节退行性改变。

DS 的确切病因尚不清楚，但被认为是由椎间盘退变及随之而来的椎间盘高度下降，继之以小关节退变及黄韧带肥大，引起上位椎体不稳定、半脱位。随着小关节退变、骨赘和椎间韧带骨化的发展，进一步的退变过程可能导致脊柱节段的继发性稳定和自发融合。许多关于关节突关节在 DS 发展中作用的研究报道，DS 更常出现在 L4~L5 关节突关节矢状位朝向和小关节角度较大的患者，因为前方约束减弱导致椎体前滑移。然而，Love 等人认为，小关节的矢状位朝向是老年患者关节炎重塑的结果，而不是导致 DS 的主要原因。

在脊柱融合术后患者中，由于应力增加和退变加速，已在融合部位以上或以下节段观察到医源性脊椎

滑脱。医源性脊椎滑脱也可能是由于减压手术时大量的骨质，尤其是大量的关节突被切除引起的。Fox 等人的研究发现，椎管狭窄减压手术患者术前脊椎前滑脱是预测术后影像不稳定性的最重要因素。Moelleken 等人建议在减压时每个关节突的切除限制在 1/3，或在需要更广泛减压的脊柱滑脱患者中增加融合内固定。

15.3 治疗选择

15.3.1 非手术治疗

DS 的手术治疗的适应证已经由 Herkowitz 等人回顾，包括：①仍有持续性或复发腰背痛，腿痛或神经源性跛行，伴有生活质量的显著降低，尽管已经接受了至少 3 个月合理的非手术治疗；②进行性神经功能缺陷；③膀胱或直肠症状。然而，非手术治疗一般是 DS 患者的首选治疗方法。Frymoyer 建议以下治疗方案：①非甾体抗炎药（NSAIDs）；②鼓励有氧训练；③减轻体重；④处理骨质疏松症。然而，在老年患者中，在使用非甾体类抗炎药和对乙酰氨基酚时，应仔细监测是否有胃肠道不适和黑便；或予 COX-2 抑制剂时，仔细监测是否有心血管方面的不适。

物理治疗（PT）是另一种非常常见的针对 DS 相关症状的保守治疗方式，它教会患者通过活动、调整和

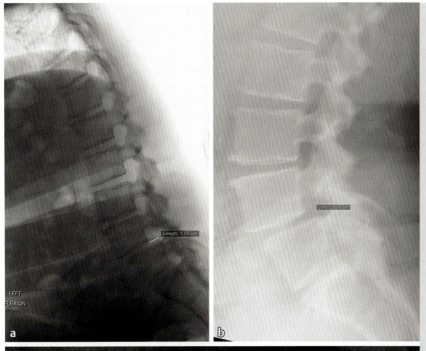

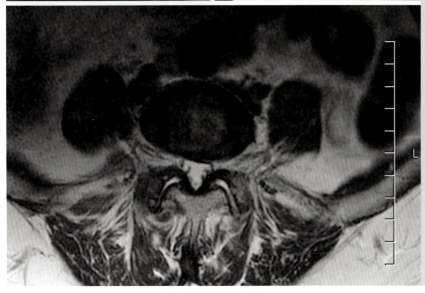

图 15.2　活动型脊椎滑脱。在站立状态的腰椎 X 线过屈（a）、过伸（b）位影像上，患者 L4 相对于 L5 向前滑脱 4.5mm，显示活动型脊椎滑脱。L4~L5 椎间盘轴位 MRI 片 T2 图像显示小关节 T2 信号改变（关节囊增宽）

锻炼缓解疼痛的方法。其他替代治疗方式，如超声波、电刺激和肌筋膜触发点干针疗法也可以使用。最后，如果患者通过合理的 PT 疗程（4~6 周）无效，那么他们可能在短期内受益于硬膜外类固醇注射治疗。对于有症状的老年 DS 患者，很少有经验证据支持许多常见的非手术治疗措施；然而，普遍认同的是在进行手术治疗之前应尝试非手术治疗。在非手术治疗方案中，没有一种方案被认为优于其他方案，所有方案都可以用于治疗有症状的患者。重要的是要了解对于许多患者来说，非手术治疗可以联合使用或循序使用，其使用可能随症状的严重程度及时间的变化而变化。

15.3.2　手术治疗

当患者对非手术治疗无效或者出现神经系统缺陷，或当患者的症状使其衰弱时经常考虑要手术治疗。

如果有手术指征，DS 的手术治疗应实现两个主要目标：神经根的减压和稳定。第一个目标是神经结构的减压以缓解椎管狭窄和神经性跛行症状。有或没有侧隐窝和椎间孔减压的椎板切除术是一种选择。椎板切除术保留椎弓是另一种减压方法。第二个目标是通过融合实现内稳定。融合术的目的是防止椎体之间进一步滑脱，同时稳定相关的退变椎间盘和关节炎小关节，通常用于改善背部疼痛和防止可能出现的脊柱不稳。

传统支持融合的因素包括：脊柱稳定性的提高，使来自手术的退行性节段长期的背部疼痛和在没有融合的情况下由脊椎滑脱程度进展引起的复发性大腿疼痛的风险最小化。减压和融合正成为处理 DS 最常见的手术方式。DS 的融合术选择是可变的，包括非内固定或内固定后外侧融合术（PLF），以及通过各种途径进行的椎体间融合术：腰椎前路椎间融合术（ALIF）、侧路椎间融合术（LIF）、后路椎间融合术（PLIF）、经椎间孔椎间融合术（TLIF）。其他可供患者选择的手术有涉及或不涉及融合器、动态稳定性装置、棘突间装置等微创减压治疗。

15.4 获益与风险

手术治疗腰椎 DS 患者的好处有两方面：一是神经结构减压，可改善神经系统的病理状态；二是脊椎滑脱可以稳定下来以改善机械性背痛或防止渐进性不稳定。减压术与内固定融合术相比，由于手术时间短、失血量少，在老年患者中可能是一种更合适的治疗选择，但发生失稳的风险增加。Eismont 等人在一篇出色的论述中进一步阐明了每种特定手术方法的风险和获益。脊柱患者预后研究试验（SPORT）表明，手术治疗腰椎 DS 优于非手术治疗，尽管该研究并不针对老年人。Rihn 等人评估了手术治疗 80 多岁人群腰椎管狭窄症和 DS 的有效性。他们发现，与非手术治疗相比，手术治疗对 80 岁以上的患者有显著的益处（$P < 0.05$），与年轻患者相比，手术治疗在并发症和死亡率方面没有显著的增加（$P > 0.05$）。

在老年人群中进行任何类型的手术治疗涉及几个问题，包括并发症风险的增加，如假关节形成、内固定失败、继发于骨质量差的内固定松脱，以及并发症的数量和严重程度增加，导致围手术期死亡率升高。Ong 等人分析了通过融合术治疗腰椎管狭窄症和 / 或脊椎滑脱症的一部分医保患者，他们发现老年患者可能需要更大量的术后护理，而且可能更容易出现某些类型的手术并发症。Becker 等人回顾性评估了 195 例年龄在 70 岁以上的患者，无论是否使用融合器，采用椎弓根螺钉和连接棒内固定进行脊柱融合，报道的主要并发症发生率为 14.7%，次要并发症发生率为 18.9%。Benz 等人回顾了 68 例年龄在 70 岁及以上的患者，这些患者接受了伴有或不伴有融合的腰椎减压术，报道的总并发症发生率为 40%：12% 的主要并发症发生率

和 28% 的次要并发症发生率。在他们的研究里早期死亡率是 1.4%。作者注意到关节融合术无论是否使用内固定都与并发症显著相关。Carreon 等人发现 98 例 65 岁以上的由于脊柱退行性疾病行后路减压融合术的患者中，有 78 例出现了并发症。21 例患者至少有一个主要并发症，69 例患者至少有一个次要并发症。最常见的主要并发症是伤口感染（10%），而最常见的次要并发症是尿路感染（34%）。随着年龄的增长、失血增加、手术时间延长和关节融合术节段增加，并发症发生率显著增加。Cassinelli 等人在他们的研究中报道 166 例 65 岁及以上接受腰椎减压和融合的患者（75 例内固定、91 例非内固定），有 3% 的主要并发症发生率，有或没有行融合术进行减压的患者分别有 30.7% 和 31.9% 的次要并发症发生率。作者还指出，进行 4 个或更多节段融合相关的减压术显著增加了主要并发症的发生。Hayashi 等人比较了 80 岁以下和 80 岁以上的腰椎退行性疾病患者的围手术期并发症发生率。他们发现 ≥ 80 岁组有 16% 的患者出现主要并发症，<80 岁组有 9% 的患者出现主要并发症。≥ 80 岁组有 21% 的患者发生内科并发症，<80 岁组有 16% 的患者发生内科并发症。同样，≥ 80 岁组患者中有 37% 发生手术相关并发症，<80 岁组患者中有 19% 的患者发生手术相关并发症。虽然两组的并发症发生率无显著差异，但 ≥ 80 岁组患者发生并发症的趋势更高。Balabaud 等人是第一批在大队列中评估 80 岁及以上患者脊柱手术的发病率和死亡率的人。患者接受后路减压手术，无论是否使用脊柱内固定，他们的研究目的是确定术前和围手术期因素是否与发病率和死亡率相关。在诊断为椎管狭窄之后，他们的 121 例患者中，有 45 例患者诊断为 DS，是第二常见的诊断。对于 DS 和 / 或术前评估为不稳定，一般行内固定融合或动态稳定。他们发现平均住院时间为 11.3 ± 8.1 天（范围为 7~71 天），使用内固定明显增加了平均失血量（538mL：280mL，$P < 0.0001$）。平均手术时间为 103 ± 38min，使用内固定显著增加了手术时间（131.2min：84min，$P = 0.003$）。至少 1 年后，37 例患者中有 30 例（81%）发生融合。在并发症方面，他们发现 121 例患者中有 16 例（13%）出现主要并发症，其中最常见的是伤口感染（4%），其次是硬膜外血肿和神经系统缺陷（各 3.3%），以及新发心律失常或肺炎和呼吸窘迫（各 2.4%）。不到 2% 的患者出现以下症状：充血性心力衰竭、血栓栓塞性疾病、肾功能衰

竭、肺栓塞或抗利尿激素分泌失调综合征（SIADH）。29.7%的患者出现次要并发症，最常见的是神志不清（13%）、尿潴留（8%）和尿路感染（5%）。其他次要并发症（各少于2.5%）包括肠梗阻、低钠血症、低钾血症、肠道感染和吗啡中毒。虽然他们4%的伤口感染率与文献报道的相似，但作者发现这种感染微生物只存在于老年人中，主要由革兰氏阴性菌引起：大肠杆菌（2例）和粪肠球菌（2例），仅有1例患者感染金黄色葡萄球菌。金黄色葡萄球菌更容易在年轻人群中导致感染。这表明，老年人伤口感染更常见的原因是泌尿道或粪便微生物。

Lieber等人研究了术后并发症，并将做了单节段腰椎融合治疗脊椎滑脱的80岁以上的患者（n=227）与45~65岁的典型年龄群组（n=2248）进行了比较。他们发现年轻和年老的年龄分组在术前特征和并发症方面存在差异。老年患者术前并发症较多，包括术前缺乏独立的功能健康状态（$P < 0.001$）、严重的慢性阻塞性肺疾病（$P < 0.020$）、需要药物治疗的高血压（$P < 0.001$）。他们还发现，在80岁以上年龄组中，尿路感染（$P = 0.008$）和术中及术后出血（$P < 0.001$）的发生率明显更高。有趣的是，关于需要心肺复苏的心脏骤停，年轻人的发病率明显更高（$P = 0.043$）。Oldridge等人认为80~85岁是发病率和死亡率急剧增加的一个阈值。

Raffo和Lauermann对20例80岁以上的接受腰椎手术的患者进行了系列报道。他们报告了35%的主要并发症发生率，没有死亡率。Ragab等人回顾了70岁以上因椎管狭窄做了手术的患者的结果。他们发现次要和主要并发症发生率分别为8%和2%。Takahashi等人发现，70岁及以上因脊椎滑脱接受TLIF手术的患者的总并发症发生率为34.3%。Vitaz等人报道了65例75岁以上接受腰椎减压术（有或没有脊柱融合）的腰椎狭窄症患者，10%的主要并发症发生率，27%的次要并发症发生率，而Wang等人报道的85岁及以上的26例患者接受腰椎手术主要并发症发生率为7.7%，次要并发症发生率为11.5%。他们发现手术时间超过180 min（$P = 0.0134$）与并发症有关。

在Glassman等人的研究中，85例65岁以上的患者中有46例接受了腰椎手术，其中有27例患者（31.8%）出现了并发症。并发症包括7例误切硬脊膜，5例肠梗阻，4例伤口感染，3例尿路感染，3例精神错乱和5例其他。相较之下，65岁以下患者的并发症发生率

为11%（11.8%）（$P = 0.001$）。65岁以上的14例患者（16.5%）接受了后续的翻修，而65岁以下的患者（17.2%）接受了翻修（$P = 0.90$）。翻修手术包括3例骨不连的修复，10例邻近节段融合，1例老年患者的再次减压。Sansur等人从脊柱侧凸研究协会的发病率和死亡率指数中，回顾了10242例患有DS和峡部性脊椎滑脱（IS）的成年患者的结果。在单因素分析中，DS、重度脊椎滑脱和老年患者的并发症发生率明显更高。手术入路及既往手术史与并发症发生率无显著相关性。在多因素分析中，只有脊椎滑脱的程度与并发症的发生有显著的相关性。

微创手术

Rosen等人回顾了他们对75岁以上患者进行微创腰椎减压术的结果，并报告了1%的主要并发症和30%的次要并发症。Rodgers等人发现，与开放PLIF相比，80岁MI患者的并发症发生率、失血/输血率和住院时间显著降低（$P < 0.0001$）。Lee等人报道了88.9%的患者获得了整体临床治愈，在至少36个月的随访中，并发症发生率为7.4%。作者对65岁及以上的患者进行MI-TLIF手术，发现视觉模拟评分（VAS）和Oswestry功能障碍指数（ODI）评分有显著改善（$P = 0.001$），假关节和邻近节段疾病的发生率分别为22.2%和44.4%。在他们的研究中没有再次手术，在没有坚强融合的情况下临床预后测试在所有的患者中都是成功的。

15.5 陷阱、并发症和规避

手术治疗能有效改善老年患者的生活质量，但有并发症的风险明显增加，为了让它们最小化，DS的治疗不仅需要谨慎选择手术入路，也需要仔细处理潜在的并发症和适应性的预防措施。

15.5.1 识别不稳定

应注意鉴别那些术前不稳定或减压后可能变得不稳定的患者，以避免因医源性脊椎滑脱进展而导致再次手术。Sengupta和Herkowitz根据术前和术中因素确定了融合的适应证。作者建议在以下临床情况下采用内固定融合：①如果术前椎间盘高度 > 2 mm，应避免滑脱的进展；②矫正畸形时伴有后凸畸形；③达到融合时失稳 > 5 mm；④ > 50%的滑脱；⑤当翻修减压术

需要额外的关节切除术时；⑥相邻节段出现滑脱或有症状退变；⑦双侧小关节切除 >50%；⑧滑脱已复位并且椎间盘高度已恢复。Blumenthal 等人报道，因责任节段不稳引起疼痛行减压的 I°腰椎滑脱，平均随访 3.6 年，有 37.5% 的再手术率。Ghogawala 等人也证实，单纯减压处理不稳有着类似的翻修手术率（34%），但作者也报道了融合组 14% 的翻修手术率是由于有症状的邻近节段退变。选择具有融合适应证的患者可以避免因不稳定而翻修。

15.5.2 辨别和优化并发症

文献报道了与老年患者手术相关的普内科和专科并发症的预防。重要的是要确定术后不良事件高风险的患者，维持围手术期血流动力学稳定和正常体温，以及提供足够的液体替代和有效地控制疼痛。Rajpal 等人的一项研究鉴定了接受选择性脊柱手术的八旬老人的围手术期并发症和死亡率。一个全面的老年患者术前评估，消除可改变的危险因素，优化预防措施和术后护理可以帮助最小化或避免并发症。Balabaud 等人质疑术前并发症是否增加了并发症发生率。他们没有发现这样的关系。已发表的文献似乎也不清楚。当有些研究没有发现相关性，另一些研究发现并发症的数量增加了并发症的发生率。

15.6 结果 / 证据

DS 治疗的手术结果，已在文献中被广泛研究，包括发病率和死亡率。评估文献的最大难度是专门针对老年患者 DS 手术治疗的出版物数量非常有限。因此，本章回顾专注于老年患者腰椎手术的文献，对这些老年患者有不同的诊断，因为很多作者通过一系列的诊断来总结他们的结果。

Greenfield 等人评估了 38 例 60 岁以上患者内固定融合的效果和疗效。他们研究的平均年龄为 73.8 岁（范围为 60~90 岁）。根据作者对融合的评估方法，融合率为 92%。71% 的受访者报告了功能改善 50% 或以上。分别有 57%、26% 和 17% 的患者报告了极好、好、一般和差的结果。他们的结论是，尽管这一人群的年龄、并发症和围手术期并发症的相关风险增加，但结果与年轻患者相当。Hayashi 等人回顾了 96 例 ≥ 70 岁的 PLIF 患者，并比较了两组患者的临床结果：≥ 80 岁组（n=19）和 < 80 岁组（n=77）。他们发现 ≥ 80 岁组

骨性愈合率为 73.7%，明显低于 <80 岁组（94.8%）。考虑到他们的数据，作者得出结论，年龄是骨不愈合的一个可能的危险因素。

Glassman 等人基于现代标准化健康相关生活质量（HRQOL）评估了 65 岁以上腰椎减压融合手术患者的临床结果。在 36.5% 的患者中，脊椎滑脱是最常见的手术指征。他们发现，SF-36 躯体功能评分（PCS）平均提高 6.2 分，而 SF-36 心理功能评分（MCS）平均提高 5.8 分。他们还报告了 ODI、背痛和腿痛数值评定量表（NRS）得分分别平均降低 16.4、3.1 和 2.7 分。SF-36 亚量表得分除总体健康状况外，其他所有参数均有改善，差异小但具有统计学意义。术后 2 年的围手术期并发症发生率无差异。接受初次腰椎手术的患者比接受翻修手术的患者有更好的预后。他们的研究结果"支持选择 65 岁以上患者行腰椎减压和融合的疗效"。

Ghogawala 等人最近的一篇论文分析了内固定融合减压的有效性，该前瞻性研究纳入了平均年龄为 67 岁（范围 50~80 岁）的稳定型 I°退行性脊椎滑脱患者。66 例患者被随机分为单纯减压组和单纯后外侧融合组。另外 40 例患者被纳入观察组，因为他们拒绝随机分组。在 2 年的随访中，融合术患者的 SF-36 PCS 评分明显高于单纯减压术患者，这种差异在 4 年的随访中得以维持。然而，两组之间在背部疼痛评分相关方面没有统计学上的显著差异。为了解决继发的不稳定性，融合组中总共有 14% 的患者在邻近节段进行了再手术，而单纯减压组中有 34% 的患者进行了再手术。作者还指出，由于手术时间明显延长和失血量增加，融合手术可能不适合老年患者。

相反，Forsth 等人在一项共 135 例腰椎管狭窄和滑脱患者的研究中没有发现任何临床结果的统计学显著差异，该研究将这些患者随机分为两组：融合减压组（n=67）和单纯减压组（n=68）。患者平均年龄 67/68 ± 7 岁。ODI、欧洲 5 维健康量表（EQ-5D）、苏黎世跛行问卷（ZCQ）、VAS、患者满意度评分和 6 分钟步行测试结果在 2 年或 5 年随访时均具有可比性。

15.7 结论

患者的预期寿命和生活质量的提高对脊柱外科医生提出了越来越高的要求，要求他们考虑腰椎 DS 的非手术和手术治疗方案。关于老年人退行性疾病手术治疗的文献越来越多，但对于 DS 的文献特别少。虽然非

手术干预在总体上明显更有利于患者，但非手术干预无效时，需要仔细权衡手术与并发症之间的关系。年龄本身不应被视为手术治疗的禁忌证，老年患者的围手术期优化可以和同类型的年轻患者一样期待成功的结果。

重要参考文献

[1] Weinstein JN, Lurie JD, Tosteson TD, et al. Surgical versus nonsurgical treatment for lumbar degenerative spondylolisthesis. N Engl J Med. 2007; 356(22):2257 - 2270

[2] Balabaud L, Pitel S, Caux I, et al. Lumbar spine surgery in patients 80 years of age or older: morbidity and mortality. Eur J Orthop Surg Traumatol. 2015; 25 Suppl 1:S205 - S212

[3] Eismont FJ, Norton RP, Hirsch BP. Surgical management of lumbar degenerative spondylolisthesis. J Am Acad Orthop Surg. 2014; 22(4):203 - 213

[4] Ghogawala Z, Dziura J, Butler WE, et al. Laminectomy plus Fusion versus Laminectomy Alone for Lumbar Spondylolisthesis. N Engl J Med. 2016; 374(15):1424 - 1434

[5] Lieber BA, Chiang V, Prabhu AV, et al. Postoperative Complications for Elderly Patients After Single-Level Lumbar Fusions for Spondylolisthesis. World Neurosurg. 2016; 91:149 - 153

参考文献

[1] Weinstein JN, Lurie JD, Tosteson TD, et al. Surgical versus nonsurgical treatment for lumbar degenerative spondylolisthesis. N Engl J Med. 2007; 356(22):2257 - 2270

[2] Deyo RA, Gray DT, Kreuter W, Mirza S, Martin BI. United States trends in lumbar fusion surgery for degenerative conditions. Spine. 2005; 30(12):1441 - 1445, discussion 1446 - 1447

[3] Arias E, Heron M, Xu J. United States Life Tables, 2012. Natl Vital Stat Rep. 2016; 65(8):1 - 65

[4] Vogt MT, Rubin D, Valentin RS, et al. The Study of Osteoporotic Fractures. Lumbar olisthesis and lower back symptoms in elderly white women. Spine. 1998; 23(23):2640 - 2647

[5] Kauppila LI, Eustace S, Kiel DP, Felson DT, Wright AM. Degenerative displacement of lumbar vertebrae. A 25-year follow-up study in Framingham. Spine. 1998; 23(17):1868 - 1873, discussion 1873 - 1874

[6] Kalichman L, Kim DH, Li L, Guermazi A, Berkin V, Hunter DJ Spondylolysis and spondylolisthesis: prevalence and association with low back pain in the adult community-based population. Spine. 2009; 34(2):199 - 205

[7] Denard PJ, Holton KF, Miller J, et al. Osteoporotic Fractures in Men (MrOS) Study Group. Lumbar spondylolisthesis among elderly men: prevalence, correlates, and progression. Spine. 2010; 35(10):1072 - 1078

[8] He LC, Wang YX, Gong JS, et al. Prevalence and risk factors of lumbar spondylolisthesis in elderly Chinese men and women. Eur Radiol. 2014; 24(2):441 - 448

[9] Wáng YX, Deng M, Griffith JF, et al. Lumbar Spondylolisthesis Progression and De Novo Spondylolisthesis in Elderly Chinese Men and Women: A Year-4 Follow-up Study. Spine. 2016; 41(13):1096 - 1103

[10] Vibert BT, Sliva CD, Herkowitz HN. Treatment of instability and spondylolisthesis: surgical versus nonsurgical treatment. Clin Orthop Relat Res. 2006; 443(443):222 - 227

[11] Frymoyer JW. Degenerative spondylolisthesis. St Louis: Mosby Year Book; 1992

[12] Kostuik JP, Harrington I, Alexander D, Rand W, Evans D. Cauda equina syndrome and lumbar disc herniation. J Bone Joint Surg Am. 1986; 68(3):386 - 391

[13] Matsunaga S, Ijiri K, Hayashi K. Nonsurgically managed patients with degenerative spondylolisthesis: a 10- to 18-year follow-up study. J Neurosurg. 2000; 93(2) Suppl:194 - 198

[14] Rosenberg NJ. Degenerative spondylolisthesis. Predisposing factors. J Bone Joint Surg Am. 1975; 57(4):467 - 474

[15] Wiltse LL, Winter RB. Terminology and measurement of spondylolisthesis. J Bone Joint Surg Am. 1983; 65(6):768 - 772

[16] Meyerding HW. Spondylolisthesis. Surg Gynecol Obstet. 1932; 54:371 - 379

[17] White AA, Pajjabi MM. Clinical Biomechanics of the Spine. Philadelphia: Lippincott; 1978

[18] Kirkaldy-Willis WH, Farfan HF. Instability of the lumbar spine. Clin Orthop Relat Res. 1982(165):110 - 123

[19] Grobler LJ, Robertson PA, Novotny JE, Pope MH. Etiology of spondylolisthesis. Assessment of the role played by lumbar facet joint morphology. Spine. 1993;18(1):80 - 91

[20] Toyone T, Ozawa T, Kamikawa K, et al. Facet joint orientation difference between cephalad and caudad portions: a possible cause of degenerative spondylolisthesis. Spine. 2009; 34(21):2259 - 2262

[21] Kalichman L, Suri P, Guermazi A, Li L, Hunter DJ. Facet orientation and tropism: associations with facet joint osteoarthritis and degeneratives. Spine. 2009; 34(16):E579 - E585

[22] Love TW, Fagan AB, Fraser RD. Degenerative spondylolisthesis. Developmental or acquired? J Bone Joint Surg Br. 1999; 81(4):670 - 674

[23] Fox MW, Onofrio BM, Onofrio BM, Hanssen AD. Clinical outcomes and radiological instability following decompressive lumbar laminectomy for degenerative spinal stenosis: a comparison of patients undergoing concomitant arthrodesis versus decompression alone. J Neurosurg. 1996; 85(5):793 - 802

[24] Moelleken AGZ, Cooper P. Iatrogenic Deformities of the Spine. The Practice of Neurosurgery: Williams & Wilkins; 1996:2593 - 2607

[25] Herkowitz HN. Spine update. Degenerative lumbar spondylolisthesis. Spine. 1995; 20(9):1084 - 1090

[26] Frymoyer JW. Degenerative Spondylolisthesis: Diagnosis and Treatment. J Am Acad Orthop Surg. 1994; 2(1):9 - 15

[27] Kalichman L, Hunter DJ. Diagnosis and conservative management of degenerative lumbar spondylolisthesis. Eur Spine J. 2008; 17(3):327 - 335

[28] McNeely ML, Torrance G, Magee DJ. A systematic review of physiotherapy for spondylolysis and spondylolisthesis. Man Ther. 2003; 8(2):80 - 91

[29] Abdu WA, Lurie JD, Spratt KF, et al. Degenerative spondylolisthesis: does fusion method influence outcome? Four-year results of the spine patient outcomes research trial. Spine. 2009; 34(21):2351 - 2360

[30] Deyo RA, Mirza SK, Martin BI, Kreuter W, Goodman DC, Jarvik JG. Trends, major medical complications, and charges associated with surgery for lumbar spinal stenosis in older adults. JAMA. 2010; 303(13):1259 - 1265

[31] Eismont FJ, Norton RP, Hirsch BP. Surgical management of lumbar degenerative spondylolisthesis. J Am Acad Orthop Surg. 2014; 22(4):203 - 213

[32] Rihn JA, Hilibrand AS, Zhao W, et al. Effectiveness of surgery for lumbar stenosis and degenerative spondylolisthesis in the octogenarian population: analysis of the Spine Patient Outcomes Research Trial (SPORT) data. J Bone Joint Surg Am. 2015; 97(3):177 - 185

[33] Ong KL, Auerbach JD, Lau E, Schmier J, Ochoa JA. Perioperative outcomes, complications, and costs associated with lumbar spinal fusion in older patients with spinal stenosis and spondylolisthesis. Neurosurg Focus. 2014; 36(6):E5

[34] Becker P, Bretschneider W, Tuschel A, Ogon M. Life quality after instrumented lumbar fusion in the elderly. Spine. 2010; 35(15):1478 - 1481

[35] Benz RJ, Ibrahim ZG, Afshar P, Garfin SR. Predicting complications in elderly patients undergoing lumbar decompression. Clin Orthop Relat Res. 2001(384):116 - 121

[36] Carreon LY, Puno RM, Dimar JR, II, Glassman SD, Johnson JR. Perioperative complications of posterior lumbar decompression and arthrodesis in older adults. J Bone Joint Surg Am. 2003; 85-A(11):2089 - 2092

[37] Cassinelli EH, Eubanks J, Vogt M, Furey C, Yoo J, Bohlman HH. Risk factors for the development of perioperative complications in elderly patients undergoing lumbar decompression and arthrodesis for spinal stenosis: an analysis of 166 patients. Spine. 2007;

32(2):230 - 235

[38] Hayashi K, Matsumura A, Konishi S, Kato M, Namikawa T, Nakamura H. Clinical Outcomes of Posterior Lumbar Interbody Fusion for Patients 80 Years of Age and Older with Lumbar Degenerative Disease: Minimum 2 Years' FollowUp. Global Spine J. 2016; 6(7):665 - 672

[39] Lieber BA, Chiang V, Prabhu AV, et al. Postoperative Complications for Elderly Patients After Single-Level Lumbar Fusions for Spondylolisthesis. World Neurosurg. 2016; 91:149 - 153

[40] Oldridge NB, Yuan Z, Stoll JE, Rimm AR. Lumbar spine surgery and mortality among Medicare beneficiaries, 1986. Am J Public Health. 1994; 84(8):1292 - 1298

[41] Raffo CS, Lauerman WC. Predicting morbidity and mortality of lumbar spine arthrodesis in patients in their ninth decade. Spine. 2006; 31(1):99 - 103

[42] Ragab AA, Fye MA, Bohlman HH. Surgery of the lumbar spine for spinal stenosis in 118 patients 70 years of age or older. Spine. 2003; 28(4):348 - 353

[43] Takahashi T, Hanakita J, Minami M, et al. Clinical outcomes and adverse events following transforaminal interbody fusion for lumbar degenerative spondylolisthesis in elderly patients. Neurol Med Chir (Tokyo). 2011; 51(12):829 - 835

[44] Vitaz TW, Raque GH, Shields CB, Glassman SD. Surgical treatment of lumbar spinal stenosis in patients older than 75 years of age. J Neurosurg. 1999; 91(2) Suppl:181 - 185

[45] Wang MY, Widi G, Levi AD. The safety profile of lumbar spinal surgery in elderly patients 85 years and older. Neurosurg Focus. 2015; 39(4):E3

[46] Glassman SD, Carreon LY, Dimar JR, Campbell MJ, Puno RM, Johnson JR. Clinical outcomes in older patients after posterolateral lumbar fusion. Spine J. 2007; 7(5):547 - 551

[47] Sansur CA, Reames DL, Smith JS, et al. Morbidity and mortality in the surgical treatment of 10,242 adults with spondylolisthesis. J Neurosurg Spine. 2010; 13(5):589 - 593

[48] Rosen DS, O'Toole JE, Eichholz KM, et al. Minimally invasive lumbar spinal decompression in the elderly: outcomes of 50 patients aged 75 years and older. Neurosurgery. 2007; 60(3):503 - 509, discussion 509 - 510

[49] Rodgers WB, Gerber EJ, Rodgers JA. Lumbar fusion in octogenarians: the promise of minimally invasive surgery. Spine. 2010; 35(26) Suppl:S355 - S360

[50] Lee DY, Jung TG, Lee SH. Single-level instrumented mini-open transforaminal lumbar interbody fusion in elderly patients. J Neurosurg Spine. 2008; 9(2):137 - 144

[51] Rajpal S, Lee Nelson E, Villavicencio AT, et al. Medical complications and mortality in octogenarians undergoing elective spinal fusion surgeries. Acta Neurochir (Wien). 2017

[52] Sengupta DK, Herkowitz HN. Degenerative spondylolisthesis: review of current trends and controversies. Spine. 2005; 30(6) Suppl:S71 - S81

[53] Blumenthal C, Curran J, Benzel EC, et al. Radiographic predictors of delayed instability following decompression without fusion for degenerative grade I lumbar spondylolisthesis. J Neurosurg Spine. 2013; 18(4):340 - 346

[54] Ghogawala Z, Dziura J, Butler WE, et al. Laminectomy plus Fusion versus Laminectomy Alone for Lumbar Spondylolisthesis. N Engl J Med. 2016; 374(15):1424 - 1434

[55] Balabaud L, Pitel S, Caux I, et al. Lumbar spine surgery in patients 80 years of age or older: morbidity and mortality. Eur J Orthop Surg Traumatol. 2015; 25 Suppl 1:S205 - S212

[56] Li G, Patil CG, Lad SP, Ho C, Tian W, Boakye M. Effects of age and comorbidities on complication rates and adverse outcomes after lumbar laminectomy in elderly patients. Spine. 2008; 33(11):1250 - 1255

[57] Deyo RA, Cherkin DC, Loeser JD, Bigos SJ, Ciol MA. Morbidity and mortality in association with operations on the lumbar spine. The influence of age, diagnosis, and procedure. J Bone Joint Surg Am. 1992; 74(4):536 - 543

[58] Greenfield RT, III, Capen DA, Thomas JC, Jr, et al. Pedicle screw fixation for arthrodesis of the lumbosacral spine in the elderly. An outcome study. Spine. 1998; 23(13):1470 - 1475

[59] Försth P, Ólafsson G, Carlsson T, et al. A Randomized, Controlled Trial of Fusion Surgery for Lumbar Spinal Stenosis. N Engl J Med. 2016; 374(15):1413 - 1423

第16章　老年脊柱矢状面失衡和退行性脊柱侧凸

Casey Slattery, Kushagra Verma, Samantha Sokol, Sigurd Berven

摘要： 由于人口老龄化的加剧，老年脊柱退行性畸形已成为医学界普遍关注的问题。本章介绍退行性脊柱侧凸的病因学和生物力学，以及处理脊柱畸形的适当目标和策略。治疗方案包括非手术治疗、有限减压、稳定病变节段、畸形矫正。读者将了解与退行性脊柱侧凸相关的手术获益和风险。本章介绍的手术中避免并发症的方法包括多医师协作手术及运用氨甲环酸以减少术中出血。另一个常见的并发症是近端交界性后凸。了解老龄化的脊柱和退行性脊柱侧凸中矢状面平衡矫正的重要性，将有助于医生对老年患者的围手术期管理和手术策略的制定。

关键词： 矢状面失衡；退行性；脊柱侧凸；老年衰老；脊柱畸形；非手术治疗；手术

关键点

- 矢状面序列是评估和治疗脊柱侧凸畸形的重要组成部分。
- 这些患者的主要治疗目标是减轻疼痛、改善功能、阻止侧凸的进展，以及尽可能改善外观。
- 所有患者都应考虑非手术治疗。如果非手术治疗无效，在仔细筛选患者适应证和控制危险因素后可以考虑手术。
- 在医生和患者之间达成一致的决策模式可减少不必要的手术。
- 当患者和他们的医生都认为手术的获益明显大于风险时，必须仔细制订手术计划，以优化手术效果、减少手术风险。
- 本章重点强调的手术风险包括近端交界性后凸和术中失血，并对相关研究和指南进行评估，以期最大限度地降低这些风险。
- 了解老龄化脊柱病变规律将有助于外科医生和其他学科医生为该类患者的管理和外科手术策略提供依据。

16.1　流行病学

在老龄化人群中，脊柱侧凸是脊柱畸形最常见的原因之一。报道的成人退行性脊柱侧凸的发病率有很大的差异，在老年人中的发病率为64%~68%，40岁以上的患者最常见。

这个疾病的病理过程尚不完全清楚，但普遍认为，脊柱老化引起的累积性退行性改变是导致该病的主要原因。这些病变包括不对称椎间盘退变、脱水、塌陷以及韧带松弛和小关节退变，从而导致脊柱关节松弛、脊柱的不对称退变，以及因此造成的脊柱应力失衡，引发了一种动态的、协同进展的屈曲改变和三维畸形。随着年龄增长，骨质疏松导致的脊柱骨折是不可避免的结果，是矢状面畸形发生的主要危险因素。由于腰椎融合和单纯减压（椎板切除术）引起的医源性脊柱畸形，也称平背综合征，可导致腰椎前凸（LL）的丢失。在退变的脊柱中，这一病因是加重脊柱矢状面失衡和脊柱畸形的重要危险因素。在退行性脊柱侧凸患者中，脊柱弯曲倾向于以每年1°~6°的速度发展，平均每年3°。

成人退行性脊柱侧凸的临床表现差异很大，腰背部及下肢疼痛是脊柱畸形中最常见的症状。除了疼痛和畸形，患者经常会存在既往脊柱手术史或非手术治疗失败史。脊柱畸形需要进行全面针对性的体格检查，如仰卧位、坐位、站立位及动态体位下的整个神经系统的检查和评估。

据报道，40%~90%的退行性脊柱侧凸患者存在腰背痛，其病因往往是多因素的。腰背痛可能是肌肉劳损所致的，也可能是椎间盘退变性疾病引起脊柱序列紊乱的代偿机制导致的。小关节病也是老年脊柱常见的疼痛源。患者腰背痛的程度与侧凸角度大小无直接关系；然而，顶椎旋转和矢状面失衡会加重腰背痛。

腰椎管狭窄引起的下肢痛通常表现为放射性疼痛或间歇性跛行，约90%的退行性脊柱侧凸都有这种症状。椎间孔狭窄更容易压迫于侧弯凹侧的神经根，而神经根牵拉则可能在凸侧出现神经症状。

在老年患者中，评估生活质量是很重要的，因为老年患者更有可能并发抑郁症。测定患者的健康生活质量表（HRQOL）可以评估患者的健康基线以及术后的满意度。

老年人常伴有的内科疾病包括糖尿病和骨质疏松症。伤口愈合不良和感染风险较高与糖尿病控制不佳有关。糖尿病患者糖化血红蛋白数值 >8 时，伤口愈合更加缓慢。由于老年人骨质疏松风险高，因此双能 X 线骨密度仪（DEXA）也应作为检查手段。无症状的 65 岁以上的女性和 70 岁以上的男性，以及任何有症状的患者都应该进行骨密度测定。那些存在影响骨密度的疾病（如内分泌或其他内科疾病）和风险因素（如吸烟和使用糖皮质激素、低体重指数、雌激素缺乏、身高下降或闭经史）的患者也需要考虑进行 DEXA 扫描。肥胖和吸烟也与腰痛有关，这一类人群也应注意。

影像学检查是正确评估退行性脊柱侧凸患者所必需的检查手段。站立冠状面［前、后（AP）或后、前（PA）］和矢状面（侧位）全脊柱，以及仰卧（非承重）成像显示了畸形特征，也显示了脊柱畸形的活动度。如前所述，全身矢状面照片也可用于评估代偿机制。

成人退行性脊柱侧凸（ADS）的基本定义是脊柱异常弯曲，冠状面偏差 >10°。然而，脊柱侧凸的特征性诊断是非常困难的。虽然有一些研究报道了特征参数，但还没有大样本的研究或对 ADS 的综合性描述，而这些研究或描述对理解和治疗 ADS 是至关重要的。

近年来，许多研究着眼于与年龄有关的无症状的脊柱侧凸患者，以确定基线参数。退行性脊柱侧凸最重要的影像参数包括骨盆入射角（PI）、腰椎前凸角（LL）、骨盆入射角 – 腰椎前凸角（PI-LL）、骨盆倾斜角（PT）骶骨倾斜角（SS）、矢状面垂直轴（SVA）（图 16.1）、冠状面 Cobb 角、节段数、顶椎旋转、胸椎后凸角（TK）（图 16.2）。

在所有与退行性脊柱侧凸相关的影像学测量参数中，最应该关注的特征是脊柱矢状面和冠状面整体失衡（分别用侧位片和 AP/PA 片测量）。图 16.1 中矢状面垂直轴（SVA）是通过 C7 几何中心的垂直线与骶骨背侧 / 后上角之间的距离来测量的。

16.2 生物力学因素

脊柱矢状面失衡是大部分脊柱病变的原因之一。根据年龄的不同，脊柱参数也会有不同的正常范围，这有助于分析矢状面序列且不完全局限于畸形患者。

文献明确表明患者不良的健康状况、预后和生活质量等也与影像学参数矢状面序列密切相关。矢状面序列是通过测量 C7 椎体几何中心的垂直线（也称为

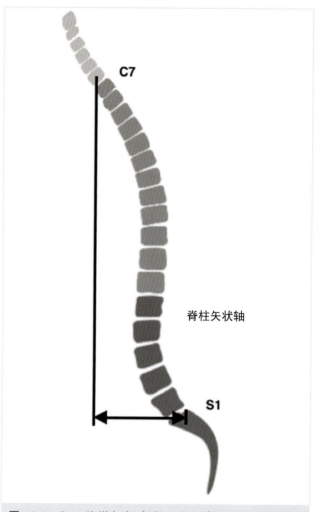

图 16.1 SVA 的增加与疼痛、功能障碍有关。然而，SVA 不能反映整体矢状面序列。研究表明，骨盆是矢状面序列的关键调节因素，其相关参数（特别是骨盆倾斜角和骨盆入射角减去腰椎前凸角）也与疼痛、功能障碍关系密切

C7 铅垂线）与骶骨背侧 / 后缘角之间的距离来确定的。正如 SVA，差异随着年龄而显著变化，而且也受到患者的体位和骨盆旋转的影响（图 16.1）。

当矢状面序列失衡时，患者身体会启动代偿机制。这种失衡的病变往往始于脊柱的柔韧节段，并最终累及到远端，影响髋关节和下肢。脊柱退变导致矢状面失衡加重，其主要的病因是脊柱退变引起的腰椎前凸丢失。

为了对抗躯干重心的前移，患者需要挺直胸椎加以代偿，导致肌肉应力加大。这通常需要骨盆的后移，同时伴有屈曲膝关节。评估这些代偿机制至关重要，如果不加以重视，将可能会掩盖异常的 SVA。

综合分析矢状面应考虑骨盆倾斜角（PT）和骨盆

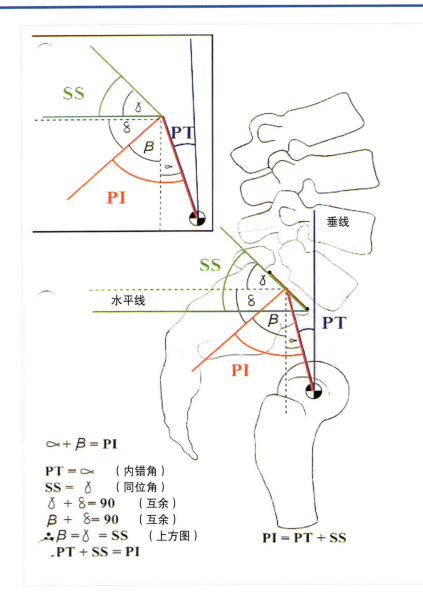

图 16.2　测量 PI–LL 对于 PI 较小的 LL 患者的手术计划制订很重要，这关系到术后矫正的 LL 序列。LL 是测量 S1 上终板与 L1 上终板之间的矢状面 Cobb 角。PI 是矢状面终板中点垂直轴与矢状面中点到股骨头轴线之间的夹角。Diebo 等人的研究表明，PT、PI–LL 和 SVA 通常都会在退化的脊柱中增大，脊柱序列的情况也因人而异

入射 – 腰椎前凸角（PI–LL）（图 16.2）PT 值升高反映了一种可使整体矢状面序列减少的代偿机制。PT 较高的患者通常需要进行更高程度的矫正（截骨术）以降低术后失败的风险。PT 通过测量线之间的角度从 S1 上终板中点与股骨头的连线和股骨头垂直线之间的夹角来评估后倾的程度。

虽然不常用，但全身 X 线片可比全脊柱片更好地显示患者的脊柱序列和所有用于保持直立姿势的补偿机制。

对于脊柱畸形的老年患者，相对于矫正冠状面参数，手术更重视矫正矢状面参数（图 16.3），以达到缓解疼痛和改善功能的目的。侧弯（图 16.4）与冠状位失衡也会引起腰背疼痛和功能障碍，但更多的是患者对躯干外观的不满。在矫形手术过程中，应考虑矢状面和冠状面参数对脊柱生物力学的影响，尽可能获

得最佳的生活质量。

脊柱侧凸分类

脊柱侧凸的分型系统是极其有价值的工具，一方面可以进行有效地对照和交流，另一方面基于循证医学可以更好地了解患者的术后管理及预后状况。关于脊柱畸形，有许多不同复杂程度的分型系统。简单的分型系统往往在临床实践中更实用，但缺少全面的畸形分类的特征，而对于复杂的分型系统，反之亦然。

基于临床相关性设计的 SRS–Schwab 分类系统是最常用的方法，因为在最初的研究中发现这种分类的侧凸类型和矢状面修正与生活质量密切相关。成人脊柱畸形的其他分类系统包括 Aebi、Berjano 和 Lamartina 分型。

Aebi 等人提出的基于病因学的畸形分类方法简单

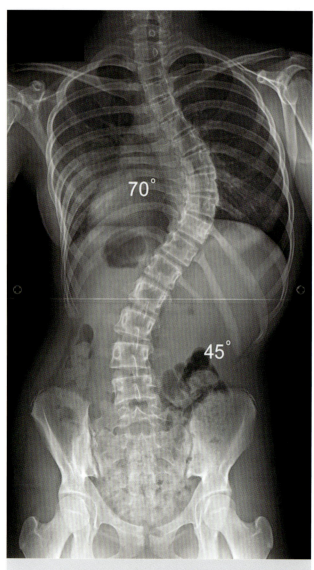

图 16.3 测量脊柱畸形案例的冠状面 Cobb 角。Cobb 角是头端最大倾斜椎体的上终板与尾端最大倾斜椎体下终板垂线间的交角

实用，但在指导手术计划和治疗决策上存在一定困难。Berjano 和 Lamartina 提出的分类系统可用来帮助医生制订手术计划。这些分型系统制定的基本原则是指导术中融合节段的选择，避免长节段融合以降低手术风险，同时保留更多的活动度，减少交界性的疾病和失代偿的风险。随着一个较新的系统的加入，脊柱截骨的综合分类可便于对畸形手术中实施不同程度的骨切除进行交流。

16.3 治疗选择

16.3.1 非手术治疗

DS 是一种进展性疾病，需要数年时间才能对患者的生活质量产生重大影响。非手术治疗是避免脊柱畸形手术风险的主要治疗手段。非手术治疗和手术治疗的主要目的一致，均是：减轻疼痛、改善功能、阻止畸形的进展、尽可能改善外观。

根据生活质量的评估标准，即使患者存在部分生活功能的限制，非手术治疗也是可以有针对性获益的治疗方案。就 DS 而言，目前缺乏针对非手术治疗的循证医学研究。2010 年，Glassman 等人研究了 ADS 中的 HRQOL 结果（包括物理治疗、功能锻炼、注射药物、按摩疗法和止痛治疗）。这项研究显示，在 2 年的观察期间，虽然生存质量无显著改变，但尚不清楚疾病的进展是否因为治疗而减缓。ADS 的患者，无论其症状的多少和严重程度如何，都要使用除手术外的大量资源来尝试治疗。

16.3.2 共同决策

大多数退行性脊柱疾病是由单个学科处理的。在脊柱畸形病例中，越来越多的趋势是利用多学科合作讨论来评估患者最可能从手术中获得的益处。

文献报道，与物理治疗师、麻醉疼痛专家和其他非手术医生共享决策获益良多，同时减少了不必要的手术量。即使是来自另一位脊柱医生的补充性意见也会使不必要的手术量下降。Yanamadala 等人的一项研究表明，当 100 名退行性脊柱患者被转到多学科脊柱外科中心进行手术时，其中 58 名患者被建议采取非手术治疗。通常采用的非手术治疗包括物理治疗、硬膜外类固醇注射、减肥、戒烟和脊髓电刺激。然而，这些非手术治疗的长期疗效仍有争议。

16.3.3 手术时机的选择

脊柱畸形的手术治疗需要严格把握手术适应证，并精心制订手术计划。脊柱畸形手术通常恢复时间较长、并发症发生率较高、治疗费用昂贵。

ADS 手术最常见的适应证是神经根病、神经源性跛行，或通过非手术治疗难以治愈的脊髓病和进行性瘫痪。ADS 放射痛多为椎间孔狭窄所致。腰背部疼痛虽然

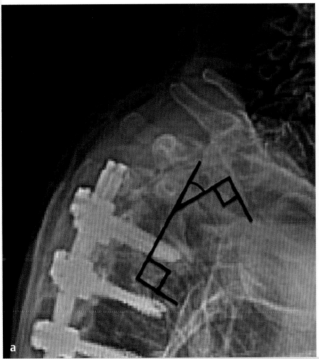
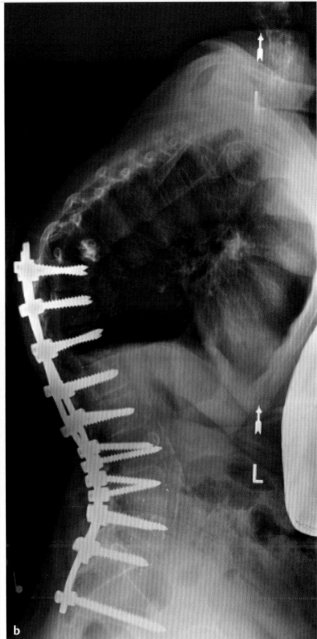

图16.4 （a）矢状面 Cobb 角用于测量近端交界性后凸。（b）PJK 患者案例

在 ADS 中很常见，但很少是单独的手术适应证，而且这些患者存在脊柱侧凸的进展却没有任何其他症状。

也就是说，与非手术治疗相比，手术治疗可缓解6倍的腰背痛和3倍的下肢痛，因此疗效更佳。Scheer 等人也发现矢状面失衡且症状较重的患者术后疼痛和 Oswestry 功能障碍指数（ODI）评分改善较好。其他手术适应证包括压迫神经结构导致肠 / 膀胱功能障碍或步态障碍、不稳定、平直背畸形、医源性畸形或进展性脊柱退变畸形引起的疼痛。

影像学参数有助于描述畸形的严重程度，但并不能预测临床症状的改善程度。当影像参数测量骨盆倾斜 > 20°，矢状面垂直轴 > 5 cm，冠状面失衡 > 4 cm，应考虑进行手术矫正。Chen 等人在 2016 年的一项研究试图回答手术治疗的适应证。他们进行了系统的相关文献综述，并组织专家小组研究了 260 个临床研究。虽然他们的结果是主观的，但发现当退行性脊柱侧凸患者至少有中度症状和渐进性或更大的畸形、矢状面不平衡或中度狭窄时，通常是适宜手术治疗的。

他们同时还得出结论：症状较轻和畸形较小，未达到中度狭窄或矢状面失衡，特别是并发症多和高龄患者，均不适合手术治疗。

考虑到手术的复杂性，对于 ADS 患者手术时机的选择尚未有明确的共识。必须由手术医生和患者双方根据症状严重程度、狭窄程度、畸形程度、危险因素和任何其他附加因素判断手术治疗是否利大于弊，从而做出决定。多学科讨论协商有助于对复杂畸形患者确定最适合的手术治疗方案。

16.3.4　心理健康评估

除了评估疼痛、症状和畸形程度外，还需要评估患者的整体健康状况。在老龄化人群中这一点至关重要，因为退行性脊柱侧凸和矢状面失衡会对患者的生活质量产生负面影响。这种评估可以通过不同方法计算 HRQOL 来进行。为了评估患者的 HRQOL，如脊柱侧凸研究学会 –22 患者问卷（SRS–22）方法，ODI，和简易疗效表格 –12（SF–12）等各种方法用来更好地了解患者的身体、精神、情感和社会行为与他们的生活质量的关系。在临床研究中，改善功能障碍评分系统是主要的方法，从而进一步完善未来退行性脊柱侧凸的治疗方式。做好更多额外评估工作是为了更好地了解脊柱畸形对患者的社会心理影响，从而更好地为患者进行术前咨询。

16.3.5　手术策略

脊柱畸形的治疗决策常常具有挑战性，特别是在曲度矫正和节段选择方面。研究表明，由于老年患者的退变随着年龄增长而变化，因此需针对不同年龄制订脊柱序列恢复方案。

既往普遍认为最好的做法是进行过度矫正，以减少在老龄化过程中随着脊柱序列加重退变而导致矫形效果的丢失。然而，这种过度矫形的做法可能是有害的，因为研究证实，轻度的畸形矫正也能让患者获得生活质量的改善。过度矫正也能导致近端交界后凸等并发症。老年患者进行适当地腰椎 LL 矫正，可以适度调整近端胸椎后凸和改善 PT 和 SVA。

设立与年龄相符的矫正目标，可使患者获得更好的临床效果和生活质量。有鉴于此，治疗退行性脊柱侧凸患者主要有三大策略：有限减压、局部稳定和矫正畸形。

有限减压

对于主要表现为根性症状的椎间孔狭窄的患者，微创手术（MIS）为脊柱畸形较轻的患者提供了一种潜在的选择，并降低了手术并发症。与后路开放入路相比，MIS 对软组织剥离少，患者恢复更快。微创椎板切除术伴有或不伴有椎间孔切开能使老年退行性脊柱侧凸患者获益。该手术可缓解根性症状，同时避免大的开放性融合手术的风险。这些患者也必须仔细选择，因为背部疼痛和矢状面失衡基本没有改变。这种手术的一个潜在的副作用是神经根病变复发和机械不稳定，需要后路多节段椎弓根螺钉植入融合固定。

局部稳定

局限性融合通常是单节段或双节段退行性疾病的首选治疗方法。在这些情况下，患者有椎管狭窄伴脊椎滑脱或退变性椎间盘疾病。对于轻度或中度畸形的患者，短节段融合可能是恢复曲度的最佳选择。例如，L4 和 L5 椎体滑脱患者可能需要进行 L4~L5 和 L5~S1 的前路椎间融合术，然后再进行 L4~S1 的后路融合术。在这种情况下，在 L4~S1 恢复脊柱前凸的同时，也要处理退行性病变。通过微创技术也能进行局部融合。

侧方融合术（LIF）是一种经腰大肌入路的手术方法，该术式在不破坏椎旁肌肉组织，减少并发症和术后疼痛的情况下到达脊柱前柱。这种术式避开后方张力带，也可以预防邻近节段病变（ASD）。这种入路比后路能更好地进入椎间隙，能放置较大的椎间融合器，以提高融合率。随着椎间隙高度的增加，达到神经间接减压的效果。它还规避减少了传统前路手术中内脏器官损伤的风险。然而，侧方入路有可能损伤腰丛神经。

Dangelmajer 等人 2014 年的一项荟萃分析证实 MIS 与开放方法的并发症发生率无显著差异。他们认为 MIS 患者的年龄与开放手术患者的年龄有显著差异，年龄较大的患者因其较差的骨质量和并发症而更适合进行 MIS 手术。对于有退行性脊柱侧凸的老年患者，MIS 已被证明可以纠正矢状面和主要的冠状面畸形，其中 LIF 手术的纠正效果最佳。

矫正畸形

矫正畸形几乎都是通过较大的后路手术进行的。椎体的弯曲通常包括大部分的腰椎和胸椎，通过适当

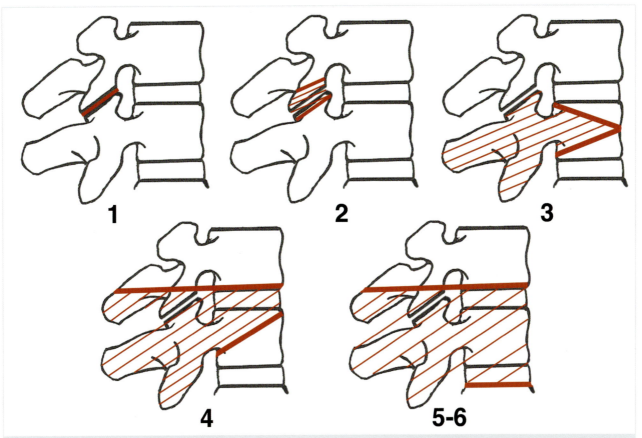

图 16.5　综合截骨术分类系统：1. 小关节部分切除；2. 小关节全部切除；3. 椎弓根 / 部分椎体切除；4. 椎弓根 / 部分椎体 / 椎间盘切除；5. 全椎体和邻近椎间盘切除；6. 多椎体和邻近椎间盘切除

的截骨术可以建立一个大型的融合结构，以便进行适当的操作。

根据不同类型，截骨可以提供一定的曲度矫正，来恢复脊柱畸形（图 16.5）。两种类型的截骨涉及小关节，根据骨切除程度不同，可分为 6 个等级。1 级：切除部分关节面，切除下关节突；2 级：包括切除下关节突和上关节突，以及切除黄韧带甚至其他后方结构。关节突截骨的两种类型术式需要移动前柱以提供有限的畸形矫正；3 级：经椎弓根截骨，也称为闭合楔形，是楔形切除椎体后方，包括椎弓根，在前柱形成铰链，同时保留椎间盘；4 级：对于更大的切除，4 级截骨涉及终板和相邻椎间盘的一部分连同椎弓根的后部切除，在这种类型的截骨中前方需要放置融合器，特别是在脊柱明显缩短的病例中。

在某些情况下，严重僵硬的畸形可以通过椎体切除（VCR）来处理。VCR（截骨术 5 级和 6 级）是极为有效的手术方法，其包括椎体、椎间盘、椎弓根和所有的后方结构，形成的节段性缺损需要临时内固定。一旦背侧内固定置入，在必要时缩短脊柱长度以实现

矢状面和冠状面平衡。椎体间植骨也可用于支撑前柱，防止不必要的脊柱缩短。这种高难度的手术并发症多，手术时间长，失血量多。

16.4　获益与风险

脊柱畸形手术是一种可能改变一生的手术。手术带来的益处通常大于风险，但必须充分考虑二者的关系。对于保守治疗无效的患者，尤其是那些神经功能逐渐下降、顽固性疼痛、严重功能障碍或畸形的患者，术后生活质量可显著改善。与功能障碍最相关的影像学指标，即全矢状面序列（SVA）和脊椎骨盆参数（PT 和 PI–LL）在矫形术后可获得改善。研究还表明，生存质量与先前提到的影像学参数，特别是矫正 SVA 之间存在显著相关性。Yoshida 等人发现，在脊柱畸形矫正术后 1 年，除提举动作和个人护理外，生存质量问卷的每个项目都有改善，这两项在术后 2 年的评估中也有所改善。特别是对于退行性脊柱侧凸，术后 2 年所有方面的生活质量均有改善。

确定与每个手术相关的发病率和死亡率的原因和

发生率，对于手术计划、患者咨询和努力提高改善患者治疗效果都是有价值的。这对于正在考虑进行脊柱畸形手术的老年患者来说愈发重要。脊柱手术的死亡率很低，但风险随着患者年龄的增长而增加。在 Smith 等人针对脊柱侧凸研究协会（SRS）发病率和死亡率数据库的研究中，作者发现每 1000 例 < 60 岁的患者中有 1 例死亡，并且死亡率随着年龄的增长呈指数增长。90 岁以上的老年退行性脊柱侧凸患者的死亡率为 34.4‰。老年退行性脊柱侧凸患者的死亡主要来自呼吸 / 肺并发症（28%）、心脏并发症（22%）、败血症（16%）和中风（9%）。

老年脊柱畸形患者中并发症的发生率很高，在大型人群数据库研究中并发症发生率为 11%~35% 不等，并且随着年龄的增长而增加。2015 年的一项荟萃分析报告显示，尽管未明确患者的年龄和病因，成人畸形手术的并发症发生率为 55%。在 Sansur 的研究中将并发症进行细化，发现其中大部分是切口感染（37%），其次是硬膜撕裂（29%）、神经并发症（16%）和内植物并发症（13%）。与年轻患者相比，老年患者由于整体健康状况较差，术后并发症较多。随着年龄的增长，脊柱会出现更多的骨量丢失和骨质疏松，这降低了在没有坚强内固定情况下成功融合的可能性。

16.5　陷阱、并发症和规避措施

一些可改变的危险因素证明与脊柱畸形术后疗效不佳相关。这些危险因素包括体重指数升高、吸烟、吸毒和焦虑 / 抑郁。医生应减少这些风险因素的发生以降低手术风险。

16.5.1　多医师协作

由于技术复杂、手术时间长、手术并发症风险高，许多中心安排了两名主治医师参与手术，以提高效率和安全性。在复杂的病例中使用两名主治医师并不是一个新概念，但这方面与脊柱畸形有关的文献仍然很少。

Gomez 等人（2017）最近的一项研究观察了一名或两名主治医师治疗 ASD 的对比，发现两组患者在住院时间、手术时间和 EBL 方面没有显著差异，但术中并发症有所减少。然而，一项对 199 名 SRS 会员外科医生的调查发现，他们认为第二个主治医师可以提高患者的预后，尽管大多数中心并不经常这样做。需要对这种方法进行进一步调查，以便更好地评价其实用性。在最近的另一项研究中，与单个主治医师进行手术相比，双人进行手术减少了手术时间、失血量和整体并发症发生率。然而，这项研究受到病史偏倚和组间医师差异的限制。

16.5.2　近端交界性后凸畸形

脊柱畸形后路植骨融合最常见的并发症之一是近端交界性后凸畸形（PJK）。与其他并发症一样，手术时的年龄是发生 PJK 的危险因素。矢状面畸形的严重程度和矢状面纠正程度也是发生 PJK 的危险因素。PJK 被定义为最高固定椎体（UIV）上方的异常后凸，并使用 UIV 下终板与下位椎体上终板之间的矢状面 Cobb 角来进行测量（图 16.4a）。

根据影像学和临床结果（包括疼痛、神经功能障碍和生活质量下降），PJK 的定义在文献中有所不同。虽然 PJK 的病因尚未完全清楚，但年龄相关的退变和畸形被认为是主要因素。其他潜在的原因包括后方韧带复合体的破坏、内固定失败、椎体骨折和小关节破坏。

有几种方法可用于预防融合后 PJK 的发生。经皮椎体成形术、钩固定术、远端棒延长术和韧带增强术都可以单独或联合应用于适当选择的患者。这些技术值得被进一步研究，但在针对老年高风险患者中，有文献研究和生物力学研究支持这些理论。

16.5.3　氨甲环酸和失血

鉴于脊柱畸形手术的复杂性，过度失血可能导致严重的并发症。可以采用许多方法以减少失血。已报道的有效的技术包括急性常容性血液稀释、止血剂和鞘内注射吗啡。其他减少失血的措施包括手术技术、MIS 的使用、患者腹部悬空处于适当体位、局部和全身应用止血剂、维持体位，红细胞输注和控制低血压。保持平均动脉血压 <75 mmHg 也有助于减少失血。有限的文献资料表明此类技术的运用可以减少患者术中的失血。

最近，特别是在骨科术前和术中使用抗纤溶药物已成为减少失血的一种普及的方法。氨甲环酸（TXA）已被证明在脊柱手术中是安全有效的。TXA 是氨基酸赖氨酸的合成类似物，通过抑制纤维蛋白溶解起作用。该药物可口服、非胃肠途径给药或局部给药，生物利用度 100%，半衰期 1~3 h。在脊柱手术中，关于 TXA 的剂量目前还没有统一的标准。最近，有两项针对青少年脊柱侧凸和成人畸形患者的随机对照研究表明，相比于每小时输注 10 mg/kg 的生理盐水，再加上 1 mg/kg 的维持剂量，TXA 可减少失血量。

16.6 结果／证据

虽然脊柱矫形仍然是一个复杂的手术，并有相关的风险。但是，目前的证据表明，选择合适的治疗对象，临床效果是良好的。正如前面所讨论的，冠状面和矢状面参数的纠正程度在评估手术成功方面十分重要，但也证实评估健康相关的生活质量对患者更重要。目前，健康相关的生活质量的结果正用于矫正脊柱畸形的进一步研究，从而指导未来的患者治疗。如前所述，本章讨论的参数（SVA、PT、PI-LL）与报告的患者健康生存质量结果相关，并且与其他参数相比，生活质量得到了最大的改善。在文献中必须强调的是纠正 SVA 连续性才能获得最大限度的疗效。SVA 的数值与患者的生活质量呈负相关。病情严重的患者整体矢状面失调的数值（>120 mm）提示他们的术后生活质量所能改善的最大限度。一个成功的手术可使脊柱畸形矫正到一个可接受的标准，改善患者外观，减轻疼痛和神经症状，改善功能；所有这些都是与高质量的生活相关的重要组成部分。

16.7 结论

随着人口的老龄化和对退行性脊柱侧凸的认识的提高，未来脊柱畸形融合手术量很可能会增加。为正确选择患者和获得最佳手术结果，对脊柱退变过程的了解及脊柱侧凸患者的管理是必不可少的。随着年龄的增长，脊柱的骨量降低，脊椎关节炎增加，进行性矢状面畸形加重。外科手术适应证和适宜的外科治疗计划需要通过经验和多学科协作来确定。研究表明，恢复矢状面平衡到一个特定年龄的正常参数是有价值的，但同时也强调了过度矫正的潜在弊端。成人脊柱畸形领域研究正在快速发展。

重要参考文献

[1] Bridwell KH, Anderson PA, Boden SD, Kim HJ, Vaccaro AR, Wang JC. What's New in Spine Surgery. J Bone Joint Surg Am. 2014; 96(12):1048 - 1054

[2] Schwab F, Lafage V, Farcy J-P, et al. Surgical rates and operative outcome analysis in thoracolumbar and lumbar major adult scoliosis: application of the new adult deformity classification. Spine. 2007; 32(24):2723 - 2730

[3] Schwab F, Ungar B, Blondel B, et al. Scoliosis Research Society-Schwab adult spinal deformity classification: a validation study. Spine. 2012; 37(12):1077 - 1082

[4] Schwab FJ, Blondel B, Bess S, et al. International Spine Study Group (ISSG). Radiographical spinopelvic parameters and disability in the setting of adult spinal deformity: a prospective multicenter analysis. Spine. 2013; 38(13):E803 - E812

[5] Glassman SD, Bridwell K, Dimar JR, Horton W, Berven S, Schwab F. The impact of positive sagittal balance in adult spinal deformity. Spine. 2005; 30(18):2024 - 2029

参考文献

[1] Ailon T, Smith JS, Shaffrey CI, et al. Degenerative Spinal Deformity. Neurosurgery. 2015; 77 Suppl 4:S75 - S91

[2] Yang C, Yang M, Chen Y, et al. Radiographic Parameters in Adult Degenerative Scoliosis and Different Parameters Between Sagittal Balanced and Imbalanced ADS Patients. Medicine (Baltimore). 2015; 94(29):e1198

[3] Silva FE, Lenke LG. Adult degenerative scoliosis: evaluation and management. Neurosurg Focus. 2010; 28(3):E1

[4] Wong E, Altaf F, Oh LJ, Gray RJ. Adult Degenerative Lumbar Scoliosis. Orthopedics. 2017; 40(6):e930 - e939

[5] Ploumis A, Transfledt EE, Denis F. Degenerative lumbar scoliosis associated with spinal stenosis. Spine J. 2007; 7(4):428 - 436

[6] Glassman SD, Bridwell K, Dimar JR, Horton W, Berven S, Schwab F. The impact of positive sagittal balance in adult spinal deformity. Spine. 2005; 30(18):2024 - 2029

[7] Cho K-J, Kim Y-T, Shin S-H, Suk S-I. Surgical treatment of adult degenerative scoliosis. Asian Spine J. 2014; 8(3):371 - 381

[8] Di Silvestre M, Lolli F, Bakaloudis G. Degenerative lumbar scoliosis in elderly patients: dynamic stabilization without fusion versus posterior instrumented fusion. Spine J. 2014; 14(1):1 - 10

[9] Grubb SA, Lipscomb HJ, Suh PB. Results of surgical treatment of painful adult scoliosis. Spine. 1994; 19(14):1619 - 1627

[10] Bakhsheshian J, Scheer JK, Gum JL, et al. International Spine Study Group (ISSG). Comparison of Structural Disease Burden to Health-related Quality of Life Scores in 264 Adult Spinal Deformity Patients With 2-Year Follow-up:Novel Insights into Drivers of Disability. Clin Spine Surg. 2017; 30(2):E124 - E131

[11] Smith JS, Shaffrey CI, Glassman SD, et al. Spinal Deformity Study Group. Clinical and radiographic parameters that distinguish between the best and worst outcomes of scoliosis surgery for adults. Eur Spine J. 2013; 22(2):402 - 410

[12] Khajavi K, Shen A, Lagina M, Hutchison A. Comparison of clinical outcomes following minimally invasive lateral interbody fusion stratified by preoperative diagnosis. Eur Spine J. 2015; 24 Suppl 3:322 - 330

[13] Parker SL, Shau DN, Mendenhall SK, McGirt MJ. Factors influencing 2-year health care costs in patients undergoing revision lumbar fusion procedures. J Neurosurg Spine. 2012; 16(4):323 - 328

[14] Meyer JS. Diabetes and wound healing. Crit Care Nurs Clin North Am. 1996; 8(2):195 - 201

[15] Christman AL, Selvin E, Margolis DJ, Lazarus GS, Garza LA. Hemoglobin A1cpredicts healing rate in diabetic wounds. J Invest Dermatol. 2011; 131(10):2121 - 2127

[16] Bridwell KH, Anderson PA, Boden SD, Kim HJ, Vaccaro AR, Wang JC. What's New in Spine Surgery. J Bone Joint Surg Am. 2014; 96(12):1048 - 1054

[17] Iyer S, Lenke LG, Nemani VM, et al. Variations in Sagittal Alignment Parameters Based on Age: A Prospective Study of Asymptomatic Volunteers Using Full-Body Radiographs. Spine. 2016; 41(23):1826 - 1836

[18] Diebo BG, Varghese JJ, Lafage R, Schwab FJ, Lafage V. Sagittal alignment of the spine: What do you need to know? Clin Neurol Neurosurg. 2015; 139:295 - 301

[19] Schwab FJ, Lafage R, Liabaud B, et al. Does One Size Fit All? Defining Spinopelvic Alignment Thresholds Based on Age. Spine J. 2014; 14(11):S120 - S121

[20] Bao H, Zhu F, Liu Z, et al. Coronal curvature and spinal imbalance in degenerative lumbar scoliosis: disc degeneration is associated.

Spine. 2014; 39(24):E1441 – E1447

[21] Schwab F, Lafage V, Farcy J-P, et al. Surgical rates and operative outcome analysis in thoracolumbar and lumbar major adult scoliosis: application of the new adult deformity classification. Spine. 2007; 32(24):2723 – 2730

[22] Steinmetz MP, Benzel EC. Benzel's Spine Surgery. Elsevier Health Sciences;2016

[23] Schwab F, Ungar B, Blondel B, et al. Scoliosis Research Society–Schwab adult spinal deformity classification: a validation study. Spine. 2012; 37(12):1077 – 1082

[24] Lafage V, Schwab F, Patel A, Hawkinson N, Farcy J-P. Pelvic tilt and truncal inclination: two key radiographic parameters in the setting of adults with spinal deformity. Spine. 2009; 34(17):E599 – E606

[25] Obeid I, Hauger O, Aunoble S, Bourghli A, Pellet N, Vital JM. Global analysis of sagittal spinal alignment in major deformities: correlation between lack of lumbar lordosis and flexion of the knee. Eur Spine J. 2011; 20(5) Suppl 5:681 – 685

[26] Kim YB, Kim YJ, Ahn Y-J, et al. A comparative analysis of sagittal spinopelvicalignment between young and old men without localized disc degeneration. Eur Spine J. 2014; 23(7):1400 – 1406

[27] Aurouer N, Obeid I, Gille O, Pointillart V, Vital JM. Computerized preoperative planning for correction of sagittal eformity of the spine. Surg Radiol Anat. 2009; 31(10):781 – 792

[28] Aebi M. The adult scoliosis. Eur Spine J. 2005; 14(10):925 – 948

[29] Berjano P, Lamartina C. Classification of degenerative segment disease in adults with deformity of the lumbar or thoracolumbar spine. Eur Spine J. 2014; 23(9):1815 – 1824

[30] Schwab F, Blondel B, Chay E, et al. The Comprehensive Anatomical Spinal Osteotomy Classification. Neurosurgery. 2013; 1(November):

[31] Glassman SD, Carreon LY, Shaffrey CI, et al. The costs and benefits of nonoperative management for adult scoliosis. Spine. 2010; 35(5):578 – 582

[32] Glassman SD, Berven S, Kostuik J, Dimar JR, Horton WC, Bridwell K. Nonsurgical resource utilization in adult spinal deformity. Spine. 2006; 31(8):941 – 947

[33] Yanamadala V, Kim Y, Buchlak QD, et al. Multidisciplinary Evaluation Leads to the Decreased Utilization of Lumbar Spine Fusion: An Observational Cohort Pilot Study. Spine. 2017; 42(17):E1016 – E1023

[34] Gamache FW. The value of "another" opinion for spinal surgery: A prospective 14-month study of one surgeon's experience. Surg Neurol Int. 2012; 3 Suppl 5:S350 – S354

[35] Scheer JK, Smith JS, Clark AJ, et al. International Spine Study Group. Comprehensive study of back and leg pain improvements after adult spinal deformity surgery: analysis of 421 patients with 2-year follow-up and of the impact of the surgery on treatment satisfaction. J Neurosurg Spine. 2015; 22(5):540 – 553

[36] Smith JS, Shaffrey CI, Berven S, et al. Spinal Deformity Study Group. Improvement of back pain with operative and nonoperative treatment in adults with scoliosis. Neurosurgery. 2009; 65(1):86 – 93, discussion 93 – 94

[37] Ferrero E, Lafage R, Diebo BG, et al. Tridimensional Analysis of Rotatory Subluxation and Sagittal Spinopelvic Alignment in the Setting of Adult Spinal Deformity. Spine Deform. 2017; 5(4):255 – 264

[38] Chen PG-C, Daubs MD, Berven S, et al. Degenerative Lumbar Scoliosis Appropriateness Group. Surgery for Degenerative Lumbar Scoliosis: The Development of Appropriateness Criteria. Spine. 2016; 41(10):910 – 918

[39] Haher TR, Gorup JM, Shin TM, et al. Results of the Scoliosis Research Society instrument for evaluation of surgical outcome in adolescent idiopathic scoliosis. A multicenter study of 244 patients. Spine. 1999; 24(14):1435 – 1440

[40] Fairbank JC, Couper J, Davies JB, O'Brien JP. The Oswestry low back pain disability questionnaire. Physiotherapy. 1980; 66(8):271 – 273

[41] Lafage R, Schwab F, Glassman S, et al. International Spine Study Group. AgeAdjusted Alignment Goals Have the Potential to Reduce PJK. Spine. 2017; 42(17):1275 – 1282

[42] Cho K-J, Kim K-T, Kim W-J, et al. Pedicle subtraction osteotomy in elderly patients with degenerative sagittal imbalance. Spine. 2013; 38(24):E1561 – E1566

[43] Lafage V, Ames C, Schwab F, et al. International Spine Study Group.

Changes in thoracic kyphosis negatively impact sagittal alignment after lumbar pedicle subtraction osteotomy: a comprehensive radiographic analysis. Spine. 2012; 37(3):E180 – E187

[44] Gomez JA, Lafage V, Scuibba DM, et al. International Spine Study Group. Adult Scoliosis Deformity Surgery: Comparison of Outcomes Between One Versus Two Attending Surgeons. Spine. 2017; 42(13):992 – 998

[45] Dangelmajer S, Zadnik PL, Rodriguez ST, Gokaslan ZL, Sciubba DM. Minimally invasive spine surgery for adult degenerative lumbar scoliosis. Neurosurg Focus. 2014; 36(5):E7

[46] Cheh G, Bridwell KH, Lenke LG, et al. Adjacent segment disease followinglumbar/thoracolumbar fusion with pedicle screw instrumentation: a minimum 5-year follow-up. Spine. 2007; 32(20):2253 – 2257

[47] Helgeson MD, Bevevino AJ, Hilibrand AS. Update on the evidence for adjacent segment degeneration and disease. Spine J. 2013; 13(3):342 – 351

[48] Yang C, Zheng Z, Liu H, Wang J, Kim YJ, Cho S. Posterior vertebral column resection in spinal deformity: a systematic review. Eur Spine J. 2016; 25(8):2368 – 2375

[49] Jeszenszky D, Haschtmann D, Kleinstück FS, et al. Posterior vertebral column resection in early onset spinal deformities. Eur Spine J. 2014; 23(1):198 – 208

[50] Lenke LG, Newton PO, Sucato DJ, et al. Complications after 147 consecutive vertebral column resections for severe pediatric spinal deformity: a multicenter analysis. Spine. 2013; 38(2):119 – 132

[51] Bridwell KH, Baldus C, Berven S, et al. Changes in radiographic and clinical outcomes with primary treatment adult spinal deformity surgeries from two years to three- to five-years follow-up. Spine. 2010; 35(20):1849 – 1854

[52] Sciubba DM, Yurter A, Smith JS, et al. International Spine Study Group (ISSG). A Comprehensive Review of Complication Rates After Surgery for Adult Deformity: A Reference for Informed Consent. Spine Deform. 2015; 3(6):575 – 594

[53] Blondel B, Schwab F, Ungar B, et al. Impact of magnitude and percentage of global sagittal plane correction on health-related quality of life at 2-years follow-up. Neurosurgery. 2012; 71(2):341 – 348, discussion 348

[54] Yadla S, Maltenfort MG, Ratliff JK, Harrop JS. Adult scoliosis surgery outcomes: a systematic review. Neurosurg Focus. 2010; 28(3):E3

[55] Schwab FJ, Blondel B, Bess S, et al. International Spine Study Group (ISSG). Radiographical spinopelvic parameters and disability in the setting of adult spinal deformity: a prospective multicenter analysis. Spine. 2013; 38(13):E803 – E812

[56] Yoshida G, Boissiere L, Larrieu D, et al. ESSG, European Spine Study Group. Advantages and Disadvantages of Adult Spinal Deformity Surgery and Its Impact on Health-Related Quality of Life. Spine. 2017; 42(6):411 – 419

[57] Smith JS, Saulle D, Chen C-J, et al. Rates and causes of mortality associated with spine surgery based on 108,419 procedures: a review of the Scoliosis Research Society Morbidity and Mortality Database. Spine. 2012; 37(23):1975 – 1982

[58] Sing DC, Berven SH, Burch S, Metz LN. Increase in spinal deformity surgery in patients age 60 and older is not associated with increased complications. Spine J. 2017; 17(5):627 – 635

[59] Sansur CA, Smith JS, Coe JD, et al. Scoliosis research society morbidity and mortality of adult scoliosis surgery. Spine. 2011; 36(9):E593 – E597

[60] Takahashi S, Delécrin J, Passuti N. Surgical treatment of idiopathic scoliosis in adults: an age-related analysis of outcome. Spine. 2002; 27(16):1742 – 1748

[61] Scheer JK, Sethi RK, Hey LA, et al. and the SRS Adult Spinal Deformity Committee. Results of the 2015 Scoliosis Research Society Survey on Single Versus Dual Attending Surgeon Approach for Adult Spinal Deformity Surgery. Spine. 2017; 42(12):932 – 942

[62] Ames CP, Barry JJ, Keshavarzi S, Dede O, Weber MH, Deviren V. Perioperative Outcomes and Complications of Pedicle Subtraction Osteotomy in Cases With Single Versus Two Attending Surgeons. Spine Deform. 2013; 1(1):51 – 58

[63] Gurtner GC, Robertson CS, Chung SC, Li AK. Two-team synchronous oesophagectomy. Br J Surg. 1994; 81(11):1620 – 1622

[64] Kim YJ, Bridwell KH, Lenke LG, Glattes CR, Rhim S, Cheh G. Proximal junctional kyphosis in adult spinal deformity after segmental posterior spinal instrumentation and fusion: minimum five-year follow-up. Spine. 2008; 33(20):2179 - 2184

[65] Kim HJ, Lenke LG, Shaffrey CI, Van Alstyne EM, Skelly AC. Proximal junctional kyphosis as a distinct form of adjacent segment pathology after spinal deformity surgery: a systematic review. Spine. 2012; 37(22) Suppl:S144 - S164

[66] Kim HJ, Bridwell KH, Lenke LG, et al. Proximal junctional kyphosis results in inferior SRS pain subscores in adult deformity patients. Spine. 2013; 38(11):896 - 901

[67] Hart R, McCarthy I, O'brien M, et al. International Spine Study Group. Identification of decision criteria for revision surgery among patients with proximal junctional failure after surgical treatment of spinal deformity. Spine. 2013; 38(19):E1223 - E1227

[68] Safaee MM, Osorio JA, Verma K, et al. Proximal Junctional Kyphosis Prevention Strategies: A Video Technique Guide. Oper Neurosurg (Hagerstown).2017. doi:10.1093/ons/opx054

[69] Tse EYW, Cheung WY, Ng KFJ, Luk KDK. Reducing perioperative blood loss and allogeneic blood transfusion in patients undergoing major spine surgery. J Bone Joint Surg Am. 2011; 93(13):1268 - 1277

[70] Verma K, Errico T, Diefenbach C, et al. The relative efficacy of antifibrinolytics in adolescent idiopathic scoliosis: a prospective randomized trial. J Bone Joint Surg Am. 2014; 96(10):e80 - e10

[71] Verma K, Kohan E, Ames CP, et al. A Comparison of Two Different Dosing Protocols for Tranexamic Acid in Posterior Spinal Fusion for Spinal Deformity: A Prospective, Randomized Trial. Int J Spine Surg. 2015; 9:65 - 69

[72] Verma K, Errico TJ, Vaz KM, Lonner BS. A prospective, randomized, doubleblinded single-site control study comparing blood loss prevention of tranexamic acid (TXA) to epsilon aminocaproic acid (EACA) for corrective spinal surgery. BMC Surg. 2010; 10(1):13

第 17 章　疼痛的非手术治疗

William Sullivan, Julie Hastings, Bradley Gale

摘要: 老年人背痛的非手术治疗是一项复杂的工作。循证治疗包括药物治疗、物理治疗、认知治疗、冥想和正念、锻炼以及补充替代医学治疗。当然对抑郁症等并发症的治疗也同样重要。背痛与抑郁经常同时发生，并相互影响加重。在老年人中，慢性背痛与独居、功能障碍、行动不便、低健康生活质量、抑郁和焦虑以及睡眠障碍有关。背痛的原因广泛，治疗方法复杂，因而没有一个明确固定的解决方案。大多数患者的背痛可能不适合手术治疗，例如，无法确定病因的特殊疼痛、手术和医疗的并发症风险超过了本身的获益，或者患者选择不接受手术。本章将概述老年人背痛的非手术治疗方案，并提出了一些在处理老年患者疼痛时应考虑的独特见解。

关键词: 背痛；老年人；非手术；疼痛管理

关键点

- 背痛是老年人最常见的疼痛类型，在诊断和治疗方面都具有独特的挑战。
- 背痛已被证实与因行动不便而导致的严重功能障碍、低健康生活质量、抑郁和焦虑、睡眠障碍以及独居有关，所以全面的评估和正确的治疗对该人群尤为重要。
- 非手术治疗的方式包括药物治疗、物理治疗、疼痛心理学/心身干预及补充疗法和运动疗法等。

17.1　适应证与禁忌证

在多数情况下，患者的背痛可能不适合手术治疗，例如，无法确定疼痛产生的原因，手术并发症风险大于获益，或者患者排斥手术治疗。即使患者符合手术指征，医生也可以通过使用本章中描述的非手术诊疗技术来辅助提高手术的成功率。

17.2　技术说明、获益、风险、结果和证据

17.2.1　背痛的药物疗法

药物治疗慢性腰痛通常是一个反复的过程，需要多次就诊。没有一种药物对所有背痛患者都有效。急性背痛通常会随着时间的推移自行缓解，在过渡期间疼痛的缓解通常可以促进康复和改善功能。老年人背痛的药物治疗因年龄相关的生理变化而变得复杂，这种变化会引起药物吸收不佳、肾脏排泄减少、感觉和认知障碍、多药联用和多重耐药。治疗背痛的常用处方药包括非甾体抗炎药 (NSAIDs)、对乙酰氨基酚、5- 羟色胺和去甲肾上腺素再摄取抑制剂 (SNRI)、三环类抗抑郁药 (TCAs)、苯二氮䓬类药物、阿片类药物、骨骼肌松弛剂、抗癫痫药物和皮质类固醇。当给予患者药物治疗时，需要考虑患者是否存在医源性并发症及是否在服用其他药物，这些因素在老年患者中尤其重要，因为联合用药在这类人群中是一个常见的现象，随着患者年龄的增长，内科并发症增多，这会改变药物代谢或疗效。因此，在为老年患者药物治疗时可参考美国老年医学会 (AGS) 针对老年人潜在不适当用药的 Beers 标准，这是 AGS 创建的老年患者药物治疗时提高临床决策能力的指南。

对乙酰氨基酚

对乙酰氨基酚是治疗疼痛的常用处方药，因为它对急性疼痛普遍有效，风险相对较低。对乙酰氨基酚以前被推荐作为治疗背痛的一线药物。然而，近年越来越多的文献资料发现，对乙酰氨基酚对慢性腰痛并没有显著的疗效。目前尚无证据建议使用对乙酰氨基酚治疗急性或神经根性腰痛。尽管它被广泛用于止痛，然而也存在风险，特别是在老年患者中。在推荐使用对乙酰氨基酚之前，也应该注意酗酒、肝脏疾病和其他经肝脏代谢药物的影响，并且应该衡量潜在的风险和益处。

非甾体抗炎药

非甾体抗炎药 (NSAIDs) 是常用的另一种止痛药物。最新的文献指南依旧支持非甾体抗炎药作为急性腰痛的一线治疗药，尽管对功能的影响并不一致，但止痛效果仍显著。非甾体抗炎药对慢性腰痛同样有效，与安慰剂相比能更有效地缓解疼痛。但是，使用非甾

体抗炎药也存在风险，尤其是对老年患者。例如，通过肾脏代谢的其他药物可能与非甾体抗炎药相互作用，增加肾脏损伤的风险。此外，常规使用非阿司匹林、非甾体抗炎药会使严重的上消化道疾病的风险增加 4 倍。风险的高低与剂量相关，并且随着年龄的增长而增加。所以 Beers 标准建议避免长期使用，除非其他药物无效。

阿片类药物

阿片类药物和其他 μ 受体激动剂药物通常用于止痛。阿片类药物的处方使用率一直在稳步上升，同时与阿片类药物服用过量相关的死亡率也在上升。在适当的情况下，阿片类药物可以有效缓解疼痛，但仍缺少使用阿片类和类阿片类药物治疗急性背痛的证据支持。已有证据表明，吗啡和氢吗啡酮等较强的阿片类药物可使慢性腰痛患者短期缓解，但不推荐长期使用，也没有证据表明它们对功能有任何积极的影响。使用阿片类药物有许多潜在的不良反应，包括恶心、呕吐、便秘、嗜睡、口干、头晕和成瘾性。这些风险在药物代谢率较低的老年人中会增加。此外，在慢性非癌症疼痛患者中使用长效阿片类药物已被证明会显著增加死亡率，包括过量用药以外的其他原因死亡的风险。

骨骼肌松弛剂

"骨骼肌松弛剂"的表述并不很准确，它是一个非常广义的术语，是一种具有显著不同作用机制的药物。对于急性腰痛，使用这些药物的证据好坏各半。其中一些药物包括环苯扎平、替扎尼定、奥非那林和卡利索前列醇。环苯扎平和替扎尼定属于三环类抗抑郁药（TCA）的范畴。奥非那林是一种抗胆碱能药物。而卡利索前列醇是一种中枢作用的药物，代谢成甲丙氨酯，这是一种氨基甲酸酯类成瘾物质。相关证据表明，与安慰剂相比，常规的骨骼肌松弛剂有助于短期疼痛的缓解。然而，没有足够的证据对功能变化做出任何结论，也没有证据表明该类药物能缓解慢性背痛或改善功能。Beers 标准强烈建议老年人不要使用骨骼肌松弛剂，因为有抗胆碱作用、镇静作用和增加骨折的风险。

苯二氮䓬类药物

关于使用苯二氮䓬类药物治疗急慢性或神经根性腰痛的证据有限且不一致。美国医师学会无法根据现有的研究确定苯二氮䓬类药物对疼痛或功能有何种程度的影响。此外，苯二氮䓬类药物的使用与中枢神经系统不良反应（包括嗜睡、疲劳和头晕）的风险增加有关。虽然 Beers 标准中没有对苯二氮卓类药物在背痛的使用做出评价，但他们指出，通常应该避免使用这类药物，除非是在某些疾病，如癫痫发作、广泛性焦虑症或酒精戒断。

抗癫痫药物

目前，没有高级别的证据证明抗癫痫药物（如加巴喷丁和普瑞巴林）对急慢性或神经根性腰痛有效。这些药物有增加不良反应的风险，包括疲劳、口干、注意力难以集中、记忆或视觉调节困难以及身体失衡。此外，当与老年患者可能正在服用的其他药物联合使用时，这些不良反应可能会由于药物新陈代谢减慢而加剧。

抗抑郁药物

随着越来越多的研究支持抗抑郁药物的使用，其在疼痛治疗方面的应用越来越受欢迎。最常用于疼痛治疗的抗抑郁药物包括三环类抗抑郁药（TCA）、5- 羟色胺和去甲肾上腺素再摄取抑制剂（SNRI）以及选择性 5- 羟色胺再摄取抑制剂（SSRI）类药物。针对腰痛，度洛西汀在 12 周的疗程后被发现对慢性腰痛有一定的疗效。同样，使用度洛西汀也有相应的风险，包括恶心、口干、疲劳、腹泻、多汗、头晕和便秘。如果患者已经在服用其他中枢作用药物，再给予任何抗抑郁药物时应谨慎。Beers 标准建议老年人谨慎使用，因为 TCAs、SSRIs 和 SNRI 可能导致或加重抗利尿激素分泌不当综合征（SIADH）或低钠血症。

皮质类固醇

应用皮质类固醇药物治疗的目的通常是为了减少炎症，进而减轻腰痛。作为一种口服制剂，它们比局部类固醇注射更容易管理，然而，现有的研究并不支持在普通成年人中使用全身性皮质类固醇治疗急性或慢性腰痛。此外，Beers 标准建议不要给有精神疾病风险的老年患者使用皮质类固醇，或者与非甾体消炎药联合使用，因为它会增加胃肠道出血或消化性溃疡形成的风险。

17.2.2　物理治疗

物理疗法是腰痛患者常用的治疗方法。物理治疗师的专业技能和治疗选择不在本节的研究范围。以下介绍物理治疗背痛中一些常用的技术，包括扳机点的识别和治疗、运动控制训练，以及机械诊断和治疗的麦肯基疗法（McKenzie Method of Mechanical Diagnosis and Treatment，MDT）。手法治疗是包括物理治疗师在内的不同从业者在背痛治疗中使用的另一种技术，将在随后的章节中详细介绍。

运动控制训练

运动控制训练（MCE）的重点是激活和控制躯干深部肌肉。一旦肌肉控制建立起来，训练的重点是将功能性任务整合到肌肉激活中。MCE 有别于其他形式的运动，因为它是针对腰痛的直接原因进行训练。MCE 的主要理论是，背痛患者维持脊柱稳定的核心肌群力量往往较弱，这会导致非特异性腰痛的发生和持续。通过靶向训练这些稳定性肌肉，理论上可以增加对脊柱的支持，减少脊柱的压力，从而减少疼痛。

MCE 需要额外的培训以确保正确地执行。物理治疗师用来确保目标肌肉激活的方法包括触诊、超声成像和压力生物反馈。目的是教会患者如何放松和收缩特定的肌肉和肌肉群，增强力量和耐力，并最终将特定的肌肉收缩整合到功能性任务中。MCE 与稳定性训练不同，它是功能性任务的整合。

具体涉及到老年人 MCE 的实用性和风险尚未得到广泛研究。在推荐 MCE 时，也应考虑到存在与大多数锻炼形式相同的风险。在建议进行强度较大的体力活动之前，医护人员应考虑到患者的整体健康状况。一般成年人运用 MCE 治疗的证据是多种多样的，但与慢性腰痛的最小干预相比，MCE 具有重要的临床意义，并且在解决疼痛和功能方面比一般运动更有效。

扳机点和干针

扳机点治疗，包括干针治疗，是可以由包括物理治疗师在内的各种医护人员实施的治疗措施。在这个理论中，扳机点又被称为肌筋膜点，是产生疼痛的可触及的紧张肌肉区。在显微镜下，扳机点在肌肉组织中有可识别的形态学变化。干针是指在医生确定的扳机点区域插入大号针头。虽然医生通常会使用药物（局

麻药和 / 或类固醇）进行扳机点注射，但越来越多的物理治疗师使用扳机点干针作为扳机点相关背痛的治疗方法。也有物理治疗师在扳机点行手法治疗。最新的数据显示，使用充气的手动扳机点疗法可以改善老年慢性腰痛患者的功能和疼痛。通过手法、干针或其他技术对这些扳机点进行操作的目的是减少病理性肌肉收缩、降低张力、减轻疼痛。

近年来，随着干针疗法的普及，支持干针疗法治疗慢性腰痛的证据越来越多。目前正在进行更多的研究，以评估干针作为其他治疗手段的辅助的有效性，并同时与其他常用治疗手段进行比较。2005 年 Cochrane 对文献的回顾表明，干针疗法是治疗慢性腰痛的有效辅助疗法。进一步的回顾性证据表明，干针治疗对早期疼痛减轻和功能恢复的影响有统计学意义，但在后期随访中差异无统计学意义。关于干针是否为针灸的一种形式存在争议。早期对物理治疗师的培训是由针灸师进行的，尽管世界各地的术语不尽相同，但有些人认为这是一种针灸（Ahsi 穴位针灸）。

在老年患者的治疗中，干针疗法确实可能存在不利的影响。虽然与普通正常人相比，风险差别很小，但在应用抗凝药物的患者中，医生应该谨慎对待，因为它有增加出血和血肿形成的风险。其他需要考虑的风险也包括感染、组织损伤和邻近结构的损伤。

MDT 的麦肯基疗法

MDT 的麦肯基疗法是腰痛的一种基于分类评估和治疗的系统。该系统是由理疗师罗宾·麦肯基于 1981 年开发的，是根据疼痛在最初评估中的反应对腰痛患者进行分类，主要包括精神错乱、功能障碍和姿势综合征。这种分类是由物理治疗师通过观察和评估患者对各种重复运动的疼痛反应而得出的。

疼痛集中和定向引导是麦肯基疗法的主要特点。当患者的背痛从外周放射转移到脊柱中心时，就会发生集中。当医师引导患者找到导致疼痛变化的位置或方位时，就会发生这种疼痛集中现象。研究表明，与非集中的背痛相比，集中背痛有更好的临床治疗效果。一旦医生确定患者有利于集中疼痛的姿势，便可以指导患者如何将这些运动纳入日常生活，这已经被证明可以减少疼痛和降低疼痛的复发率。

MDT 相比其他物理治疗的有效性已经有研究证实，但疗效好坏参半。2006 年的一项荟萃分析发现，尽管

临床机制尚不清楚，但 MDT 可能比被动治疗急性腰痛更有效。进一步研究发现，MDT 比其他治疗方式如非甾体抗炎药、宣教、力量锻炼、背部按摩以及脊柱关节松解等对短期疼痛和功能障碍的改善更有效。大多数现有研究都表明该方法对中长期或慢性背痛患者的有效性仍缺乏证据支持。

17.2.3　疼痛心理和身心治疗方法

慢性背痛和抑郁症

在包括老年人在内的成年人当中，抑郁症与慢性、致残性腰痛之间的关系已经被证实。由于衰老过程中相关生理和心理的变化，这种联系在老年患者中变得更加复杂。针对社区老年人的研究发现，抑郁症是导致背痛的一个主要和独立的风险因素，研究表明，抑郁症会加重慢性腰痛严重程度和功能障碍。进一步研究结果表明，这是一种双向关系，正如人们普遍认为，慢性疼痛会增加抑郁的风险。

在老年人中，抑郁症与慢性疼痛，特别是慢性非特异性背痛之间的关系有几种理论支持。其中之一是，抑郁的老年人可能很少描述其抑郁症状，而是通过关注身体主诉来交流情绪困扰，或陈述由于背痛或关节疼痛而感到无助或疲惫。另一个被广泛讨论的理论是，老年患者疼痛相关的功能障碍可能是由疼痛 "代偿" 引起的。通常被描述为有效应对持续性疼痛压力的能力减弱，这是衰老过程的通病，是由于认知和身体障碍、对阈值以上疼痛刺激的敏感性增加、医学和心理共病、药代动力学和药效学的改变，以及社会孤立性的增加。抑郁症患者和慢性腰痛患者之间的心理相似性也已被关注，包括心理灵活性降低和自信心降低，以及随后出现的习得性无助。

对老年人抑郁症和慢性腰痛的神经化学和神经形态学的研究也在生物学水平上阐明了这一关系。已有研究表明，抑郁症引起的 5- 羟色胺能或去甲肾上腺素能的神经化学功能的变化可能会增加患者对疼痛刺激的敏感性，使患者更容易受到慢性疼痛的影响。大脑中几个调节情绪的区域也处理疼痛，包括背外侧前额叶皮质、前扣带回皮质、中脑水管周围灰质、岛叶皮质和下丘脑。数据表明，患有慢性腰痛的老年患者与无疼痛者有疼痛区域形态学上的差异，包括左半球顶叶后皮质灰质体积和左半球中扣带白质体积减少。

生物学和心理学的共性支持一种统一的治疗方法，包括筛查表现为慢性腰痛的老年抑郁症患者。患者健康问卷 2（PHQ -2）是一种常用的、经过验证的筛查工具，当患者没有抑郁症的早期诊断，也没有抑郁症状的自发性报告时，使用该问卷效果最好。PHQ-2 筛查呈阳性的患者和那些已经被诊断为抑郁症或自发报告抑郁症状的患者应该接受患者健康问卷 9（PHQ-9）或 15 个条目的老年抑郁量表的检查。基于经验，建议筛查精神疾病，包括焦虑、认知障碍、创伤后应激障碍和酗酒或其他物质滥用，来随访有临床意义的抑郁症患者。将老年人的抑郁症和慢性腰痛作为相关疾病治疗的目的是鼓励一种整体的治疗方法，这可能有助于避免在这一人群中过度使用阿片类药物。

恐惧回避信念与疼痛灾难化

在中老年背痛患者中，恐惧回避信念和疼痛灾难化都与持续性疼痛和功能障碍有关。恐惧回避模型与慢性疼痛有关，这一理论是 1983 年由 Letham 等人引入的，已经得到了广泛的研究，在他们的理论中，恐惧回避心理可能加剧疼痛的进展和感受，包括慢性疼痛和增加功能障碍。研究集中在体育活动对美国老年腰痛患者恐惧回避心理的作用，发现这些心理与自我报告的功能障碍和整体身体健康独立相关。

进一步的研究表明，即使在控制了其他潜在的功能障碍因素之后，体育活动的恐惧回避心理仍然与自我报告和观察到的功能障碍程度显著相关。值得注意的是，心理因素，包括恐惧回避心理，可能比疼痛本身的病理和相关的损伤更能预测患有慢性腰痛的老年人的功能障碍。这些研究人员发现了一种治疗方法，包括一般的调节和有氧运动，以改善恐惧回避心理，而不仅仅是减轻疼痛。

疼痛灾难化也被证实可以预测手术和非手术患者的治疗结果。疼痛灾难化被描述为一种与疼痛相关的夸张的负面 "心理定势"，并与感知到的疼痛强度和功能障碍程度增加有关，这已在理论上解释了老年患者中恐惧回避信念和与腰痛相关的致残率增加之间的关系。研究发现，术前疼痛灾难化是腰椎融合手术后活动疼痛强度和止痛剂使用的唯一预测因素。对接受腰椎管狭窄手术的患者进行术前疼痛严重程度的研究发现，疼痛严重程度可以预测背痛强度、疼痛干预和致残率。这些研究人员建议采用诸如 TCAs 和认知行为疗法（CBT）等干预措施，这些措施已被用于解决其他患者群体中疼痛严重程度增加的问题。

认知行为疗法

认知行为疗法（CBT）是一种常用的治疗慢性疼痛的方法。CBT旨在通过指导患者应对不良思想和信念，减少不良行为，增加适应行为，并提高自我疼痛管理能力，从而减少与疼痛相关的心理困扰和功能障碍。CBT还包括疼痛教育和辅助技术指导，如渐进性肌肉放松。CBT已经证明对治疗抑郁症和慢性腰痛都有临床疗效，并使用同类技术治疗这两种疾病，包括活动调搏、积极应对和解决问题的技能、放松技术以及配偶/照顾者的参与。

认知功能疗法

认知功能疗法（CFT）是一种与疼痛相关的行为疗法，它鼓励患者在抑制疼痛行为的同时，从认知上重新认识疼痛体验，并在功能上使具有威胁性的动作和姿势变得正常。CFT是针对慢性疼痛的多个方面，包括恐惧回避行为和疼痛灾难化。干预措施是以行为为基础的，以特定的身体行为为目标，如疼痛行为、加重姿势和活动以及肌肉保护，同时处理相关的心理社会和/或认知行为。

研究表明，CFT有望减少患有非特异性慢性腰痛的成年患者的功能障碍和疼痛。但这还没有在老年患者中进行专门的研究。

正念冥想和正念减压

冥想是一种已经使用了5000多年的身心练习。练习侧重于大脑、身体和行为之间的互动，旨在让练习者学习集中注意力，以此作为更好地洞察自己和周围环境的一种方式。冥想有很多种形式，每一种都可以分为两类：正念冥想和集中冥想。正念冥想将注意力集中在呼吸上，以提高对当下的意识，而集中冥想的目的是通过专注于一个特定的单词或短语来提高整体的注意力。大多数形式的冥想都有4个共同的要素：让人较少分心的安静环境、特定的舒适姿势、注意力集中和开放的态度。

正念冥想的目的是通过对身体感觉、思想和情感的非主观观察，将日常活动如坐和走，转变为冥想。1979年，乔恩·卡巴特-津恩（Jon Kabat-Zinn）博士

在马萨诸塞大学医学中心（University of Massachusetts Medical Center）首创了基于正念的减压方法（MBSR），被认为是西方正念冥想的先驱。MBSR尤其注重增加对经验的超然观察和接受，包括不良的情绪和身体感觉。由于MBSR已经实现了可操作性和标准化，目前已经在各种疾病的临床试验中进行了研究，其中包括慢性疼痛。几项神经成像研究试图阐明正念冥想的机制，并发现与对照组相比，长期冥想的人前额叶皮质和右前岛的皮质厚度增加。虽然大脑的前额叶皮质和枕颞区会随着年龄的增长呈现典型的衰退，然而，研究表明，40~50岁的长期冥想者更有可能保持他们的皮质厚度。

基于MBSR的干预理论，对患有慢性腰痛的65岁及以上社区成年人的健康教育进行的比较研究表明，MBSR干预可使短期功能改善和长期疼痛改善。研究人员从而得出结论，通过关注功能改善的持久性，可以增加干预的效用。其他专注于20~70岁患有非特异性下腰痛的成年人研究表明，MBSR在改善疼痛和功能限制方面与CBT一样有效，并指出，在患者无法熟练掌握CBT时，基于MBSR的干预方法可能更容易掌握。

17.2.4　补充疗法

根据国家补充与综合健康中心（NCCIH）的定义，补充疗法包括在主流西方或传统医学之外开发的卫生保健方法。其他术语包括"替代"医学和"综合"医学，这两个词经常互换使用，但实际上有不同的含义。补充疗法通常但不总是属于天然产品（如草药和补充剂）或身心练习（如瑜伽、针灸、放松技术和运动疗法）。患者越来越多地将补充疗法作为辅助疼痛治疗，或在常规治疗不成功的情况下采用。2010年，美国退休人员协会（AARP）和国家补充和综合健康中心（NCCIH）进行了一项调查，调查了50岁及以上的美国人是否与他们的医疗保健提供者讨论了补充疗法的使用，发现超过一半（53%）的受访者自诉使用了补充疗法，而这些受访者中只有略多于一半的人曾与医疗保健提供者讨论过补充疗法的使用。这凸显了询问患者使用补充治疗的重要性，以便评估潜在的风险或禁忌证，并促进关于疼痛意念、管理目标和期望值之间的协调。

针灸

针灸是一项有3000多年历史的传统中医技术，它利用细小的无菌针插入皮肤的特定解剖位置或穴位，

以使气血流通。该理论认为，调和气机能使机体阴阳平和，从而改善脏腑功能、促进机体自我修复。其他用来刺激穴位的方法包括手压、艾灸或热疗、电刺激和外用草药擦剂。

虽然针灸传统上适用于各种健康状况，但有重要的研究证明针灸对包括腰痛在内的各种疼痛有效。针灸作为常规治疗的辅助手段，已被证明在减轻慢性腰痛患者的疼痛和改善功能方面效果最好。关于针灸和假针灸（非穴位浅针）之间的效果差异，有相互矛盾的证据。浅表的针刺有可能出现潜在的安慰剂止痛效应，非穿透针刺是更可靠的对照。

针灸被认为是一种相对安全的手段，严重并发症（如气胸）很少见。最常见的并发症包括出血、血肿或皮下血肿的形成，以及插针部位疼痛。对凝血障碍的患者或长期抗凝的患者进行针灸治疗时应格外小心。

脊椎推拿疗法

脊椎推拿疗法基于这样一种理论，即身体结构（主要是脊椎的结构）与其功能之间的关系（由神经系统协调）直接影响健康。操作手法是脊椎推拿的核心，而手法调节中的复位和调整更是整个治疗的核心机制。其他方法可以包括诸如热敷和冰敷、电刺激、超声波、康复运动和生活方式咨询等。

中老年人疗效的研究证实了脊椎推拿疗法可以恢复患者日常功能和缓解腰痛。针对老年人的研究也表明，脊椎推拿治疗是有益的，可以观察到脊椎推拿治疗对 ADLs、IADLs 评分和自评健康下降的保护作用。脊柱推拿疗法与家庭锻炼相结合也被证明比单独在家锻炼更能缓解中期疼痛。

关于脊椎推拿的一个主要问题是受伤或不良事件发生的风险。由于脊椎推拿疗法涉及身体力量的应用，因此存在创伤的潜在风险，特别是对容易受伤的患者和 / 或手法缺乏专业性或精确度的情况。系统回顾确定的风险包括动脉夹层、脊髓病、骨折、椎间盘突出、马尾神经综合征和血肿的形成。虽然损伤率很低，在中年人中从每 1000 万次操作发生 0.05~1.46 起不良事件，在 66~99 岁人口中每 10 万名受试者发生 40 起事件，但这些损伤与原有疾病显著相关。对于长期使用抗凝治疗或凝血障碍、有主动脉瘤或夹层病史、有炎症性脊椎病病史的患者，在提供脊椎推拿疗法治疗时应格外谨慎。考虑到椎 - 基底动脉卒中的风险增加，小脑

前动脉闭塞或狭窄是颈椎推拿疗法的禁忌证。

按摩疗法

按摩疗法是一种包含许多不同技术的治疗方式，通常包括治疗师使用手动按压来操纵和活动身体的肌肉及其他软组织。按摩疗法治疗腰痛的有效性很难确定，这在很大程度上是由于治疗缺乏标准化，这是因为按摩疗法的不统一性和从业者获得的培训多样性所致。流行的方式包括使用各种打击技术来促进放松而达到肌筋膜松弛的瑞典按摩，利用剪切压缩或拉伸和皮肤滚动来放松粘连的肌筋膜和肌肉的肌筋膜松解术。

临床证据显示在成人患者中使用按摩疗法可在短时间内缓解急性、亚急性和慢性腰痛，但并不能长时间缓解疼痛、也不能改善功能。最常见的不良反应包括肌肉酸痛、疼痛加剧和僵硬，但严重的不良事件很少见。值得注意的是，目前尚未在老年人中发现有关不良事件的数据总结。

因有证据表明按摩疗法可以暂时性降低血压，所以按摩疗法治疗的支持者经常引用放松治疗的益处来支持此方法对慢性疼痛的有效性。还有人认为，触摸的情感价值及其对情绪的影响有益于同时患有疼痛、焦虑和 / 或抑郁的患者。

17.2.5 基于运动的干预措施

相关研究建议将锻炼或体力活动作为慢性非特异性腰痛的一线治疗。锻炼方式因人而异。对于治疗活动广泛受限的老年人，这一点尤其重要。在推荐具体的锻炼计划或体力活动之前，必须考虑患者的并发症以及患者的安全性问题。

锻炼或体力活动已被证明可以改善背部力量、灵活性和活动范围，以及情绪的整体改善。对于急性和亚急性腰痛，运动与不运动或常规护理对疼痛的影响不一致。然而，对于慢性腰痛，运动比不运动更能缓解疼痛。

锻炼建议

美国运动医学院（ACSM）关于老年人锻炼和体力活动的立场声明建议所有成年人都应该积极运动。推荐的中等强度体力活动是每周 150 min。如果患者因为其他疾病而不能每周进行 150 min 的活动，他们仍然应该继续在其身体允许的范围内进行体力活动。在开具

运动处方时，必须考虑患者最初的健康水平。对于以前久坐的人群，肌肉强化和平衡运动通常需要在有氧训练之前进行。越来越多的证据表明，长时间久坐对人的健康有害。即使对经常达到推荐体力活动标准的人来说，长时间久坐也是有害的。运动类型通常分为四大类：心肺或有氧运动、阻力或力量训练、柔韧性以及平衡训练。在接下来的内容中，我们将讨论一些特定形式的运动及其在老年人背部疼痛管理中的作用。

心肺或有氧运动

心肺或有氧运动是指在较长的一段时间内以较快的心率进行的体力活动。最近一项比较各种类型的运动对腰痛影响的荟萃分析没有发现有氧运动比其他形式的运动更有效。然而，众所周知，有氧运动对一般健康有很多好处，并且包括许多适合老年患者的不同活动，例如，步行、跑步、骑自行车、游泳或水上活动。高级别的证据建议老年人每周进行 5 天或 5 天以上中等强度的有氧运动至少 30 min，或每周 3 天或更多天进行至少 20 min 的剧烈运动。锻炼可以一次连续进行，也可以在全天内每间隔 10 min 进行。

开始并坚持一套锻炼方案都具有一定的风险。对于患有严重膝关节炎的人来说，跑步可能很困难，但他们可以轻快地行走，而不会对膝盖造成同样的压力。如果有人担心自己的身体平衡性，骑自行车可能不是最好的选择；然而，它的影响其实很小，而且固定自行车可以不用担心跌倒。游泳或水上有氧运动在老年人中尤其受欢迎，因为他们认为该锻炼不会对关节造成明显的损伤。有证据表明，多种形式的物理治疗方案配合深水跑步与单独进行物理治疗相比，能更有效地减轻腰痛，尽管差异并不显著。当不习惯体育活动的患者开始锻炼时，最常见的问题包括肌肉酸痛、肌肉骨骼损伤和磨损。

力量和阻力练习

有充分的证据表明，背痛在没有特定的病理情况下，可能与躯干和四肢的肌肉无力及容易疲劳有关。在与前面列出的各大类运动做试验比较时发现，力量和阻力练习对改善腰痛的效果最好。结果显示，针对多个肌肉群的锻炼对减轻背痛的效果最大。然而，具体到使用力量和阻力练习来管理老年人背痛的数据是有限的。

力量和阻力练习是一个非常宽泛的术语，包括举重、体重练习、松紧带练习等。物理治疗师可以很好地帮助患者开始日常锻炼，尤其是力量和阻力的锻炼。力量和阻力练习除改善腰痛之外，还有很多益处。与其他形式的运动相似，阻力练习可以改善机体健康状况，包括血压、胰岛素敏感性等。

瑜伽

瑜伽一词在印度已经使用了 2500 多年，有不同的含义。目前在西方文化中，所谓的瑜伽通常是哈达瑜伽，它通常包括以一系列的姿势或体式保持身材，伴随着呼吸、注意力集中和冥想。国家补充和综合健康中心（NCCIH）将瑜伽定义为"一种结合呼吸、身体运动和冥想或放松以有益于健康和福祉的身心练习"。

临床试验表明，瑜伽对患有慢性腰痛的中年人具有临床疗效和成本效益，其结果包括疼痛感降低、疼痛相关功能障碍减少、平衡能力改善、灵活性和背部功能改善、疼痛自我效能提高。系统回顾发现，在以患者为中心的研究结果上，瑜伽对慢性腰痛的短期有效性有高级别的循证依据，其长期有效性有着中等级别的循证依据。因为无法将瑜伽活动标准化，所以基于以瑜伽作为干预措施的研究是一个挑战。大多数瑜伽干预的共同元素包括特定的伸展、呼吸和放松练习，目标通常包括增强力量、提高柔韧性和促进放松。美国疼痛协会指南建议临床医生可以考虑向慢性腰痛患者提倡瑜伽，但仅限于维尼瑜伽。

虽然有数据表明瑜伽在 60 岁以上的老年人中有减少过度后凸的功效，但关于瑜伽在老年人疼痛管理中的作用和有效性的数据很少。在向患有慢性背痛的老年人推荐瑜伽时，需要考虑的一个因素是，骨量减少患者在脊柱屈曲姿势时发生椎体压缩性骨折（VCF）的风险较大。有人认为，老年人脊柱柔韧性的提高既是有利的，也是不利的，因为与衰老相关的脊柱僵硬可以作为一种保护机制，降低骨质疏松症中脊柱弯曲的风险。还应该考虑到，在老年人中更为常见的背痛原因（如椎体骨折、脊柱退化和骨关节炎）可能不像年轻背痛患者那样容易接受瑜伽干预。考虑到瑜伽以运动为基础的本质，瑜伽干预可能并不适合所有患有慢性背痛的老年人，在评估患者的特定风险之后，应该在有资质的瑜伽教练指导下，非常慎重地考虑瑜伽干预。

太极拳

太极拳是几百年前在中国发展起来的一项古老的武术和健康艺术。太极的动作是温和的、流畅的、循环的，旨在通过呼吸练习和冥想来移动气（身体的内在能量）和训练心身控制。太极是一种轻度到中度的有氧运动，取决于练习的强度、速度、频率和持续时间。在美国，大约有250万人参加了太极运动，而且这个数字可能还在增长。

以前的太极研究已经发现了改善体位控制的证据，这表现在提高了身体自我调节，改善了平衡和减少跌倒，改善了肌张力，以及更好的运动控制。特别是太极的干预已经被证明可以降低老年人跌倒和骨折的风险，因此太极经常被推荐给骨质疏松症的女性，并且是一种安全有效的保持骨密度和预防跌倒的运动。

太极已被证明有降低慢性非特异性颈痛的作用，疼痛强度的降低与几个因素有关，包括减少焦虑和增加体位意识。除了身体、认知和正念组成部分的整合被认为促进了个人对伤害性输入（包括潜在的疼痛生成器）执行控制的能力，并使用所学的意象技术和冥想来应对。太极拳受伤的风险相当低，通常包括开始活动时轻微的肌肉和关节酸痛。当老年人打太极拳时，潜在的担忧是这一人群中膝骨关节炎（OA）的患病率较高，而太极拳运动通常需保持屈膝的姿势，已证明这会增加包括膝关节在内的下肢的负荷。孙氏太极拳是一种专门为膝骨性关节炎老年患者创立的太极，因为它使用更高的站姿以减少膝关节上的扭矩。

普拉提

普拉提是约瑟夫·普拉提在20世纪20年代发展起来的一种运动形式，由一套在垫子（没有特殊器械）或专门设备上进行的动态力量和柔韧性练习组成。普拉提方法基于6个原则（集中、控制、居中、流畅、精确和呼吸），旨在提高核心稳定性、身体意识和姿势控制。

对观察中年腰痛患者的现有随机对照试验进行系统回顾发现，和最小干预相比，普拉提在短期内改善疼痛、功能障碍和对整体康复方面更有效，中期随访时疼痛强度和功能障碍的缓解效果更好。然而，普拉提与普通锻炼相比并未体现这一优势。

有极少的数据支持在老年人中使用普拉提治疗背痛；然而，文献资料的确支持使用普拉提以最小的不良事件风险改善绝经后骨质疏松症女性的骨密度、体能和生活质量。

17.3　误区、并发症和规避方法

与上述脊柱处理方案相关的潜在风险通常是最小的。然而，所有的干预措施都有潜在的并发症。在考虑各种药物对老年人造成的风险时应该参考美国老年医学会（AGS）关于老年人潜在不适当用药的Beers标准。阿片类药物具有其独有的风险，特别是当用于慢性非癌症疼痛时，已被证明会增加死亡率。

当物理治疗师给经过准确筛查的患者提供治疗时风险最小。只要患者的内科并发症不影响锻炼，运动作为主要干预措施所产生的风险很低。因此，了解患者的病史对于选择适当的治疗并将风险降至最低至关重要。

17.4　结论

在老年患者中，有多种药物、运动方式等均可用于治疗诊断明确的腰痛。考量这些治疗方式的风险和获益的个体化方法才是正确的。没有一种方法适用于所有的腰痛患者，大部分治疗方案的证据支持仍然缺乏，特别是针对老年人。

重要参考文献

[1] Carley JA, Karp JF, Gentili A, et al. Deconstructing Chronic Low Back Pain in the Older Adult: Step by Step Evidence and Expert-Based Recommendations for Evaluation and Treatment: Part IV: Depression. Pain Med. 2015; 16(11): 2098 – 2108

[2] Chou R, Qaseem A, Snow V, et al. Clinical Efficacy Assessment Subcommittee of the American College of Physicians, American College of Physicians, American Pain Society Low Back Pain Guidelines Panel. Diagnosis and treatment of low back pain: a joint clinical practice guideline from the American College of Physicians and the American Pain Society. Ann Intern Med. 2007; 147(7): 478 – 491

[3] Makris UE, Abrams RC, Gurland B, Reid MC. Management of persistent pain in the older patient: a clinical review. JAMA. 2014; 312(8):825 – 836

[4] Panel., A.G.S.B.C.U.E., American Geriatrics Society 2015 Updates Beers Criteria for Potentially Inappropriate Medication Use in Older Adults. JAGS. 2015; 63: 2227 – 2246

[5] Reid MC, Ong AD, Henderson CR, Jr. Why We Need Nonpharmacologic Approaches to Manage Chronic Low Back Pain in Older Adults. JAMA Intern Med. 2016; 176(3):338 – 339

[6] Searle A, Spink M, Ho A, Chuter V. Exercise interventions for the treatment of chronic low back pain: a systematic review and meta-analysis of randomised controlled trials. Clin Rehabil. 2015; 29(12):1155 – 1167

参考文献

[1] Patel KV, Guralnik JM, Dansie EJ, Turk DC. Prevalence and impact of pain among older adults in the United States: findings from the 2011 National Health and Aging Trends Study. Pain. 2013; 154(12):2649 - 2657

[2] Reid MC, Ong AD, Henderson CR, Jr. Why We Need Nonpharmacologic Approaches to Manage Chronic Low Back Pain in Older Adults. JAMA Intern Med. 2016; 176(3):338 - 339

[3] Makris UE, Abrams RC, Gurland B, Reid MC. Management of persistent pain in the older patient: a clinical review. JAMA. 2014; 312(8):825 - 836

[4] By the American Geriatrics Society 2015 Beers Criteria Update Expert Panel. American Geriatrics Society 2015 Updated Beers Criteria for Potentially Inappropriate Medication Use in Older Adults. J Am Geriatr Soc. 2015: 63(11): 2227–2246

[5] Panel., A.G.S.B.C.U.E., American Geriatrics Society 2015 Updates Beers Criteria for Potentially Inappropriate Medication Use in Older Adults. JAGS. 2015; 63: 2227 - 2246

[6] Chou R, Huffman LH, American Pain Society, American College of Physicians. Medications for acute and chronic low back pain: a review of the evidence for an American Pain Society/American College of Physicians clinical practice guideline. Ann Intern Med. 2007; 147(7):505 - 514

[7] Chou R, Qaseem A, Snow V, et al. Clinical Efficacy Assessment Subcommittee of the American College of Physicians, American College of Physicians, American Pain Society Low Back Pain Guidelines Panel. Diagnosis and treatment of low back pain: a joint clinical practice guideline from the American College of Physicians and the American Pain Society. Ann Intern Med. 2007; 147(7): 478 - 491

[8] Chou R, Deyo R, Friedly J, et al. Systemic Pharmacologic Therapies for Low Back Pain: A Systematic Review for an American College of Physicians Clinical Practice Guideline. Ann Intern Med. 2017; 166(7):480 - 492

[9] Hernández-Díaz S, Rodríguez LA. Association between nonsteroidal anti- inflammatory drugs and upper gastrointestinal tract bleeding/perforation: an overview of epidemiologic studies published in the 1990s. Arch Intern Med. 2000; 160(14):2093 - 2099

[10] Okie S. A flood of opioids, a rising tide of deaths. N Engl J Med. 2010; 363 (21):1981 - 1985

[11] Ray WA, Chung CP, Murray KT, Hall K, Stein CM. Prescription of Long-Acting Opioids and Mortality in Patients With Chronic Noncancer Pain. JAMA. 2016; 315(22):2415 - 2423

[12] Chou R, Deyo R, Friedly J, et al. Nonpharmacologic Therapies for Low Back Pain: A Systematic Review for an American College of Physicians Clinical Practice Guideline. Ann Intern Med. 2017; 166(7):493 - 505

[13] See S, Ginzburg R. Skeletal muscle relaxants. Pharmacotherapy. 2008; 28(2): 207 - 213

[14] Atkinson JH, Slater MA, Capparelli EV, et al. A randomized controlled trial of gabapentin for chronic low back pain with and without a radiating component. Pain. 2016; 157(7):1499 - 1507

[15] Skljarevski V, Zhang S, Desaiah D, et al. Duloxetine versus placebo in patients with chronic low back pain: a 12-week, fixed-dose, randomized, double-blind trial. J Pain. 2010; 11(12):1282 - 1290

[16] Saragiotto BT, M C, Yamato TP, et al. Motor control exercise for chronic non- specific low-back pain. (Review). Cochrane Database Syst Rev. 2016

[17] Liu L, Huang QM, Liu QG, et al. Effectiveness of dry needling for myofascial trigger points associated with neck and shoulder pain: a systematic review and meta-analysis. Arch Phys Med Rehabil. 2015; 96(5):944 - 955

[18] Oh SKM, Lee M, et al. Effect of myofascial trigger point therapy with an inflatable ball in elderlies with chronic non-specific low back pain. J Back Muscu- loskelet Rehabil. 2017

[19] Furlan AD, van Tulder M, Cherkin DC, et al. Acupuncture and dry-needling for low back pain: an updated systematic review within the framework of the cochrane collaboration. Cochrane Database of Systematic Reviews. 2005; 30 (8):944 - 963

[20] Liu L, Huang QM, Liu QG, Thitham N, Li LH, Ma YT, Zhao JM. Evidence for Dry Needling in the Management of Myofascial Trigger Points Associated with Low Back Pain: A Systematic Review and Meta-analysis. Arch Phys Med Reha- bil. 2017

[21] Werneke M, Hart DL. Centralization phenomenon as a prognostic factor for chronic low back pain and disability. Spine. 2001; 26(7):758 - 764, discussion 765

[22] Aina A, May S, Clare H. The centralization phenomenon of spinal symptoms - a systematic review. Man Ther. 2004; 9(3):134 - 143

[23] Machado LAC, de Souza Mv, Ferreira PH, Ferreira ML. The McKenzie method for low back pain: a systematic review of the literature with a meta-analysis approach. Spine. 2006; 31(9):E254 - E262

[24] Busanich BM, Verscheure SD. Does McKenzie therapy improve outcomes for back pain? J Athl Train. 2006; 41(1):117 - 119

[25] Reid MC, Williams CS, Concato J, Tinetti ME, Gill TM. Depressive symptoms as a risk factor for disabling back pain in community-dwelling older persons. J Am Geriatr Soc. 2003; 51(12):1710 - 1717

[26] Karp JF, Shega JW, Morone NE, Weiner DK. Advances in understanding the mechanisms and management of persistent pain in older adults. Br J Anaesth. 2008; 101(1):111 - 120

[27] Carley JA, Karp JF, Gentili A, et al. Deconstructing Chronic Low Back Pain in the Older Adult: Step by Step Evidence and Expert-Based Recommendations for Evaluation and Treatment: Part IV: Depression. Pain Med. 2015; 16(11): 2098 - 2108

[28] Camacho-Soto A, Sowa GA, Perera S, Weiner DK. Fear avoidance beliefs predict disability in older adults with chronic low back pain. PM R. 2012; 4(7): 493 - 497

[29] Sions JM, Hicks GE. Fear-avoidance beliefs are associated with disability in older American adults with low back pain. Phys Ther. 2011; 91(4):525 - 534

[30] Papaioannou M, Skapinakis P, Damigos D, Mavreas V, Broumas G, Palgimesi A. The role of catastrophizing in the prediction of postoperative pain. Pain Med. 2009; 10(8):1452 - 1459

[31] Coronado RA, George SZ, Devin CJ, Wegener ST, Archer KR. Pain Sensitivity and Pain Catastrophizing Are Associated With Persistent Pain and Disability After Lumbar Spine Surgery. Arch Phys Med Rehabil. 2015; 96(10):1763 - 1770

[32] Turner JA, Romano JM. Cognitive-behavioral therapy for chronic pain. In: Loeser JD, Bonica JJ, eds. Bonica's management of pain. Philadelphia, PA: Lip- pincott Williams & Wilkins; 2001:1751 - 1758

[33] O'Sullivan K, Dankaerts W, O'Sullivan L, O'Sullivan PB. Cognitive Functional Therapy for Disabling Nonspecific Chronic Low Back Pain: Multiple Case- Cohort Study. Phys Ther. 2015; 95(11):1478 - 1488

[34] Bramoweth AD, Renqvist JG, Germain A, et al. Deconstructing Chronic Low Back Pain in the Older Adult-Step by Step Evidence and Expert-Based Recom- mendations for Evaluation and Treatment: Part VII: Insomnia. Pain Med. 2016; 17(5):851 - 863

[35] Ludwig DS, Kabat-Zinn J. Mindfulness in medicine. JAMA. 2008; 300(11): 1350 - 1352

[36] Cherkin DC, Sherman KJ, Balderson BH, et al. Effect of Mindfulness-Based Stress Reduction vs Cognitive Behavioral Therapy or Usual Care on Back Pain and Functional Limitations in Adults With Chronic Low Back Pain: A Randomized Clinical Trial. JAMA. 2016; 315(12):1240 - 1249

[37] Morone NE, Greco CM, Moore CG, et al. A Mind-Body Program for Older Adults With Chronic Low Back Pain: A Randomized Clinical Trial. JAMA Intern Med. 2016; 176(3):329 - 337

[38] Cho YJ, Song YK, Cha YY, et al. Acupuncture for chronic low back pain: a mul- ticenter, randomized, patient-assessor blind, sham-controlled clinical trial. Spine. 2013; 38(7):549 - 557

[39] AARP, N., Complementary and Alternative Medicine: What People Aged 50 and Older Discuss With Their Health Care Providers. Consumer Survey Report, 2010

[40] How Acupuncture Can Relieve Pain and Improve Sleep, Digestion and Emotional Well-being. 2017 [cited 2017 9/1/2017]; Available from: http://cim.ucsd.edu/clinical-care/acupuncture.shtml

[41] Chung KF, Yeung WF, Yu YM, Kwok CW, Zhang SP, Zhang ZJ. Adverse Events Related to Acupuncture: Development and Testing

of a Rating Scale. Clin J Pain. 2015; 31(10):922－928

[42] Chiropractic: In Depth. 2012 [cited 2017 8/15/2017]; Available from: https:// nccih.nih.gov/health/chiropractic/introduction.htm

[43] Weigel PA, Hockenberry J, Bentler SE, Wolinsky FD. The comparative effect of episodes of chiropractic and medical treatment on the health of older adults. J Manipulative Physiol Ther. 2014; 37(3):143－154

[44] Maiers M, Bronfort G, Evans R, et al. Spinal manipulative therapy and exercise for seniors with chronic neck pain. Spine J. 2014; 14(9):1879－1889

[45] Whedon JM, Mackenzie TA, Phillips RB, Lurie JD. Risk of traumatic injury associated with chiropractic spinal manipulation in Medicare Part B beneficiaries aged 66 to 99 years. Spine. 2015; 40(4):264－270

[46] Gouveia LO, Castanho P, Ferreira JJ. Safety of chiropractic interventions: a systematic review. Spine. 2009; 34(11):E405－E413

[47] Furlan AD, Giraldo M, Baskwill A, Irvin E, Imamura M. Massage for low-back pain. Cochrane Database Syst Rev. 2015(9):CD001929

[48] Paanalahti K, Holm LW, Nordin M, Asker M, Lyander J, Skillgate E. Adverse events after manual therapy among patients seeking care for neck and/or back pain: a randomized controlled trial. BMC Musculoskelet Disord. 2014; 15:77

[49] Cady SH, Jones GE. Massage therapy as a workplace intervention for reduction of stress. Percept Mot Skills. 1997; 84(1):157－158

[50] Searle A, Spink M, Ho A, Chuter V. Exercise interventions for the treatment of chronic low back pain: a systematic review and meta-analysis of randomised controlled trials. Clin Rehabil. 2015; 29(12):1155－1167

[51] Qaseem A, Wilt TJ, McLean RM, Forciea MA, Clinical Guidelines Committee of the American College of Physicians. Noninvasive Treatments for Acute, Subacute, and Chronic Low Back Pain: A Clinical Practice Guideline From the American College of Physicians. Ann Intern Med. 2017; 166(7):514－530

[52] Rainville J, Hartigan C, Martinez E, Limke J, Jouve C, Finno M. Exercise as a treatment for chronic low back pain. Spine J. 2004; 4(1):106－115

[53] Hoffman MD, Hoffman DR. Does aerobic exercise improve pain perception and mood? A review of the evidence related to healthy and chronic pain subjects. Curr Pain Headache Rep. 2007; 11(2):93－97

[54] Chodzko-Zajko WJ, Proctor DN, Fiatarone Singh MA, et al. American College of Sports Medicine. American College of Sports Medicine position stand. Exercise and physical activity for older adults. Med Sci Sports Exerc. 2009; 41 (7):1510－1530

[55] Cortell-Tormo JM, S P, Chulvi-Medrano I, et al. Effects of functional resistance training on fitness and quality of life in females with chronic nonspecific low-back pain. J Back Musculoskelet Rehabil. 2017; 4

[56] Garber CE, Blissmer B, Deschenes MR, et al. American College of Sports Medicine. American College of Sports Medicine position stand. Quantity and quality of exercise for developing and maintaining cardiorespiratory, musculoskeletal, and neuromotor

fitness in apparently healthy adults: guidance for prescribing exercise. Med Sci Sports Exerc. 2011; 43(7): 1334－1359

[57] Cuesta-Vargas AI, Garc í a-Romero JC, Arroyo-Morales M, Diego-Acosta AM, Daly DJ. Exercise, manual therapy, and education with or without high-intensity deep-water running for nonspecific chronic low back pain: a pragmatic randomized controlled trial. Am J Phys Med Rehabil. 2011; 90(7):526－534, quiz 535－538

[58] Combs MA, Thorn BE. Yoga attitudes in chronic low back pain: Roles of cata- strophizing and fear of movement. Complement Ther Clin Pract. 2015; 21(3): 160－165

[59] Cramer H, Lauche R, Haller H, Dobos G. A systematic review and meta-analysis of yoga for low back pain. Clin J Pain. 2013; 29(5):450－460

[60] Greendale GA, Huang MH, Karlamangla AS, Seeger L, Crawford S. Yoga decreases kyphosis in senior women and men with adult-onset hyperkyphosis: results of a randomized controlled trial. J Am Geriatr Soc. 2009; 57(9): 1569－1579

[61] Sinaki M. Yoga spinal flexion positions and vertebral compression fracture in osteopenia or osteoporosis of spine: case series. Pain Pract. 2013; 13(1): 68－75

[62] Teut M, Knilli J, Daus D, Roll S, Witt CM. Qigong or Yoga Versus No Intervention in Older Adults With Chronic Low Back Pain-A Randomized Controlled Trial. J Pain. 2016; 17(7):796－805

[63] Peng PW. Tai chi and chronic pain. Reg Anesth Pain Med. 2012; 37(4):372－382

[64] Lauche R, Wayne PM, Fehr J, Stumpe C, Dobos G, Cramer H. Does Postural Awareness Contribute to Exercise-Induced Improvements in Neck Pain Inten- sity? A Secondary Analysis of a Randomized Controlled Trial Evaluating Tai Chi and Neck Exercises. Spine. 2017; 42(16):1195－1200

[65] Lauche R, Stumpe C, Fehr J, et al. The Effects of Tai Chi and Neck Exercises in the Treatment of Chronic Nonspecific Neck Pain: A Randomized Controlled Trial. J Pain. 2016; 17(9):1013－1027

[66] Kong LJ, Lauche R, Klose P, et al. Tai Chi for Chronic Pain Conditions: A Systematic Review and Meta-analysis of Randomized Controlled Trials. Sci Rep. 2016; 6:25325

[67] Song R, Lee EO, Lam P, Bae SC. Effects of tai chi exercise on pain, balance, muscle strength, and perceived diffculties in physical functioning in older women with osteoarthritis: a randomized clinical trial. J Rheumatol. 2003; 30 (9):2039－2044

[68] Di Lorenzo CE. Pilates: what is it? Should it be used in rehabilitation? Sports Health. 2011; 3(4):352－361

[69] Yamato TP, Maher CG, Saragiotto BT, et al. Pilates for Low Back Pain: Complete Republication of a Cochrane Review. Spine. 2016; 41(12):1013－1021

[70] Mostagi FQ, Dias JM, Pereira LM, et al. Pilates versus general exercise effectiveness on pain and functionality in non-specific chronic low back pain subjects. J Bodyw Mov Ther. 2015; 19(4):636－645

[71] Angin E, Erden Z, Can F. The effects of clinical pilates exercises on bone mineral density, physical performance and quality of life of women with postmenopausal osteoporosis. J Back Musculoskeletal Rehabil. 2015; 28(4):849－858

第18章 介入性疼痛治疗技术

Eric A.K. Mayer, Ryan Zate

摘要：2016年，全美65岁及以上的老年人已近4600万人。预计到2060年这个数字还会增加，老年人口比例将由15%上升至24%。根据CMS数据调查显示，人的一生中发生腰痛的概率高达84%。据统计，从1995年到2016年间，在美国老年人医疗保险人群中硬膜外注射的应用增长了271%~420%，而小关节封闭则增长了231%~571%。人口老龄化的同时使医疗服务的需求也迅速增长。医护人员将面对不同的疾病谱，以及老年患者不同的期望值（重返工作的期许或有所下降）。本章旨在对老年人的常见病理学特点、介入性疼痛治疗方法、潜在有效性证据以及个性化治疗建议进行概述。

关键词：介入性疼痛治疗；脊柱介入治疗；硬膜外激素注射；脊神经切断；骶髂关节注射

关键点

- 精准诊断是有效实施疼痛介入治疗的关键。
- 有研究数据显示硬膜外激素注射会加重腰椎管狭窄症患者的疼痛及间隙性跛行症状。
- 介入治疗的指征包括椎管狭窄、小关节炎及骶髂关节功能障碍。
- 有效的疼痛介入治疗需同时配合物理治疗及功能锻炼。
- 牢记仔细鉴别腰痛来源可使治疗更有效，更好地避免并发症的发生。

18.1 适应证

18.1.1 腰椎管狭窄症

　　腰椎管狭窄症的临床表现为下肢间歇性跛行，这是一个临床分析而非影像学分析。下肢间歇性跛行即可耐受的行走距离缩短，仅凭借这一症状与外周动脉病变进行鉴别是困难的。非特异性、轴性、机械性、慢性腰痛的患者常被误诊为腰椎管狭窄症（尽管无行走距离缩短和下肢根性症状）。经最小临床重要差异

值调整的手术融合，应用于非特异性腰痛（误诊为腰椎管狭窄）的获益率近1/6。这个错误的影像学诊断可能导致无效的治疗方案。当医生诊治腰椎管狭窄的患者时，患者经常会描述出"间歇性跛行""麻木或疼痛"等症状来量化非皮节性分布的疼痛，这些不适症状多始发于臀部或大腿且仅在站立或行走时出现，并随着站立和行走逐渐加重，我们称之为跛行性疼痛。最重要的是，患者的疼痛可以通过前屈、坐位或平卧位而缓解。这种主观的疼痛量化可能会随着描述而改变，例如，描述为疼痛、麻木、灼热感或单纯下肢重坠疲劳感。必须注意鉴别神经性跛行及血管性跛行（表18.1）。患者经常会发现行走时的症状会随着坐位或前屈腰椎［购物车征（shopping cart sign）］而迅速缓解。这种跛行的病理生理机制尚未完全明确，但反复的轻度麻痹，椎管内神经根的缺血性刺激的机制假设已被电生理学的证据所支持。也有其他学者认为神经病理生理机制与韧带、关节及椎间盘的钙化引起的神经周围狭窄有关，这与脊柱生理性的骨关节炎性改变所致的横断面积动态减小相一致。

　　在考虑是否为腰骶部椎管狭窄时，步行距离的评估是必须的检查项目。生理反射可能会减弱，但大多数病例表现为多种多样的局部神经损害。让患者维持腰部后伸位站立对于老年人来说可能是困难的，但有助于诱发"跛行"的体征。

　　介入治疗方法包括经椎板间隙或经椎间孔的硬膜外类固醇注药术。目前没有明确的证据支持这两种方法对于此适应证的治疗孰优孰劣。研究表明硬膜外类固醇注射对于神经性跛行患者改善功能、延长行走距

表18.1 神经性跛行与血管性跛行的区别

神经性跛行	血管性跛行
可出现于近端/远端肌群	远端 >> 近端肌群
长时间站立不会加重症状	站立时症状轻度加重
弯腰后症状改善	肢端冰冷 +/− 搏动
骑单车/弯腰活动时功能改善	症状与时间相关，不同体位下大腿疲劳感同时出现

离及缓解疼痛是一种有效的短到中期的治疗方式。研究显示 64% 被认为具有手术指征的患者在接受硬膜外注射 1 年后自我感觉症状有所改善，而少数患者最终选择了手术治疗。更多近期的研究显示在量化的疼痛和功能评分上均有所提升。

有趣的是，这些数据也对比了单纯使用局麻药物及传统的类固醇混合局麻药物的疗效，发现两者并无显著性差异。对于神经性跛行患者而言可能需要保持屈曲位的活动方式。尽管临床上普遍提倡积极的生活方式以及有氧运动，但目前没有充分证据支持特定的康复训练可以有效地减少症状的复发。在一项经过足够时间的前瞻性横断面研究中可以发现，接近 7/10 的随机分配到非手术治疗组的患者在 5 年内将采取手术介入治疗以减轻其跛行症状。因此将药物注入硬膜外空间的介入方式仍存在争议。事实上，对于有症状性腰骶部椎管狭窄的治疗，经椎间孔及经椎板间硬膜外注射技术在疗效持久性方面尚未明确显示出孰优孰劣。

18.1.2　退行性小关节病

由于生理结构的关系，退行性小关节病在老年人中普遍存在。同时，小关节作为常见的诱因，引起的老年人轴性腰背痛的发生频率也相对高于一般人群。70%~80% 的成年人会在一生中经历明显的颈痛或背痛。最早在 1911 年由 Goldthwaitt 报道了因为小关节退变导致的疼痛，并估测由此导致的慢性脊柱疼痛多达45%。临床上，有症状的小关节炎由于没有特异性的检查、研究、主诉及体格检查方法而难以诊断。此外，有研究认为遗传相对于载荷是影像学改变的更直接因素。研究人员发现职业相关的脊柱载荷与临床所见的脊柱疼痛程度及影像学退变程度无直接关系。最可信的证据是数个国家的"活动量负相关"研究。活体研究表明小关节的活动量更多（承担更大的载荷），则脊柱相关的严重疼痛发生率更低，无论是短期随访抑或长达数年的长期随访均是如此。尽管诊断颈椎或腰椎小关节源性疼痛需依靠相应的临床表现及可能的侵入性检查，功能锻炼是治疗不可忽视的重要组成部分。中强度研究证据显示定向主动对抗训练是最有效的手段。

出现小关节炎症状的患者在维持长期静态姿势时，常易出现背痛或颈痛加重，并可能在改变体位（站立位、坐位等）或负重时加重。可能会出现大腿近端及臀部的假根性转移性症状，通过关节内封闭注射或腰部相应感觉神经的电刺激可以验证。在颈部同样可以表现出类似的转移性症状，包括后枕部、环肩胛、肩部、颈后部及侧面，以及上胸椎区域。

退行性小关节病与腰椎病和颈椎病有相似之处，首先发患者群以老年人为主，其次大量无症状患者的影像学有病变表现。在慢性颈痛人群中，颈椎小关节疼痛的发病率估算为 49%~61%。转移性症状通常出现在后枕部，斜方肌或肩关节近端。

疼痛通常被描述为疼痛、深部、钝感，并因运动而加重。

典型的症状表现为酸胀、深部钝性疼痛，活动时加重。单靠体格检查是无法做出诊断的，必须结合症状及影像学检查综合考虑，但不应出现明显的局部的神经功能缺损。

如同腰椎功能锻炼及治疗，其核心是恢复腰椎的姿势、柔韧度及力量。颈椎小关节疼痛的介入治疗可以进行关节内注射（关节囊内），或进行颈椎内侧支神经的封闭。由于 L1 神经根处于寰椎（L1）的头端，故颈椎内侧支神经支配其各自对应的节段（L3、L4 内侧支神经支配 L3~L4 小关节）。当使用双阻滞诊断性治疗后（如下所述），使用射频消融术治疗颈椎小关节源性疼痛的效果已被证明是理想的。

18.1.3　骶髂关节疼痛

如同上述小关节，骶髂关节的病变也是腰部、臀部及大腿近端疼痛的来源。不过，骶髂关节疼痛的病因、流行病学及诊断要点仍备受争议。原因如下：尽管骶髂关节类似于小关节为微动关节，但是骶髂部的传入神经支配是复杂的，骶神经的侧支及腹支均接受其疼痛传入，而这种疼痛还有可能是神经源性疼痛，因此骶髂关节痛的诊疗仍然是一个有争议的话题。证据支持其关节内具有机械性感受器使得有效治疗变得复杂。

骶髂关节痛的患者常表现为腰 / 臀部疼痛，覆盖髂后上嵴区域，并可延伸至同侧的大腿外侧及后外侧区域。关节注射激发试验能有效复制出与患者症状一致的疼痛范围。目前有很多常用的查体方法，但没有哪一种方法同时具备高敏感度及高特异性，通常需要结合多种方法的规范操作来确诊因骶髂关节炎导致的疼痛。有研究认为若多种体查（如 Gaenslens 试验、分离试验、骨盆加压试验、Patricks 试验、Gillet 试验）均为阳性者，其阳性预测价值增加，不过这个话题依旧没有定论。

目前，骶髂关节内药物注射是较为确切的诊断方法。诊断骶髂关节疼痛的金标准仍然是关节内注射。报道这种方法的特异性文献差异较大（40%~100%）。有效的物理治疗介入核心在于髂腰肌、内收肌、臀肌及椎旁肌的拉伸。文献报道的骶髂关节的射频消融疗效不一，由于对此关节神经支配区域目前缺乏全面的认识，骶髂关节的射频消融的使用率远不及小关节。

18.1.4　矢状面平衡

后凸及退变性侧凸

老年人常常会表现为特征性的后凸畸形"贵妇式驼背"。外观上的改变可能会/不会合并疼痛，但处于对美观的要求，这可能是患者找到脊柱专科医生就诊的常见原因。需要注意的是，脊柱后凸及成人退变性侧凸是不同于青少年特发性脊柱侧凸的疾病。经典的生物力学格言：后凸产生后凸，仍然是正确的。最基础的功能训练就是针对提高后伸肌群的强度及耐力的体能训练及适应性训练，也是维持患者正常功能的核心内容。与患者维持独立活动功能相比，理想的影像学平衡显得并不那么重要。通常对于处理退变侧凸继发的椎间孔狭窄，精准的选择性神经阻滞及偶尔使用微创椎间孔扩大成形术比大范围、长节段的矫形手术要更安全。联合物理治疗师、康复训练师、外科医生以及脊柱介入专科医生朝同一功能恢复目标进行多学科协作对此类患者进行治疗，可使患者获得更好的功能恢复，以及更小的损伤。

18.2　禁忌证

介入疼痛治疗的禁忌证可分为系统性及诊断性因素。系统性禁忌证包括：对碘造影剂及其他术中所用的药物过敏、肾病及控制不佳的糖尿病。诊断性禁忌证指在对患者诊断缺乏明确认识的情况下使用该技术对患者进行治疗。必须避免进行与患者症状不相符的介入治疗。这类所谓"迷惑"会在后续的"误区"部分进行讨论。此外，介入治疗需联合相应的康复治疗手段以增强及提高周围组织的活动功能。

18.3　技术说明

18.3.1　中央椎管硬膜外类固醇注射

经腰椎椎板间注射通常是安全的，但是即使没有手术史的患者也有很多必须进行解剖学上的考虑。注射的靶点可以从 T1 序列的矢状面和轴向成像中在硬膜外的空间（脂肪垫）寻找（见示例）。尽管这样的空间通常在腰椎每个节段都会存在，但其空间消失或极度狭小的情况并不鲜见。最好避免在既往曾行椎板减压的患者进行。在颈椎上 C7~T1 的黄韧带头端会变得不连续（常用于注射术中的触觉标志）。此外，当向头端移动时会发现此处硬膜外脂肪也较少见。因此，对于 C7~T1 水平较少使用椎板间隙硬膜外注射。尽管有这些限制，覆盖全范围硬膜外空间仅需 3mL 溶液。经颈椎椎板间隙注射是首选的药物输送方法，靶点选择与经腰椎椎板间隙注射类似（图 18.1）。

无论是颈椎或腰椎硬膜外类固醇注射，患者均取俯卧位并透视定位目标节段。X 线影像增强器略微向一侧倾斜以避免射线通过棘突间韧带。然后穿刺针放置成一条直线小心地朝中线穿入。当针尖靠近黄韧带时，使用侧位或对侧斜位透视，以确定穿刺深度。在这些透视图中，当针尖到达棘突椎板线（棘突与椎板的汇合处）时，针尖将靠近硬膜间隙和黄韧带。必须使用造影剂在侧位或对侧斜位上找出由头端向尾端分

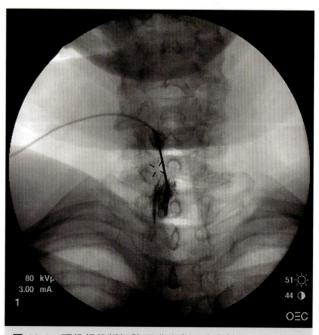

图 18.1　颈椎经椎板间隙硬膜外类固醇注射

布的硬膜外间隙。正位透视上，泡沫征显影是硬膜外间隙的征象。

18.3.2　经椎间孔硬膜外类固醇注射

经椎间孔硬膜外注射是另一种硬膜外腔药物注入的方法。Derby 和 Bogduk 的研究发现这种方法可以向腹侧硬膜外腔注射更多的药物。经典的方法是将针尖穿至椎间孔上方，刚好到达出口神经根的上方。需要注意的是，对于椎间孔严重狭窄或既往有融合术史的

患者，这种方法实施起来会变得困难抑或几乎无法实施。实施这种注射要求获得更多的斜位透视图，使得上关节突及椎弓根均可清晰显影。如果你记得在腰椎斜位片上寻找"苏格兰狗"你会想着将针置于"狗的下巴"下面。针应同时在侧位及正位透视下朝着目标前进，这样有助于精准穿刺。在 AP 视图中，你应该避免将针尖刺入椎弓根内侧，这样有刺破硬膜的风险，侧位片有助于判断穿刺深度并确认针尖是否位于椎间孔内。针尖位置满意后注入造影剂，应按出口神经根

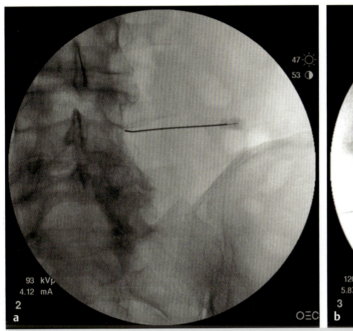
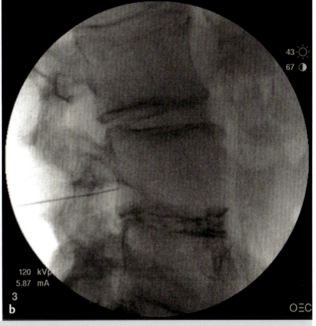

图 18.2　L4 经椎间孔穿刺硬膜外类固醇注射，正位（a）及侧位（b）透视

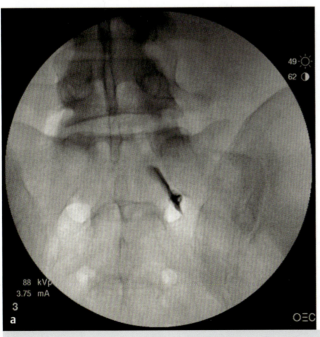
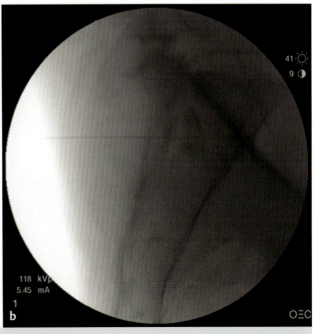

图 18.3　S1 经椎间孔穿刺硬膜外类固醇注射，正位（a）及侧位（b）透视

走向弥散，并向上弥散至椎弓根的内缘进入硬膜外腔隙（图 18.2、图 18.3）。

18.3.3　颈椎

最近，许多病例报道了颈椎经椎间孔硬膜外穿刺所致的严重神经损害，使其安全性遭受质疑。因此，作者不建议该入路运用于颈椎治疗。

18.3.4　经小关节内注射

经小关节内注射指穿刺进入关节囊并注入药物（关节内），利用少量的药物局部进行麻醉。经关节内注射的技术要求非常高，并未显示出远期的优越性，且相比按照严格流程操作的关节突内侧支阻滞显现出更高的假阳性率。

内侧支起源于神经根背支并从上至下支配小关节（图 18.4）。由于 C8 神经根的存在，在胸椎及腰椎小关节并不与其各自节段的内侧支相对应（如 L3 及 L4 内侧支支配 L4~L5 小关节）。由于关节周围多种潜在的疼痛来源，单纯关节内注射及单纯小关节封闭的诊断价值始终显示较高的假阳性率，有待更可靠的诊断手段来确保治疗的有效性。由于诊断的不明确性，所谓的双重阻滞法也被用以提高诊断的特异性。这种方法需要使用较少的注射剂量，关节阻滞时精准穿刺，以及对两节段分别使用造影剂造影。双重阻滞法显示出更高的诊断特异性以及更好的治疗效果。如患者运

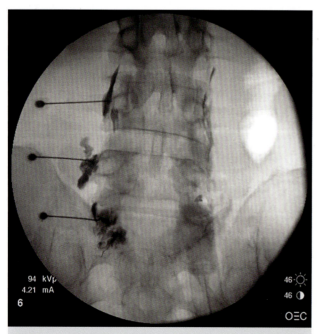

图 18.4　小关节内侧支阻滞，正位视图

用上述方法治疗后在疼痛评分上有显著改善，可以对内侧支（或背支）进行射频消融以保证更远期的疗效。精细的消融技术并进行双重阻滞可使 60% 的患者获得 1 年内至少 90% 的疼痛缓解，使 87% 的患者获得至少 60% 的疼痛缓解。作者建议使用射频消融术需以严格实施双重阻滞为前提，阻滞内侧支后药物半衰期内且获得超过 80% 的疼痛改善方可使用射频消融术。

18.3.5　小关节射频消融

射频消融术可运用于脊柱所有节段，但最常运用于腰椎及颈椎，为了简洁起见以下只讨论这些节段。支配顺序在前面已经论述过了，不过还是有必要重提一下颈椎以下的节段关节接受一半来自其上一节段感觉神经的支配（L3 及 L4 内侧支支配 L4~L5 小关节）。

腰椎

新型穿刺技术的出现衍生出了不同的神经消融技术。经典的方法是沿内侧支尽可能平行穿刺进针，以达到对神经最大范围的消融。这是通过使患者俯卧并朝尾端及目标侧倾斜透视来实现的。采用这种方法从下而上进针可使神经得到大范围的消融。理想的倾斜位显影应使上关节突及横突（苏格兰狗耳朵及头部）之间变成圆钝，以确保进针时不受小关节的阻挡。将针尖穿至上关节突及横突的下方。注意不要朝向出口神经根越过靶点。L5 背支消融的进针位置略有不同。理想情况下，将通过向尾端倾斜球管来进针，但针尖倾斜角度往往受到同侧髂骨的限制。针尖的靶点是上关节突及骶翼的交界处。

通过检查正位视图来确保正确的位置，即针尖位于上关节突及横突的交界处。侧位透视上针尖需靠近上关节突中点，且不进入椎间孔内。当针尖到达合适位置后，晃动或抽动穿刺针刺激局部使其诱发灼痛感，并确认无脊神经激惹（大腿跳动 / 抽动）。确认位置合适及安全后可实施射频消融。

颈椎

典型的颈椎射频消融技术需进行两个独立分支的消融，因为颈椎的内侧支分布较腰椎更多变。一般而言，相应的内侧支在支配对应小关节前自小关节腰部（或头端）发出。患者取俯卧位，将球管稍向尾端及同侧倾斜。此时透视应见到小关节"腰部"，将针与其置

于一线上，继续进针以便使针尖位于其腰部。针尖需接触该部位骨面，通过标准正位片确认针尖刚好位于侧块关节外侧缘。如针尖位于骨结构内缘那么可能位置过前或过后。标准侧位片上针尖在深度上必须位于侧块关节的中点，最重要的是应避免针尖过于靠前以致触及节段血管或脊神经。当针尖接触骨面并通过多角度视图确认其位于安全位置后，需再次行运动刺激。虽然刺激一般不如腰椎关节剧烈，穿刺针应随肌肉收缩轻柔移动。不应看到手臂受活动刺激（跳动）。确认位置正确安全后，可实施射频消融。考虑到颈内侧支神经位置变化较小，二次消融通常以轻微调整针尖位置而完成。

18.3.6 骶髂关节

对于介入医生来说，完成一台成功的骶髂关节注射要求具备娴熟的技术，因为骶髂关节后方的关节解剖结构多变。本节旨在讨论基本的骶髂关节穿刺方法。当观察骨盆正位片时，可见前（影像位于外侧）后（影像位于内侧）关节面，而两者下方部分关节面将重叠在一起。在大多数情况下，通过轻微调整斜位透视球管寻找由明显的骨标志形成的骶髂关节上的"超透光区域"，即可成功显示其穿刺空间。然后沿着球管透视的方向朝关节进针，通常需要数次调整才能到达其位置。侧位透视需显示针尖位于后方骶骨的腹侧，如针尖未越过骶骨软骨面，那就不在关节里面。操作中的风险主要在于向关节面腹侧（或下方）进针时进入盆腔，虽然该风险尚未被报道。

18.4 获益与风险

选择合适的患者进行局部阻滞的好处在于风险相对较低，恢复时间短甚至不需恢复时间，还可能减少老年人每日止痛药物的用量。注射也应同时进行充分的物理治疗，以获得更持久的获益。

严重的介入治疗并发症可以通过充分的术前准备将其最小化（收集并亲自回顾影像）和使用多视角透视来确定针头的位置。可能最常见的术中并发症是血管迷走性反应，在多项研究中，该并发症发生比例在1%~2%之间。在这些研究中，轻微并发症如因颈椎注射药物后而引起局部疼痛加重、头痛的病例还有6%以下的发生率。值得庆幸的是，技术灾难性的并发症很少发生，优良的操作技术可以尽量减少但不能完全消

除并发症。硬膜外注射与关节突或骶髂关节注射相比，硬膜损伤、脑脊液漏、神经损伤的风险轻度增加。研究显示超过43000例小关节阻滞未发生硬膜损伤或脑脊液漏。硬膜损伤更常见于椎板间入路，但在腰椎及颈椎硬膜外阻滞中报道发生率仍少于1%。虽然发生脊髓损伤、直接穿刺所致CVA、类固醇颗粒进入胸腰椎血管或提供大脑供血的颈动脉的病例报道非常罕见，但是多个学会建议应避免术中深度镇静，并强烈建议使用非颗粒性类固醇进行硬膜外注射。颈椎的另一潜在保护措施在于获得硬膜外造影并等待30~60 s后再行利多卡因注射。如不慎有药物由血管进入大脑，患者可能诉口周麻木/金属味，或癫痫发作。此时应在注射针剂或粉剂类固醇前停止操作。硬膜外血肿或感染也是一个需要考虑的问题，但报道发生率亦低于1%。有临床表现的硬膜外血肿发生率低至1/190000。最后，颈椎射频消融术后头下降综合征（颈椎后凸）的病例也有报道。虽然这种并发症非常罕见、发病率难以统计，但这种术式的复杂性要求手术的严谨和稳定。作者建议应尽量避免多节段或双侧消融以减少此类风险。

18.5 结果/证据

18.5.1 腰椎椎管狭窄

研究表明硬膜外类固醇注射在短到中期能有效改善神经源性跛行患者的功能、步行距离及疼痛。研究表明64%具备手术指征的患者在硬膜外注射1年后主诉的症状获得改善，且该治疗组内仅少数患者选择手术治疗。更多最近的研究表明量化疼痛及功能评分均有见改善。

有趣的是，这些数据也分析了对麻醉剂单独使用的疗效，与传统的皮质类固醇和甾类药物联合使用对比，并未发现治疗组与对照组有显著差异。可推荐神经源性跛行患者选择基于屈曲活动的功能锻炼方案。尽管应向所有患者鼓励积极的生活方式及有氧锻炼，但是目前仍没有充足的证据表明特定的康复计划是否有利于预防症状复发。一项经过足够长时间的前瞻性横断面研究中，随机分配到非手术组的患者近7/10最终会选择手术来缓解跛行症状。不同的硬膜外介入注射方法在业界仍存在争议。比较经椎间孔与经椎板间硬膜外注射技术也没有可靠的证据表明在长期治疗症状性腰骶管狭窄上孰优孰劣。

18.5.2　小关节炎

总的来说，轴性背痛的干预措施与根性或神经源性疼痛相比效果没有那么乐观。正如上面所提到的使用双重阻滞法可以大大提高内侧支阻滞的有效率。对于关节内阻滞及内侧支阻滞的疗效对比尚无研究，但已明确内侧支阻滞具有诊断价值，关节内阻滞则尚无定论。部分非对照的研究中发现了关节内注射的有效性。目前，一些保险公司将关节内阻滞列为"试验性治疗"。

18.5.3　骶髂关节

如上所述，传入神经支配的骶髂关节是复杂的，关于治疗和潜在的疼痛原因方面仍存在着争议，无论从前关节、关节内，或是关节的后方结构（后纵韧带）。在真正的脊椎关节病合并骶髂关节的患者 RCT 研究已经证实关节内可的松注射可使患者症状改善及获益。尽管骶髂关节注射仍是诊断骶髂关节疼痛的金标准（骨关节炎等），对于其治疗非炎症反应性疾病的证据仍然有限。

18.6　误区、并发症及规避方法

本节编者想传递给读者这样的信息，仅凭影像是无法对老年患者脊柱疾病做出诊断的。"生理性"——年龄相关的脊柱变化是普遍存在的，其发生率在疼痛人群及无痛人群中的发生率相同。从 20 世纪 80 年代开始的多项研究表明影像学检查时发现了大量无症状的椎管狭窄、椎间盘突出、终板病变、骨折及关节炎 / 关节强直改变存在。凭借影像学检查作为老年患者主要的诊断工具常常可使患者快速获得不必要、高风险及昂贵的治疗，这往往会给患者及经治医师带来意想不到的麻烦。3 项解剖学研究说明了脊柱疾病治疗"影像学优先"存在的问题：

1. 尸体研究表明小关节骨关节炎在超过 60 岁的老年尸体脊柱样本中 100% 存在。

2. 938 例年龄在 40~93 岁之间（平均 66.3 岁）的样本中超过 30% 的影像学可见严重的"中央椎管狭窄"，但仅有 17% 的患者存在症状。

3. 椎间盘退变性疾病是一个不恰当的定义，超过 90% 的 65 岁以上的个体并未感觉存在腰背痛。

4. 所有 60~80 岁的受试者中椎间盘退变或膨出除 1

例之外均可在至少 1 个腰椎节段被发现。

5. 选择不同体育锻炼对比孪生人群的研究发现，体育运动对于老年人具有保护作用，尽管孪生两人基因高度相似。

这一段的目的不是为了完全否定影像学的价值，而是建议治疗者应对患者进行查体而不是单用影像学作为老年患者诊断的"金标准"。编者提出上述建议旨在强调老年脊柱疾病的病因相比年轻人群需要更多地结合具体情况进行临床检查。我们建议医务人员向患者宣教心理性与机体性损害的区别，以减少患者得知他们的腰椎"退变"时的担忧。当考虑生理性衰老及病理性疼痛改变时，医者可通过将无效的 / 有害的过度治疗转变为平缓的、积极的治疗方式来同时解决疼痛及神经源性疼痛问题。这种积极的做法可阻止症状的进一步恶化以致患者丧失活动功能。记住：正常成人具有强大的生理机能储备，由于生理性代偿可以使影像学上发现的多种退变性表现的症状变得缓和。医生应采取预防为主的措施，并明白他们的"不当的言辞可能给患者带来伤害"。医生及其团队应将"广泛的关节僵硬改变"列为"年龄相关性改变"而不是"脊

表 18.2　部分非退变性原因及假象引起的疼痛与病因

脊柱轴性疼痛的危险信号	提示病因
剧烈外伤史	骨折，失稳
非机械性疼痛（夜间剧烈疼痛）	肿瘤，骨痛
癌症病史	转移瘤，压缩性骨折
长期使用类固醇骨折	骨折
骨质疏松	骨折
药物滥用（Ⅳ）	感染
发热 / 夜间盗汗	感染
疼痛严重限制关节活动度	失稳 / 骨折
因疼痛所致严重活动受限	结构畸形机械性 / 进展性疼痛 失稳 / 骨折
大、小便失禁 / 鞍区麻木	马尾神经 / 脊髓圆锥损伤
进展性肌力减退 / 步态异常	系统性疾病，脊神经损伤
近期有跌倒 / 平衡障碍	颈椎椎管狭窄 / 脊髓型颈椎病

柱退变"。

在治疗老年患者时，要注意其他非退变性原因及假象引起的疼痛。如表 18.2 所示的"危险信号"，这些问题设计在病史部分，为诊断提供更多疼痛的危险病因，如骨折、肿瘤或感染。值得重视的是，癌症及感染在老年患者中的发病率更高，医生应更注意了解患者的个人史及家族史。

18.6.1　髋关节炎

髋关节炎在老年人中发病率为 7%~24%。根据已知的年龄及发生髋关节炎的相关性，在老年人中影像学上发现髋关节及脊柱同时发病的情况越来越多。典型的髋关节疼痛可在负重、行走及弯腰时出现（如穿袜）。尽管髋关节痛表现为腹股沟及大腿前方疼痛，后方牵涉痛也常出现（甚至可远端到达大腿，近端到达腰骶关节）。本章作者建议应对所有腰痛的患者进行全面的髋关节检查。

18.6.2　肩关节炎

对于颈痛的所有患者，必须同时进行肩关节检查。观察颈椎小关节及肩关节疼痛范围的区域图，就可发现两者区域可有明显的重叠。肩袖损伤在老年人中很常见且发病率随年龄而增长。老年人肩关节痛的发病率为 17%~25%。同时合并的肩部及颈部症状（俗称"颈肩痛"）可通过全面的查体被发现，这样可在错误采取更侵入性的颈部治疗手段前，通过治疗肩部疾患改善关节功能，以避免肩部疾患的漏诊而降低疗效。

18.6.3　脊髓病

非创伤性颈脊髓病的发生率在北美约为 1.6/10 万，50 岁以上的人群发病率会增加。遗憾的是，这种疾病会无声无息地致人功能障碍，因为其发病往往不出现疼痛。颈椎及胸椎中央管狭窄的患者常主诉无明显诱因出现的步态不稳或行走困难（颈椎或胸椎），手部精细动作减退（颈椎），颈 / 背痛（由于关节僵硬 / 关节炎改变而不是脊髓病变），及可能的 Lhermitte 征（四肢间断性、一过性放电感）。此外，患者可能同时诉时常出现足部主观感觉障碍如"踩沙感"或"袜套感"。这些症状在老年人中可代表各种不同的病因（周围神经病变、运动神经元病、正常颅压性脑积水、慢性炎症性脱髓鞘神经病变、功能失调等），但通过合适且明确的诊断性试验进行全面的体格检查有助于临床诊疗计划的快速制订及避免判断失误所采取的手术发生。

重要的是，术前制定减压方案时有必要通过全面的查体（串联步态试验、闭目难立试验、病理征的评估），来鉴别可能存在的双重狭窄（同时存在的颈椎及腰椎管狭窄）。也有术前漏诊的脊髓型颈椎病，术中因插管过度后伸颈部出现中央管综合征的情况存在。

通过体格检查，发现本体感觉减退或上运动神经元异常反射仍是诊断颈椎 / 胸椎管狭窄最可靠的方法。可通过串联步态试验或闭目难立试验来评估本体感觉及平衡功能，尽管老年患者可能由于脊柱退变之外的其他原因更难以配合这些检查。结合 Hoffmann 征阳性、Babinski 征阳性、试验过程中呻吟、生理反射活跃，病因会更明确。

不推荐使用硬膜外注射治疗脊髓病。患者需观察症状进展（每 6~12 个月），保持内科及外科医生跨学科交流。因椎管狭窄造成的颈椎或胸椎脊髓病并不会一直进展。以往针对轻度或无症状脊髓病患者，为"防止瘫痪"而行预防性颈胸椎手术的观点是不被证据支持的。

18.6.4　风湿性多肌痛症

对于双侧臀部和 / 或肩部近端疼痛的患者应考虑风湿性多肌痛症。发病率在 0.5%~0.7% 之间，50 岁以下的患者几乎不发病。病理生理学尚未明确，但自发炎症反应及 ESR/CRP 有助于诊断。任何怀疑患有风湿性多肌痛症的患者应考虑有无合并一过性动脉炎，因两者密切相关，可继发潜在后遗症如中风或失明。当患者出现多关节疼痛且阈值较低时应进行彻查以防止出现严重后果。

当制定该疾病的治疗方案时，需考虑几个关键点以区分老年人及年轻人。总的来说，老年人比年轻人表现更为复杂。在人口水平上，60~70 岁人群数量更多且总体身体素质较 50 年前同龄人更为健康。与之矛盾的是，卫生负担的上四分位数比 50 年前更为沉重（原因是慢性疾病得到控制，而非致命）。因此，制定明确可实现的目标来恢复功能，缓解疼痛，改善畸形是关键的。一般来说，相比其他年龄段的人，评估治疗对人体的伤害，生理储备下降，避免康复期延长是针对老年人需要考虑的前三位的问题。如果同样的结果可以用更低的风险治疗方法实现，应该选择风险更小的治疗方法。这些目标看似很简单，但是在繁忙的诊疗中常常会被遗忘。

对于老年人，所有治疗（尤其手术）的并发症（心血管疾病）发生率及死亡率都较高。据报道70岁以上患者超过50%尸检中有显著性心血管疾病。适当的CV风险筛查是重要的。初级保健医生、心血管科医生、物理治疗师及脊柱团队对心血管风险进行有效地跨专业交流沟通可确保患者获得理想的疗效，避免发病。同时对外周血管疾病或血栓风险进行非侵入性筛查有助于明确跛行的原因，或用于筛查因脊柱疾病不得不久坐或无法行走的患者。老年患者仍有并发肺部感染的危险，即使是简单的手术也有很大罹患梗死或缩窄性疾病的风险。隐匿性肾功能减退/不全代偿也经常存在。

18.7 结论

总而言之，在发达国家老年人的数量继续以几何级数增长，他们对功能要求不同以往（活动量要求更大）。因此我们有充分的理由来努力使他们保持良好的活动功能。老年患者将渴求获得更长的生存期，他们对于疗效及风险的预期不同以往。个体功能是最重要的，应该向患者强调。对仍然活跃于社会上的老年患者而言，脊柱介入治疗可使其在一定时期内获得更良好的活动功能及更远的行走距离。注射与治疗结合是最重要的。对于患者功能创造可实现的、共享的治疗目标仍然是个体化选择适宜介入疗法的关键。而人口卫生经济学/信息学仍然是不变的外部压力，为每一位患者量身定制个体化治疗应该是所有脊柱专业人员的道德标准。

重要参考文献

[1] Chou R, Huffman LH, American Pain Society, American College of Physicians. Medications for acute and chronic low back pain: a review of the evidence for an American Pain Society/American College of Physicians clinical practice guideline. Ann Intern Med. 2007; 147(7):505–514

[2] Cohen SP, Williams KA, Kurihara C, et al. Multicenter, randomized, comparative cost–effectiveness study comparing 0, 1, and 2 diagnostic medial branch (facet joint nerve) block treatment paradigms before lumbar facet radiofrequency denervation. Anesthesiology. 2010; 113(2):395–405

[3] Mailloux J, Finno M, Rainville J. Long–term exercise adherence in the elderly with chronic low back pain. Am J Phys Med Rehabil. 2006; 85(2):120–126

[4] Botwin KP, Gruber RD. Lumbar epidural steroid injections in the patient with lumbar spinal stenosis. Phys Med Rehabil Clin N Am. 2003; 14(1):121–141

[5] Friedly JL, Comstock BA, Turner JA, et al. Long–term effects of repeated injections of local anesthetic with or without corticosteroid for lumbar spinal stenosis: a randomized trial. Arch Phys Med Rehabil. 2017; 98(8):1499–1507. e2

[6] Weinstein JN, Tosteson TD, Lurie JD, et al. Surgical versus nonoperative treatment for lumbar spinal stenosis four–year results of the Spine Patient Out–comes Research Trial. Spine. 2010; 35(14):1329–1338

参考文献

[1] "Physician–and–Other–Supplier." CMS.gov Centers for Medicare & Medicaid Services, 1 Mar. 2018, www.cms.gov/Research–Statistics–Data–and–Systems/Statistics–Trends–and–Reports/Medicare–Provider–Charge–Data/Physician–and–Other–Supplier.html

[2] Specialty utilization data files from Centers for Medicare and Medicaid Services. http://www.cms.hhs.gov/ (accessed 16 Mar 2018)

[3] Brox JI, Sørensen R, Friis A, et al. Randomized clinical trial of lumbar instrumented fusion and cognitive intervention and exercises in patients with chronic low back pain and disc degeneration. Spine. 2003; 28(17):1913–1921

[4] Haig AJ, LeBreck DB, Powley SG. Paraspinal mapping. Quantified needle electromyography of the paraspinal muscles in persons without low back pain. Spine. 1995; 20(6):715–721

[5] Botwin KP, Gruber RD. Lumbar epidural steroid injections in the patient with lumbar spinal stenosis. Phys Med Rehabil Clin N Am. 2003; 14(1):121–141

[6] Riew KD, Yin Y, Gilula L, et al. The effect of nerve–root injections on the need for operative treatment of lumbar radicular pain. A prospective, randomized, controlled, double–blind study. J Bone Joint Surg Am. 2000; 82–A(11):1589–1593

[7] Friedly JL, Comstock BA, Turner JA, et al. Long–term effects of repeated injections of local anesthetic with or without corticosteroid for lumbar spinal stenosis: a randomized trial. Arch Phys Med Rehabil. 2017; 98(8): 1499–1507.e2

[8] Weinstein JN, Tosteson TD, Lurie JD, et al. Surgical versus nonoperative treatment for lumbar spinal stenosis four–year results of the Spine Patient Out–comes Research Trial. Spine. 2010; 35(14):1329–1338

[9] Mooney V, Robertson J. The facet syndrome. Clin Orthop Relat Res. 1976 (115):149–156

[10] Chou R, Huffman LH, American Pain Society, American College of Physicians. Medications for acute and chronic low back pain: a review of the evidence for an American Pain Society/American College of Physicians clinical practice guideline. Ann Intern Med. 2007; 147(7):505–514

[11] Batti é MC, Videman T, Levalahti E, Gill K, Kaprio J. Heritability of low back pain and the role of disc degeneration. Pain. 2007; 131(3):272–280

[12] Videman T, Batti é MC. The influence of occupation on lumbar degeneration. Spine. 1999; 24(11):1164–1168

[13] Hartvigsen J, Christensen K. Active lifestyle protects against incident low back pain in seniors: a population–based 2–year prospective study of 1387 Danish twins aged 70–100 years. Spine. 2007; 32(1):76–81

[14] Browder DA, Childs JD, Cleland JA, Fritz JM. Effectiveness of an extension–oriented treatment approach in a subgroup of subjects with low back pain: a randomized clinical trial. Phys Ther. 2007; 87(12):1608–1618, discussion 1577–1579

[15] Fukui S, Ohseto K, Shiotani M, Ohno K, Karasawa H, Naganuma Y. Distribution of referred pain from the lumbar zygapophyseal joints and dorsal rami. Clin J Pain. 1997; 13(4):303–307

[16] Fukui S, Ohseto K, Shiotani M, et al. Referred pain distribution of the cervical zygapophyseal joints and cervical dorsal rami. Pain. 1996; 68(1):79–83

[17] Dwyer A, Aprill C, Bogduk N. Cervical zygapophyseal joint pain patterns. I: A study in normal volunteers. Spine. 1990; 15(6):453–457

[18] Lord SM, Barnsley L, Wallis BJ, McDonald GJ, Bogduk N. Percutaneous radio–frequency neurotomy for chronic cervical zygapophyseal–joint pain. N Engl J Med. 1996; 335(23):1721–1726

[19] van Leeuwen RJ, Szadek K, de Vet H, Zuurmond W, Perez R. Pain pressure threshold in the region of the sacroiliac joint in patients diagnosed with sacroiliac joint pain. Pain Physician. 2016; 19(3):147－154

[20] Dreyfuss P, Dreyer SJ, Cole A, Mayo K. Sacroiliac joint pain. J Am Acad Orthop Surg. 2004; 12(4):255－265

[21] Derby R, Bogduk N, et al. Precision percutaneous blocking procedures by localization of spinal pain. Part 2. The lumbar neuraxial compartment. Pain Digest.. 1993; 3:175－188

[22] Scanlon GC, Moeller-Bertram T, Romanowsky SM, Wallace MS. Cervical transforaminal epidural steroid injections: more dangerous than we think? Spine. 2007; 32(11):1249－1256

[23] Schwarzer AC, Aprill CN, et al. The False-Positive Rate of Uncontrolled Diagnostic Blocks of the Lumbar Zygapophysial Joints. Neurosurg Q. 1995; 5(4): 287－288

[24] Dreyfuss P, Schwarzer AC, Lau P, Bogduk N. Specificity of lumbar medial branch and L5 dorsal ramus blocks. A computed tomography study. Spine. 1997; 22(8):895－902

[25] Cohen SP, Williams KA, Kurihara C, et al. Multicenter, randomized, comparative cost-effectiveness study comparing 0, 1, and 2 diagnostic medial branch (facet joint nerve) block treatment paradigms before lumbar facet radiofre-quency denervation. Anesthesiology. 2010; 113(2):395－405

[26] Dreyfuss P, Halbrook B, Pauza K, Joshi A, McLarty J, Bogduk N. Efficacy and validity of radiofrequency neurotomy for chronic lumbar zygapophysial joint pain. Spine. 2000; 25(10):1270－1277

[27] Lord S, McDonald G, et al. Percutaneous radiofrequency neurotomy of the cervical medial branches: a validated treatment for cervical zygapophysial joint pain. Neurosurg. 1998; 8:288－308

[28] Botwin KP, Castellanos R, Rao S, et al. Complications of fluoroscopically guided interlaminar cervical epidural injections. Arch Phys Med Rehabil. 2003; 84(5):627－633

[29] Manchikanti L, Malla Y, Wargo BW, Cash KA, Pampati V, Fellows B. Complications of fluoroscopically directed facet joint nerve blocks: a prospective evaluation of 7,500 episodes with 43,000 nerve blocks. Pain Physician. 2012; 15 (2):E143－E150

[30] Manchikanti L, Malla Y, Wargo BW, Cash KA, Pampati V, Fellows B. A prospective evaluation of complications of 10,000 fluoroscopically directed epidural injections. Pain Physician. 2012; 15(2):131－140

[31] Waldman SD. Complications of cervical epidural nerve blocks with steroids: a prospective study of 790 consecutive blocks. Reg Anesth. 1989; 14(3):149－151

[32] Wulf H. Epidural anaesthesia and spinal haematoma. Can J Anaesth. 1996; 43 (12):1260－1271

[33] Stoker GE, Buchowski JM, Kelly MP. Dropped head syndrome after multilevel cervical radiofrequency ablation: a case report. J Spinal Disord Tech. 2013; 26 (8):444－448

[34] Kirpalani D, Mitra R. Cervical facet joint dysfunction: a review. Arch Phys Med Rehabil. 2008; 89(4):770－774

[35] Kim KH, Choi SH, Kim TK, Shin SW, Kim CH, Kim JI. Cervical facet joint injections in the neck and shoulder pain. J Korean Med Sci. 2005; 20(4):659－662

[36] Maugars Y, Mathis C, Vilon P, Prost A. Corticosteroid injection of the sacroiliac joint in patients with seronegative spondylarthropathy. Arthritis Rheum. 1992; 35(5):564－568

[37] Eubanks JD, Lee MJ, Cassinelli E, Ahn NU. Prevalence of lumbar facet arthrosis and its relationship to age, sex, and race: an anatomic study of cadaveric specimens. Spine. 2007; 32(19):2058－2062

[38] Ishimoto Y, Yoshimura N, Muraki S, et al. Associations between radiographic lumbar spinal stenosis and clinical symptoms in the general population: the Wakayama Spine Study. Osteoarthritis Cartilage. 2013; 21(6):783－788

[39] Hicks GE, Morone N, Weiner DK. Degenerative lumbar disc and facet disease in older adults: prevalence and clinical correlates. Spine. 2009; 34(12):1301－1306

[40] Boden SD, McCowin PR, Davis DO, Dina TS, Mark AS, Wiesel S. Abnormal magnetic-resonance scans of the cervical spine in asymptomatic subjects. A prospective investigation. J Bone Joint Surg Am. 1990; 72(8):1178－1184

[41] Mailloux J, Finno M, Rainville J. Long-term exercise adherence in the elderly with chronic low back pain. Am J Phys Med Rehabil. 2006; 85(2):120－126

[42] Offerski CM, MacNab I. Hip-spine syndrome. Spine. 1983; 8(3):316－321

[43] Chard MD, Hazleman R, Hazleman BL, King RH, Reiss BB. Shoulder disorders in the elderly: a community survey. Arthritis Rheum. 1991; 34(6):766－769

[44] Boogaarts HD, Bartels RH. Prevalence of cervical spondylotic myelopathy. Eur Spine J. 2015; 24(2) Suppl 2:139－141

[45] LaBan MM, Green ML. Concurrent (tandem) cervical and lumbar spinal stenosis: a 10-yr review of 54 hospitalized patients. Am J Phys Med Rehabil. 2004; 83(3):187－190

[46] Buchowski JM, Kebaish KM, Suk KS, Kostuik JP, Athanasou N, Wheeler K. Central cord syndrome after total hip arthroplasty: a patient report. Spine. 2005; 30(4):E103－E105

[47] Harrop JS, Naroji S, Maltenfort M, et al. Cervical myelopathy: a clinical and radiographic evaluation and correlation to cervical spondylotic myelopathy. Spine. 2010; 35(6):620－624

[48] Fehlings MG, Tetreault LA, Riew KD, et al. A clinical practice guideline for the management of patients with degenerative cervical myelopathy: recommendations for patients with mild, moderate, and severe disease and nonmyelo-pathic patients with evidence of cord compression. Global Spine J. 2017; 7(3) Suppl:70S－83S

[49] Sanders JL, Boudreau RM, Penninx BW, et al. Health ABC Study. Study. Association of a modified physiologic index with mortality and incident disability: the Health, Aging, and Body Composition study. J Gerontol A Biol Sci Med Sci. 2012; 67(12):1439－1446

[50] Hainer V, Aldhoon-Hainerová I. Obesity paradox does exist. Diabetes Care. 2013; 36 Suppl 2:S276－S281

[51] Turrentine FE, Wang H, Simpson VB, Jones RS. Surgical risk factors, morbidity, and mortality in elderly patients. J Am Coll Surg. 2006; 203(6):865－877

[52] Goldman L. Cardiac risks and complications of noncardiac surgery. Ann Intern Med. 1983; 98(4):504－513

[53] Fleisher LA, Beckman JA, Brown KA, et al. American College of Cardiology, American Heart Association Task Force on Practice Guidelines (writing Committee to Revise the 2002 Guidelines on Perioperative Cardiovascular Evaluation for Noncardiac Surgery), American Society of Echocardiography, American Society of Nuclear Cardiology, Heart Rhythm Society, Society of Cardiovascular Anesthesiologists, Society for Cardio-vascular Angiography and Interventions, Society for Vascular Medicine and Biology, Society for Vascular Surgery. ACC/AHA 2007 guidelines on perioperative cardiovascular evaluation and care for noncardiac surgery: a report of the American College of Cardiology/American Heart Association Task Force on Practice Guidelines.... J Am Coll Cardiol. 2007; 50(17): e159－e241

[54] von Knorring J. Postoperative myocardial infarction: a prospective study in a risk group of surgical patients. Surgery. 1981; 90(1):55－60

[55] Lindeman RD, Tobin J, Shock NW. Longitudinal studies on the rate of decline in renal function with age. J Am Geriatr Soc. 1985; 33(4):278－285

第19章　椎体强化治疗不全性骨折

Vincent J. Miele, Matthew Pease

摘要： 椎体压缩性骨折（Vertebral Compression Fractures, VCF）是老年骨质疏松性脊柱的常见病理改变。经过合理的保守治疗后，经皮椎体强化术（Percutaneous Vertebral Augmentation, PVA）已被证实对于常发生于老年人的椎体不全性骨折，是一种有效的治疗方式。PVA包括两种类型，即椎体成形术和后凸成形术，二者均是利用管道装置往椎体中注入骨水泥。2009年发表的一项研究表明这种手术不比假手术更有效，但这些研究被发现存在严重的方法缺陷。随后发表的许多研究支持在经过合适挑选的患者中使用PVA，可以减少总体疼痛、麻醉使用，增加活动范围。这种手术方式已被广泛接受，并被众多专业协会的指南所推荐。

关键词： 后凸成形术；椎体成形术；压缩性骨折；骨质疏松症；背痛；爆裂性骨折；支具

关键点

- 椎体压缩性骨折（VCF）是老年骨质疏松性脊柱的常见病理变化。

- 经皮椎体强化术（PVA）经过保守治疗的合理试验后，已被证明是一种有效的治疗椎体不全性骨折的方法，现已被广泛用于老年人。

- 2009年发表的一项研究表明这种手术不比假手术更有效，但这些研究被发现存在严重的方法缺陷。随后发表的许多研究证实在经过合适挑选的患者中使用PVA，可以减少总体疼痛、麻醉使用和增加活动范围，这种手术方式已被广泛接受，并被众多专业协会的指南所推荐。

19.1　适应证与禁忌证

疼痛保守治疗效果差、没有伴随感染、抗凝或其他手术禁忌证的急性到亚急性椎体压缩性骨折（VCFs）是经皮椎体强化术（PVA）的常见适应证。通常情况下，这类患者会出现严重的背痛，且活动时加重，例如，离开床或椅子。这类患者年龄一般>55岁，既往有骨质疏松症病史。他们通常没有外伤史，很少出现神经功能缺损。部分患者可出现责任节段椎体棘突的压痛。

即使处于急性期，PVA不适用于轻微疼痛的骨折。该手术在稳定无症状骨折或在防治具有骨折高风险的骨质疏松性椎体中的作用仍未经证实。同样，具有正常骨密度的创伤性VCFs年轻患者一般不被认为是PVA的适宜人群，如无意外，他们能够在不采取干预的情况下痊愈。对于年龄<55岁且无外伤史或有恶性肿瘤病史的患者，PVA并非禁忌的术式，但有必要进一步评估骨折的病因。利用PVA活检技术可评估恶性肿瘤的病因。

影像学可以帮助确定骨折的严重程度，从而选择合适的患者。PVA的适宜人群是急性或亚急性压缩性椎体骨折。在这些患者中，术后能显著缓解80%~90%的疼痛。平片或计算机断层扫描（CT）成像在通过评估椎体高度丢失的多少进而鉴别压缩性骨折的方面具有优势，但不能反映骨折的新旧。此外，在许多情况下，研究显示存在多个压缩性椎体时，定位责任椎体是困难的。磁共振成像（MRI）结合患者的疼痛史是判断骨折新旧的最佳指标。T1加权成像呈低信号的椎体和T2加权成像以及短反转时间反转恢复（压脂像）（STIR）呈高信号的椎体提示急性或亚急性椎体骨折。这类人群的PVA术后疼痛有明显改善。然而，如果骨折是慢性的，并且有轻微的水肿，那么通过PVA治疗达到缓解疼痛的可能性就会低得多。骨显像虽然较少使用，但在确定骨折新旧方面也有优势，在某些情况下可能比MRI更敏感（图19.1）。对于不能进行MRI检查的

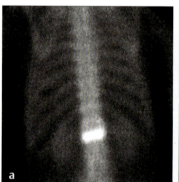
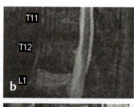
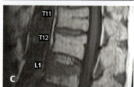

图19.1　（a）亚急性L1椎体压缩性骨折表现为核医学骨骼显像的高信号；（b）MRI T2加权上的高信号；（c）MRI T1加权上的低信号

患者，可以考虑应用这一技术。VCF层面上显像剂信号的增强可以高度提示是应用PVA治疗的临床阳性指征。

对于实施PVA前应进行多长时间的保守治疗尚无明确的指导方案。一般来说，大多数患者在接受手术前要接受至少1个月的常规治疗。对于那些因无法控制的疼痛而卧床不起或需要长期住院治疗的患者，许多医生主张在受伤后尽早在几周或几天内进行治疗。

这类患者的手术有几种禁忌证。绝对禁忌证之一是活动性感染，如骨髓炎、椎间盘炎或硬膜外脓肿。这些并发症在有静脉毒品注射、糖尿病或酗酒史的患者中更为常见。需要紧急开展PVA的情况比较少见，如果有的话，发热或脓毒症的患者应推迟手术，直到他们退热且白细胞增多得到控制。

PVA的另一个绝对禁忌证是不可纠正的凝血障碍，因为将工作管道放置在接近椎管和脊髓处，它会显著增加血肿的风险。同样，患者必须停用抗凝药物，并在术前进行正常的凝血功能检测。

责任椎体层面的神经系统缺陷或严重脊髓压迫也是PVA的绝对禁忌证。椎管狭窄可能是由于椎体退行性改变或碎骨块突入椎管引起的。后者最常涉及上终板。在严重狭窄的区域，即使是少量的骨水泥外渗进入椎管，也会造成足够的压迫，导致永久性脊髓损伤。这类患者，可以在椎管减压后再进行PVA。神经根病虽然少见，但也可发生于VCF。虽然这不是PVA的禁忌证，但是应该告知患者他们的根性症状可能得不到改善。骨折累及后壁或椎弓根，可无椎管狭窄。虽然这种情况并不是PVA的绝对禁忌证，但骨水泥渗漏到椎管的风险肯定会增加。

椎体高度丢失超过70%的骨折在技术层面上治疗难度高。最主要的原因是，难以用工作管道准确地在残留椎体上定位。同样，T5~T6水平以上的骨折由于椎弓根较小和椎弓根难以获得满意的定位而较难治疗。压缩性骨折多发生于T12~L1处，而较少发生在T7~T8处。T12~L1的椎弓根通常足够大，PVA工作通道可以安全地置入。在任何时候发现一个单一的有症状的骨折椎体比发现多个更容易。

一般来说，恶性肿瘤导致的压缩性骨折发生并发症的风险更大。这些肿瘤病变更可能累及椎弓根和椎体后部，从而增加骨水泥外渗或肿瘤转移至椎管和椎间孔的风险。

19.2 技术说明

1984年在Amiens大学医院进行了第一例经皮椎体成形术治疗C2血管瘤引起的疼痛，手术效果非常好。这个病例和其他6个相似的病例都在1987年的一份出版物中发表。美国的弗吉尼亚大学在1994年引进PVA技术，结果随后于1997年发表。

一年后，也就是1998年，第一例后凸成形术获得了良好的疗效。除了一些微小的技术差异外，这两种手术都是微创性手术，即在透视X线引导下经皮置入工作套管（图19.2）。患者以俯卧的姿势，在胸骨和骨盆下放置体位垫。在严重骨质疏松的患者中，必须注意患者的体位，以避免额外的医源性骨折。为了能简单地获取正位和侧位的术中影像，需要放置1~2台C臂机。

穿刺针的放置通常经椎弓根路径完成。这条轨迹在大多数情况下是最安全的进针路径，因为穿刺针在准确地刺入椎弓根的过程中，椎弓根内没有结构可能被破坏。椎弓根也提供了一个严谨的、容易识别的影像学标志。大多数情况下可以采取这种途径进行穿刺。

进入椎体的第二轨迹是经肋椎（或椎弓根旁）路径。进入的部位是椎体侧缘，穿刺针进入到横突和椎弓根的上方。入路不能低于横突和椎弓根，因为这样会损伤神经根，引起术后神经根性疼痛综合征。当椎弓根非常小或由于严重的骨质疏松而不能在影像学上看到椎弓根时，可以使用这种通道放置技术。这种放

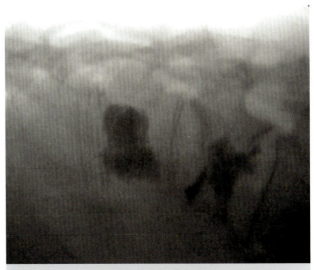

图19.2 双椎弓根后凸成形术可用侧位片显示骨水泥植入后的椎体。注意骨水泥外渗进入下段椎体椎间盘间隙

置技术也可以用于一个或多个椎弓根被肿瘤破坏的患者。这条轨道虽然安全，但确实会给邻近组织带来额外的风险。在一些患者中，肺可能会从肋骨外侧缘向穿刺通道内隆起，患者可能会出现围手术期气胸。这个穿刺区域包含的许多动脉和静脉可能会被破坏，导致出血和血肿。由于没有有效的方法直接对皮下组织施加压力，止血会变得更加复杂。如果确实发生出血，经椎弓根入路比较容易控制，因为皮下组织可以直接压迫。

在大多数情况下，椎体成形术可通过单侧椎弓根或双侧椎弓根入路技术进行。后凸成形术通常采用双侧椎弓根入路。当使用单侧椎弓根入路时，在正位片上，穿刺针更接近椎体中线。

穿刺针一旦到位，在压缩性骨折的病因有疑问的情况下，工作通道针可以用来取椎体和椎弓根的组织活检。然后在连续的透视控制下，通过套管将骨水泥[最常见的是聚甲基丙烯酸甲酯（PMMA）]注入松质骨。早期的椎体成形术使用的是一种不显影的丙烯酸骨水泥，这使得追踪骨水泥注入变得困难。聚甲基丙烯酸甲酯（PMMA）和其他用于当代 PVA 的材料普遍含有不透 X 线的材料。当 PMMA 到达椎体后 2/3 处或有任何迹象表明它进入骨外间隙时，应停止水泥的注射。

椎体成形术与后凸成形术在技术上存在差异。在椎体成形术中，骨水泥直接注射到骨头中，而不用制造空腔。由于骨水泥必须被强制注入针尖周围的松质骨中，所以必须在较高的压力下注射。因此，这被认为是一种高压技术。另一方面，后凸成形术是椎体成形术的一种延伸，它涉及在椎体中创建一个空腔以放置骨水泥。一旦工作针到位，一个可充气的球囊被用来在松质骨内创造一个空腔。然后将球囊放气、移除，并将骨水泥注入新创建的空间。由于骨水泥是进入一个空腔，它可以在较低的压力下注入较高的黏度。因此，这被认为是一种低压技术。球囊有几个理论上的优点。它的膨胀可以用来恢复一些塌陷椎体的高度。虽然一些研究显示了一个适度的椎体高度恢复，其临床意义似乎是微不足道的。此外，由于球囊形成了一个空腔，可以注入高黏度的水泥，理论上可以降低渗漏的风险。

无论采用哪种方法，操作者都需要认识到椎体不是术中影像显示的那样一个简单的方框。由于骨折椎体有一个凹陷的后缘，如果透视下骨水泥延伸至椎体后缘，那么它可能已经超过真正的后壁凹陷部分渗漏

进入椎管。这种潜在的严重并发症可以通过在骨水泥到达椎体后 1/4 处停止注入水泥而使并发症的风险最小。

骨折形态会影响手术技术和患者的选择。最常见的类型是上终板前缘压缩。这些骨折对 PVA 非常敏感，穿刺针的放置也很简单。有些压缩性骨折含有裂隙或空腔。一般来说，这些空腔将优先被骨水泥填充，能明显改善疼痛。有些骨折在患者呼吸或运动时影像学上表现为活动性的高度变化。当这种情况被发现的时候，这正是一个潜在的恢复椎体高度的机会，也许后凸成形术比椎体成形术更适合这类人群。不管椎体高度能恢复多少，PVA 能明显缓解这些患者的疼痛。重要的是，骨折导致的椎体高度丢失与患者的疼痛程度无关，也与保守治疗的疼痛持续时间无关。

19.3 获益与风险

PVA 的主要好处是缓解疼痛和稳定骨折，使得患者可以增大活动范围和减少对阿片类药物的依赖。接受 PVA 测试的患者平均疼痛视觉模拟评分平均降低 40%，其他疼痛评分也有类似的改善。95% 以上的患者在术后可立即缓解疼痛，同样的，术后阿片类药物的使用量减少了 50% 以上，80% 的患者活动范围增大。

PVA 缓解骨质疏松性骨折疼痛的机制尚不完全清楚。骨折的稳定可能是手术成功的主要因素。和身体其他部位的骨折一样，固定骨折块会减少活动度和疼痛的神经刺激。当 PMMA 聚合时，它的放热聚合反应会产生热量。有医生推测聚合热可引起神经组织热坏死，从而减轻疼痛。聚合反应是否产生了足够的热量来达到减轻疼痛的效果是有争议的。PMMA 单体也被认为具有细胞毒性。PVA 手术后的浓度是否高到足以对周围组织造成严重损害，这也是未知的。组织学研究认为，在大多数病例中，骨水泥周围的坏死区是继发于 PMMA 的热毒作用。这个坏死区的另一个可能的病因是由于骨水泥破坏了水泥填充区域的血液供应而引起的缺血。

在大多数情况下，椎体成形术或后凸成形术的效果是相似的。后凸成形术需要更长的时间并且更昂贵。在某些情况下，它确实能更好地恢复椎体高度。在影像学上表现为可移动的骨折尤佳，即在呼吸或移动过程中椎体高度发生变化。这是否会改善临床结果还没有得到证实。椎体成形术利用一个更小的工作通道，

这在重度椎体塌陷的情况下是一个优势。

与疼痛缓解的益处相比,进行 PVA 的风险包括:疼痛改善不明显、感染、血肿、周围结构被针刺损伤、PMMA 外渗导致神经压迫、PMMA 栓塞和邻近椎体 VCF。手术不能减轻疼痛或与保守治疗相比没有额外的疼痛缓解是术前常见的担忧。有几项研究表明,初期疼痛缓解率很高,95%~97% 的患者在术后立即出现局部疼痛缓解,但随着时间的推移,疼痛缓解率逐渐降低。虽然早期的随机试验表明,与保守治疗相比,PVA 不能显著缓解疼痛,但这些试验受到以下方法学问题的困扰。此外,邻近节段发生压缩性骨折可能需要再次 PVA,这是一个值得关注的问题。最近的研究表明,邻接节段压缩性骨折的发生率可能高达 8%。

虽然手术感染并不常见,但患者在术后 72h 内会出现局部疼痛和低烧。这通常是由于局部瘀伤和组织刺激,可用温和的止痛药解决。在取出套管针并在术后注射局麻药物后,通过 5min 的人工压迫切口,可以将血肿和局部刺激最小化。这些情况普遍会在 24~72h 内解决。如果持续发烧,应开始检查感染指标。

虽然临床上因骨水泥外渗而引起的明显症状并不多见,但在术后影像学上较为常见,约有 30% 的术后影像出现骨水泥外渗的表现。这可能通过椎体表面的破损或流入附近的血管导致的。为了减少渗漏的风险,水泥的黏稠度应该足够大,以便在注入结束后立即停止流动。在治疗明显塌陷的椎体时,骨水泥渗漏到椎间隙最为常见。虽然有医生推测这会增加相邻层面骨折的风险,但这假说从未得到证实。

其他罕见的 PVA 并发症包括肋间神经痛或神经根病。这可继发于邻近神经根的刺激或损伤,或水泥外渗进入椎间孔静脉或椎间孔本身。它通常不需要特殊治疗就能痊愈。术后出现明显神经根性疼痛的患者可能需要短暂的非甾体类消炎药、口服类固醇或局部类固醇注射治疗。明显的外渗进入硬膜外静脉或椎管可导致脊髓受压和截瘫,需要紧急减压。

PVA 有动脉低血压的报道。这可能是由于肺栓塞。椎体在球囊充气和注入骨水泥时,这些情况可能发生在血管外渗或血液产物和脂肪发生移位。虽然通常无症状或短暂有症状,但对于肺储备功能有限的患者,如慢性阻塞性肺病患者或既往有肺动脉高压的患者,它们可导致严重的问题,甚至心肺衰竭。在这类患者中,降低处理的椎体数量,一次不超过 2 个或 3 个椎体,可降低手术风险。在一个手术中治疗多个椎体的另一个问题是理论上游离甲基丙烯酸甲酯单体的心脏毒性作用。

19.4 结果 / 证据

截至 2009 年,超过 500 篇发表论文证明了 PVA 的有效性。这些论文大部分是病例报道、回顾性研究和前瞻性、非随机研究。此外,再加上大多数患者疼痛缓解良好并发症发生率较低,使得 PVA 成为一种被广泛接受的治疗方式。

这种观念在 2009 年发生了改变,当时发表在《新英格兰医学杂志》(*the New England Journal of Medicine*)上的两项研究引发了围绕 PVA 的重大争议。这些研究将 PVA 与安慰剂 / 假手术进行比较,结果显示治疗结果没有显著差异。这使得 PVA 的开展急剧下降。

在接下来的几年里,人们对这些文章进行了仔细的评估,并在研究的数据收集和结论中发现了诸多问题。两者在招募潜在合格患者方面都有困难,只有 1/3 的合格患者参与。这就导致其中一种术式所招募的患者数量少于统计学分析所要求的数量。患者招募方面的问题也存在明显的选择偏倚。具体来说,那些疼痛更明显的患者,实际上手术让他们获益最大,但他们因为害怕接受安慰剂治疗而拒绝参与。另外,对照组更多的患者在随访 1 个月时选择转到椎体成形术组,这削弱了本研究中对治疗措施的选择意愿。对这两项研究的另一批判是它们的纳入标准与实际的治疗模式不符。例如,极低的视觉模拟评分(VAS)疼痛的患者,这在其他研究是不考虑纳入的,还有许多老年、慢性压缩性骨折患者同样不纳入。

继 2009 年备受争议的 NEJM 文章之后,许多其他发表的论文再次证明了 PVA 的有效性。体弱老年人骨折风险流行病学研究(FREE)在一项为期 34 个月的随机对照试验中登记了 300 名患者。纳入标准与实际治疗情况非常相似,包括 1~3 个椎体压缩性骨折,其中至少 1 节椎体在 MRI 影像显示水肿,椎体高度下降 15% 以上,骨折病史 <3 个月。在符合这些标准的患者中,49% 的人同意参与。149 例患者接受了后凸成形术,151 例患者接受了药物治疗。主要结果测量是健康调查简表 36(SF-36)功能评分从评估基线到 1 个月的改善,结果显示那些接受椎体强化治疗的患者疗效显著提高

（ $P<0.001$ ）。在治疗后 1 年，次要结果通过对腰痛和功能障碍的计算显示椎体强化组的结果始终优于对照组，且有统计学意义。

一项称为 VERTOS Ⅱ 的非盲前瞻性随机试验（椎体成形术与保守治疗在急性骨质疏松性椎体压缩性骨折中的对比）也支持椎体成形术的使用。该试验在 31 个月内登记了 202 名患者。纳入标准包括：1~3 个椎体压缩性骨折，椎体高度丢失 15% 以上，MRI 影像显示骨水肿，骨折病史 < 6 周。在符合这些标准的患者中，47% 的人同意参与。101 例患者行椎体成形术，其余 101 例采用药物治疗。主要结局指标是术后 1 个月和 1 年的 VAS 评分，从术后 1 年以内的任意测量时间点，PVA 组的疼痛显著缓解且有统计学意义。

对医保人群的研究，同样证明了 PVA 的好处。2010 年，利用全国住院患者样本数据库，对 5766 例采用或不采用椎体后凸成形术治疗的椎体压缩性骨折进行了比较。在本研究中，15.3% 的骨折患者接受了后凸成形术。尽管接受后凸成形术有并发症的患者与非手术的患者伴随疾病指数相同，手术组对比非手术组：出院率（38.4% 比 21.0%），需要住院专科护理的比例更低（26.1% 比 34.8%），需要其他护理设施的比例更低（35.7% 比 47.1%）和住院死亡率更低（0.3% 比 1.6%）。该研究还表明，手术组（后凸成形术）与较高的住院费用相关（平均 37231 美元 vs 20112 美元）。使用医疗保险账单数据对更大的人群进行了研究。在 2011 年和 2013 年，分别对 858 978 例 VCFs 进行了死亡率研究。其中 119253 人接受了后凸成形术，63 693 人接受了椎体成形术。研究得出的结论是，患者接受 PVA 的分组术后的存活率较高（60.8% vs 50.0%）（ $P<0.01$ ），死亡率降低了 37%（校正风险比（HR）= 0.63， $P<0.01$ ），平均预期寿命较非手术组延长 2.2~7.3 年。

英国国家健康和护理优化研究所（NICE）提供了基于证据的推荐，用以说明哪些术式代表了最佳的医疗质量，哪些术式为英国提供了最高的性价比。经 NICE 组织的批准，由国家医疗服务体系提供资金。该组织回顾了有关 PVA 的文献，共有 1600 篇论文，包括 27 个随机对照试验。该组织的结论是，PVA 是有效的，并建议使用。一份由权威的神经外科和放射学会［包括社会介入放射学会（SIR）、美国神经外科医生协会（AANS）、神经外科医师协会（CNS）、美国放射学会（ACR）、美国神经学会（ASNR）］在 2013 年出版的共识表明：PVA 包括椎体成形术和后凸成形术。该声明的结论是，PVA 是一种安全、有效和持久的治疗方法，适用于因骨质疏松症或肿瘤导致病理性骨折的患者。这些协会还指出，只有当非手术治疗不能充分缓解疼痛或疼痛正在显著影响患者的生活质量时才应该提供手术。

19.5 误区、并发症和规避方法

与大多数外科手术一样，选择合适的患者对良好的手术结果是至关重要的。了解骨折发生的时间，如果需要的话，使用骨髓水肿来确定骨折愈合的时间和阶段，这对于确定哪些患者最有可能对治疗产生良好反应是非常重要的。许多骨质疏松症患者有压缩性骨折病史。在这种情况下，确定哪些是新发的和有症状的 VCFs 也往往依靠识别水肿信号。因此，对于有症状的压缩性骨折，但病程或定位不清楚的患者，首选的影像学检查是 MRI 或骨显像。急性和亚急性骨折在 T1 加权图像上表现为低信号，在 T2 加权和 STIR 序列上表现为高信号。在 T1 和 T2 加权序列上，已存在一个多月的骨折通常与正常骨髓呈等信号。当骨折完全愈合后，其 MRI 的表现将恢复到正常椎体的影像。如果患者骨折部位有持续剧烈的疼痛，而 MRI 表现为骨折愈合，可以考虑骨显像检查，因为在许多情况下，这种检查比 MRI 更敏感。如果 MRI 表现与愈合的骨折合并钙化相一致，则可以获得计算机断层扫描（CT）来评估钙化的程度。如果是严重的钙化，穿刺针放置的难度非常高。

压缩性骨折导致高度显著降低，则在技术上存在难度。压缩椎体体积太小，无法放置工作通道。幸运的是，即使是严重的椎体塌陷，侧方也常常保留有椎体高度。

这通常允许侧方的工作通道插入到保留高度的区域。在这种情况下，可能还需要椎弓根旁入路或使用较细的穿刺针和工作通道。穿刺针的轨迹也应该调整到一个更平的角度，以便与终板平行。如果工作通道的角度很陡，通常不可能在不破坏终板的情况下向前推进工作通道。在严重的压缩性骨折中，骨水泥外渗进入邻近椎间隙的可能性更大，但很少有临床症状。

这两种手术的并发症都很少见，而且通常与患者的术前状况有关。并发症更容易发生在病理骨折和椎体后壁骨皮质表面受损的骨折中。恶性肿瘤导致的压缩性骨折与骨质疏松导致的压缩性骨折有时难以区分。在病理性 VCFs 中发现包括椎体后方受累或椎体轮廓扩大。同样，如果 MRI 显示不均匀的骨髓信号或明显信号增强或异质性或弥漫性的椎体高信号（STIR 和 T2 加权序列），则应考虑恶性肿瘤。如果对压缩性骨折的病因有疑问，可以在注射骨水泥前通过工作通道进行活检。

19.6 结论

随着年龄的增长，椎体不全性骨折越来越常见。当传统的非手术治疗如止痛药和支具无效时，患者会遭受持续的疼痛、渐进性的功能限制和生活自理能力的丧失。在合适的患者中，PVA 已被证明是一种有效的治疗方法，并且相对容易实施、价格低廉，同时很少有严重的并发症。

重要参考文献

[1] Edidin AA, Ong KL, Lau E, Kurtz SM. Mortality risk for operated and nonoperated vertebral fracture patients in the medicare population. J Bone Miner Res. 2011; 26(7):1617 – 1626
[2] Farrokhi MR, Alibai E, Maghami Z. Randomized controlled trial of percutaneous vertebroplasty versus optimal medical management for the relief of pain and disability in acute osteoporotic vertebral compression fractures. J Neurosurg Spine. 2011; 14(5):561 – 569
[3] Klazen CA, Lohle PN, de Vries J, et al. Vertebroplasty versus conservative treatment in acute osteoporotic vertebral compression fractures (Vertos II): an open–label randomised trial. Lancet. 2010; 376(9746):1085 – 1092
[4] National Institute for Health and Care Excellence. Percutaneous vertebroplasty and percutaneous balloon kyphoplasty for treating osteoporotic vertebral compression fractures. NICE Technology Appraisal Guidance, 2013
[5] Wardlaw D, Cummings SR, Van Meirhaeghe J, et al. Efficacy and safety of balloon kyphoplasty compared with non–surgical care for vertebral compression fracture (FREE): a randomised controlled trial. Lancet. 2009; 373(9668): 1016 – 1024
[6] Zampini JM, White AP, McGuire KJ. Comparison of 5766 vertebral compression fractures treated with or without kyphoplasty. Clin Orthop Relat Res. 2010; 468(7):1773 – 1780

参考文献

[1] Farrokhi MR, Alibai E, Maghami Z. Randomized controlled trial of percutaneous vertebroplasty versus optimal medical management for the relief of pain and disability in acute osteoporotic vertebral compression fractures. J Neurosurg Spine. 2011; 14(5):561 – 569
[2] Yang LY, Wang XL, Zhou L, Fu Q. A systematic review and meta-analysis of randomized controlled trials of unilateral versus bilateral kyphoplasty for osteoporotic vertebral compression fractures. Pain Physician. 2013; 16(4): 277 – 290
[3] Zampini JM, White AP, McGuire KJ. Comparison of 5766 vertebral compression fractures treated with or without kyphoplasty. Clin Orthop Relat Res. 2010; 468(7):1773 – 1780
[4] Park SY, Lee SH, Suh SW, Park JH, Kim TG. Usefulness of MRI in determining the appropriate level of cement augmentation for acute osteoporotic vertebral compression fractures. J Spinal Disord Tech. 2013; 26(3):E80 – E85
[5] Spiegl UJ, Beisse R, Hauck S, Grillhösl A, Bühren V. Value of MRI imaging prior to a kyphoplasty for osteoporotic insufficiency fractures. Eur Spine J. 2009; 18(9):1287 – 1292
[6] Galibert P, Deramond H, Rosat P, Le Gars D. Preliminary note on the treatment of vertebral angioma by percutaneous acrylic vertebroplasty. Neurochirurgie. 1987; 33(2):166 – 168
[7] Jensen ME, Evans AJ, Mathis JM, Kallmes DF, Cloft HJ, Dion JE. Percutaneous polymethylmethacrylate vertebroplasty in the treatment of osteoporotic vertebral body compression fractures: technical aspects. AJNR Am J Neuroradiol. 1997; 18(10):1897 – 1904
[8] Yimin Y, Zhiwei R, Wei M, Jha R. Current status of percutaneous vertebroplasty and percutaneous kyphoplasty – a review. Med Sci Monit. 2013; 19: 826 – 836
[9] Denaro V, Longo UG, Maffulli N, Denaro L. Vertebroplasty and kyphoplasty. Clin Cases Miner Bone Metab. 2009; 6(2):125 – 130
[10] Röder C, Boszczyk B, Perler G, Aghayev E, Külling F, Maestretti G. Cement volume is the most important modifiable predictor for pain relief in BKP: results from SWISSspine, a nationwide registry. Eur Spine J. 2013; 22(10):2241 – 2248
[11] Wardlaw D, Cummings SR, Van Meirhaeghe J, et al. Efficacy and safety of balloon kyphoplasty compared with non–surgical care for vertebral compression fracture (FREE): a randomised controlled trial. Lancet. 2009; 373(9668): 1016 – 1024
[12] Zapałowicz K, Radek M. Percutaneous balloon kyphoplasty in the treatment of painful vertebral compression fractures: effect on local kyphosis and one–year outcomes in pain and disability. Neurol Neurochir Pol. 2015; 49(1):11 – 15
[13] Tolba R, Bolash RB, Shroll J, et al. Kyphoplasty increases vertebral height, decreases both pain score and opiate requirements while improving functional status. Pain Pract. 2014; 14(3): E91 – E97
[14] Kong LD, Wang P, Wang LF, Shen Y, Shang ZK, Meng LC. Comparison of verte– broplasty and kyphoplasty in the treatment of osteoporotic vertebral compression fractures with intravertebral clefts. Eur J Orthop Surg Traumatol. 2014; 24 Suppl 1:S201 – S208
[15] Kallmes DF, Comstock BA, Heagerty PJ, et al. A randomized trial of vertebroplasty for osteoporotic spinal fractures. N Engl J Med. 2009; 361(6):569 – 579
[16] Buchbinder R, Osborne RH, Ebeling PR, et al. A randomized trial of vertebroplasty for painful osteoporotic vertebral fractures. N Engl J Med. 2009; 361 (6):557 – 568
[17] Edidin AA, Ong KL, Lau E, Kurtz SM. Mortality risk for operated and nonoperated vertebral fracture patients in the medicare population. J Bone Miner Res. 2011; 26(7):1617 – 1626
[18] Klazen CA, Lohle PN, de Vries J, et al. Vertebroplasty versus conservative treatment in acute osteoporotic vertebral compression fractures (Vertos II): an open–label randomised trial. Lancet. 2010; 376(9746):1085 – 1092
[19] National Institute for Health and Care Excellence. Percutaneous vertebroplasty and percutaneous balloon kyphoplasty for treating osteoporotic vertebral compression fractures. NICE Technology Appraisal Guidance, 2013

第 20 章　老年患者脊柱微创手术

John Paul G. Kolcun, Jason I. Liounakos, Michael Y. Wang

摘要： 美国以及其他发达国家的人口正逐渐进入老龄化。因此，未来几十年里各领域的医生都将会发现老年相关疾病的发生率在不断升高，其中就包括脊柱退行性疾病。脊柱外科医生应做好准备去应对老年患者，因为相比于年轻患者，他们可能需要更专业的考虑。微创手术能减少组织损伤、失血量以及降低手术并发症风险，是成功治疗这类患者的主要方法之一。本章中，我们将讨论老年患者脊柱微创手术的适应证、手术技术、风险与获益以及潜在并发症。本章的结论中，读者应认识到微创脊柱手术是治疗老年脊柱疾患的安全而有效的方法。

关键词： 微创手术；微创后路椎间孔切开术；微创经椎间孔腰椎间融合术；清醒状态下的 MIS-TLIF；术后快速康复

关键点

- 微创手术（MIS）的目标是获得与开放手术相当的效果，同时尽可能多地保留正常人体的解剖与生理结构。
- 手术适应证和手术方式的选择在老年患者中更为重要，因为老年患者的并发症发病率更高，骨质疏松发病率增加，功能活动度降低，跌倒风险增加，愈合能力下降。
- 外科医生的手术技术包括颈椎后路椎间孔切开成形术、微创经椎间孔腰椎间融合术，小切口前路腰椎间融合术以及经皮椎弓根螺钉固定术。

20.1　适应证与禁忌证

　　几乎所有外科领域都经历了从传统的开放手术到微创手术方式的转变。微创手术（MIS）的目标是获得与开放手术相当的效果，同时尽可能多地保留正常人体的解剖与生理结构。还能减少软组织损伤和术中失血量，同时达到减少术后疼痛、缩短住院时间的目的。更重要的是，微创手术能帮助患者的功能更快地恢复到术前的状态。

　　脊柱微创手术获得了神经外科医生与骨科医生的

广泛关注。其中一个原因是脊柱手术（尤其是融合内固定手术），被认为具有较高的并发症发生率以及需要较长的恢复时间。这些手术常用于治疗受严重脊柱退行性疾病煎熬的老年患者，而老年患者本身也有大量的内科并发症和必须考虑的危险因素。

　　应考虑如何最大限度地提高疗效的同时降低手术并发症发生率。2000 年全球的平均寿命为 66 岁，而 1950 年为 45.5 岁，预期 2045 年为 76 岁。此外，2000 年全球 60 岁以上人口为 6.06 亿，预计到 2050 年这一数字将接近 20 亿。随着全球医疗卫生重心从急性疾病向慢性和退行性疾病的转移，脊柱手术的数量也将增加。

　　脊柱疾病的患病率随年龄增长而增加。因此，老年患者通过脊柱手术减轻疼痛和恢复功能的需求也增加了。在这部分人群中，适当的手术指征和手术方式选择甚至更为重要，因为老年患者的并发症发生率更高，骨质疏松发病率增加，功能活动度降低，跌倒风险增加，愈合能力下降。

　　与其他外科领域一样，传统技术正被简化成有吸引力的微创方法，以更低的并发症发生率来实现相同目标。因此，除某些例外，手术适应证一般相同。需要进行手术的典型疾病包括脊髓型颈椎病、神经根型颈椎病、颈椎畸形、腰椎管狭窄症伴神经源性跛行、腰椎滑脱症、腰椎神经根病变、退行性腰椎侧凸。微创手术技术类型正在增加，下一节将讨论所选技术的详细适应证。

　　对于短节段颈椎融合、腰椎椎板切除术和简单的腰椎融合等病例，手术适应证是明确的，且适应证的选择与年龄无关。对于这些小手术来说，年轻和年老的患者术后并发症的风险可能没有显著差异，但对复杂的手术来说则不同。2007 年关于医疗保险索赔的一项大型回顾性队列研究证明了这一点，该研究发现，与单纯减压相比，复杂脊柱融合手术中危及生命的并发症发生率显著增加。基于这个原因，MIS 被建议作为一种矫正脊柱畸形同时减少手术并发症的方法。

　　近年来，有关 MIS 治疗脊柱畸形有效性的临床研究不断增加。目前的研究表明，与传统的开放手术相比，在选择恰当适应证的患者中，MIS 在影像学上的畸形矫正和并发症减少方面都是有效的。即便如此，针对老年患者微创畸形矫正这一方面的研究，仍缺乏专门的、高质量的文献报道。然而，有理由相信，与开放手术相比，选择合适的患者后，MIS 并发症更少，特别是在并发症多的老年患者中。最近的一项回顾性综述表明，当采取 MIS 进行畸形矫正时，将骨盆入射角 - 腰椎前凸角（PI-LL）失衡纠正到 10° 以内，矢状面平衡（SVA）纠正到 5 cm 以下，可取得最佳临床疗效。相反，SVA > 6 cm、骨盆倾斜 > 25° 、PI-LL > 30° 和 / 或胸椎后凸 > 60° 的患者不适合采用 MIS 纠正畸形。术后神经功能损伤是开放和合并微创开放手术翻修的主要原因，而假关节是微创手术翻修的主要原因。

外科医生的微创技术包括后路椎间孔切开术（MIS-PF）、经椎间孔腰椎椎间融合术（MIS-TLIF）、小切口腰椎前路椎间融合术（ALIF）和经皮椎弓根螺钉内固定。虽然有必要对 65 岁及以上合并有内科疾病的患者开展进一步的高质量的临床研究，但 MIS 仍然是避免在老年患者中进行复杂、开放手术的一个很好的选择。

20.2　技术说明

20.2.1　颈椎

在颈椎区，最常见的颈椎狭窄及相关脊髓病和神经根病的手术包括颈椎前路椎间盘切除椎间融合（ACDF）和颈椎后路椎板切除术（伴或不伴固定融合）。尽管有 MIS 内镜技术替代 ACDF 的报道，但典型的 ACDF 对软组织损伤少且失血少，仍然是主流的手术方式。然而，采用微创椎间孔成形术，为单纯性颈椎神经根病的治疗提供了一个很好的微创治疗方案，可保留颈椎的活动度。

微创后路椎间孔切开术是保守治疗无效、难治性神经根型颈椎病的一种治疗方法。骨赘或外侧间盘突出常导致的神经根受压局限于神经根孔外侧或内部时，这种治疗最有效。确定症状的神经支配区应与影像学检查结果一致。如有适应证，可行双侧手术。颈椎间孔切开术不适用于单纯的颈部疼痛。其主要禁忌证包括合并有脊髓型颈椎病、中央型颈椎间盘突出以及伴有明显颈椎节段不稳定的神经根型颈椎病。在这种情况下，选择前路或者后路减压与融合手术疗效更佳。

一级证据表明，尽管 ACDF、颈椎间盘置换术（CDR）

和 MIS-PF 治疗神经根型颈椎病均有效，但是 MIS-PF 的不良反应发生率最低。MIS-PF 已被证明在约 90% 的病例中是有效的，并且与后路开放椎间孔切开术相比，它具有失血量少、手术时间与住院时间短的优点。

患者取俯卧位，头部稍向前屈。透视下确定手术节段，取颈椎旁正中切口，锐性切开筋膜，置入皮肤撑开器并确认目标节段侧块。置入逐级扩张套管。在显微镜下使用高速磨钻和 Kerrison 咬骨钳完成半椎板切除术和关节突关节切除术。小心地切除黄韧带，暴露神经根。若怀疑软性椎间盘向外侧突出，在这一位置小心地切除即可。使用神经钩探查神经根周围来确认减压充分。颈椎椎间孔切开，神经根减压（图 20.1）。

20.2.2　腰椎

MIS 可用于大多数腰椎疾病。典型的微创手术方式是管道撑开系统配合放大镜或显微镜，或是通过内镜完成手术。此外，还存在多种"小切口"方式，其中以小切口 ALIF 最为常见。本节将回顾一些微创的手术方式，包括显微镜下经管道椎间盘切除术、MIS-TLIF 以及清醒状态内镜下 MIS-TLIF。

腰椎间盘切除术

对于伴有一侧腰椎根性痛且影像学有明显突出的腰椎间盘突出症，显微镜下椎间盘切除术仍然是治疗的金标准。另外还有经管道显微镜辅助下椎间盘切除术和内镜辅助下椎间盘切除术等多种手术方案。显微镜下椎间盘切除术的典型适应证是经过 6~8 周保守治

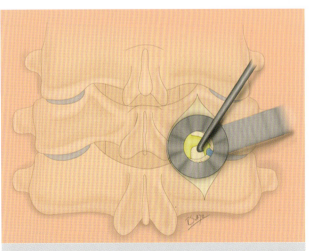

图 20.1　微创后路显微椎间孔切开术。通过工作通道看到椎板和椎间孔被切开，出口神经根减压充分

疗后，仍有下肢神经根支配区疼痛，且较腰痛严重，MRI检查显示突出的椎间盘压迫相应节段的神经根。而急性腰椎间盘突出症需要手术治疗的适应证包括由于上述原因导致的急性进行性神经功能障碍和马尾综合征。显微镜下椎间盘切除术的禁忌证包括影像学无法解释的症状和腰背痛为主的症状，以及仅靠微创技术无法充分减压的巨大中央型椎间盘突出导致的马尾综合征。

有一级证据表明标准的显微镜下椎间盘切除术和经管道的微创手术方式具有相同的结果。这种手术一般在门诊进行，通常选择全麻。

经管道显微椎间盘切除术（图20.2）在威尔逊架上进行，以减少腰椎前凸、张开椎间隙。画一条与后正中线平行长约1.5cm的线，置入穿刺针定位目标节段椎间隙。以这一点为中心，做一个小切口，用钝性扩张器经切口"分离肌肉"进入，直达骨面。置入逐级扩张器，透视确定管道系统置于目标节段关节突上，与椎间隙同一平面。借助显微镜，剥离骨面软组织，进行半椎板切开术和内侧关节面切开术。将走行根推至内侧，行椎间盘切除术。

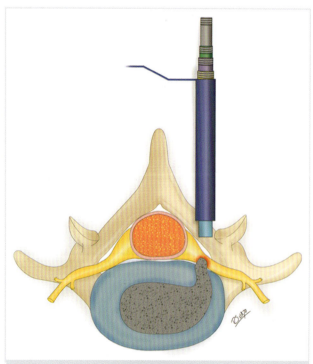

图20.2 经管道显微椎间盘切除术。轴位图显示逐级扩张管道置于目标节段突出的椎间盘的小关节上方

腰椎减压

退行性腰椎管狭窄症是65岁以上患者进行脊柱手术的主要原因。腰椎管减压最常见的适应证是伴神经性跛行症状和体征，且保守治疗无效的单节段或多节段中度或重度腰椎管狭窄。椎板切除术是治疗上述疾病的金标准，然而，内镜技术的发展为微创技术铺平了道路，如Fessler等人在2002年首次报道了显微内镜下椎板切开减压术。同种手术方式也存在其他的演变，例如，显微镜辅助椎板切除术。

初步证据显示，接受微创腰椎减压术的老年患者术后腰痛和腿痛的视觉模拟评分（VAS）以及Oswestry功能障碍指数（ODI）均有显著改善。由于较少的并发症，该手术特别适合治疗因伴有多种并发症而不适合行开放手术的老年患者。该技术的另一个优点是充分保留了腰椎节段的稳定性。

腰椎融合

在过去的20年里，应用腰椎融合术的比例以惊人的速度增长。来自全国医疗成本和住院病例的数据显示，从1998年到2008年，脊柱融合手术的出院患者数量增加了137%。不出所料，平均手术年龄也显著提高（48.8~54.2岁）。腰椎融合术通常是并发症和术中失血量最多、住院时间和康复时间最长的脊柱手术。其适应证广泛，从腰部疼痛到脊柱畸形矫正均适用。因此，大多数的微创手术以腰椎为主。

微创经椎间孔腰椎椎间融合术

随着结合管道撑开器理念和经皮椎弓根螺钉内固定的发展，MIS-TLIF以及其他的微创融合技术应运而生。MIS-TLIF的适应证与开放TLIF相同，包括退行性椎间盘疾病伴有或不伴有下肢放射性疼痛的腰痛，常继发于椎间隙塌陷和椎间孔狭窄，以及I度或II度腰椎滑脱伴节段性不稳定。MIS-TLIF可以治疗两节段的病变，但一般不用于畸形的矫正。

正如最早由Foley等所描述的，在症状严重侧、后正中线旁开4~5cm，先以目标椎间盘为中心做一个2.5cm的皮肤切口。使用逐级扩张管道（22mm或26mm）在关节突上方建立工作通道。使用显微镜放大，完全切除关节突，然后进行椎间盘切除术（图20.3）。放置椎板撑开器或上对侧的钉棒扩大椎间隙空

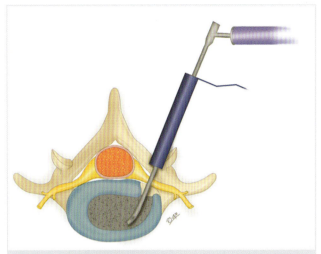

图 20.3　MIS-TLIF。轴位图像显示工作通道的正确位置，以及在完成关节突切除后进入椎间盘

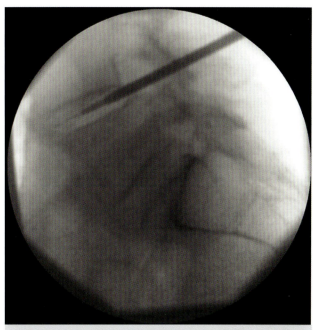

图 20.4　清醒内镜 TLIF。侧位透视显示最初扩张管进入椎间隙

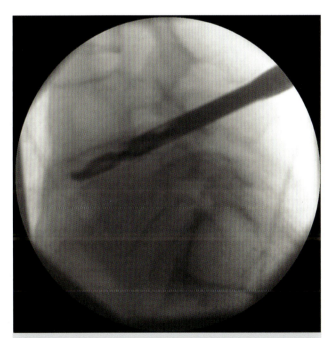

图 20.5　清醒内镜 TLIF。侧位透视显示用特制的钻头进行椎间盘切除术

间。用刮匙和刮刀处理椎间盘组织，置入椎间融合器。经皮螺钉和棒固定同侧，如果对侧仍未置钉，则接着固定对侧。

清醒状态内镜下经椎间孔腰椎椎间融合术

清醒内镜 TLIF 的适应证包括退行性椎间盘疾病和引起腰痛和 / 或腿痛的轻度腰椎滑脱。禁忌证包括Ⅲ度或Ⅳ度腰椎滑脱，2 个以上病变节段，以及中央管狭窄超过 90%。除此之外，也应排除融合器下沉风险高的病例，因为达到长期的间接减压是手术成功的必要条件。

为了避免全麻，作者采用了包括持续输注异丙酚和氯胺酮在内的麻醉技术，以达到轻、中度镇静。在透视下使用脊柱穿刺针，经主要症状侧 Kambin 三角，逐级扩张后置入 8 mm 的工作通道（图 20.4）。置入内镜，在目标节段上定位行走根和出口根。用各种专门的咬骨钳、刮匙、高速磨钻以及微型截骨刀完成椎间盘切除并直接减压（图 20.5）。最后通过专用的不锈钢终板锉处理椎间隙。把 2.1 mg 的重组人骨形态发生蛋白（BMP）置入椎间隙前方，植入填满同种异体骨的椎间融合器。撑开目标节段椎间隙，间接减压出口神经根。为了达到腰椎固定，双侧经皮植入椎弓根螺钉和棒，4 个钉道共注射了 20 mL 的布比卡因以进一步帮助镇痛和恢复（图 20.6）。

20.3　获益与风险

老年患者脊柱手术的风险和获益问题在许多方面比普通人更为复杂。年长的患者比年轻的患者体质更弱，而且往往伴有更多、更严重的并发症。此外，较短的预期寿命可能会对手术干预的成本效益产生负面影响（特别是涉及植入物），可能会限制患者获得其他有益的治疗方法。然而，脊柱解剖病理改变的发生率随着年龄的增长而增加，这些改变的进展常常导致需要手术治疗的症状发生。因此，对老年患者特有的风险和获益进行彻底的调查，对于老年患者脊柱手术

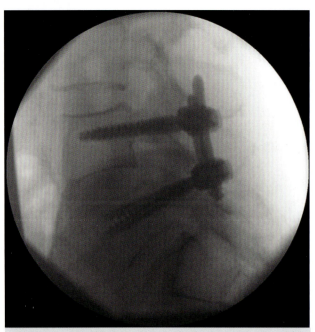

图 20.6　清醒内镜 TLIF。侧位透视显示 L4~L5 TLIF 与可膨胀的椎间融合器和经皮椎弓根螺钉内固定

的合理实施至关重要。

在对这些患者进行手术之前，应有高级别证据评估对老年患者进行干预的效益。具体来说，理想的手术程序应该减少生理应激，缩短手术时间，减少强效麻醉药物使用，优化经济成本。

根据定义，外科手术涉及对患者身体的可控创伤，包括组织损伤、失血和代谢紊乱。越来越多的文献支持这样一种假设：与传统的开放手术相比，微创手术对周围组织的损伤更小。也有报道称失血显著减少。这减少了术中输血的需要，从而减少对医院有限的血库供应需求。降低输血率可能对免疫功能低下的老年患者特别有用，可减少与输血相关的过敏反应或感染的风险。

除了直接的手术风险，麻醉暴露的潜在危害也应该在老年患者手术时加以考虑。术中应格外注意保护气道，保持液体平衡，维持理想的灌注。合并肝病或慢性肾病患者的药物代谢可能改变或受阻，影响药物选择和术中用药剂量。除了这些生理上的危险，麻醉药物的应用还与一些老年患者的认知能力下降有关。微创技术可以减少药物的用量，同时仍可满足手术的麻醉。的确，正如我们在本章中所描述的，内镜 MIS 技术使在清醒镇静状态下进行腰椎手术成为可能。

脊柱外科手术，特别是涉及内植物的，经常需要翻修。再次手术的适应证包括进展性退变、植入物失效、

假关节和邻近节段疾病。因此，老年患者不仅承担脊柱初次手术后翻修的基本风险，而且还可能需要接受数年或数十年前手术的翻修。对于初次手术的老年患者，应优化手术方案，降低再次手术的风险，避免再次给体弱患者带来麻醉和手术压力。然而，在需要翻修的情况下，微创方式是安全完成翻修的有效手段。新的微创方法所提供的手术入路可能在翻修曾行开放手术的患者时特别有用，因为其原有的解剖结构通常被破坏或被疤痕组织取代。相反，初次手术选择微创方式有较少的软组织损伤，因此，如果需要后续的翻修手术，能更轻松地完成手术。

有效的资源利用使更多的患者以更低的成本得到治疗。因此，为患者和医疗机构确定最佳的治疗方案需要对手术费用进行考虑。费用可能与老年患者特别相关，他们的护理已经包括了各种与年龄相关的并发症的治疗以及相关的经济负担。正如我们上面所讨论的，在未来的几十年里，老年患者进行脊柱手术的频率会增加。这一人口趋势不仅需要更有效的技术，而且需要更经济的技术。微创手术满足了这一需要。欧洲和美国的独立财务分析显示，与开放手术相比，微创脊柱手术的成本较低。主要是由于减少了术后住院时间，包括更少的药物使用和实验室检查费用。微创手术也减少了术区感染（延长术后住院时间和增加费用的主要原因）。

20.4　结果 / 证据

为了证明时间和资源的巨大投入以及相关的受伤或死亡风险是合理的，外科医生和患者应该合理地期待一个良好的、有临床意义的术后结果。对于老年患者来说，这是一个重要的考虑因素，他们体质的衰弱可能会限制可安全实施干预的程度，最终会影响结果。此外，某些由慢性进行性退变引起的病理表现可以是多因素的，产生复杂的症状，即使在手术后也不能完全解决。因此，我们有必要了解通过手术在老年患者中达到的实际改善程度或临床稳定性，以及微创技术可在多大程度上影响症状的改善程度。

首先要了解的是，老年患者只要把握好手术适应证，进行脊柱外科手术（传统手术或微创手术）一般是安全有效的。这不仅涉及选择真正需要进行手术的患者，还涉及术前优化患者的骨健康状况和内科并发症以应对手术应激和创伤从而获得临床改善。遵循这

些原则,脊柱手术可以在这些患者中安全有效地进行。但是,近年来,大量文献显示在该人群中广泛采用了微创技术。

MIS腰椎间盘切除术已在各种年龄和临床状况的患者中受到青睐。这些研究表明,MIS技术除了具有与常规术式相同的安全性和有效性外,还具有我们前面所提到的额外优点(如减少组织损伤及失血量)。特别是,一项超过25000例的大型回顾性研究发现,与传统的开放腰椎间盘切除术相比,MIS并发症发生率明显降低。还已经专门针对老年患者研究了用于治疗成人脊柱畸形的微创技术,与传统的畸形手术相比,该技术具有明显的安全性和有效性。行MIS腰椎椎间融合术的老年患者的临床和影像学结果与年轻患者的结果相似,有明显的质的改善和良好的融合率。

但在判断老年患者微创手术的结果时,不仅要考虑单个手术的直接临床结果,还要考虑患者和医院的相关围手术期成本和效益。这些主要包括术后感染、镇痛药物使用和住院时间。

如前所述,MIS技术与较低的术区感染风险相关,减少了对患者的伤害和医院的成本。这种效果可能是由于切口更小,筋膜和其他皮下组织的破坏更少,从而更好地保持身体的物理屏障,防止感染。正如我们所描述的在清醒状态下内镜TLIF,我们减少了麻醉药物的使用,包括术中和术后避免使用强效阿片类镇痛药,依靠长效局部麻醉、对乙酰氨基酚和加巴喷丁。

以前的作者证明了与微创手术相关的术后住院时间(LOS)缩短。但是,并非所有研究都证实了这种效果。这种差异可能反映了决定LOS的变量的多重性,其中之一是手术技术。在老龄化人群中,脊柱外科医生应设法优化决定LOS的其余围手术期变量,以加快恢复速度,并使这些易感患者在术后不暴露于潜在的医院获得性感染或其他并发症。

术后快速康复(ERAS)是实现这一目标的途径之一。ERAS是欧洲麻醉师和结直肠外科医生开创的外科手术多学科方法。ERAS计划的最终目标是通过加快恢复过程来减少术后LOS。这是通过一些具体的围手术期干预措施来实现的,包括从入院到出院的所有护理团队的协调,以实现早期出院的目标。术前干预包括患者调理状态和营养规划。术中干预措施包括这里讨论的微创技术的有力支持,以及减少全身麻药的使用。术后干预包括早期活动、早期进食和减少阿片类镇痛药的使用。

最近,大部分脊柱外科手术ERAS方案的工作已经开始。在开发清醒内镜TLIF的同时,作者发表了他们在腰椎融合术应用ERAS试验方案的经验。自从在我们的机构建立这个项目以来,我们已经在入组患者中看到了良好的临床效果,并且缩短了住院时间,降低了机构成本。我们认为这些益处不仅来自微创技术所带来的微小的软组织损伤,还来自ERAS项目为我们的患者提供的系统干预。这样的项目在老年患者中似乎是理想的,他们衰弱的身体状况和并发症往往需要特殊的围手术期照顾。

20.5　误区、并发症和规避方法

微创脊柱手术的并发症一般如同常规开放手术的并发症,包括假关节、内固定失败、围手术期并发症、硬膜撕裂、神经损伤和伤口并发症。在老年患者中,创伤和全身性并发症可能更为常见。

我们上面描述的微创技术和临床获益(如减少失血量)可能包括减少常见手术并发症的风险。最近一项纳入超过2.5万病例的国家级荟萃分析认为,微创椎间盘切除术使主要的手术并发症和手术部位的感染减少。然而,其他研究并没有重复这一效果,而是发现传统方法和微创方法在并发症发生率上没有差异。尽管如此,也可以合理地得出结论,微创方法不会增加额外的并发症风险。

目前的文献确实描述了微创手术的并发症,特别是在老年患者。成功的融合和并发症的发生率似乎与年轻患者的MIS-TLIF相似。另一项研究包括多种MIS腰椎手术(包括椎板切除术、显微镜下椎间盘切除术和椎间融合术),其并发症发生率和特征与传统手术相当。

20.6　结论

随着美国人口的持续老龄化,我们已经开始看到与年龄相关的脊柱退行性病变的发生率越来越高。因此,更多的脊柱手术将在逐渐变老的患者中进行。正如我们所描述的,脊柱外科医生可以进行许多微创手术,这些手术比传统的开放手术更安全、花费更少,同时获得同等或更好的临床结果。微创手术需求的增加使我们需要持续创新,以开发适用于老年患者更新、更好的技术。

重要参考文献

[1] Deyo RA, Mirza SK, Martin BI, Kreuter W, Goodman DC, Jarvik JG. Trends, major medical complications, and charges associated with surgery for lumbar spinal stenosis in older adults. JAMA. 2010; 303(13):1259 – 1265

[2] Wang MY, Widi G, Levi AD. The safety profile of lumbar spinal surgery in elderly patients 85 years and older. Neurosurg Focus. 2015; 39(4):E3

[3] Shamji MF, Goldstein CL, Wang M, Uribe JS, Fehlings MG. Minimally Invasive Spinal Surgery in the Elderly: Does It Make Sense? Neurosurgery. 2015; 77 Suppl 4:S108 – S115

[4] Barbagallo GMV, Raudino G, Visocchi M, et al. Restoration of Thoracolumbar Spine Stability and Alignment in Elderly Patients Using Minimally Invasive Spine Surgery (MISS). A Safe and Feasible Option in Degenerative and Traumatic Spine Diseases. Acta Neurochir Suppl (Wien). 2017; 124:69 – 74

[5] Lu VM, Kerezoudis P, Gilder HE, McCutcheon BA, Phan K, Bydon M. Minimally Invasive Surgery Versus Open Surgery Spinal Fusion for Spondylolisthesis: A Systematic Review and Meta-analysis. Spine. 2017; 42(3):E177 – E185

参考文献

[1] Fehlings MG, Tetreault L, Nater A, et al. The Aging of the Global Population: The Changing Epidemiology of Disease and Spinal Disorders. Neurosurgery. 2015; 77 Suppl 4:S1 – S5

[2] Deyo RA, Mirza SK, Martin BI, Kreuter W, Goodman DC, Jarvik JG. Trends, major medical complications, and charges associated with surgery for lumbar spinal stenosis in older adults. JAMA. 2010; 303(13):1259 – 1265

[3] Kanter AS, Tempel ZJ, Ozpinar A, Okonkwo DO. A Review of Minimally Invasive Procedures for the Treatment of Adult Spinal Deformity. Spine. 2016; 41 Suppl 8:S59 – S65

[4] Than KD, Park P, Fu KM, et al. International Spine Study Group. Clinical and radiographic parameters associated with best versus worst clinical outcomes in minimally invasive spinal deformity surgery. J Neurosurg Spine. 2016; 25(1):21 – 25

[5] Mummaneni PV, Shaffrey CI, Lenke LG, et al. Minimally Invasive Surgery Section of the International Spine Study Group. The minimally invasive spinal deformity surgery algorithm: a reproducible rational framework for decision making in minimally invasive spinal deformity surgery. Neurosurg Focus. 2014; 36(5):E6

[6] Hamilton DK, Kanter AS, Bolinger BD, et al. International Spine Study Group (ISSG). Reoperation rates in minimally invasive, hybrid and open surgical treatment for adult spinal deformity with minimum 2-year follow-up. Eur Spine J. 2016; 25(8):2605 – 2611

[7] Yao N, Wang C, Wang W, Wang L. Full-endoscopic technique for anterior cervical discectomy and interbody fusion: 5-year follow-up results of 67 cases. Eur Spine J. 2011; 20(6):899 – 904

[8] Papavero L, Kothe R. Minimally invasive posterior cervical foraminotomy for treatment of radiculopathy: An effective, time-tested, and cost-efficient motion-preservation technique. Oper Orthop Traumatol. 2017

[9] Gutman G, Rosenzweig DH, Golan JD. The Surgical Treatment of Cervical Radiculopathy: Meta-analysis of Randomized Controlled Trials. Spine. 2017

[10] Song Z, Zhang Z, Hao J, et al. Microsurgery or open cervical foraminotomy for cervical radiculopathy? A systematic review. Int Orthop. 2016; 40(6):1335 – 1343

[11] Clark AJ, Safaee MM, Khan NR, Brown MT, Foley KT. Tubular microdiscectomy: techniques, complication avoidance, and review of the literature. Neurosurg Focus. 2017; 43(2):E7

[12] Khoo LT, Fessler RG. Microendoscopic decompressive laminotomy for the treatment of lumbar stenosis. Neurosurgery. 2002; 51(5) Suppl:S146 – S154

[13] Rosen DS, O'Toole JE, Eichholz KM, et al. Minimally invasive lumbar spinal decompression in the elderly: outcomes of 50 patients aged 75 years and older. Neurosurgery. 2007; 60(3):503 – 509, discussion 509 – 510

[14] Rajaee SS, Bae HW, Kanim LE, Delamarter RB. Spinal fusion in the United States: analysis of trends from 1998 to 2008. Spine. 2012; 37(1):67 – 76

[15] Holly LT, Schwender JD, Rouben DP, Foley KT. Minimally invasive transforaminal lumbar interbody fusion: indications, technique, and complications. Neurosurg Focus. 2006; 20(3):E6

[16] Wang MY, Grossman J. Endoscopic minimally invasive transforaminal interbody fusion without general anesthesia: initial clinical experience with 1-year follow-up. Neurosurg Focus. 2016; 40(2):E13

[17] Fan S, Hu Z, Zhao F, Zhao X, Huang Y, Fang X. Multifidus muscle changes and clinical effects of one-level posterior lumbar interbody fusion: minimally invasive procedure versus conventional open approach. Eur Spine J. 2010; 19(2):316 – 324

[18] Kim CW. Scientific basis of minimally invasive spine surgery: prevention of multifidus muscle injury during posterior lumbar surgery. Spine. 2010; 35(26) Suppl:S281 – S286

[19] Patel AA, Zfass-Mendez M, Lebwohl NH, et al. Minimally Invasive Versus Open Lumbar Fusion: A Comparison of Blood Loss, Surgical Complications, and Hospital Course. Iowa Orthop J. 2015; 35:130 – 134

[20] Roy RC. Clinical pearls in the anaesthetic management of elderly patients. Ann Acad Med Singapore. 1994; 23(6) Suppl:20 – 25

[21] Evered L, Scott DA, Silbert B. Cognitive decline associated with anesthesia and surgery in the elderly: does this contribute to dementia prevalence? Curr Opin Psychiatry. 2017; 30(3):220 – 226

[22] Buvanendran A, Thillainathan V. Preoperative and postoperative anesthetic and analgesic techniques for minimally invasive surgery of the spine. Spine. 2010; 35(26) Suppl:S274 – S280

[23] Vertuani S, Nilsson J, Borgman B, et al. A Cost-Effectiveness Analysis of Minimally Invasive versus Open Surgery Techniques for Lumbar Spinal Fusion in Italy and the United Kingdom. Value Health. 2015; 18(6):810 – 816

[24] Wang MY, Lerner J, Lesko J, McGirt MJ. Acute hospital costs after minimally invasive versus open lumbar interbody fusion: data from a US national database with 6106 patients. J Spinal Disord Tech. 2012; 25(6):324 – 328

[25] Parker SL, Adogwa O, Witham TF, Aaronson OS, Cheng J, McGirt MJ. Postoperative infection after minimally invasive versus open transforaminal lumbar interbody fusion (TLIF): literature review and cost analysis. Minim Invasive Neurosurg. 2011; 54(1):33 – 37

[26] Wang MY, Widi G, Levi AD. The safety profile of lumbar spinal surgery in elderly patients 85 years and older. Neurosurg Focus. 2015; 39(4):E3

[27] Shamji MF, Goldstein CL, Wang M, Uribe JS, Fehlings MG. Minimally Invasive Spinal Surgery in the Elderly: Does It Make Sense? Neurosurgery. 2015; 77 Suppl 4:S108 – S115

[28] Ahn SS, Kim SH, Kim DW, Lee BH. Comparison of Outcomes of Percutaneous Endoscopic Lumbar Discectomy and Open Lumbar Microdiscectomy for Young Adults: A Retrospective Matched Cohort Study. World Neurosurg. 2016; 86:250 – 258

[29] Cong L, Zhu Y, Tu G. A meta-analysis of endoscopic discectomy versus open discectomy for symptomatic lumbar disk herniation. Eur Spine J. 2016; 25(1): 134 – 143

[30] Gadjradj PS, van Tulder MW, Dirven CM, Peul WC, Harhangi BS. Clinical outcomes after percutaneous transforaminal endoscopic discectomy for lumbar disc herniation: a prospective case series. Neurosurg Focus. 2016; 40(2):E3

[31] Ohya J, Oshima Y, Chikuda H, et al. Does the microendoscopic technique reduce mortality and major complications in patients undergoing lumbar discectomy? A propensity score-matched analysis using a nationwide administrative database. Neurosurg Focus. 2016; 40(2):E5

[32] Barbagallo GMV, Raudino G, Visocchi M, et al. Restoration of Thoracolumbar Spine Stability and Alignment in Elderly Patients Using Minimally Invasive Spine Surgery (MISS). A Safe and Feasible Option in Degenerative and Traumatic Spine Diseases. Acta Neurochir Suppl (Wien). 2017; 124:69 – 74

[33] Park P, Okonkwo DO, Nguyen S, et al. International Spine Study Group. Can a Minimal Clinically Important Difference Be Achieved in Elderly Patients with Adult Spinal Deformity Who Undergo Minimally Invasive Spinal Surgery?World Neurosurg. 2016; 86:168 – 172

[34] Lee HJ, Kim JS, Ryu KS. Minimally Invasive TLIF Using Unilateral Approach and Single Cage at Single Level in Patients over 65. BioMed Res Int. 2016; 2016:4679865

[35] Nikhil N J, Lim JW, Yeo W, Yue WM. Elderly Patients Achieving Clinical and Radiological Outcomes Comparable with Those of Younger Patients Following Minimally Invasive Transforaminal Lumbar Interbody Fusion. Asian Spine J. 2017; 11(2):230 – 242

[36] McGirt MJ, Parker SL, Lerner J, Engelhart L, Knight T, Wang MY. Comparative analysis of perioperative surgical site infection after minimally invasive versus open posterior/transforaminal lumbar interbody fusion: analysis of hospital billing and discharge data from 5170 patients. J Neurosurg Spine. 2011; 14(6):771 – 778

[37] Lu VM, Kerezoudis P, Gilder HE, McCutcheon BA, Phan K, Bydon M. Minimally Invasive Surgery Versus Open Surgery Spinal Fusion for Spondylolisthesis: A Systematic Review and Meta-analysis. Spine. 2017; 42(3):E177 – E185

[38] Mummaneni PV, Bisson EF, Kerezoudis P, et al. Minimally invasive versus open fusion for Grade I degenerative lumbar spondylolisthesis: analysis of the Quality Outcomes Database. Neurosurg Focus. 2017; 43(2):E11

[39] Ljungqvist O. ERAS - enhanced recovery after surgery: moving evidence-based perioperative care to practice. JPEN J Parenter Enteral Nutr. 2014; 38(5):559 – 566

[40] Wainwright TW, Immins T, Middleton RG. Enhanced recovery after surgery (ERAS) and its applicability for major spine surgery. Best Pract Res Clin Anaesthesiol. 2016; 30(1):91 – 102

[41] Wang MY, Chang PY, Grossman J. Development of an Enhanced Recovery After Surgery (ERAS) approach for lumbar spinal fusion. J Neurosurg Spine. 2017; 26(4):411 – 418

[42] Wang MY, Chang HK, Grossman J. Reduced Acute Care Costs With the ERAS® Minimally Invasive Transforaminal Lumbar Interbody Fusion Compared With Conventional Minimally Invasive Transforaminal Lumbar Interbody Fusion. Neurosurgery. 2017

[43] Zhang D, Mao K, Qiang X. Comparing minimally invasive transforaminal lumbar interbody fusion and posterior lumbar interbody fusion for spondylolisthesis: A STROBE-compliant observational study. Medicine (Baltimore). 2017; 96(37):e8011

[44] Lin GX, Quillo-Olvera J, Jo HJ, et al. Minimally Invasive Transforaminal Lumbar Interbody Fusion: A Comparison Study Based on End Plate Subsidence and Cystic Change in Individuals Older and Younger than 65 Years. World Neurosurg. 2017; 106:174 – 184

[45] Avila MJ, Walter CM, Baaj AA. Outcomes and Complications of Minimally Invasive Surgery of the Lumbar Spine in the Elderly. Cureus. 2016; 8(3):e519

第 21 章　老年患者脊柱内固定技术

Darryl DiRisio

摘要：在这一章中，将讨论与老年脊柱内固定相关的选择，特别是伴有骨质疏松症、脊柱后凸和复杂性病理改变的相关挑战。采用的方法是治疗这类患者时注意加强结构的完整性，如使用双皮质和多皮质固定技术，利用多个固定点，或螺钉三角固定，以降低内固定失效的概率。人们通常认为双皮质固定在脊柱的许多区域都是危险的，因此该技术是一种未得到充分利用的技术。本章将通过术前 CT 影像和术中计算机导航技术讨论这种固定方法的安全置钉方式，以及其他避免老年患者并发症的方法，包括在调整年龄平衡状态下进行的脊柱内固定，利用前路负荷分担技术来卸载螺钉 – 骨界面应力。在考虑对老年患者进行减压手术时，大多数时候不需要应用内固定。本章将讨论一些需要考虑老年患者脊柱稳定性的手术决策，以及支持这些决策的一些证据。大多数证据显示内固定选择与老年退行性改变有关。但是，在其他病理情况下得到的相关证据较少，如感染、创伤和肿瘤。此外，这些疾病的性质和临床表现的变异使高水平证据的获取变得更加困难。

关键词：螺钉；骨质疏松；脊柱后凸；双皮质固定；多点固定；骨水泥强化；脊柱内固定

关键点

- 衰老导致骨质疏松，以骨质疏松为诱因的后凸畸形发生率高，病理复杂。
- 在退变的脊柱中，想达到成功的内固定植入效果，需要高度重视骨质量、准确把握内固定的适应证、周密的术前计划，规划内固定植入策略和根据术中表现调整置钉方案。
- 老年退变的脊柱具有独特的生物力学特点，要求谨慎的内固定植入技术来避免器械失效。
- 老年退变的脊柱内固定技术包括使用较长的螺钉，应用双皮质固定技术，使用多个固定点，放置前负荷植入物，利用内固定维持脊柱的平衡。
- 其他固定方式包括植入椎板下的椎板固定线和椎板钩。

关键点

- 在骨质疏松患者的内固定器械中植入甲基丙烯酸甲酯可以强化内固定。
- 最后，在进行手术干预前确定使用器械的必要性可以避免不必要的内固定失效并发症。

21.1　适应证与禁忌证

21.1.1　适应证：脊柱不稳定

当脊柱不稳定时，需要对老化退变的脊柱行内固定术。从失稳的定义中即可看出，临床上明显的失稳通常发生在创伤性事件之后。颈椎骨折脱位是脊柱明显失稳的一个很好的例子。然而，在退变的脊柱中，有时候失稳并不明显。老年人在患有退变性腰椎滑脱和退变性脊柱侧凸的情况下，很难确定失稳和潜在的内固定需求。例如，在脊柱滑脱的情况下，一个老年患者在直立时可能会出现严重影响活动能力的下腰痛，而在仰卧时则会有所改善。如果影像学显示脊柱滑脱是活动性的，这将清楚地表明脊柱内固定是一个合理的选择。另一方面，如果稳定的脊柱滑脱仅表现为神经源性跛行症状，那么使用内固定的必要性可能不那么明显。术前评估包括动力位 X 线片（直立 / 仰卧或前屈 / 后伸位）可能有助于确定是否存在失稳。识别机械性的疼痛，即直立时疼痛较重，但在仰卧时疼痛改善，与动力位 X 线片的椎体位移和脊柱畸形相一致，可以帮助确诊脊柱不稳定。在手术减压过程中也应考虑这些解剖因素，例如，椎间盘的高度或椎间关节的方向。

21.1.2　禁忌证

骨质疏松症和脊柱后凸是脊柱内固定的相对禁忌证，因为这些结构会增加内固定失效的风险。这些禁忌证应与不稳的程度、疼痛的预防和神经功能障碍恢复的需求一起衡量。

骨质疏松症

骨质疏松降低了内固定器械的稳定能力。骨质疏松越严重，越无法提供内固定的内部稳定性，从而影响骨性融合。骨质疏松症的诊断可采用双能 X 线骨密度仪（DXA）或定量计算机断层扫描（CT）。检测骨密度最常用的方法是利用 DXA 扫描，它提供了一种二维的方法来量化骨密度。这个技术是精确的、经济的、安全的，并将结果规范到一个基于年龄和性别的分布曲线，生成一个 T 值和一个 Z 值。前者将得分规范为 30 岁同性正常人的分布曲线，−2.5~−1.0 之间的值表示骨量减少，−2.5 以下的值表示骨质疏松。Z 值是根据一组相同年龄和性别个体的分布曲线对个体的分数进行规范化。Z 值在老年骨质疏松患者中没有那么常用。虽然使用椎弓根螺钉固定胸腰椎没有绝对的禁忌证，但 DXA 评分低于 −2.5 是使用椎弓根螺钉的相对禁忌证，特别是在没有前方支撑的短节段固定时。定量 CT 成像也可以用来诊断骨质疏松症。Weiser 等人基于骨质疏松症的定量 CT 诊断，设计了一项研究来测试骨质疏松环境下的疲劳强度。21 具年龄在 12~96 岁之间的供体接受了定量 CT 检查。骨质疏松组的骨密度低于 80 mg/cm^3，正常组的骨密度高于 120 mg/cm^3。把供体的椎体放置在机械液压测试机上进行测试，其中 T12 椎体内有一枚椎弓根螺钉。与正常骨密度组相比，骨质疏松组仅以 60% 的疲劳负荷便达到 45% 的失败率。虽然这项研究预测在骨质疏松症治疗中使用内固定会导致更糟糕的结果，但这并不是绝对的禁忌证。有了这些信息，外科医生就可以改变其术中策略，以降低内固定失效的风险。

脊柱后凸

脊柱后凸随着年龄的增长而发生。30 岁以下的患者平均胸椎后凸 <30°，75 岁的患者平均胸椎后凸度数增加到 66°。退行性后凸的发病机制是多因素的，可能是由椎间盘不对称塌陷或椎体塌陷引起的。过度后凸与身体机能的下降、肺功能的恶化、步态的改变、跌倒次数的增加、慢性疼痛以及各种骨折有关。与胸椎后凸 >40° 相关的肺功能障碍导致老年人死亡率增加。在老年女性群体中，与单一的情况相比，过度后凸合并椎体骨折预示着更高的死亡率。在老年人中，脊柱后凸的恶化会导致伸肌组织的弱化，导致进一步的脊柱失衡和椎间盘的退变。随着时间的推移，进行性脊柱后凸的后遗症会导致更严重的后凸畸形。胸椎后凸 >40°（T5~T12）与脊柱融合后近端交界性后凸的风险增加有关，因此脊柱后凸是脊柱内固定植入的相对禁忌证。后凸脊柱中钉 - 棒系统的生物力学应力不同于非后凸的脊柱，当后凸患者站立时，力的方向与椎弓根螺钉平齐，可减少螺钉抗拔出的阻力。

21.2　技术说明

老年脊柱患者的骨质量差，需要使用合理的生物力学原理来进行内固定。技术包括将螺钉穿过皮质骨；利用多个固定点，利用交叉连接；三角螺钉插入；放置分担负荷的椎间移植物；使脊柱保持平衡；使用骨水泥作锚定强化，使用钢丝和椎板钩，有助于防止螺钉脱出和内固定失效。

21.2.1　螺钉穿过皮质骨（双 / 多皮质固定方法）

椎弓根螺钉穿过椎弓根的皮质，为避免内固定失效提供了一种强有力的方法。椎弓根螺钉可以在没有椎板的情况下使用，可以放置在多数胸腰椎节段。长椎弓根螺钉固定并贯穿椎体的三柱结构，以提供生物力学上稳定的悬臂梁结构。然而，在骨质疏松的脊柱中松质骨骨质较脆弱，产生了一个较差的螺钉 - 骨交界面。应注意沿着螺钉的轨迹尽可能多地接触皮质骨，以防止失效。双皮质固定是通过将螺钉的尖端穿过椎体前皮质来实现的，可以提供额外的皮质支撑并提高生物力学稳定性。当然，使用双皮质螺钉的有效性和安全性需根据局部解剖情况而定。研究发现在胸椎或胸腰段腹侧采用双皮质固定可以显著提高抗拔出强度。在骨质疏松的患者中，已证实骶骨螺钉固定于骶骨岬处也是防止螺钉松动的有效方法（图 21.1）。下面将讨论双皮质螺钉固定的部位差异。

颈椎

对于那些患有骨质疏松症的患者，或手术节段达到 3 个及以上的病例，在颈椎使用较长的螺钉具有明显优势。在过去进行颈椎前路重建时，早期的非锁定钢板有必要进行双皮质固定。使用术中透视可确认双皮质固定的情况。此外，在 CT 矢状位重建影像上测量，可确定理想的螺钉长度，以便长度足以到达后方

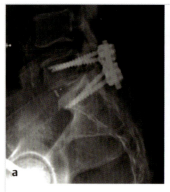
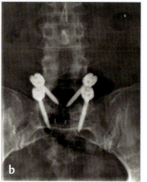
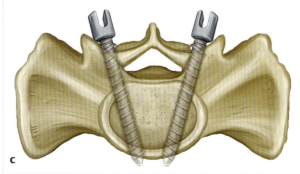

图21.1 侧位片（a）和正位片（b）显示骶骨岬外侧双皮质骶骨固定。（c）理想的螺钉长度和穿出骶骨岬的部位。这幅图展示了三角形稳定和多皮质固定的生物力学原理

脏器。上胸椎腹侧的结构包括食道、节段血管、纵膈、交感神经、膈神经和迷走神经。气管在纵膈内更靠前，主动脉弓的位置更靠近T4水平。运用常规的椎弓根螺钉与进钉点进行双皮质固定不易损伤上述结构（图21.5）。在考虑下胸段的双皮质固定时，必须留意主动脉的位置在椎体左侧。左侧椎体螺钉的进钉点位于椎体关节附近，其轨迹穿过椎体，这为胸椎任一节段的双皮质固定提供了一种方法（图21.6）。胸外置钉技术是一种很好的多皮质螺钉固定技术。选择一个椎弓根进针点，在肋横突关节水平，从外侧到达椎弓根，然后通过肋椎关节穿入椎弓根，进入椎体。Dvorak等学者最早提出该技术，其提供了良好的生物力学稳定性以固定胸椎（图21.7）。较长的椎弓根螺钉可与椎弓根外固定技术结合使用，而传统椎弓根螺钉与椎弓根外固定技术的抗拔出试验结果无显著差异。

腰椎

下腰椎具有更宽的椎弓根，允许更多钉道轨迹的变化。钉道轨迹既可以保持在矢状面，也可以从更外侧开始置钉，从而达到三角化椎弓根螺钉固定效果。沿椎弓根的皮质骨进入，经过上终板，穿出椎体前方皮质。通过术前计划选择最佳的椎弓根螺钉直径和长度，来确定螺钉的最佳大小和轨迹。测量椎弓根直径，选择合适的螺钉直径，可使椎弓根螺钉螺纹与皮质骨达到最佳接合。必须注意的是，不要使用直径过大的螺钉，因为这可能导致椎弓根骨折。植入的螺钉应贴近椎体上终板（图21.8），使螺钉的长轴与上终板的皮质相连接，以优化螺钉与皮质骨的接触。

抗拔出椎弓根螺钉的设计特点包括螺纹形状（V形，而不是矩形）和螺纹深度的变化。已有报道表明双螺纹螺钉有助于骨质疏松症的治疗。然而，生物力学研究表明，使椎弓根拔出有显著差异的最佳方法是

皮质（图21.2）。当骨质疏松的患者进行长节段固定时（3个及以上的节段），或者进行多节段的椎体切除时，双皮质固定是手术中的重要环节。生物力学研究表明，C1螺钉固定可通过固定皮质骨以优化固定效果（图21.3）。必须注意的是，将螺钉尖端超出远端皮质1~2mm，以避免损伤咽后结构。C2椎体的前部含有松质骨，在进行包含C2椎体的颈椎前路重建时，应考虑在头端进行双皮质固定（图21.4）。

胸椎

胸椎存在双皮质固定的安全区域。在T1和T4椎体的腹侧，不存在对双皮质固定造成重大危险的重要

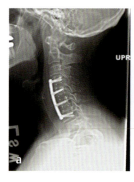
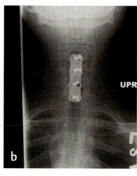
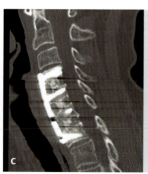

图21.2 一例70岁的严重脊髓病患者术后的侧位片（a）和正位片（b），请注意端椎螺钉的双皮质固定特点。（c）术后2年CT矢状位重建显示椎体间融合

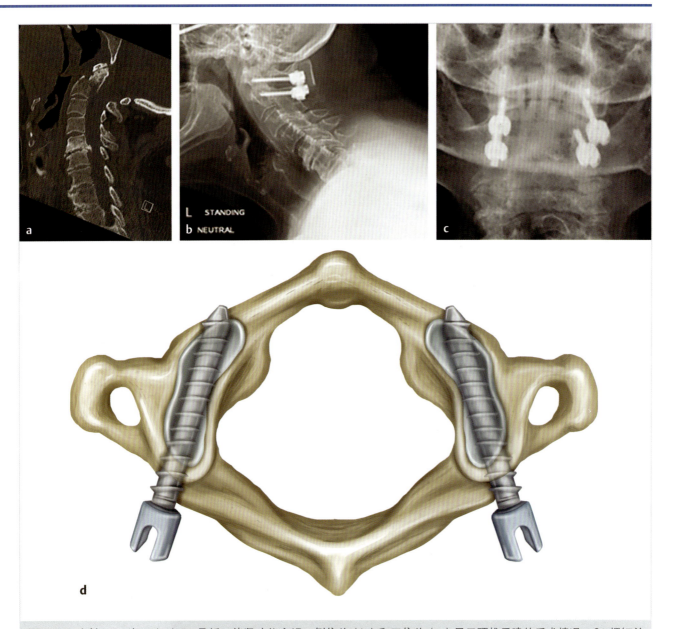

图 21.3 女性，70 岁。（a）C2 骨折，伴肾功能衰竭。侧位片（b）和正位片（c）显示颈椎重建的手术情况，C1 螺钉并没有完全穿透整个 C1 侧块。（d）C1 双皮质固定的示意图

使用紧靠椎弓根内皮层的椎弓根螺钉。螺纹的模式似乎没有显著性差异。

腰椎椎弓根螺钉植入的另外一种技术称为皮质骨螺钉，为腰椎内固定技术提供了另一种选择。这项技术从椎弓根的下内侧部分开始植入，钉道轨迹沿着椎弓根的上外侧部分进入（图 21.9）。当螺钉偏斜植入椎弓根时，这个钉道与皮质骨的接触更多。在椎弓根层面，横突后方有一个安全的双皮质固定区域。在 L5 后面，要小心避开股神经和 L4 行走神经根。同样的，在骶骨前外侧，要小心避开 L5 神经根。

本节介绍了一种用于骶骨固定的三皮质固定技术，该技术在进行多节段固定时非常有用。在严重退化的情况下，将骶骨螺钉穿过骶骨岬，可以提供更好的固定。

最后，在脊柱滑脱的情况下，下位椎体前方皮质骨固定是未充分利用的区域。例如，在 L4~L5 退变性脊柱滑脱的病理基础下，L5 椎体前缘通常会有一个向前游离 5 mm 或更多的骶髂血管（图 21.10）。在这种情况下螺钉植入椎体前方皮质是安全的。

术前 CT 扫描可用于规划适当的钉道和螺钉长度。轴位 CT 截面是测量螺钉适当长度的最佳方法。通过测量横突 / 上关节突边界与椎体中线 / 腹侧部分之间的距离，在这个距离上增加 5 mm，就可以得到一个非常精

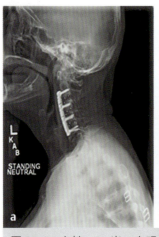
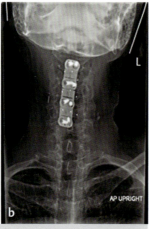

图 21.4　女性，65 岁，表现为严重的颈痛和多节段神经根性症状，术后侧位片（a）和正位片（b）可见 C2 螺钉双皮质固定

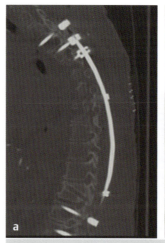
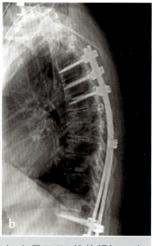

图 21.5　CT 扫描重建及平片（a）显示 T3 椎体螺钉双皮质固定。注意主动脉弓在侧位片（b）上的位置

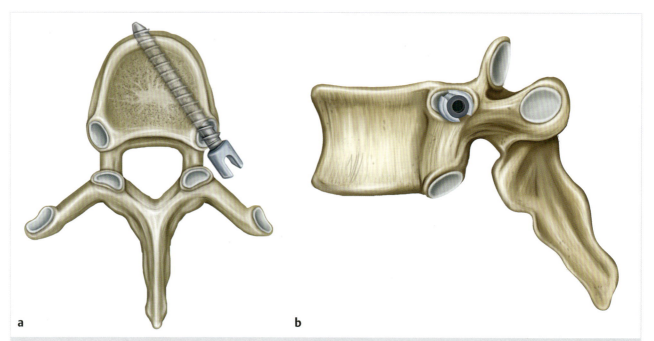

图 21.6　所示为横跨胸椎的双皮质螺钉固定技术。进钉点位于肋椎关节，双皮质螺钉常由左向右旋转。在 T4 水平以上，可以在两侧各植入一个螺钉

确的螺钉长度，且可以提供双皮质固定的影像学支持。此外，发生并发症的可能性因椎体水平而异。例如，当在 L2 水平的左侧植入螺钉到椎体前方进行双皮质固定时，即使螺钉的长度比术前计划长 5 mm，也很少发生重要解剖结构的损伤。另一方面，颈椎中椎体螺钉穿过椎体后皮质的深度不应超过 2 mm。置钉的策略可以通过尸体实验，或尝试使用单皮质螺钉来预测术中透视与螺钉深度的对应关系。当打算使用术前 CT 测量钉道时，需把器械制造商作为重要变量进行考虑，这一点非常重要。一些制造商仅利用螺钉轴的长度，而

其他制造商利用头部 / 轴的长度来确定螺钉的长度。

　　在精确植入椎弓根螺钉方面，技术正在发挥更大的作用。三维计算机导航技术可用于获得螺钉植入的精确钉道。其他优点包括能够精确地确定螺钉的长度以便能够应用双皮质固定技术，或者能够将螺钉放置在椎弓根的特定区域以获得最佳的螺钉植入。重要的是，通过三维导航，软组织结构可以被可视化并避免植入螺钉导致的重大损伤。缺点包括费用增加、患者辐射暴露增加，以及额外的手术时间。

　　一种无效的技术——Hubbing 技术，指的是整

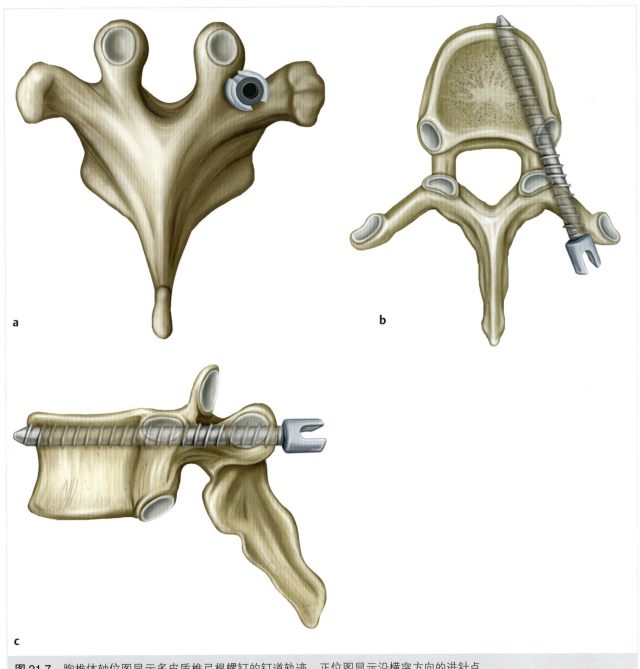

a

b

c

图 21.7 胸椎体轴位图显示多皮质椎弓根螺钉的钉道轨迹，正位图显示沿横突方向的进针点

个螺钉的位置，包括螺钉头端均植入了骨组织（图21.11）。Hubbing 技术导致了在螺钉螺纹啮合时损伤骨骼，弱化了螺钉 – 骨界面的把持力量，这种技术的植入结果损失了高达 40% 的抗拔出强度。

21.2.2 多点固定方式

在骨质疏松的脊柱中，为了避免内固定的失效，采用螺钉多点固定增加了骨/金属表面积。当内固定植入多个节段时，钉–棒系统是在所有平面上抵抗椎间活动度最有效的内固定结构。尽管已经有关于椎板、横突和椎弓根骨折的报道，但利用钩和椎板布线有助于用这种方法稳定脊柱。利用椎弓根螺钉上方的椎板钩是预防骨质疏松性椎体内固定松动的一种非常有效的方法。

胸椎椎弓根矢状径大，轴向径小，在 T4 水平上形态最小。腰椎椎弓根在上腰段内径较小，但通常在 L4~S1 节段很大。在长节段的固定中，虽然每一节段都可以放置椎弓根螺钉固定，但这通常是不必要的，因

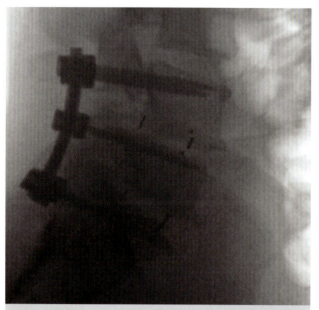

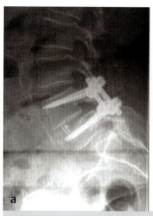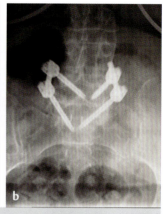

图 21.10 女性，75 岁正位片（a）和侧位片（b），她因
L4、L5 的腰椎滑脱症接受了腰椎内固定手术。请注意钙
化的骶髂血管（蓝色箭头）与 L5 的前缘存在显著的游离

图 21.8 所示为椎弓根螺钉在侧位片上与 L4 和 L5 上终
板平行的位置。这使得螺钉能够与另一个皮质表面相贴近
以优化内固定

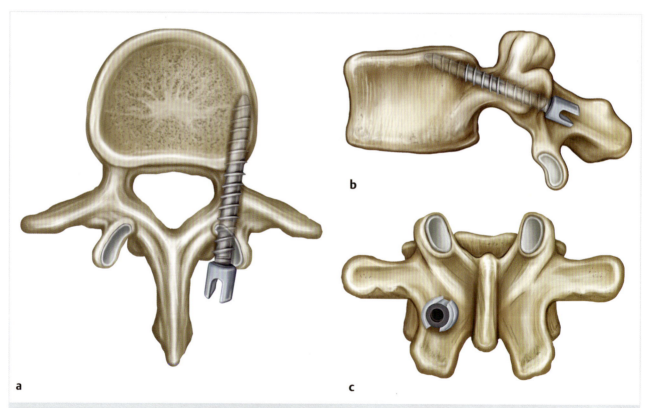

图 21.9 轴位和矢状位显示了皮质骨螺钉的钉道轨迹。在背侧图中，L5 上的皮质螺钉入口点用 X 标记

为连接近端螺钉和末端螺钉的连接杆与在中间的椎板有接触。在对于大多数胸椎创伤骨折下，内固定结构至少包括了两节段头端和尾端的椎弓根螺钉固定，结合两个连接棒、横联提供了足够的稳定（图21.12）。在这些情况下，重要的是不要在脊柱连接处或矢状序列曲线的顶点处作为内固定端椎。当对腰椎使用长内固定时，将远端螺钉锚定到骨盆作为支撑结构，也可认为是一种强有力的方法。

21.2.3　横联和三角固定

横联的应用能增加一个内固定结构的刚度和旋转稳定性。在不稳定节段上下施加螺钉可提高稳定性，但不能保证在所有平面提高稳定。例如，在严重不稳定的情况下，放置在L2和L4的椎体螺钉可以在侧弯和轴向平面中创造稳定性。但是，仍然会发生螺钉的旋转。这种特殊平面的不稳定性可以通过多种方法来减轻。横联在平面上以合适的角度植入螺钉增强了稳定性。图21.13显示了可以防止不稳定的一个平行四边形固定类型。其他常用的增强各平面稳定性的固定方法包括使用多个固定点。使用更多的螺钉锚定相邻节

段也能增加固定节段的稳定性。

利用螺钉三角固定技术也获得了进一步的稳定性。植入螺钉的内倾角度有助于防止螺钉植入平面的松动，也有助于防止与螺钉植入成直角的平行四边形变形（图21.14）。这三种方法的结合——多点定位、螺钉三角固定和使用横联——可增强脊柱在所有平面上的稳定性。

21.2.4　前方载荷分担方法

另外需要考虑的是当老年脊柱存在骨质疏松时，除了后路内固定外，还应考虑使用前方载荷分担方法。在生物力学上，通过施加前方的支撑，轴向载荷将通过内固定和腹侧支撑分担。这减少了内固定的载荷和骨-金属界面的应力，有助于防止椎体内螺钉的断裂和磨损。

21.2.5　脊柱内固定的平衡

退行性脊柱后凸随年龄增长而加剧。有证据表明，较差的健康相关生活质量评分（HRQOL）结果与老年人脊柱矢状面失衡有关。脊柱失衡会导致姿势的改变，这需要消耗更多的力量来平衡躯干和骨盆，以及骨盆和下肢的关系。在腰椎前凸角丢失的情况下，维持平衡的代偿机制包括挺直胸椎和扭转骨盆（增加骨盆倾斜）。我们的骨盆疾病发病率是在骨骼成熟后才确定的。随着年龄的增长，我们脊柱的胸段趋于固定，老年人保持平衡的主要代偿机制是通过更向后旋转骨盆。通过这样做，骨盆倾斜角增加（股骨头到骶骨上部分中点的连线与垂直线之间的角度），骶骨倾斜角减少（骶骨上终板与水平面相交的角度）。为了进一步向后旋转骨盆，老年人经常会弯曲膝盖，但这是不可能长时

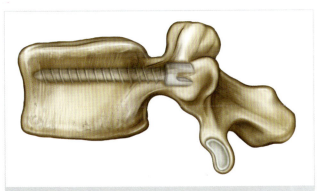

图21.11　Hubbing是指深度植入的椎弓根螺钉

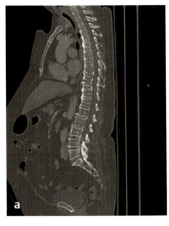
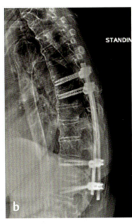
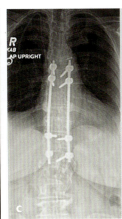

图21.12　女性，83岁。（a）的重建CT的矢状面显示脊柱过伸性损伤，伤口无法活动。术后正位片（b）和侧位片（c）显示脊柱重建中有4个椎弓根螺钉固定点

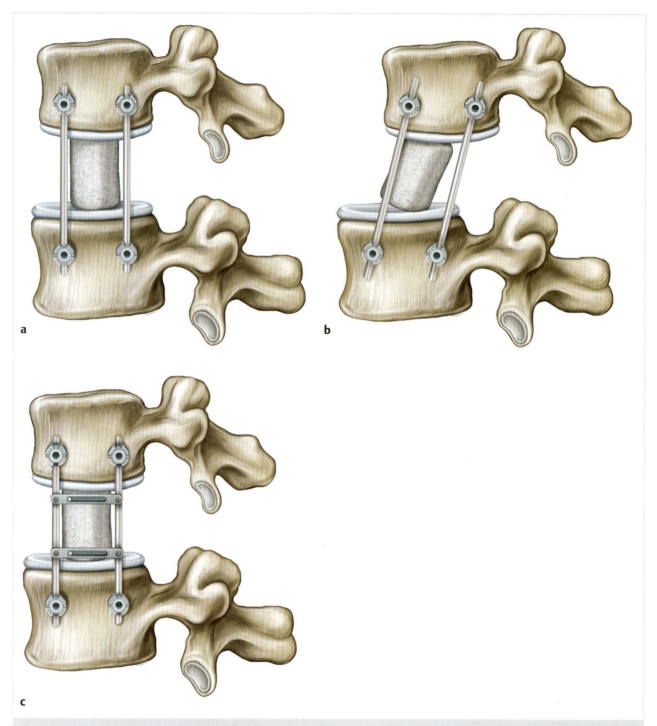

图 21.13 （a）腰椎前路椎体切除重建的手术中。（b）对平行四边形固定的描述。（c）两个横联的使用提供了稳定性

间维持该姿势的，因为长时间的肌肉疲劳会导致疼痛，并会引起髋关节周围肌肉组织的屈曲挛缩。一旦代偿机制失代偿，则矢状面轴向垂直距离（从 C7 椎体中段延伸至骶骨后上终板的垂直线之间的距离）开始增大。通常需要设备（助行器、轮椅）辅助站立，应该考虑脊柱的适宜平衡，以限制骨 – 金属界面的过度应力和内固定的失效。许多关于脊柱畸形失衡的研究表明，在老年脊柱施加内固定装置，骨盆倾斜率 <25°，脊

柱 – 骨盆参数 <10°，矢状面垂直轴 <50 mm，可以获得更好的 HRQOL 功能评分结果。

老年人矢状序列过度矫正与较高的近端交界性后凸症（PJK）发生率相关，而纠正不足则与较差的 HRQOL 功能评分结果相关。老年人脊柱通过调整矢状序列能获得理想的临床效果，PJK 并发症的发生率也能得到改善。

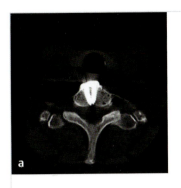

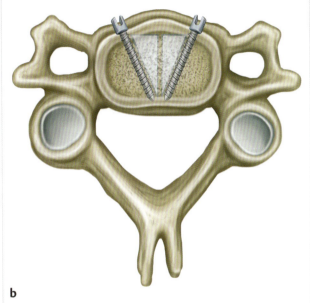

图21.14 （a）颈椎三角固定和双皮质固定的轴位CT。（b）蓝色的三角形区域代表骨骼抵抗内固定"拔出"的骨骼面积

21.2.6 骨水泥锚定强化

骨质量较差的患者,使用骨水泥(甲基丙烯酸甲酯)强化椎弓根固定已被广泛使用。

尽管有研究报告了使用骨水泥强化的并发症,但它能改善固定强度。抗拔出试验结果表明,使用骨水泥强化螺钉后,抗拔出强度提高了200%~500%。在每个椎弓根螺钉孔中使用1 mL的骨水泥对骨质疏松椎体有显著益处。4种不同的技术可以用来注入骨水泥。在最基本的技术中,外科医生在椎弓根上开一个引导孔,将骨水泥注入椎体中,然后立即放置螺钉。这项技术的缺点是从螺纹孔中渗出的骨水泥会造成一些骨水泥的损失及骨融合表面积的损失。第二种技术是利用传统方法植入螺钉。将骨水泥通过椎弓根螺钉外侧的一个单独的孔注入椎体内。缺点是需要更多的手术时间和术中注射骨水泥时的精力。近日多孔空心螺钉被研

发,骨水泥可以在植入螺钉后通过螺钉注入。

此外,有一种技术被描述为将骨水泥植入薇乔网袋中,然后将其填塞到之前的椎弓根螺钉孔中。这项技术的好处是,骨水泥扩散到其他地方的可能性不大。与单独使用骨水泥相比,使用这种新技术时的抗拔出强度也有类似的提高。

21.2.7 椎板钩、钢丝固定

椎板钩可以有效地稳定老化的脊柱。当患者的椎体骨质量较差时,使用椎板钩是有优势的,其作用机制依赖于椎板钩与皮质骨的接触（图21.15）。Hitchon等比较了椎弓根螺钉、椎板钩、椎板钢丝固定的抗拔出强度。他们发现椎弓根螺钉受到拔出力作用时,椎板下钢丝发生了显著的位移,椎弓根螺钉的抗拔出力大于椎板钩,椎板钩的抗拔出力大于钢丝固定。出现在钢丝和椎板钩上的失效与发生在椎弓根螺钉上的失效是不同的。椎板骨折、椎弓根骨折、后方结构与椎体分离是椎板钩内固定失效的最常见形式。钢丝固定失效是通过切割椎板、椎板骨折和从连接棒分离来体现的。

21.3 获益与风险

在有明显脊柱不稳的老年人中,内固定有显著益处。即刻手术可以改善肺功能、胃肠系统、循环系统和肌肉骨骼功能。通过减少局部压力,从而改善皮肤微循环,并保持了皮肤的完整性。当患者活动时,蛋白和其他炎症成分的循环减少,促进愈合。老年人肺功能受累是常见的。在固定状态下,肺的各个部分的循环会发生改变。当长时间仰卧位时,通气状态会发生变化,导致肺不张、较高的吸入率、分泌物排出障碍和较高的感染性肺炎发病率。使用内固定装置后快速稳定在改善疼痛方面有额外的好处,并使用更少的麻醉药物。麻醉药物对老年人有显著的影响,可引起便秘、体态失衡、头晕、血压变化和精神状态障碍。通过多种机制帮助缓解疼痛:外周肌肉刺激传入神经元,神经元传入连接中脑中缝核。这会导致去甲肾上腺素、脑啡肽和多巴胺的合成增加,这些机制均有助于减轻疼痛。通过快速改变循环模式,改变关节和肌肉的位置可以直接减少这些区域的炎症。此外,即刻稳定也有风险。为了稳定脊柱,通常需要手术干预,可能导致大量的失血、血压改变以及心脏和肺部并发症。当试图稳

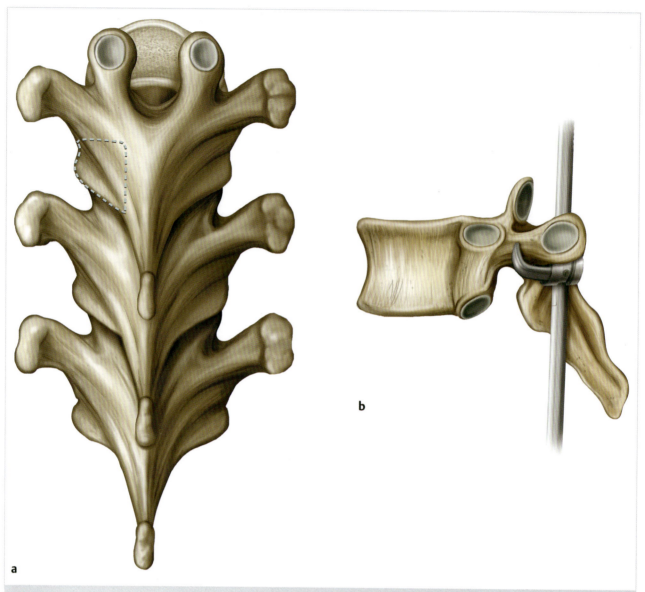

图 21.15 （a）说明了椎板钩放置的位置。（b）使用骨刀或者高速磨钻切除下关节突，然后把椎板钩放置于已移除的下关节突下方，朝向椎弓根

定老化的脊柱时，螺钉等内固定装置的移位、椎体骨折都可能发生，这都可能导致需要翻修手术，以及复杂手术过程中带来额外的心脏、肺和神经系统压力。

21.4 结果 / 证据

大多数发表的结果都与腰椎退行性疾病有关。与其他病理情况（肿瘤、感染、创伤）相关的结果分析更难以定义，因为患者群体的基线特征各不相同。目前存在的临床证据并没有直接确定是否有必要在脊柱滑脱上使用内固定装置。Ghogawala 比较了两组患有单节段退变性脊柱滑脱伴脊柱不稳的老年患者，一组患者使用了单纯减压，另外一组患者使用了减压和融合手术。后者比前者的结果具有显著功能改善（SF-36功能评分），再手术次数减少。同一杂志（《新英格兰医学杂志》）同时发表了一项来自瑞典的临床研究，观察两组腰椎疾病患者的结果（一组有退变性腰椎滑脱，另外一组没有）。将退变性腰椎滑脱患者随机分为两组。其中一组进行了 1 或 2 个节段的内固定融合，而另一组没有使用任何内固定。这两组患者报道了类似的结果。这些研究的临床结局略有不同。然而，这两项研究有不同的基线人群，不同的测量结果，并在融合的节段也有所不同。在 Forsth 的研究中，前屈和后伸的动力位片在术前没有被使用来确定腰椎不稳定。在没有退变性滑脱的患者中，一些患者被随机安排接受了内固定的融合治疗。在这项研究中，他们分别回顾了一组术前确实表现为脊柱滑脱的患者。这个亚组的结果没有发现任何差异。在 Ghogawala 的研究中，减压组与内固定融合组的 Oswestry 功能障碍指数无统计学差异。

21.5 无法预料的困难、并发症和规避方法

21.5.1 双皮质固定技术所带来的并发症

在长节段固定的结构中，螺钉穿过皮质时将带来多种并发症。最近，在胸腰椎重建的病例中，有研究提出上胸椎双皮质固定是失败的。危险因素包括内固定长度的增加、患者高龄和骨骼质量差。已有文献详细描述血管损伤，尽管在急性情况下非常罕见。理论上讲，主动脉搏动有造成血管损伤的风险。最近有研究报道了用血管内移植物修复主动脉假性动脉瘤。有了这种修复技术，往往不必要取出螺钉。寰椎的双皮质固定与颈动脉损伤有关，因为该血管位于 C1 前弓附近，略偏于中线外侧。侧块螺钉双皮质固定与神经根和椎动脉损伤有关，由于这种方法没有获得更多的生物力学上的优势，因此目前很少采用这种技术。

21.5.2 骨水泥并发症

已有文献详细描述在骨质疏松的脊柱椎体内使用骨水泥辅助椎弓根螺钉固定的并发症。骨水泥渗漏可通过硬膜外静脉丛导致血管内渗漏，并可同时渗漏至椎管。尽管有报道称水泥渗漏率高达 60%，但严重的临床不良事件报告少于 4%。只有不到 1% 的病例有神经根性的症状。

21.5.3 病理复杂性

复杂脊柱退行性改变的老年患者需要制订周密的手术计划。腰椎小关节随着年龄的增长出现关节突肥大，改变了神经根的病理压迫位置。例如，随着年龄的增长，脊柱退行性改变、椎间盘突出以及椎间关节肥大，在 60~70 岁时继发出现更多的中央管狭窄症状。然而，随着年龄进一步增长，椎间盘发生更严重的高度塌陷。关节突的进展性肥大造成侧隐窝狭窄，这可能需要彻底的关节突切除手术来进行适当的减压。术前决策比较复杂，对于高龄患者，如果运动节段出现

自发融合，简单的减压或是关节突切除手术通常也是足够的。如果运动节段存在动态失稳，则需要考虑将运动节段进行内固定植入融合手术。在这些病例中，尤其是考虑到糖尿病、骨质疏松症、慢性阻塞性肺病和吸烟状况等基础情况时，骨骼的质量成为一个重要因素。在这些患者中，推迟手术以改善骨骼状况可能是一个必要的步骤。即使在老龄化人口中，也可以通过改变习惯（饮食、戒烟、戒酒、锻炼）或增加药物（维生素 D、特立帕肽、双膦酸盐）来实现。

21.6 结论

老年患者脊柱的内固定植入策略需要了解脊柱退变的预期后果、老年患者的特殊病理变化、脊柱的稳定性和适当的内固定知识。确定脊柱失稳将为是否需要植入内固定提供明确的指示。许多出现退变的脊柱可能会出现畸形，但它是稳定的。如果明确需要植入内固定装置，那么术前诊断和治疗骨质疏松症将有助于提高手术成功率。利用多项技术将螺钉固定到皮质骨，进行多点的固定，使用横联，在固定时使用三角螺钉固定，放置分担负荷的椎间植入物，平衡地固定脊柱，使用骨水泥作为强化辅助，使用钢丝和椎板钩，可以预防所植入内固定的失效。

重要参考文献

[1] Weiser L, Huber G, Sellenschloh K, et al. Insufficient stability of pedicle screws in osteoporotic vertebrae: biomechanical correlation of bone mineral density and pedicle screw fixation strength. Eur Spine J. 2017; 26(11):2891 – 2897

[2] Hitchon PW, Brenton MD, Black AG, et al. In vitro biomechanical comparison of pedicle screws, sublaminar hooks, and sublaminar cables. J Neurosurg. 2003; 99(1) Suppl:104 – 109

[3] Aydogan M, Ozturk C, Karatoprak O, Tezer M, Aksu N, Hamzaoglu A. The pedicle screw fixation with vertebroplasty augmentation in the surgical treatment of the severe osteoporotic spines. J Spinal Disord Tech. 2009; 22 (6):444 – 447

[4] Martín-Fernández M, López-Herradón A, Piñera AR, et al. Potential risks of using cement-augmented screws for spinal fusion in patients with low bone quality. Spine J. 2017; 17(8):1192 – 1199

[5] Liu FY, Wang T, Yang SD, Wang H, Yang DL, Ding WY. Incidence and risk factors for proximal junctional kyphosis: a meta-analysis. Eur Spine J. 2016; 25 (8):2376 – 2383

[6] Försth P, Ólafsson G, Carlsson T, et al. A Randomized, Controlled Trial of Fusion Surgery for Lumbar Spinal Stenosis. N Engl J Med. 2016; 374(15): 1413 – 1423

[7] Ghogawala Z, Dziura J, Butler WE, et al. Laminectomy plus Fusion versus Laminectomy Alone for Lumbar Spondylolisthesis. N Engl J Med. 2016; 374(15): 1424 – 1434

参考文献

[1] Weiser L, Huber G, Sellenschloh K, et al. Insufficient stability of pedicle screws in osteoporotic vertebrae: biomechanical correlation of bone mineral density and pedicle screw fixation strength. Eur

Spine J. 2017; 26(11):2891 - 2897

[2] Ailon T, Shaffrey CI, Lenke LG, Harrop JS, Smith JS. Progressive Spinal Kyphosis in the Aging Population. Neurosurgery. 2015; 77 Suppl 4:S164 - S172

[3] Kado DM, Lui LY, Ensrud KE, Fink HA, Karlamangla AS, Cummings SR, Study of Osteoporotic Fractures. Hyperkyphosis predicts mortality independent of vertebral osteoporosis in older women. Ann Intern Med. 2009; 150(10):681 - 687

[4] Liu FY, Wang T, Yang SD, Wang H, Yang DL, Ding WY. Incidence and risk factors for proximal junctional kyphosis: a meta-analysis. Eur Spine J. 2016; 25(8):2376 - 2383

[5] Dvorak M, MacDonald S, Gurr KR, Bailey SI, Haddad RG. An anatomic, radiographic, and biomechanical assessment of extrapedicular screw fixation in the thoracic spine. Spine. 1993; 18(12):1689 - 1694

[6] Fürderer S, Scholten N, Coenen O, Koebke J, Eysel P. In-vitro comparison of the pullout strength of 3 different thoracic screw fixation techniques. J Spinal Disord Tech. 2011; 24(1):E6 - E10

[7] Bianco RJ, Arnoux PJ, Wagnac E, Mac-Thiong JM, Aubin CE. Minimizing Pedicle Screw Pullout Risks: A Detailed Biomechanical Analysis of Screw Design and Placement. Clin Spine Surg. 2017; 30(3):E226 - E232

[8] Luk KD, Chen L, Lu WW. A stronger bicortical sacral pedicle screw fixation through the s1 endplate: an in vitro cyclic loading and pull-out force evaluation. Spine. 2005; 30(5):525 - 529

[9] Paik H, Dmitriev AE, Lehman RA, Jr, et al. The biomechanical effect of pedicle screw hubbing on pullout resistance in the thoracic spine. Spine J. 2012; 12 (5):417 - 424

[10] Lafage R, Schwab F, Challier V, et al. International Spine Study Group. Defining Spino-Pelvic Alignment Thresholds: Should Operative Goals in Adult Spinal Deformity Surgery Account for Age? Spine. 2016; 41(1):62 - 68

[11] Lafage R, Schwab F, Glassman S, et al. International Spine Study Group. AgeAdjusted Alignment Goals Have the Potential to Reduce PJK. Spine. 2017; 42 (17):1275 - 1282

[12] Scheer JK, Lafage R, Schwab FJ, et al. Under-Correction of Sagittal Deformities Based on Age-Adjusted Alignment Thresholds Leads to Worse HRQOL While Over-Correction Provides No Additional Benefit. Spine. 2017. DOI: 10.1097/brs.0000000000002435

[13] Aydogan M, Ozturk C, Karatoprak O, Tezer M, Aksu N, Hamzaoglu A. The pedicle screw fixation with vertebroplasty augmentation in the surgical treatment of the severe osteoporotic spines. J Spinal Disord Tech. 2009; 22(6):444 - 447

[14] Schmid SL, Bachmann E, Fischer M, et al. Pedicle screw augmentation with bone cement enforced Vicryl mesh. J Orthop Res. 2017. DOI: 10.1002/jor.23631

[15] Hitchon PW, Brenton MD, Black AG, et al. In vitro biomechanical comparison of pedicle screws, sublaminar hooks, and sublaminar cables. J Neurosurg. 2003; 99(1) Suppl:104 - 109

[16] Ghogawala Z, Dziura J, Butler WE, et al. Laminectomy plus Fusion versus Laminectomy Alone for Lumbar Spondylolisthesis. N Engl J Med. 2016; 374(15): 1424 - 1434

[17] Försth P, Ólafsson G, Carlsson T, et al. A Randomized, Controlled Trial of Fusion Surgery for Lumbar Spinal Stenosis. N Engl J Med. 2016; 374(15): 1413 - 1423

[18] Park YS, Hyun SJ, Choi HY, Kim KJ, Jahng TA. Association between bicortical screw fixation at upper instrumented vertebra and risk for upper instrumented vertebra fracture. J Neurosurg Spine. 2017; 26(5):638 - 644

[19] Zerati AE, Leiderman DB, Teixeira WG, et al. Endovascular Treatment of Late Aortic Erosive Lesion by Pedicle Screw without Screw Removal: Case Report and Literature Review. Ann Vasc Surg. 2017; 39:285.e17 - 285.e21

[20] Martín-Fernández M, López-Herradón A, Piñera AR, et al. Potential risks of using cement-augmented screws for spinal fusion in patients with low bone quality. Spine J. 2017; 17(8):1192 - 1199

[21] Yong-Hing K, Kirkaldy-Willis WH. The pathophysiology of degenerative disease of the lumbar spine. Orthop Clin North Am. 1983; 14(3):491 - 504

索引